LEÇONS

DE

CLINIQUE CHIRURGICALE

PROFESSÉES A LA SALPÊTRIÈRE

NOUVELLES APPLICATIONS DE LA CHIRURGIE AUX AFFECTIONS
DE L'ABDOMEN
ET DES ORGANES GÉNITAUX DE LA FEMME

PAR

O. TERRILLON

PROFESSEUR AGRÉGÉ A LA FACULTÉ DE MÉDECINE DE PARIS
CHIRURGIEN DE LA SALPÊTRIÈRE

Avec figures dans le texte

PARIS
OCTAVE DOIN, ÉDITEUR
8, PLACE DE L'ODÉON, 8

1889

LEÇONS

DE

CLINIQUE CHIRURGICALE

LEÇONS

DE

CLINIQUE CHIRURGICALE

PROFESSÉES A LA SALPÊTRIÈRE

NOUVELLES APPLICATIONS DE LA CHIRURGIE AUX AFFECTIONS
DE L'ABDOMEN
ET DES ORGANES GÉNITAUX DE LA FEMME

PAR

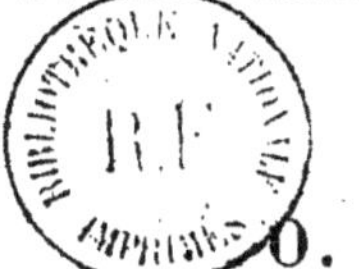

O. TERRILLON

PROFESSEUR AGRÉGÉ A LA FACULTÉ DE MÉDECINE DE PARIS
CHIRURGIEN DE LA SALPÊTRIÈRE

Avec figures dans le texte

PARIS

OCTAVE DOIN, ÉDITEUR

8, PLACE DE L'ODÉON, 8

—

1889

Tous droits réservés.

PRÉFACE

Dès le début de ma pratique chirurgicale, j'avais toujours dirigé, avec une certaine prédilection, mes recherches vers les affections des organes génitaux dans les deux sexes.

Les maladies du testicule et de l'appareil génital de l'homme attiraient d'abord mon attention. Sans compter les publications, sur ce sujet, lues devant la Société de Chirurgie et publiées dans différents *Recueils,* j'ai fait paraître en 1881 un premier livre comprenant vingt-quatre cliniques. Celles-ci, consacrées en grande partie aux lésions du testicule et de ses annexes, avaient été rédigées par MM. Leroux et Collin et publiées dans le *Journal des Connaissances médicales.*

A cette époque déjà, je préparais en collaboration avec mon excellent ami le D^r Ch. Monod, un traité complet des maladies du testicule, lequel doit prochainement paraître.

Les analogies si frappantes qui existent entre les affections des organes génitaux dans les deux sexes m'encouragèrent à m'occuper parallèlement de ces maladies. L'occasion s'en réalisa, lorsque je fus chargé successivement, en 1880 du service de chirurgie à l'hôpital Lourcine, et en 1882 du service chirurgical de l'hospice de la Salpêtrière.

Enfin, pendant le remplacement du Pr Gosselin dans la chaire de clinique externe de la Faculté de médecine, que, je fis à la Charité en 1884, je préparai une deuxième série de leçons sur ces deux sujets parallèles. Ces leçons recueillies par M. le Dr Routier, alors chef de clinique de la Faculté, parurent en 1887. La plupart se rapportent aux maladies des organes de l'un et de l'autre sexe.

Mais ce fut surtout dans les services spéciaux de Lourcine et de la Salpêtrière, que mes observations trouvèrent une direction toute naturelle du côté des maladies des femmes et des affections chirurgicales de l'abdomen.

J'ai fait paraître dans différentes *Revues* et dans les Sociétés savantes un certain nombre de *Mémoires* sur cette partie de la pathologie. Chaque année, depuis 1882, j'ai professé une série de leçons cliniques dont la majeure partie n'a pas encore été publiée.

En réunissant ces matériaux, je me propose de présenter au lecteur médical un ensemble de leçons personnelles.

Je les diviserai volontiers en trois groupes assez distincts.

Les dix premières sont consacrées aux opérations les plus récentes qui se pratiquent sur les organes génitaux externes de la femme.

Une seconde série de vingt-deux leçons correspond aux affections des organes génitaux internes de la femme : ovaire, trompe, utérus, et aux opérations chirurgicales qui leur sont applicables.

Enfin, dans une troisième série de huit leçons, se trouvent décrites la plupart des grandes opérations appliquées, depuis quelques années, aux affections des organes contenus dans l'abdomen.

Je me suis efforcé de donner à ces leçons une forme nouvelle et qui diffère de celle adoptée ordinairement dans ce genre de publications. Ce qui m'a surtout préoccupé, c'est de fournir à propos de chaque opération un grand nombre de détails relatifs au manuel opératoire, aux soins antécédents et consécutifs, ainsi qu'aux pansements.

Il m'a semblé que les mille détails concernant l'ensemble d'une opération de cette importance méritaient d'être décrits avec le plus grand soin, car ils sont pour le lecteur d'une utilité incontestable. Souvent cette description m'a entraîné à des redites indispensables, mais je suis loin de les regretter.

La plupart de ces leçons ont été rédigées par les internes de mon service : MM. Auvard, Lermoyez, Thoinot, Jacquinot, Sebileau, Valat et par M. le Dr Villar. Je les remercie bien sincèrement de leur zèle et de leur obligeaance.

Toutes les communications ou mémoires personnels relatifs aux affections que j'ai spécialement étudiées, et qui ont été publiés dans différents *Recueils*, sont indiqués dans un index bibliographique annexé à chaque leçon. A ces indications sont jointes celles des principaux travaux qui m'ont servi pour leur préparation.

Enfin, je termine en donnant la liste des thèses inspirées à quelques-uns de mes élèves, sur les points de pathologie qui ont fait le sujet ordinaire de mon enseignement.

O. TERRILLON.

15 novembre 1888.

Dr DUFRAINE. — *De la métrite chronique parenchymateuse et de son traitement par les scarifications ou saignées locales*. Thèse, Paris, 1881.

Dr ADRIET. — *Contribution à l'étude du grattage de l'utérus.*, Thèse, Paris, 1885.

Dr Bourguelle. — *Contribution à l'étude des suites éloignées de l'ovariotomie. Dégénérescence cancéreuse consécutive à l'ovariotomie.* Thèse, Paris, 1884.

Dr Carrillan. — *De l'incision exploratrice dans les tumeurs abdominales.* Thèse, Paris, 1885.

Dr Gautrez. — *De la valeur de la ponction simple et des injections iodées dans les kystes du ligament large* (kystes para-ovariques). Thèse, Paris, 1885.

Dr Parizot. — *De la torsion du pédicule des kystes de l'ovaire.* Thèse, Paris, 1886.

M. Dumouthier. — *Liquides pathologiques de la cavité abdominale.* Paris, 1886.

Dr de Malherbe. — *Des avantages de la laparotomie pour l'ouverture de certains abcès profonds du bassin.* Thèse, Paris, 1887.

Dr Ythier. — *Lavage du péritoine.* Thèse, Paris, 1888.

LEÇONS

DE

CLINIQUE CHIRURGICALE

PARALLÈLE

ENTRE LES AFFECTIONS DES ORGANES GÉNITAUX INTERNES

DE L'HOMME ET DE LA FEMME

Vous êtes habitués à étudier séparément les affections des organes génitaux internes de l'homme et de la femme ; cette séparation très nettement établie dans vos ouvrages classiques est indispensable pour l'étude de chaque affection en particulier, mais elle ne doit pas être absolue. C'est qu'en effet il existe entre les organes génitaux internes de l'homme et de la femme des analogies si frappantes, de si nombreux points de contact, qu'il y a lieu de se demander si leur pathologie n'est pas la même et si le développement de leurs maladies n'est pas régi par les mêmes lois générales.

Telle est l'idée que je tiens à développer dans cette leçon, en établissant devant vous un parallèle entre les affections des organes génitaux internes dans les deux sexes : c'est là une question intéressante et originale qui, je crois, n'a pas encore été traitée.

C'est du reste une idée que j'ai eue depuis le commencement de mes études chirurgicales, puisque mes principales recherches ont porté, au début de ma carrière, sur les maladies du testicule. Je pourrais vous citer une liste assez longue des mémoires que j'ai publiés sur cette partie de la pathologie. Aussi ne serez-vous pas étonnés de voir paraître, dans quelques mois, un traité

complet sur les maladies du testicule, travail que j'ai fait en collaboration avec mon collègue et ami Ch. Monod.

En préparant cet ouvrage et en recueillant les matériaux
nécessaires, j'ai malgré ces recherches et depuis mon entrée à la
Salpêtrière, étudié plus spécialement les affections chirurgicales
de l'appareil sexuel de la femme et de l'abdomen. Ces lésions
se prêtent en effet davantage que celles de l'homme aux applications nouvelles de la chirurgie moderne et présentent également
un champ plus vaste et souvent inexploré.

Enfin j'ai pensé que la comparaison, établie entre les deux
appareils, pouvait éclairer bien des points de leur pathologie.

Permettez-moi, avant d'aborder l'étude du parallèle pathologique, de vous rappeler rapidement les analogies qui existent
entre les organes génitaux internes de l'homme et de la femme au
point de vue anatomique et physiologique ; ce chapitre préliminaire
vous permettra de mieux comprendre les rapports que je cherche
à établir au point de vue de la pathologie. D'un autre côté, en
vous parlant des analogies anatomiques, je vous signalerai également certains caractères spéciaux qui entraînent par cela même
des différences entre les accidents consécutifs aux maladies de ces
organes.

1° *Développement.* — *Migration.* — *Physiologie.* — Je m'occuperai tout d'abord des analogies relatives au développement
des organes génitaux internes, sujet fort bien exposé par M. le
professeur Duval dans l'article *Ovaire* (du *Dictionnaire de médecine et de chirurgie pratiques*) auquel j'emprunte en grande partie
les quelques lignes qui vont suivre.

Vous savez que, à une époque de la vie intra-utérine, époque
qu'il est encore difficile de préciser, la glande séminale est, aussi
bien chez le futur mâle que chez la future femelle, représentée par
une saillie de la face interne du corps de Wolff. Les deux sexes
présentent en outre en dehors du corps de Wolff deux canaux
distincts : le canal de Wolff et le canal de Müller.

A cette époque la glande sexuelle est donc indifférente ; si elle
doit évoluer selon le *type testicule*, on voit partir de la saillie
située sur la face interne du corps de Wolff des tubes qui ne sont
autres que les futurs tubes séminifères ; ceux-ci se mettent en
communication avec les canaux de la partie sexuelle du corps de
Wolff, partie qui représente dès lors l'épididyme ; la partie uri-

naire, au contraire, s'atrophie et ne laisse comme traces que le corps innominé de Giraldès (paradidyme de Waldeyer). Le *vas aberrans* n'est, lui aussi, qu'un débris du corps de Wolff; enfin, le canal qui lui fait suite devient le canal déférent.

Quant au canal de Müller, il s'atrophie chez l'homme et n'est plus représenté que par ses deux extré-mités, dont la supérieure forme l'hyda-tide de Morgagni, pouvant être consi-dérée comme l'homologue du pavillon de la trompe tandis que l'inférieure cons-titue en se réunissant à celle du côté op-posé, l'utricule prostatique qui s'ouvre au sommet du venumontanum.

Si, au contraire, la glande sexuelle primitive doit évoluer selon le *type ovaire*, on constate, au niveau de la partie interne du corps de Wolff, la for-mation de végétations en cul-de-sac qui vont former les oviductes et par suite les ovaires. Les canaux de Müller attei-gnent ici leur complet développement; leur partie supérieure constitue la trompe de Fallope en restant isolée de chaque côté, que leur partie inférieure se soude au contraire avec la partie correspondante du côté opposé pour former l'utérus.

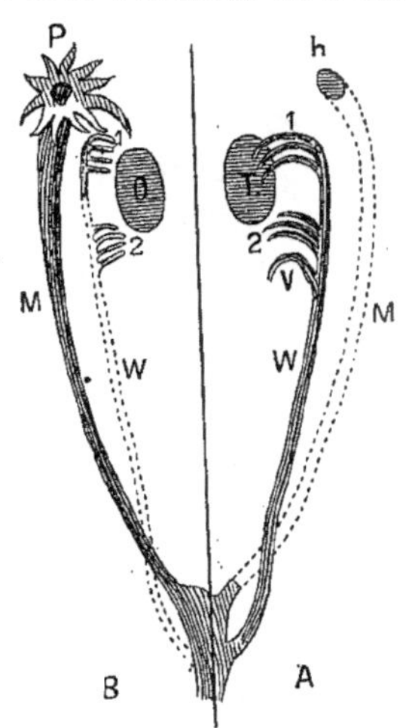

FIG. 1.

A. Organes mâles.— B. Organes fe-melles. — O. Ovaire. — T. Testicules M. Canal de Muller. — W. Corps de Wolf. — Vas aberrans. — Hl Hyda-tide de Morgagni. — P. Trompe et Pavillon. — 1. Partie sexuelle du corps de Wolff. — 2. Partie urinaire du corps de Wolff.

Chez la femme, le corps de Wolff s'atrophie donc complètement et non partiellement comme chez l'homme; on n'en trouve chez l'adulte que quelques débris renfermés dans l'épaisseur du liga-ment large. Sa portion sexuelle n'est plus représentée que par une série de tubes atrophiés formant le *corps de Rosenmüler;* ce corps est donc l'homologue de l'épididyme (Tourneux). Quant à sa portion urinaire, elle s'atrophie aussi en laissant comme reste un corps anologue à celui de Rosenmüller, c'est le *parovaire de His*, homologue du corps innominé de Giraldès.

Ainsi donc, il existe une analogie complète entre les glandes séminales au point de vue du développement, puisque dans les deux sexes elles se forment aux dépens du même organe, et que

pendant un certain temps il n'y a, pour ainsi dire, qu'un seul
corps pouvant devenir indifféremment un testicule ou un ovaire.
Mais vous voyez, en outre, que certaines parties de l'organe pri-
mordial concourent à la fois à la formation des parties sexuelles
mâles et femelles, par exemple le canal de Müller qui constitue la
trompe et l'utérus chez la femme, et forme chez l'homme, après
son atrophie presque totale, l'utricule prostatique et l'hydadidc de
Morgagni.

Rappelez-vous enfin que du corps de Wolff restent des reliquats qui sont, chez l'homme : le vas aberrans de Haller et le corps
innominé de Giraldès : chez la femme, le corps de Rosenmüler et

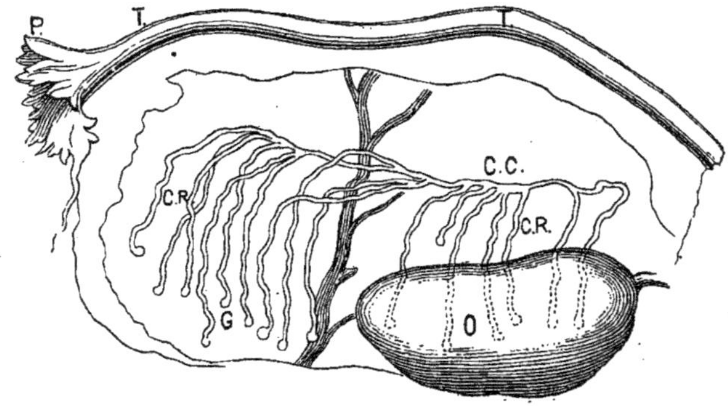

FIG. 2.

C. C. — C. R. Corps de Rosenmuller. — O. Ovaire. — Pavillon de la trompe. — Trompe.

le parovaire. Ces organes ayant la même origine, leur analogie
permet de comprendre comment certaines affections observées
dans l'un et l'autre sexe, peuvent avoir un point de départ identique et une origine congénitale.

Mais, ce n'est pas tout; une fois formés, le testicule et l'ovaire
subissent une migration qui les transporte de la région lombaire,
soit dans les bourses, soit dans l'excavation du bassin. Par le fait
de cette situation nouvelle, il existe entre les deux organes une
différence de la plus haute importance et sur laquelle je dois attirer toute votre attention. En effet, une fois descendu dans les
bourses le testicule se trouve enveloppé par la vaginale; celle-ci,
vous le savez, est après la naissance, séparée complètement du
péritoine, tandis que l'ovaire, resté dans l'excavation du bassin,
se trouve dans l'épaisseur du péritoine lui-même qui l'entoure de

toutes parts. Ne soyez donc pas étonnés si les maladies de l'ovaire et de la trompe retentissent d'une façon fâcheuse sur la grande séreuse péritonéale et provoquent quelquefois des désordres graves et étendus, tandis que les maladies du testicule et de l'épididyme agissant également sur la séreuse qui les entoure, ne déterminent pas d'accidents sérieux, étant donnée la moindre importance de la séreuse vaginale.

Je ne vous dirai qu'un mot du parallèle physiologique entre les organes génitaux internes ; chez la femme comme chez l'homme, ils se composent d'un organe sécréteur, d'un conduit excréteur et d'une cavité de réception. Les organes sécréteurs, testicule et ovaire, produisent chacun de leur côté un des deux éléments nécessaires à la fécondation : chez la femme, l'ovaire occupe, au point de vue physiologique, le même rang que le testicule chez l'homme, d'où le nom de *testes muliebris* que leur avaient donné les anciens.

Il serait superflu d'insister sur l'analogie physiologique qui existe entre les trompes et les canaux déférents, tous deux destinés à transporter l'élément essentiel de la fécondation depuis l'organe producteur jusque dans la cavité de réception.

Celle-ci formée chez la femme par la cavité utérine, est représentée chez l'homme par les vésicules séminales, et au point de vue du développement par l'utricule.

Après avoir indiqué rapidement ces notions générales, voyons ce qui se passe lorsque des désordres variés surviennent au niveau de ces différents organes.

En pathologie, pour la facilité de la description, on a l'habitude d'étudier les maladies par groupes, passons donc en revue séparément chaque groupe, en établissant au fur et à mesure le parallèle entre les affections des organes génitaux de l'homme et de la femme.

Ces maladies peuvent être divisées en cinq chapitres différents : 1° inflammations de causes locales ; 2° inflammations de causes générales ; 3° tumeurs ; 4° névralgies ; 5° atrophies.

Inflammations de cause locale. — Les premières sont de beaucoup les plus importantes et celles sur lesquelles j'insisterai particulièrement. Elles reconnaissent deux causes, le traumatisme et l'infection, aussi pouvons-nous admettre deux variétés : *les inflammations traumatiques : les inflammations infectieuses.*

Les inflammations des organes génitaux internes, de *cause traumatique*, sont loin d'avoir la même fréquence dans les deux sexes. Si l'orchite traumatique est rare, grâce à la disposition même du testicule, qui lui permet de fuir facilement devant le corps vulnérant, on peut dire que l'ovarite traumatique est exceptionnelle ou plutôt qu'elle n'existe pas, sauf peut-être dans le cas de hernie. L'étude anatomique que nous avons faite précédemment nous rend compte de ce phénomène, puisque l'ovaire est profondément caché dans l'excavation pelvienne et par suite à l'abri des chocs et des blessures.

D'ailleurs, le testicule et probablement l'ovaire s'enflamment difficilement sous l'influence du traumatisme, ainsi que j'ai pu m'en assurer par des expériences que j'ai pratiquées sur des animaux, en collaboration avec M. Ch. Monod.

Les inflammations de *cause infectieuse et locale*, sont autrement intéressantes. On admet aujourd'hui, contrairement aux opinions anciennes qui invoquaient la métastase et la sympathie, que l'inflammation des organes génitaux est le résultat d'une infection. Celle-ci est due à l'inoculation d'un microbe qui, après avoir pris naissance dans les parties les plus voisines de l'extérieur, se propage de proche en proche en suivant les canaux excréteurs jusqu'à l'organe sexuel principal.

Ceci demande quelques explications. Prenons pour type l'inoculation la plus fréquente, celle de la blennorrhagie. Que se passe-t-il chez l'homme atteint de blennorrhagie et chez lequel survient une épididymite de même nature? La marche de l'affection est toujours la même ; l'inflammation partie de l'urèthre antérieur atteint la région prostatique où se trouvent les orifices des conduits éjaculateurs et ce n'est que lorsque l'inflammation est arrivée à cet endroit qu'elle gagne la glande séminale par l'intermédiaire du canal déférent. Aussi, avant l'apparition de l'épididymite, existe-t-il déjà de la vésiculite et surtout de la déférentite.

Chez la femme, la marche de l'inflammation est la même; c'est d'abord une vaginite, puis une métrite muqueuse bientôt suivie de salpingite, laquelle occasionnera plus tard des désordres du côté de l'ovaire. Il y a donc une identité des plus remarquables, au point de vue de la marche de l'inflammation, dans les deux appereils, celle-ci débutant toujours par les parties superficielles et n'atteignant les organes profonds qu'après un certain temps.

Un fait curieux et capital dans l'histoire des inflammations des organes génitaux internes, c'est leur localisation ; chez l'homme, l'infection blennorrhagique se cantonne le plus souvent dans l'épididyme et il est rare d'y trouver l'orchite concomitante ; il en est de même chez la femme où nous voyons l'inflammation de la muqueuse utérine se propager à la trompe pour produire la salpingite simple, sans que l'ovaire soit malade ; ce n'est que secondairement que cet organe est altéré. Le plus souvent il est peu altéré et ne subit que des troubles dus à la gêne de l'ovulation normale (Cornil).

Ce n'est pas tout : l'inflammation épididymaire ou salpingitique retentit sur la séreuse voisine directement en rapport avec l'organe malade, la vaginale chez l'homme, le péritoine pelvien chez la femme, d'où apparition de troubles nouveaux sur lesquels je dois maintenant m'arrêter.

L'existence de la vaginalite accompagnant l'inflammation de la glande séminale est un fait classique ; vous savez que tout individu atteint d'épididymite présente un degré plus ou moins accentué d'hydrocèle. Dans un travail fait en commun avec M. Schwartz, nous avons montré que les lésions inflammatoires de l'épididyme chez le chien, se propagent toujours à la vaginale.

Lorsque la trompe est malade le péritoine se prend aussi consécutivement: l'on assiste alors à l'éclosion d'une pelvi-péritonite avec production de fausses membranes ; pelvi-péritonite qui, le plus souvent localisée, peut quelquefois prendre une grande extension et revêtir cliniquement l'aspect de la péritonite généralisée.

Chez l'homme, vous ai-je dit, la vaginalite est une affection toute locale à réactions peu marquées, ce qui s'explique par l'isolement et l'indépendance de cette séreuse. Mais, rappellez-vous que, s'il y a persistance du canal vagino-péritonéal, l'inflammation testiculaire peut envahir le péritoine et l'on voit éclater des accidents semblables à ceux de la pelvi-péritonite consécutive à la salpingite. Cet accident est plus fréquent lorsque l'enflammation attaque le testicule ectopié, car vous savez que dans ce cas la vaginale communique toujours avec le péritoine ; heureusement que cette persistance de la communication péritonéale est rare.

Il existe encore entre les affections des organes génitaux internes de l'homme et de la femme, produites par infection locale, d'autres analogies plus curieuses : vous savez que Gosselin a beaucoup insisté sur l'oblitération des voies spermatiques consécutives à l'épididymite, complication se traduisant par l'absence de spermatozoïdes dans le liquide séminal et entraînant la stérilité si la lésion est double. Ce phénomène d'oblitération du conduit excréteur s'observe également chez la femme à la suite de la salpingite ; les franges du pavillon, contractant des adhérences, oblitèrent l'orifice abdominal de la trompe, empêchant ainsi le passage des ovules de l'ovaire dans l'oviducte. Il se produit donc dans les deux appareils un obstacle au passage des éléments essentiels de la fécondation, qui ne peut avoir lieu. Malheureusement, il existe entre les organes des deux sexes une différence bien nette : tandis que l'épididymite est le plus souvent unilatérale, dans le rapport de 18 sur 30, la salpingite au contraire est presque toujours double ; de sorte que la stérilité est plus à redouter chez la femme que chez l'homme. Chez elle en effet la salpingite est la cause la plus fréquente de stérilité, peut-être la seule vraie cause.

Parmi les accidents tardifs de l'inflammation, je vous signalerai encore l'hématocèle de la tunique vaginale et l'hématocèle péri-utérine dont l'origine est souvent la même, car elle est due à la rupture des fausses membranes provenant de la vaginalite ou de la pelvi-péritonite antérieures.

Enfin, lorsque l'inflammation est passée à l'état chronique, on observe des phénomènes analogues du côté de l'épididyme et de la trompe. Celle-ci se dilate, s'épaissit devient irrégulière et flexueuse, sa cavité se remplit de muco-pus, formant ainsi dans son intérieur un abcès dont le contenu peut se vider de temps en temps dans un organe voisin, quand il s'établit une communication artificielle, ou bien dans l'utérus et le vagin, si l'orifice interne de la trompe n'est pas complètement oblitéré.

Du côté de l'épididyme on observe aussi à une période reculée des cavités remplies de liquide purulent (Shepelhern) ; elles sont le résultat de la dilatation partielle des canaux de l'épididyme.

Je n'ai plus qu'à mettre en parallèle la marche de ces affections dans l'un et l'autre sexe. Au bout d'un certain temps après la disparition des phénomènes douloureux et inflammatoires, l'homme qui a été atteint d'épididymite semble complètement guéri ; mais il n'en est rien. Examinez son sperme et vous y trouverez après quelques mois, après un an même, ainsi que je l'ai démontré dans un mémoire publié dans les *Annales de dermatologie et de syphiligraphie* (1880), du pus venant du canal déférent.

Le même phénomène s'observe chez la femme atteinte de salpingite; pendant fort longtemps persiste un écoulement purulent venant de la trompe qui secrète du muco-pus; cet écoulement est souvent intermittent.

Je termine en vous rappelant que la complication sur laquelle j'insiste particulièrement c'est la lésion du péritoine et des organes du bassin qui rend l'affection aiguë de la trompe particulièrement plus grave que celle de l'épididyme.

A côté de l'inflammation blennorrhagique, variété la plus intéressante, sur laquelle je me suis longuement expliqué, il existe d'autres causes locales d'inflammation des organes génitaux internes de l'homme et de la femme. Chez le premier je dois vous signaler tout d'abord le cathétérisme, le passage de calculs dans l'urèthre, en un mot toutes les causes capables d'enflammer directement la muqueuse uréthrale, ces inflammations étant la plupart d'origine microbienne.

Chez la femme ce sont aussi toutes les causes qui enflamment la muqueuse utérine, telles que les explorations pratiquées avec un instrument malpropre ou irritant.

Il y a quelques années à peine, il n'était pas rare de voir la plus simple exploration intra-utérine être suivie d'accidents que l'on désignait simplement sous le nom de pelvi-péritonite, et qui n'étaient que la conséquence de l'inflammation tubaire, c'est-à-dire de la salpingite consécutive à une lésion de la muqueuse utérine, due à l'inoculation de quelque microbe.

Chez la femme nous constatons souvent une des causes les plus fréquentes d'inflammation tubo-ovarienne, et qui lui est spéciale, je veux parler des accouchements et surtout des fausses couches, alors que des caillots et des débris du placenta retenus dans la cavité utérine subissent des transformations septiques. On se trouve ici en présence d'une infection microbienne locale, laquelle se développe d'abord dans l'utérus, pour se propager à la trompe.

Vous voyez donc que ce qui domine aujourd'hui dans l'histoire des inflammations des organes génitaux internes de cause locale, qu'il s'agisse de l'homme ou de la femme, c'est que ces inflammations sont toujours secondaires à l'envahissement des parties superficielles ou voisines de l'extérieur et que celle-ci se propage aux parties profondes (épididyme et testicule ; trompe et ovaire), grâce à la continuité des muqueuses qui tapissent les différentes portions de ces organes.

Inflammations de cause générale. — Ici encore nous trouverons des analogies entre les organes génitaux internes des deux sexes ; je dois cependant vous dire que cette classe d'inflammation est moins bien définie que la précédente.

Vous connaissez les diverses variétés d'orchite de cause générale : les orchites ourliennes, les orchites des fièvres éruptives, l'orchite tuberculeuse et syphilitique ; on a même décrit une orchite paludéenne ? Y a-t-il, chez la femme, des ovarites reconnaissant les mêmes causes ? Si elles existent présentent-elles des caractères qui permettent de les rapprocher des orchites de même nature ? Tels sont les points que je vais développer dans ce chapitre.

L'inflammation de la glande séminale de l'homme au cours des *oreillons* est chose bien connue ; mais ce qu'il faut que vous sachiez, c'est que l'inflammation dans ces cas porte sur la glande elle-même et ne se localise pas dans l'épididyme. L'orchite ourlienne est une véritable orchite ou quelquefois une orchi-épididymite, et non une épididymite pure et simple comme celle de la blennorrhagie.

Cette différence de siège se comprend aisément si l'on se rappelle que dans la blennorrhagie l'inflammation gagnant de proche en proche, depuis le canal de l'urèthre jusqu'au canal déférent, envahit d'abord l'épididyme, tandis qu'il n'y a pas de raison pour que les oreillons, maladie générale, attaquent en premier lieu cet organe. Du reste l'atrophie testiculaire qui est souvent consécutive à l'orchite ourlienne prouve bien que cette maladie atteint la glande elle-même et non son canal excréteur.

L'ovarite ourlienne est, il est vrai, moins fréquente que l'orchite, mais elle existe, ou du moins il se produit au cours des oreillons une fluxion ovarienne comparable à la fluxion parotidienne et qui doit être rapprochée de l'orchite ; Bouteillier et Meynet en ont rapporté des observations.

Le caractère de ces ovarites c'est d'être fugaces et moins sérieuses que l'orchite ourlienne. Mais nous n'avons pas de données précises sur ces lésions qui échappent le plus souvent à l'examen à cause de leur siège.

Les orchites des fièvres graves (variole, scarlatine, etc...) sont représentées chez la femme par des ovarites de même nature. Pour les ovarites varioleuses il n'y a plus de discussion, car elles ont été décrites par Béraud, en 1859, en même temps que l'orchite varioleuse.

L'influence de la scarlatine sur les ovaires est peu connue; cependant Lawson Tait affirme que, en remontant dans le passé de certaines femmes stériles ou ayant des troubles de la menstruation, on trouve très souvent le souvenir d'une scarlatine grave ayant déterminé des désordres sérieux du côté des ovaires, au moment de la puberté.

Enfin, le docteur Lizé rapporte une observation d'ovarite développée chez une femme de trente-neuf ans, à la suite d'une rougeole grave et adynamique.

Je vous signalerai, en terminant ce qui a trait aux ovarites consécutives aux fièvres graves, le cas du docteur James qui a vu une ovarite se produire en relation avec une angine simple, et les observations de Copland et Gallard relatives à des ovarites rhumatismales.

Mais je vous le répète, si ces lésions sont faciles à étudier chez l'homme, il n'en est pas de même chez la femme, à cause de la situation profonde des ovaires. Nos connaissances sur ce sujet sont donc encore bien incomplètes, et demandent de nouveaux travaux.

L'analogie des affections des organes génitaux internes de l'homme et de la femme se trouve encore nettement établie par l'étude des lésions tuberculeuses de ces organes. Chez l'homme vous le savez, la prostate, les vésicules séminales et l'épididyme constituent les sièges de prédilection des affections tuberculeuses. Or, il résulte des statistiques de M. Brouardel dans sa thèse d'agrégation et dernièrement d'un travail de M. Cornil, que, chez la femme, ce sont les trompes et l'utérus qui sont le plus souvent atteints. Quant à la nature des lésions elle est la même dans les deux sexes, et l'on constate dans la trompe aussi bien que dans l'épididyme des granulations, des nodules, des masses caséeuses avec leurs bacilles caractéristiques. Plus tard apparaissent des suppurations locales, qui constituent chez l'homme les abcès tuber-culeux de l'épididyme et de la prostate, et chez la femme une va-riété de salpingite tuberculeuse suppurée. Le testicule ainsi que l'ovaire ne sont envahis ordinairement que plus tard.

Pour la syphilis, la question d'analogie est loin d'être nette-ment établie car, par sa position même, l'ovaire échappe à l'exa-men direct et que les autopsies ont peu attiré l'attention des mé-decins sur ce point, aussi ce chapitre de la pathologie ovarienne, mérite d'être étudiée avec soin. Mais il est probable cependant qu'on doit trouver du côté de l'ovaire des lésions semblables à celles qu'on a décrites dans le testicule. D'ailleurs, les documents ne font pas absolument défaut : Richet en aurait observé plusieurs cas, et M. Lancereaux, dans son traité de la syphilis, décrit les altérations syphilitiques des ovaires. On a même admis deux formes anatomo-pathologiques de l'ovarite syphilitique ; la forme circons-crite, sorte de cirrhose spécifique et la forme diffuse, caractérisée par la présence de gommes disséminées.

Tumeurs. — L'analogie entre les affections des organes géni-taux internes se poursuit même dans les productions néoplasiques dont ces organes peuvent devenir le siège. Toutes les variétés de tumeurs peuvent se rencontrer dans le testicule et l'ovaire : *sar-comes, cancers, épithéliomes, kystes.* On trouve même dans ces organes des tumeurs rares, d'origine congénitale, des *tératomes* ou *kystes dermoïdes* qui sont cependant plus fréquents dans l'ovaire que dans le testicule. Depuis quelques années plusieurs faits bien observés ont démontré que dans l'ovaire existent souvent tumeurs mixtes constituées par des poches revêtues d'épithélium poly-morphe, véritables épithéliomas mucoïdes et à côté de celles-ci se rencontrent des kystes dermoïdes parfaitement définis. J'en ai publié un exemple dans les annales de gynécologie 1886, t. I., p. 406. — Dans le testicule ces tumeurs ont été étudiées par M. Verneuil (en 1855 et 1878), un exemple intéressant a été communiqué par MM. Berger et Cornil en 1885.

Parmi ces tumeurs, les plus intéressantes an point de vue du rapprochement que nous cherchons à établir, ce sont les produc-tions kystiques. Ces kystes qui constituent dans le testicule l'affec-tion désignée sous le nom de *maladie kystique*, présentent les plus grandes analogies avec certains kystes de l'ovaire connus actuellement à cause de leur nature histologique, sous le nom d'*épithéliomas mucoïdes*. D'ailleurs, M. Malassez se basant sur la structure microscopique et le mode de développement de l'affection kystique du testicule, propose de la désigner aussi sous le nom d'épithélioma mucoïde. De sorte qu'il y aurait dans le testicule et dans l'ovaire une même maladie ayant la même origine et portant la même dénomination.

Non seulement ces organes sont le siège d'une variété spéciale de kystes, mais en outre, on peut dire que leurs tumeurs ont une grande tendance à contenir des cavités remplies de liquide et il n'est pas rare d'y observer le sarcome kystique.

Il existe enfin une variété de tumeurs kystiques qu'on observe dans les deux sexes et qui sont intéressantes à rapprocher à cause de leur origine congénitale identique. Je veux parler de ces kystes formés aux dépens des débris du corps de Wolff et du canal de Müller, qui occupent la région du cordon ou de l'épididyme chez l homme, ils sont analogues à ceux développés chez la femme dans l'épaisseur du ligament large, aux dépens de l'organe de Rosemüller, ceux-ci constituant les kystes para-ovariens.

Je n'ai plus, pour en finir avec ce parallèle pathologique, qu'à vous parler des névralgies et des atrophies de l'ovaire et du testicule.

Névralgies. — Les auteurs ont toujours été frappés de l'analogie qui existe entre les névralgies de l'ovaire et du testicule. Churchill rapprochant la névralgie de l'*ovaire* ou *ovaralgie*, de celle que l'on admet au niveau du testicule sous le nom de *testicule irritable*, la désigne sous le nom d'*irritation ovarienne*. — J'ai lu, l'année dernière, une communication devant la société de chirurgie, au sujet de jeunes adolescents observés par le Dr Charcot et atteints de névralgie testiculaire chez lesquels le moindre attouchement déterminait des douleurs atroces. Or, ces malades présentaient au même titre que les jeunes femmes ayant des névralgies ovariennes, les attributs de l'hystérie. Ceci vous démontre que, même au point de vue de la pathogénie des névralgies des organes génitaux internes, il y a lieu d'établir une analogie entre le testicule et l'ovaire.

Atrophies. — Quant aux atrophies du testicule et de l'ovaire elles sont de deux sortes : ou bien elles sont d'ordre physiologique, ou bien elles sont consécutives à une affection de l'organe lui-même ou des parties voisines.

L'atrophie physiologique s'observe aussi bien chez la femme que chez l'homme ; en effet, le testicule et l'ovaire sont des organes à fonctions passagères dont la destinée est de diminuer après la cessation de la période génitale active. Cette atrophie physiologique est plus rapide chez la femme, où elle commence vers la cinquantième année. Chez l'homme elle est beaucoup plus tardive, car nous savons, depuis les recherches de Duplay sur la sécrétion du testicule chez les vieillards, qu'on ne rencontre des altérations très notables des spermatozoïdes qu'à un âge avancé.

Je vous signale en passant une thèse très intéressante sur l'atrophie physiologique du testicule, du Dr Arthaud. Elle renferme des détails microscopiques très complets sur le testicule sénile et sur sa pathogénie.

Les atrophies secondaires ou symptomatiques vous ai-je dit, sont produites par des lésions de l'organe lui-même, oreillons, syphilis, etc... Mais nous connaissons aussi des altérations de même nature produites par les lésions de la séreuse qui entoure ces organes. Gosselin insistait beaucoup sur l'atrophie et l'anémie testiculaire consécutives à l'hydrocèle et à l'hématocèle ; depuis, l'influence de l'altération des séreuses sur les organes sous-jacents a été l'objet de plusieurs travaux.

Chez la femme, l'ovaire est souvent atrophié par le même mécanisme ; il s'agit de l'action de la pelvi-péritonite. Celle-ci provoque la formation de fausses membranes qui étouffent, pour ainsi dire, la glande sexuelle et gênent, ainsi que je vous l'ai déjà expliqué, le développement des vésicules de Graff.

En résumé, et sans insister davantage sur un sujet aussi complexe et qui demanderait des développements beaucoup plus longs et plus précis, vous voyez qu'il existe entre les organes génitaux internes de l'homme et de la femme des analogies pathologiques indiscutables.

Aussi le chirurgien ne doit-il pas séparer d'une façon absolue l'étude des maladies du testicule de celles de l'ovaire, car la pathologie de l'un de ces organes éclaire celle de l'autre à cause de leurs nombreuses ressemblances.

PÉRINÉORRHAPHIE

La déchirure du périnée succédant à l'accouchement est assez fréquente, aussi la périnéorrhaphie est-elle devenue une opération classique et que vous aurez certainement l'occasion de pratiquer plus d'une fois.

C'est de cette opération que je désire vous entretenir aujourd'hui.

Mais, avant d'entrer dans tous ses détails, il est nécessaire de bien connaître la lésion pour laquelle vous devrez intervenir et d'analyser ses variétés les plus fréquentes. Nous verrons, en effet, que les déchirures de la vulve et du périnée ne présentent pas toujours la même importance. Si quelques-unes sont petites et peu étendues, d'autres sont au contraire profondes et ont produit une perte de substance qui empiète plus ou moins sur la cloison recto-vaginale.

En effet, pendant le dernier temps de l'accouchement, le périnée fortement tendu se rompt quelquefois au moment du passage de la tête du fœtus. La déchirure qui se produit ainsi peut être plus ou moins profonde ; aussi a-t-on cherché à faire une classification des différentes variétés qui se présentent le plus ordinairement. La rupture est dite *incomplète* lorsque la fourchette seule est déchirée, ou même lorsque la portion voisine du périnée a cédé, sans que le sphincter de l'anus soit atteint.

Elle est au contraire *complète* lorsque la déchirure atteint le sphincter, au point de rompre complètement l'anneau que forment ses fibres circulaires et de gêner son fonctionnement ultérieur.

Enfin on pourrait donner le nom de *rupture totale* à celle qui comprend non seulement le périnée et le sphincter qui sont divisés en totalité, mais aussi une portion variable de la cloison recto-vaginale. Cette dernière lésion assez profonde et assez étendue, qui fait communiquer largement l'extrémité inférieure du rectum avec la partie correspondante du vagin, est particulièrement sérieuse. Elle entraîne pour la femme une infirmité dégoûtante, puisque les matières fécales sont difficilement retenues lorsqu'elles sont compactes et qu'elles s'écoulent au dehors lorsqu'elles sont liquides ou demi-molles. Le vagin et la vulve sont presque continuellement souillés par ces matières, aussi la femme doit veiller constamment aux soins de propreté. Les rapprochements sexuels deviennent souvent impossibles à cause de la répulsion qu'inspire cette infirmité. Enfin la difficulté qu'on éprouve à réparer complètement cette brèche étendue est encore une raison pour considérer cette lésion comme très importante.

C'est sur cette dernière variété de rupture du périnée que je désire appeler spécialement votre attention, non pas au point de vue du mécanisme de sa formation ou des dispositions spéciales de la cicatrice, mais seulement au point de vue de l'opération elle-même, de ses difficultés et des moyens que je crois les plus propres à assurer sa réussite.

Vous vous rappellerez que, dans le cas de rupture totale du périnée, la périnéorhaphie devient une opération longue, minutieuse et qui ne peut donner des résultats certains que si le chirurgien a tenu compte de toutes les conditions du succès. Ces conditions peuvent se résumer de la manière suivante :

Avivement suffisamment étendu ;

Affrontement très exact des surfaces avivées ;

Disposition des parties suturées, assez parfaite, pour que celles-ci soient à l'abri des matières capables de les irriter.

La déchirure du périnée peut se présenter à vous dans deux conditions spéciales : ou bien elle est récente, c'est-à-dire que vous êtes appelé à la constater ou à la réparer aussitôt après l'accouchement, ou bien elle est ancienne et date de plusieurs mois, même de plusieurs années.

Déchirure récente. — Dans la première condition qui intéresse surtout ceux qui surveillent les accouchements, la conduite à tenir varie un peu suivant les cas, surtout suivant les malades et a donné lieu à quelques discussions.

Or, soit que les préceptes opératoires n'aient pas été remplis, ou qu'ils ne l'aient été qu'imparfaitement, les nombreux procédés employés jusqu'à ce jour ont donné souvent des résultats bien défectueux. Ceux-ci ont été nuls, c'est-à-dire qu'il y a eu absence de réunion, ou incomplets, c'est-à-dire qu'il y a eu persistance d'une fistule recto-vaginale ou encore absence de restauration du sphincter.

Quels que soient ces résultats, il faut se demander à quelle époque peut-on tenter la périnéorrhaphie ? Les chirurgiens sont loin d'être d'accord sur cette question. Les uns veulent restaurer le périnée déchiré immédiatement après l'accouchement ; d'autres préfèrent opérer tardivement. Entre la périnéorrhaphie primitive et la périnéorrhaphie tardive, se place une troisième méthode qui constitue la périnéorrhaphie secondaire.

A laquelle de ces méthodes devrez-vous donner la préférence lorsque vous aurez la possibilité du choix ?

Toutes présentent des avantages et des inconvénients : la périnéorrhaphie primitive, pratiquée sur des tissus contusionnés, détermine quelquefois du sphacèle ; en outre, l'écoulement des lochies est une mauvaise condition qui, d'après certains auteurs, doit faire rejeter cette méthode trop hâtive.

Enfin, l'influence de l'*état puerpéral* et l'état de faiblesse de la nouvelle accouchée seraient également des contre-indications.

Par contre, nous lui trouvons les avantages suivants : la périnéorrhaphie primitive est rendue plus facile par l'absence d'avivement ; elle débarrasse immédiatement la malade d'une infirmité pénible ; elle guérit la lésion avant la terminaison de la période puerpérale. De plus, l'opération pratiquée après l'accouchement ferme la porte aux inoculations infectieuses.

Ces raisons sont donc contradictoires, aussi, faut-il dans cette discussion établir deux catégories.

Lorsque les parties ne sont pas contusionnées et lorsque la malade n'est pas épuisée, vous devrez avoir recours à la périnéorrhaphie immédiate. Dans le cas contraire, il faut s'abstenir et opérer tardivement.

Si l'état général qui avait d'abord contre-indiqué l'opération primitive s'améliore au bout de quelques jours, on pourra s'adresser à la périnéorrhaphie secondaire qui a donné de beaux résultats entre les mains de Nélaton, Périer et Schwartz.

Enfin, quand le chirurgien n'est appelé que quelques jours après l'accouchement, il sera également autorisé à pratiquer la périnéorrhaphie secondaire si la malade se trouve dans de bonnes conditions locales et générales.

En un mot, l'état des parties déchirées, l'état général de la malade, tels sont les deux grands facteurs qui doivent guider le chirurgien dans le choix de telle ou telle méthode.

Cependant pour me résumer je dirai, que d'après les procédés de la chirurgie moderne, il ne faut pas hésiter dans les circonstances ordinaires à pratiquer la périnéorrhaphie d'emblée. Depuis que nous possédons les moyens certains de mettre nos plaies à l'abri des sources d'infection et surtout, dans le cas présent, d'empêcher toute altération dans les liquides vaginaux, nous pouvons réunir les parties déchirées dans des conditions aussi favorables que lorsque l'on pratique l'opération après avivement préalable.

Telle est certainement l'opinion dominante de tous les chirurgiens et je ne saurais trop vous encourager dans cette pratique.

Les lavages vaginaux antiseptiques pratiqués avec soin, l'emploi judicieux de la gaze iodoformée ou iodolée, mettront à l'abri des accidents d'infection qu'on prêtait autrefois à l'*état puerpéral*. Vous êtes ici en présence d'une blessée qui a subi un traumatisme de tout point comparable aux traumatismes ordinaires ; elle doit être soignée d'après les mêmes méthodes.

Laissez-moi, en terminant, vous prévenir que lorsque la déchirure récente est très étendue et a atteint le sphincter, le procédé opératoire, sauf l'avivement, sera le même que pour la périnéorrhaphie tardive que nous allons étudier maintenant.

Déchirure ancienne et cicatrisée. — Revenons au second cas que nous avons indiqué et qui est celui qui regarde le plus spécialement le chirurgien. Je veux parler de la périnéorrhaphie tardive, celle qu'on pratique longtemps après les déchirures ; alors que la cicatrice des tissus déchirés est parfaite depuis longtemps, et qu'il faut remédier à une infirmité réelle et permanente.

Nous aurons en vue surtout celle qui est pratiquée pour rupture ancienne et complète du périnée, y compris le sphincter de l'anus.

En présence des succès que j'ai obtenus par une méthode unique, et en employant toujours le même procédé (procédé de Emmet), j'ai pensé qu'il était utile d'entrer avec vous dans quelques détails sur la façon dont j'ai été amené à me servir de cette méthode et sur ses résultats les plus importants.

Lorsque je pratiquai ma première périnéorrhaphie, en 1879, je n'avais aucune préférence pour un procédé spécial. La plupart des opérations de cette nature que j'avais vu pratiquer dans les hôpitaux par mes maîtres, d'après les méthodes les plus variées, m'avaient laissé le souvenir de succès rares ou incomplets.

D'après mes lectures, j'avais cependant été frappé de l'originalité du procédé proposé par Emmet et Gaillard Thomas, repris ensuite par Jude Hue (*Ann. de gynéc.*, 1876[1]), et surtout de l'efficacité de la suture que ces chirurgiens proposent pour assurer l'affrontement des surfaces. Je me décidai à opérer ma première malade d'après cette méthode, mais en y joignant deux modifications qui furent utiles surtout dans ce cas, où la déchirure remontait très haut du côté de la cloison. C'est l'observation relative à cette opération que je publiai dans les *Archives de gynécologie* en 1879.

Depuis cette époque, j'ai fait vingt-huit opérations de ce genre. Plusieurs ont été pratiquées devant vous dans mon service à la Salpêtrière. Elles m'ont toujours donné de bons résultats, aussi je vais vous en fournir tous les détails.

Pour rendre cette description plus utile, je commencerai par vous donner les préceptes principaux de l'opération telle que je l'ai pratiquée dans tous les cas. Il sera facile ensuite d'indiquer à propos de quelques faits spéciaux, les particularités qu'elle a présentées.

Je ne parle pas des soins de propreté, lavages et injections vaginales avec une solution phéniquée ou au sublimé ; ces soins antécédents sont d'une trop grande banalité.

L'avivement, toujours largement pratiqué, a la forme si souvent

---

[1] Voir aussi Leblond, *Traité élémentaire de chirurgie gynécologique*, 1878.

décrite, et ressemblant à un *papillon* dont les ailes sont déployées ; le corps correspondant à la cloison et les ailes à la base des petites lèvres (fig. 4). Au niveau de la cloison recto-vaginale, quelque mince qu'elle soit, je donne toujours, à la surface avivée, une hauteur de 2 centimètres au moins, en empiétant sur la face supérieure de la cloison, aux dépens de la muqueuse vaginale. L'étendue de l'avivement à ce niveau a une grande importance. En effet, lorsque les parties sont rapprochées par les sutures, il est indispensable qu'au niveau de l'angle qui correspond à la cloison, les surfaces avivées s'adossent sur une grande surface. Sans cette précaution, la réunion n'aurait pas lieu et on verrait persister, après la guérison des parties périnéales, une fistule vagino-rectale ; cet accident s'est présenté souvent lorsque l'opérateur n'avait pas pris cette précaution.

Un point spécial qui mérite d'être relevé avec soin est relatif à l'inclinaison de la ligne d'avivement inférieure. A partir du bord de la cloison, j'ai toujours la précaution de passer très près de la muqueuse de l'anus et d'incliner l'incision, en arrière et en bas, de façon que la réunion des parties forme un éperon saillant en avant de l'orifice anal. Il doit être assez prononcé pour qu'il masque en partie l'anus après l'opération, et que celui-ci ne soit visible en entier que par sa partie postérieure. Ainsi constitué, cet éperon renforce en avant le sphincter nouvellement ressoudé. Il s'efface plus tard par le fait des tiraillements dus au passage des matières, de façon à laisser à la région son aspect naturel.

On pourrait croire que l'éperon ainsi constitué présente quelques inconvénients en obturant légèrement l'orifice de l'anus. Cette crainte ne paraît justifiée que pendant les premiers jours ou les premières semaines après l'opération, car bientôt, comme je vous l'ai dit, tout inconvénient disparaît.

L'avivement étant complet et minutieusement vérifié, j'attends que l'hémostase soit à peu près parfaite à la surface de la plaie. Au besoin, je place pendant quelques minutes des pinces à forci-pressure sur les vaisseaux qui saignent le plus abondamment ; il est rare que des ligatures au catgut soient nécessaires. Cependant on peut s'en servir sans inconvénient si elles deviennent indispensables.

Le procédé employé pour faire les sutures m'arrêtera plus longtemps, car il constitue la partie véritablement originale de

cette méthode. Les sutures employées par Emmet sont disposées
de la façon suivante, que je rappelle en quelques mots. Au

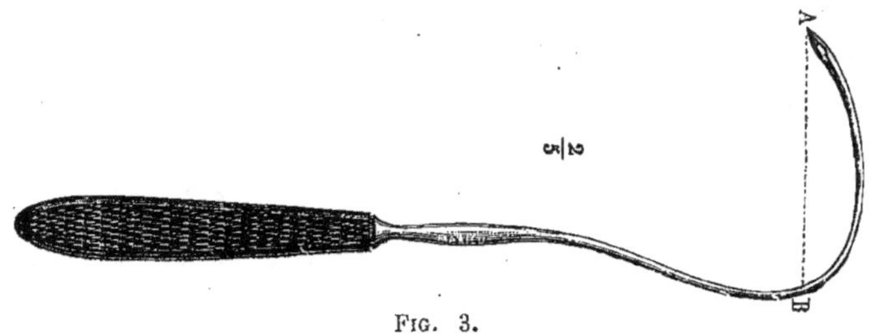

FIG. 3.

moyen d'une grande aiguille courbe, montée sur un manche
(fig. 3) on passe un fil d'argent qui doit entrer à 1 centimètre à peine
du bord de l'avivement, il chemine dans l'épaisseur des parties
molles, parallèlement à la surface saignante, gagne la cloison,
dans l'épaisseur de laquelle il se loge, et revient du côté opposé
par un chemin analogue, pour ressortir dans un point symétrique,
à côté de la surface d'avivement. (fig. 4.)

Trois, quelquefois quatre fils suffisent pour obtenir un bon
affrontement.

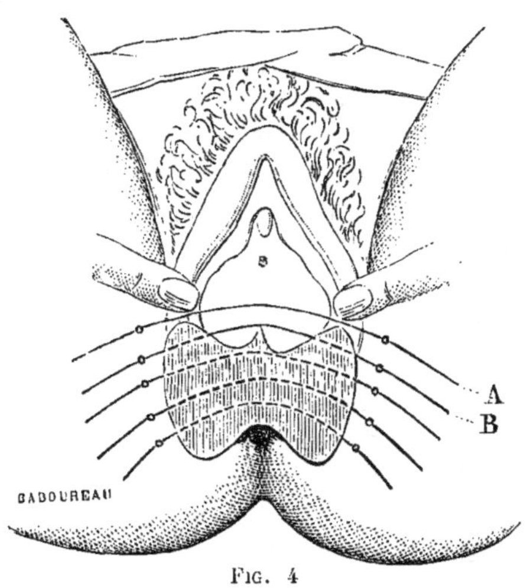

FIG. 4

Les avantages de ces fils, ainsi disposés, sont assez complexes ; cependant, on peut se rendre compte facilement de l'u-

tilité de cette disposition. Quand on les tire ensemble, après les avoir fixés solidement d'un côté avec la main ou une pince à forci-pressure, on voit se produire le phénomène suivant : la surface avivée qui correspond à la cloison est attirée vers la partie anté-rieure et descend de plusieurs centimètres,

En même temps, cette surface, qui était oblique, surtout quand on a empiété sur la face supérieure de la cloison, devient verticale, de façon que ses deux faces puissent s'adosser complètement et largement.

Grâce à l'obliquité du fil inférieur, représentée dans la figure 5, si on place le doigt dans l'anus, on sent qu'il est d'autant plus

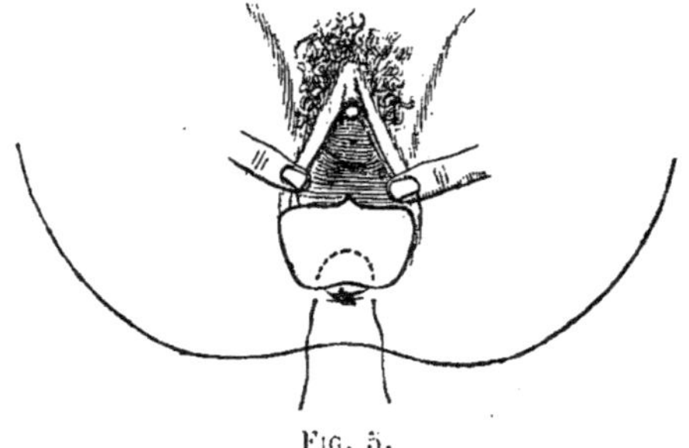

FIG. 5.

serré qu'on tire davantage sur ce fil et on a la notion que l'orifice anal se reconstitue complètement. Ce fil inférieur a donc une importance capitale, sur laquelle je ne pourrais trop insister.

Cette dernière disposition est donc très favorable au rappro-chement et à la suture des deux bouts du sphincter, auparavant divisés et écartés.

Enfin, on se rend compte ainsi de la façon dont les surfaces cruentées sont non seulement mises en contact, mais pressées l'une contre l'autre, à la façon de l'ouverture d'une bourse dont les bords sont froncés par le cordon qui les rapproche.

Dans quelques cas de déchirures très étendues et très profondes, j'ajoute à ces fils, dont l'anse traverse la cloison, deux autres fils dont l'anse se trouve libre entre la partie supérieure des surfaces avivées A B (fig. 4), de façon à les affronter avec soin, car les fils de la cloison n'ont qu'une action minime sur cette partie supérieure.

Souvent, avec le fil supérieur, je saisis une partie de la surface vaginale, formant éperon, de façon que cette partie corresponde à la partie moyenne de l'anse métallique. Dans plusieurs cas, il m'a semblé que cette seule précaution suffisait pour obturer la plaie du côté du vagin et rendre ainsi inutile une suture vaginale ; suture à propos de laquelle je donnerai, plus loin, quelques explications.

Je reviens aux sutures en anse et aux quelques précautions que demande leur application.

Chaque fil en anse doit toujours passer à une distance de la surface *cruentée*, qui ne soit pas moins de 1 centimètre, quel que soit le point de son trajet. Il est ainsi moins exposé à couper les parties molles qui seront *adossées*.

Dans son trajet, à travers la cloison, non seulement le fil de suture ne doit pas atteindre la muqueuse rectale, ce qui serait une faute grave, mais il doit éviter aussi la muqueuse vaginale. Enfin, dans cette cloison, les fils doivent être échelonnés à des distances variables, et il ne faut pas craindre de les faire remonter assez haut afin de laisser une épaisseur de tissu suffisante entre eux et la surface cruentée.

Pour arrêter les fils j'emploie la suture entortillée simple, en ayant soin de bien affronter la peau ; cette torsion simple du fil suffit presque toujours (fig. 6).

Cependant dans les déchirures très étendues, j'ai plusieurs fois employé avec avantage le moyen suivant :

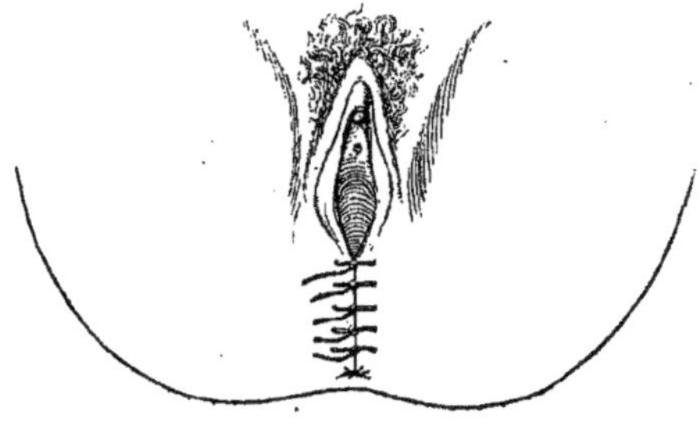

FIG. 6.

Tous les fils formant une anse sont fixés au moyen d'une suture enchevillée, suture à laquelle j'attache une grande importance, car elle joue, d'après moi, un rôle capital dans la perfection de la restauration de ces cas difficiles.

Voici comment je procède : Une sonde en·gomme de gros

calibre ou un tube de plomb sont perforés de trous capables de laisser passer des fils d'argent, à un centimètre de distance l'un de l'autre.

La cheville, du côté droit, est placée la première ; chaque fil étant fixé et immobilisé, au moyen de deux tubes de Galli exactement aplatis avec une pince solide. Tout doit être disposé de façon qu'il n'y ait plus besoin de toucher à ces parties.

Je procède ensuite à l'installation de la cheville du côté gauche. Les trous étant percés, et les fils — qu'on laisse assez longs — étant placés comme il convient, je fais intervenir alors une manœuvre que je considère comme indispensable avant de les fixer.

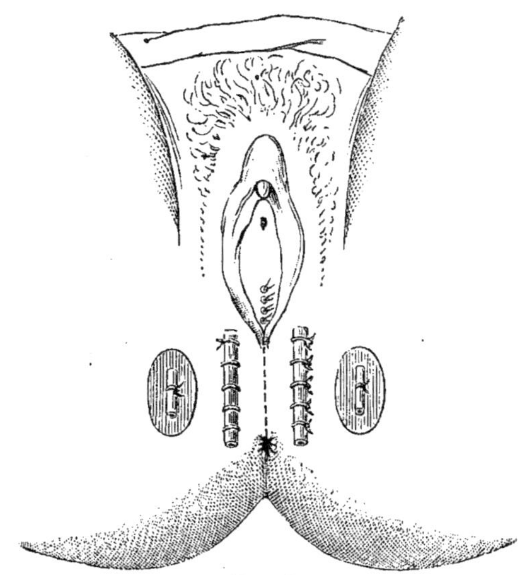

Fig. 7.

Elle seule permet, en effet, de se rendre compte exactement du résultat futur de l'affrontement lorsque les fils seront fixés dans leur position définitive. Pour cela, je tire successivement sur chacun des chefs restés libres, à gauche ; puis bientôt sur leur totalité, en même temps que je repousse, avec la main, la cheville correspondante. Par cette manœuvre, je produis exactement l'affrontement, tel qu'il sera disposé lorsque les fils seront arrêtés définitivement ; il m'est facile alors de me rendre compte, dans tous ses détails, de la perfection ou de l'imperfection de l'opération.

. En même temps qu'on voit les surfaces serrées l'une contre l'autre, il est utile, avec le doigt, de se rendre compte de la formation d'un nouvel orifice anal.

On peut alors saisir, avec une grande netteté, l'importance non seulement de la suture en anse, mais aussi de la présence des chevilles. Grâce à ces dernières, on peut obtenir et maintenir une tension des fils capable de rapprocher exactement les surfaces ; tension qu'on ne peut avoir, au même degré, avec une suture ordinaire alors que les fils sont simplement tordus en avant de la surface de réunion.

Je reviens à l'opération classique et je suppose que les sutures en anse sont arrêtées.

Si les bords de la peau sont un peu écartés et ne s'unissent pas parfaitement, il est aisé d'y remédier au moyen de quelques points de suture superficiels qui servent à l'affronter avec exactitude.

Vous devez aussi veiller à une réunion parfaite, au niveau de la muqueuse vaginale. Il arrive souvent que, grâce au fil supérieur, disposé comme je l'ai indiqué plus haut, la réunion de la muqueuse vaginale est assurée, et qu'on n'a pas à craindre le suintement des liquides dans l'interstice. Dans ce cas, il n'est pas nécessaire de pratiquer des sutures vaginales complémentaires.

Cette dernière suture complémentaire est, au contraire, un adjuvant indispensable, lorsque la réunion de la plaie n'est pas parfaite du côté du vagin. Elles ont été utiles cinq fois dans les opérations que j'ai pratiquées. Le nombre de ces sutures est difficile à indiquer et varie suivant les cas. Les dernières que j'ai faites ont été pratiquées avec du catgut fin, lequel présente l'avantage de tomber de lui-même, et ne nécessite aucune manœuvre pour l'ablation, qui est toujours difficile dans cette région. J'ai eu deux fois l'occasion de placer des sutures semblables du côté de l'anus pour réunir plus exactement les parties.

Il est une précaution que je ne saurais trop recommander pour la confection de ces sutures complémentaires, vaginales ou anales ; c'est de les placer avant d'assujettir les grandes sutures en anse, et de profiter pour cela du moment où, après avoir fait la manœuvre signalée plus haut, on a vérifié si les parties s'affrontaient complètement. Rien n'est plus facile alors que de placer ces sutures avec exactitude, tandis que, après la pose des grandes sutures, cette petite opération complémentaire est difficile et souvent imparfaite ; vous ne pourrez à ce moment vous rendre un compte bien exact des parties qui doivent être réunies.

Plusieurs fois il m'a semblé que j'avais retiré un grand avantage de l'emploi d'un grand fil de suture allant d'un côté à l'autre de la région opérée, de façon à traverser le milieu des deux surfaces cruentées.

Ce fil, étant fixé et bien tendu au moyen de deux plaques de plomb (fig. 7), rapproche avec vigueur les surfaces avivées et assure ainsi leur accolement. Je l'ai employé dans quelques cas où la profondeur de la déchirure et l'étendue de la surface d'avivement me donnaient quelques inquiétudes.

Quel que soit le mode d'arrêt des fils que vous ayez employé et l'opération étant terminée, tout le champ opératoire, (surtout le vagin) est lavé avec une solution de sublimé au millième. Ensuite une longue mèche de gaze iodoformée ou iodolée est introduite dans la cavité vaginale. Une mèche semblable est disposée en avant de la suture.

Les soins consécutifs sont des plus simples. La malade est placée dans le décubitus dorsal, les jambes étant soulevées et pliées au moyen d'un coussin placé sous les genoux. Si cette position devient trop pénible, après quelques jours, on peut mettre la patiente sur le côté pendant quelques heures, en ayant soin de la soutenir dans cette position avec un coussin.

Anciennement, avant l'emploi de l'iodoforme j'ordonnais matin et soir, un lavage vaginal, au moyen d'une solution phéniquée faible, ou mieux avec une solution d'acide borique à 4 pour 100, pour entretenir la propreté des parties. Il était utile aussi, plusieurs fois par jour, de pulvériser de l'eau boriquée sur la surface des sutures. Cette petite manœuvre procurait souvent un grand soulagement et diminuait la cuisson et la chaleur de la région. Mais avec la gaze iodoformée toutes ces précautions sont inutiles. Il suffit de changer la mèche après le troisième jour, pour ne plus explorer ensuite la plaie avant l'ablation des fils.

Quelques malades ne peuvent uriner qu'au moyen de la sonde, laquelle a pour inconvénient de produire quelquefois de l'irritation et même de la cystite. Une de mes malades a eu, par l'emploi souvent répété de la sonde, une cystite assez

sérieuse, qui a duré encore quelque temps après la guérison.
Cette cystite a nécessité l'emploi de lavages avec une solution
d'acide borique.

Aussi ai-je renoncé à cette pratique et toutes les fois que la chose
est possible, je laisse les malades uriner dans un bassin; l'urine
n'ayant, par elle-même, aucune propriété nuisible. Il suffit de
nettoyer les parties avec une injection après chaque miction, et
de placer aussitôt un tampon de gaze iodoformée, au-devant de la
suture.

Les seules complications que j'ai vu survenir consistent dans
la formation de petits abcès quelquefois précédés d'un petit
phlegmon qui se produit sur le trajet d'un fil, mais cela est rare.
Ils provoquent des douleurs, mais sans avoir d'inconvénients
graves.

J'ai toujours enlevé les fils du huitième au dixième jour. Dans
un seul cas, je les ai laissés jusqu'au douzième jour, mais il s'a-
gissait d'une opération secondaire, et j'avais des raisons spéciales
pour les laisser en place aussi longtemps.

Au début ce n'était que deux ou trois jours après l'ablation des
fils que j'administrais à la malade une purgation qui consistait en
huile de ricin, à la dose de 20 grammes donnés par cuillerée à
café, à une heure d'intervalle. Les selles, ainsi provoquées,
étaient liquides, peu rapides, et ne produisaient aucun désordre.
Mais, chez une malade et malgré la purgation, des matières trop
dures ont produit une déchirure partielle. Depuis cet accident
je purge les malades doucement dès le cinquième jour après l'opération et je provoque des selles liquides le jour qui précède l'enlè-
vement des fils. Depuis que j'emploie cette méthode je n'ai eu
aucun inconvénient et je ne pourrais trop vous la recommander.

J'ajouterai, en terminant, que toutes mes opérées guéries
avaient un sphincter complet, et fonctionnant d'une façon parfaite dès les premiers jours après l'opération. La plupart ont été
revues par moi plusieurs fois depuis que l'anus est restauré.
Cinq ont eu des grossesses et des couches normales sans déchirure.

Je vous ai décrit le procédé que j'ai toujours employé et qui
m'a constamment donné d'excellents résultats, aussi je ne vous
parlerai pas des modifications nombreuses qui ont été proposées
dans ces derniers temps, mais que j'ai rarement employées. Il

en est une cependant qui peut avoir quelques avantages. La modification porte sur le mode d'avivement au niveau de la cloison. Au lieu de faire un avivement du bord de cette cloison en empiétant sur la muqueuse vaginale, on dédouble la cloison sur une hauteur de un à deux centimètres. Cette plaie formée de deux valves, l'une supérieure, l'autre inférieure, s'étale, quand on l'attire en avant, en constituant ainsi une surface d'affrontement assez étendue.

En résumé, j'ai obtenu chez mes vingt-neuf malades, qui, toutes présentaient une *déchirure complète* du périnée, comprenant le sphincter dans sa totalité, vingt-huit succès complets. J'entends par là, non seulement la restitution de la forme du périnée, mais aussi le rétablissement du sphincter anal fonctionnant comme à l'état normal. Dans un seul cas dont j'ai parlé dans un article du *Bull. de thérapeutique*, 1884, le résultat, incomplet après une première opération, fut définitif après la seconde.

Dans toutes mes observations, le périnée reconstitué avait au moins 3 centimètres de hauteur, et souvent près de 4 centimètres.

Telle est l'opération telle qu'elle doit être prariquée ordinairement, mais permettez-moi d'insister sur une précaution spéciale ; il est nécessaire que la peau et la muqueuse s'affrontent exactement ; dans le cas où leurs bords ne se correspondent pas d'une façon parfaite, il est bon de faire intervenir les sutures superficielles en nombre variable.

En effet, si l'on se reporte à la règle absolue des autoplasties, on se rappellera que, d'après elle, la réunion superficielle, aussi bien que la réunion profonde, doit être assurée ; aussi vous ne devez négliger, dans aucune occasion, de faire avec soin des sutures de la peau et de la muqueuse vaginale, toutes les fois que leurs bords ne sont pas affrontés suffisamment.

Cette précaution a non seulement pour effet de provoquer un accolement parfait ; mais elle a aussi pour résultat d'empêcher toute suppuration à la surface, suppuration capable d'entraîner la désunion des parties profondes.

Je termine en affirmant qu'aucune méthode opératoire n'est plus facile à exécuter et plus simple, et qu'aucune ne donne, d'après ce que j'ai vu et lu, de meilleurs résultats, non seulement au point de vue de la forme du périnée, mais encore au point de vue des fonctions de l'anus.

Il me semble inutile d'ajouter que dans les déchirures simples du périnée sans rupture du sphincter, la même méthode opératoire est indiquée, mais elle est ici beaucoup plus simple, aussi je n'insiste pas.

La *périnéorrhaphie* est une opération qui n'est pas seulement appliquée aux cas de rupture du périnée, elle peut aussi rendre service dans d'autres circonstances.

En général elle a pour but de reconstituer un espace plus ou moins étendu, une cloison plus ou moins épaisse entre la vulve et l'anus, or cette indication est également remplie quand il s'agit de renforcer le périnée devenu trop mince et trop lâche; il est souvent utile de donner à cette partie musculo-aponévrotique une plus grande épaisseur et une plus grande résistance.

Le périnée, en effet, sert de soutien aux organes placés au-dessus de lui. La cloison recto-vaginale, le vagin en entier et surtout l'utérus situé plus haut, prennent toujours sur le plancher périnéal un point d'appui qui est très utile dans la station debout ou pendant les efforts.

Si ce plancher est trop faible, trop mince et ne résiste pas suffisamment aux pressions verticales, les organes qu'il sert à soutenir, descendent, sont propulsés en bas et finissent par se déplacer constamment.

En lisant les traités qui s'occupent de la description et des causes de la rectocèle, de la cystocèle, du prolapsus du vagin et surtout de la descente de l'utérus, vous verrez que tous les auteurs considèrent le périnée comme un soutien important de ces organes et sa faiblesse comme étant une des causes principales de cette descente.

Aussi, voit-on depuis quelques années la plupart des chirurgiens admettre comme principe presque absolu, que la consolidation ou la réfection du périnée aminci ou relâché, est un des facteurs les plus importants de la restauration pratiquée pour remédier à la chute des organes que nous venons d'énumérer. Je partage entièrement leur avis et je suis persuadé que le plus souvent les opérations pratiquées sur le vagin dans le but de soutenir l'utérus ou la vessie déplacés dans le sens vertical, ne constituent que des opérations palliatives; ordinairement elles ne peuvent à elles seules maintenir continuellement les organes à leur place. Aussi les voit-on suivies très souvent de récidives.

Lorsque, au contraire, à ces opérations pratiquées sur le vagin, dans le but de le rétrécir ou de diminuer sa longueur, on ajoute une restauration parfaite du périnée, cette récidive n'a plus lieu et la guérison est définitive.

C'est pour avoir oublié cette loi générale de la combinaison de deux opérations, portant l'une sur le vagin, l'autre sur le périnée ou la vulve, que les chirurgiens n'ont pas donné à leurs opérées tout le bénéfice d'une intervention complète.

J'ajoute en terminant que l'opération de la périnéorrhaphie, plus facile dans ces cas où le périnée est seulement relâché ou affaibli que dans ceux où il est déchiré largement ainsi que le sphincter de l'anus, se pratique d'après les mêmes règles que je viens d'étudier avec vous. Nous verrons à propos de la colporrhaphie dans la leçon suivante, comment ces deux opérations peuvent se combiner pour constituer ce qu'on appelle la *colpo-périnéorrhaphie*.

BIBLIOGRAPHIE

VERNEUIL. — *Histoire de la périnéorrhaphie.* — *Gaz. hebd.* 1862, p. 369, 417, 449.
    — *Mémoires de chirurgie,* t. I.
EMM. BOURDON. — *Des anaplasties périnéo-vaginales.* Th. Paris, 1875.
JUDE HUE. — *Etude sur la périnéorr. dans les cas de rupture complète.* — *Ann. de gyn.,* 1876, p. I.
TERRILLON. — *De la périnéorrhaphie pour remedier à la rupture totale du périnée. Annales de gyn.,* 1879, T. XI, p. 330.
LINZY. — *Périnéorrhaphie immédiate.* Th. Paris 1883.
TERRILLON. — *Périnéorrhaphie pour rupture complète comprenant le sphincter de l'anus et une portion de la cloison ruto-vagino.* — *Bull. gén. de thérap.,* 1884, t. 107, p. XI.
TRÉLAT. — *Bull. et Mém. soc. de chir.,* 1884.
SACHES-SARRANTE. — *Restauration du périnée.* — *Historique.* — *Indications.* — *Procédés.* — *Archives de tocologie,* 1885, p. 689, 753, 849.
SCHWARTZ. — *Quelques considérations sur la périnéorrhaphie.* — *Soc. de chir.,* 1885.
DAGOT. — *Contribution à l'étude de la périnéorrhaphie.* — *De la périnéorrhaphie secondaire.* — Th. de Paris, 1886.
KIRMISSON. — *Dictionnaire encyclopédique.* — Article *périnéorrhaphie,* 1887.
BUDIN. — *Déchirures du périnée.* — *Clinique in Scienc. méd.,* 1887, p. 89.
PICQUÉ. — *Encyclop. internationale. de chir.* — Article *périnéorrhaphie,* p. 747.

PROLAPSUS DE L'UTÉRUS

SON TRAITEMENT CHIRURGICAL

COLPORRHAPHIE ET COLPO-PÉRINÉORRHAPHIE

Définition du prolapsus. — Division et variétés. — Chute ou prolapsus complet, ses caractères cliniques, ses inconvénients, ses causes. — Diagnostic avec l'hypertrophie du col. — Traitement orthopédique : pessaires. — Traitement chirurgical. — Opération de M. le professeur Le Fort. — Colporrhaphie. — Colpo-périnéorrhaphie. — Ablation de l'utérus. — Conclusions.

Je vous ai montré dans notre service une femme d'une quarantaine d'années qui offre un exemple typique et classique de prolapsus utérin et je compte l'opérer devant vous dans quelques jours, aussi je profite de cette occasion pour vous décrire cette affection et vous indiquer les moyens chirurgicaux qui peuvent la guérir ou l'atténuer.

Vous savez ce qu'on entend par prolapsus utérin. On dit qu'il y a prolapsus ou chute de la matrice, lorsque l'organe, en totalité, est situé au-dessous du plan qu'il occupe normalement. Mais l'utérus peut descendre plus ou moins bas; aussi a-t-on essayé d'établir une classification pour spécifier le degré d'abaissement de l'organe. C'est ainsi qu'on a distingué : l'abaissement ou prolapsus, cas dans lequel l'utérus abaissé est resté dans l'intérieur du vagin à une petite distance de la vulve; la descente, lorsque le col se montre à la vulve; la chute, lorsque le col et le corps lui-même sont situés en dehors de l'orifice vulvaire.

La division en prolapsus *incomplet* et *complet*, me semble préférable : le prolapsus est incomplet lorsque l'utérus est situé au-dessus de l'orifice vulvaire, et complet lorsque l'utérus en grande partie ou tout entier vient faire saillie au dehors. Quoi qu'il en soit, ce ne sont là que des phases plus ou moins avancées d'un même état, l'abaissement.

Symptômes et diagnostic. — Pour bien comprendre la symptômatologie et l'importance des procédés opératoires mis en usage contre cette affection, il faut que vous soyez bien pénétrés des principes suivants : toutes les fois que l'utérus descend, le vagin est entraîné à sa suite et il s'invagine comme un doigt de gant ; quand l'utérus descend et que le vagin suit, il y a en même temps et presque toujours hernie de la vessie et souvent aussi du rectum du côté du vagin. Enfin, pendant que tous ces organes opèrent leur descente, le péritoine est entraîné également, et il arrive un moment où les culs-de-sac péritoniaux peuvent se trouver au niveau de la valvule ou même au dehors. Cette disposition est importante à connaître car elle rend compte de l'apparition possible d'accidents péritonitiques par les ulcérations extérieures arrivant jusqu'à cette séreuse ou à la suite de fautes opératoires.

Vous pouvez maintenant vous rendre compte de l'aspect que présentera la vulve. Supposez que vous ayez affaire à un prolapsus

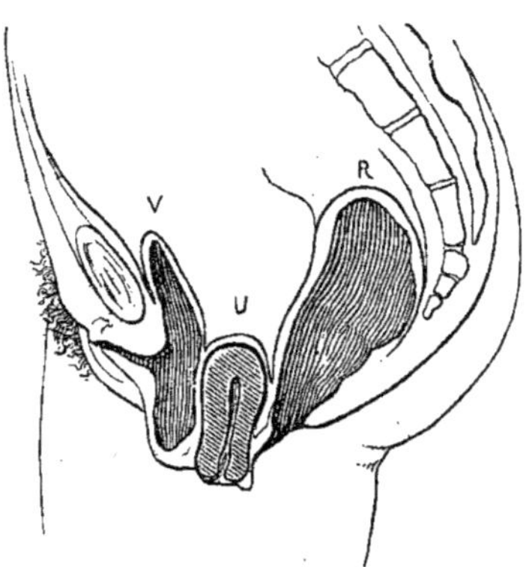

FIG. 8.

V. Vessie. — U. Utérus. — R. Rectum.

complet. Vous trouverez en allant de haut en bas et d'avant en arrière (fig. 8) : l'orifice de l'urèthre, la paroi vaginale refoulée en avant et qui recouvre la vessie descendue ou cystocèle ; ensuite vous apercevez l'orifice de l'utérus prolabé ; enfin, en arrière de ce dernier, la muqueuse vaginale et la rectocèle, puis l'anus.

L'utérus prolabé se présente sous la forme d'une tumeur tantôt pyriforme, tantôt plus ou moins cylindrique, dont les dimensions varient, depuis le volume d'un œuf de poule jusqu'à celui du poing et même davantage.

La surface de la tumeur, formée par la muqueuse vaginale est lisse et unie ; les plis et saillies du vagin ont disparu surtout en avant ; sur la paroi postérieure on peut observer encore quelques plis transversaux. La muqueuse vaginale a perdu ses caractères de muqueuse ; elle est épidermisée et par suite dure au toucher.

En outre, on y trouve fréquemment des excoriations, des plaques d'ulcération, quelquefois telles que la perforation de la vessie en a été la conséquence.

Tel est le prolapsus complet ; mais n'oubliez pas que entre ce prolapsus complet et le prolapsus commençant, vous pouvez trouver tous les intermédiaires.

Un des plus fréquents est celui qui correspond au cas de notre malade, et dans lequel le col utérin se présente à l'orifice vulvaire ayant en avant de lui et le débordant la cystocèle, et en arrière une petite saillie formée par la paroi vaginale postérieure et la rectocèle.

Le prolapsus utérin offre plusieurs inconvénients. Signalons en premier lieu les douleurs exaspérées, surtout par la station debout ; toutes les femmes (et notre malade ne fait pas exception) insistent sur ce point. Les douleurs dans la station debout sont quelquefois telles qu'elles sont incapables de marcher et que tout effort est rendu impossible ; la tension exagérée des ligaments suspenseurs due à la chute utérine rend bien compte de ces phénomènes.

En outre, les malades éprouvent de la difficulté pour aller à la selle et des troubles du côté de la miction.

Ces derniers sont très accentués dans le prolapsus complet ; en effet, l'urine s'accumule dans la partie inférieure de la vessie qui fait pour ainsi dire hernie par la vulve, et l'on voit des femmes, obligées, pour uriner, de presser sur cette poche. De plus, la stagnation de l'urine amène de la cystite et favorise la production de calculs.

Enfin, le prolapsus utérin est cause de stérilité. Je dois cependant vous signaler le cas célèbre de cette femme qui devint enceinte et chez laquelle l'évolution du fœtus se fit normalement dans un utérus en état de prolapsus complet.

Un point sur lequel je désire attirer toute votre attention, c'est le diagnostic. En effet, autrefois, on admettait sans conteste le principe suivant : toutes les fois que le col est à la vulve, il y a prolapsus. Or, il existe une autre maladie décrite par Huguier, qui l'a étudiée ici même sur les malades de la Salpêtrière. Dans cette affection le col utérin hypertrophié se trouve très allongé sans que le corps de l'utérus soit abaissé. Lorsque le col est hypertrophié dans sa portion sus-vaginale il repousse en bas l'orifice du col et les culs-de-sac vaginaux. Si la portion vaginale est seule allongée elle fait une saillie considérable dans le vagin et même jusque à la vulve. Chacune de ces variétés d'hypertrophie du col simule la chute de l'utérus. L'erreur pourrait donc être commise et d'autant mieux que ces deux affections présentent à peu près les mêmes symptômes.

Aussi, toutes les fois que vous trouverez le col utérin à la vulve, il faudra vous rendre un compte exact de la situation, du volume et des rapports de la matrice avec les organes voisins.

Pour cela vous avez plusieurs moyens. D'abord la palpation abdominale qui vous permet de reconnaître la présence de l'utérus normal derrière la symphise pubienne dans le cas d'allongement hypertrophique du col, et au contraire son absence dans les cas de prolapsus.

Vous avez ensuite le doigt qui vous fournit des renseignements de la plus haute importance. En effet, un caractère pathognomonique de la chute de la matrice, c'est la réductibilité, au moins pendant une très grande période de la maladie. Celle-ci est aidée par la position dorsale; si, avec le doigt, vous repoussez l'utérus de bas en haut, l'organe reprend sa position normale. Cependant j'ajouterai que la réduction n'est pas toujours facile, car en même temps que le prolapsus on trouve quelquefois de la rétro flexion et des adhérences unissant l'utérus au rectum.

L'hystéromètre enfin vous permettra de vous prononcer. S'agit-il d'un prolapsus ? Les dimensions de la cavité utérine seront à peu près normales. Êtes-vous en présence de la maladie d'Huguier ? Les dimensions seront augmentées. J'en ai vu pour ma part qui mesuraient 14 à 18 centimètres.

Le prolapsus utérin reconnaît pour cause la grossesse et surtout les grossesses répétées ; notre malade a eu treize grossesses à intervalles rapprochés.

Le mécanisme de l'affection est facile à comprendre; rappelez-vous en effet que l'utérus est suspendu au centre du petit bassin par plusieurs cordages (les ligaments ronds, les ligaments larges, etc.). Tiraillés et allongés pendant la gestation, ces ligaments subissent après l'accouchement un travail de rétrocession, c'est-à-dire qu'ils tendent à reprendre leur volume et leurs dimensions normales. Ce travail s'opère aussi du côté de la matrice.

Si ce travail est incomplet, l'utérus reste volumineux et les ligaments demeurent relâchés. Que la femme se lève trop tôt, bien avant que le travail de rétrocession ne soit terminé, ou qu'elle se livre à des efforts violents, comme cela se voit chez les femmes du peuple, et vous aurez les conditions les plus favorables pour la production de la chute de la matrice.

On a observé quelques cas de prolapsus chez des multipares qui se livraient à des efforts répétés.

Enfin, vous verrez signalés des faits de prolapsus rapides, pour ainsi dire foudroyants, produits au moment d'un effort, avec sensation de déchirure; ceux-ci sont rares.

Traitement.—Connaissant bien l'affection, nous pouvons maintenant étudier et discuter les moyens dont nous disposons pour la combattre. On a d'abord songé à soutenir l'utérus une fois réduit à l'aide du tamponnement; beaucoup de femmes sont soulagées au début; mais qu'il survienne un effort tant soit peu violent ou une chute, et le prolapsus reparaît : ce n'est donc là qu'un moyen palliatif sur lequel on ne peut compter.

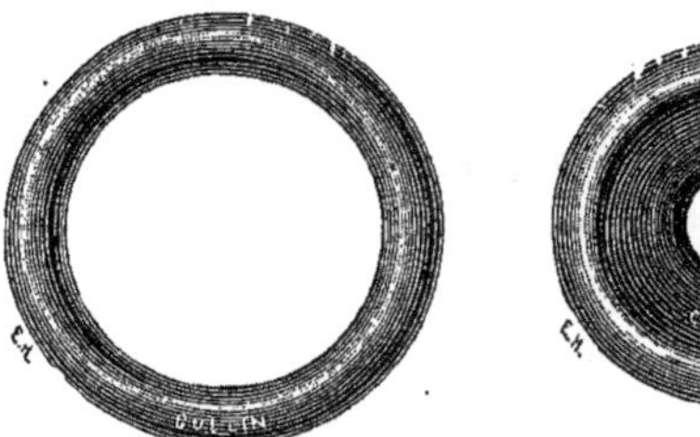

Fɪɢ. 9.

On s'est alors adressé aux pessaires : le pessaire en anneau (fig. 9) est très utile dans les descentes peu prononcées; ce pessaire agit, vous le savez déjà, en dilatant le vagin et immobilisant ainsi l'utérus. Mais son emploi n'est pas toujours utile; en effet, pour qu'un

anneau comme celui-là reste en place dans le vagin, il est nécessaire qu'il soit très large, ce qui est gênant. Je pourrais ajouter
qu'un anneau ne tient bien que si l'orifice vulvaire est suffisamment
étroit, le périné suffisamment épais et résistant. Or, le prolapsus
s'observe presque exclusivement chez des femmes qui ont eu plusieurs enfants, dont le périné est en partie détruit et l'orifice vulvaire large.

On a ainsi été amené à employer des pessaires spéciaux ; le plus

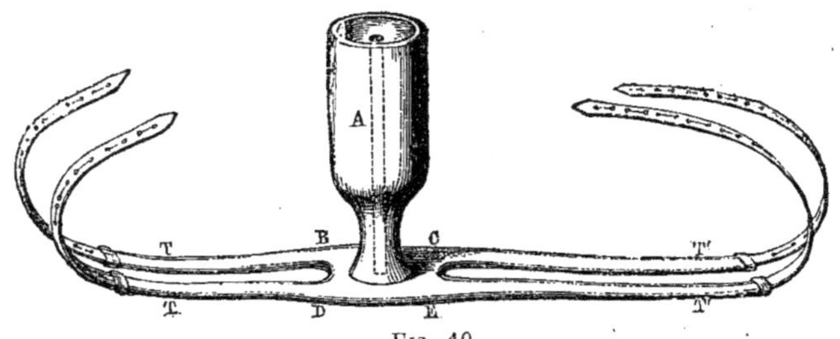

FIG. 10.

usité en France est le pessaire Borgnet (fig. 10), qui se compose
d'un cylindre de caoutchouc dont une des extrémités excavée
appuie sur le col utérin , tandis que l'extrémité opposée est munie
d'une tige sortant par la vulve et rattachée à une ceinture abdominale au moyen de courroies ; ou encore le pessaire Gariel composé d'une poire en caoutchouc qu'on peut gonfler à volonté
au moyen d'un appareil spécial.

Comme tous les pessaires celui-ci a ses avantages et ses inconvénients.

En résumé, tamponnement et pessaires ne sont que des
moyens palliatifs ; ils soulagent, mais sont insuffisants dans
les cas très accentués. En outre, ils ne sont pas toujours bien
supportés.

Il arrive donc un moment où les femmes sont obligées
d'avoir recours à une intervention chirurgicale.

Le *traitement chirurgical* du prolapsus utérin comprend une
série d'opérations ayant toutes le même but. On peut les diviser
en quatre catégories : 1° Opérations pratiquées sur le vagin ; 2° opérations pratiquées sur la vulve ; 3° combinaison de ces deux procédés ; 4° opération pratiquée sur les ligaments ronds (opération
d'Alexander). Le but général de ces opérations est de rétrécir le

vagin et la vulve et d'empêcher ainsi la descente de la matrice. Nous nous occuperons spécialement des premières.

1° *Colporrhaphie.* — Pour rétrécir le vagin nous avons recours à une série d'opérations désignées sous les noms d'*élytrorrha-phies* ou *colporrhaphies*. Les divers procédés d'élytrorrhaphie consistent à aviver les parois vaginales et à les réunir soit isolé-ment, soit ensemble, par des points de suture. La forme à don-ner à l'avivement varie suivant les chirurgiens, les uns préférant la forme elliptique, d'autres rectangulaire ; la plupart adoptent la forme triangulaire à sommet postérieur.

L'élytrorraphie elle-même se divise en antérieure et postérieure, suivant qu'on rétrécit la paroi antérieure ou postérieure du vagin ; ce qui guide dans le choix de l'une ou de l'autre c'est la prédomi-nance de la cystocèle ou de la rectocèle ; souvent on est forcé de pratiquer les deux opérations simultanément. C'est ce que j'ai été obligé de faire dernièrement devant vous à une de nos malades qui avec la chute de l'utérus présentait une descente considérable de la paroi antérieure et aussi de la paroi postérieure du vagin, ces parties faisaient issue au dehors quand la malade était debout ou faisait des efforts.

A côté de l'opération classique que j'emploie ordinairement,

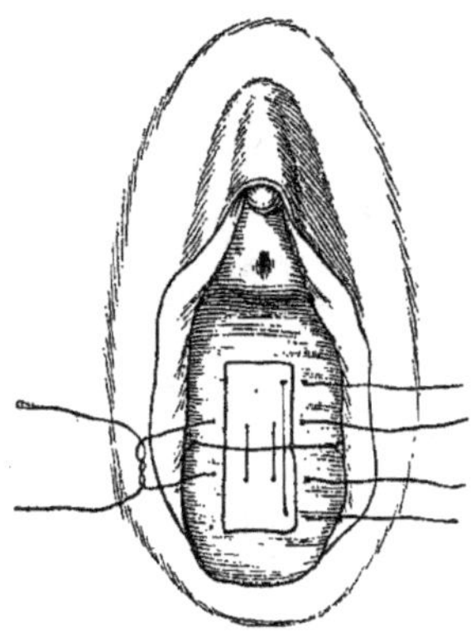

FIG. 11.

et que je vous décrirai plus loin, permettez-moi de vous signaler un procédé (fig. 11) que M. le professeur Le Fort a inventé pour la guérison du prolapsus utérin et que j'ai employé cinq fois avec succès. Il a pour but de souder ensemble les parois antérieure et postérieure du vagin, sur une certaine étendue, de façon à empêcher l'invagination de ce dernier. On peut comparer cet effet à celu[i] qui se produit par un point de suture placé au milieu d'un doigt de gant et qui empêche toute inversion.

Le procédé de Le Fort (fig. 8) comprend deux temps : 1° avivement rectangulaire successivement sur chacune des parois antérieure et postérieure du vagin; 2° sutures rapprochant les bords correspondants des deux avivements; ces sutures se font d'arrière en avant. Il en résulte une véritable cloison antéro-postérieure divisant la cavité vaginale en deux compartiments latéraux. Cette cloison, qui empêche l'inversion des parois du vagin et empêche l'utérus de descendre.

L'inconvénient de ce procédé, c'est que la chute peut se reproduire par un des côtés, si le vagin est très large ou si l'avivement n'a pas été suffisamment étendu, aussi je le réserverais volontiers aux cas simples et peu accentués.

Je reviens au procédé que je crois le plus radical et que vous

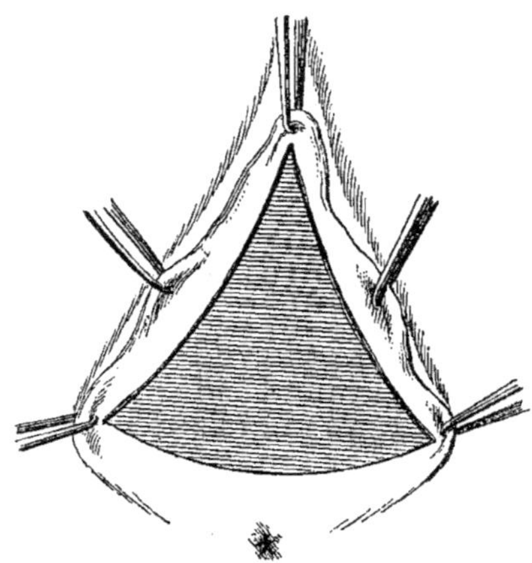

FIG. 12.

me voyez employer ordinairement dans les chutes graves si fréquentes à la Salpêtrière.

Pour pratiquer la colporrhaphie, il est nécessaire de nettoyer avec soin le vagin avec des injections de sublimé au millième, pendant plusieurs jours avant l'opération. Un tampon de gaze odoformée est placé dans le fond du vagin, au moins dès la veille de l'opération.

La malade est placée dans la position de la taille et chloroformée.

Avec des valves assez larges et munies de manches solides je fais écarter par des aides les parois du vagin de façon à étaler les surfaces et à les éclairer suffisamment.

L'avivement est obtenu en traçant un lambeau triangulaire qui est situé sur une des faces du vagin. Sa base correspond au bord antérieur de cette cavité, elle a au moins quatre centimètres de large. De chaque extrémité partent deux incisions dirigées en arrière qui se réunissent à un ou deux centimètres du col de l'utérus. On enlève ainsi un triangle de 4 centimètres à la base sur 6 centimètres de hauteur (fig. 12).

Il est prudent de ne disséquer que la muqueuse et d'éviter l'urèthre en avant et en arrière le rectum, un instrument métallique placé dans ces conduits sert de conducteur.

L'avivement donne beaucoup de sang chez certaines femmes ; mais avec des pinces à forci-pressure et au besoin des ligatures avec du catgut fin et parfaitement aseptique il est toujours facile d'arrêter l'hémorrhagie.

Je me sers pour passer les sutures d'une aiguille ordinaire, d'un chasse-fil et surtout d'une aiguille de Reverdin courbe. On doit commencer à un demi-centimètre d'un des bords, cheminer sous la partie cruentée et arriver du côté opposé, à un centimètre du bord également (fig. 13).

Les fils ainsi disposés, rapprochent les surfaces cruentées, à la façon d'une bourse. Ils doivent être placés à un demi-centimètre l'un de l'autre.

L'affrontement des bords de la plaie doit être parfait et complété au besoin par des sutures complémentaires.

Comme fil de suture, je me sers souvent de fil d'argent qui me semble préférable, en laissant les chefs longs, sortant par la vulve et entourés d'un morceau de gaze iodoformée. La soie fine et surtout le crin de Florence m'ont donné aussi d'excellents résultats.

Lorsque l'affrontement est complet, un lavage antiseptique avec du sublimé complète l'opération. Le vagin est rempli de gaze iodoformée qui protège ainsi la suture. La vulve est également garnie de cette gaze.

Ces bandelettes de gaze sont changées le troisième et le septième jour, et les fils enlevés le neuvième ou dixième. Aucun lavage n'est pratiqué dans l'intervalle à moins d'indications spéciales.

La malade doit uriner seule autant que possible, il est nécessaire alors de changer à chaque miction la gaze qui occupe l'orifice du vagin.

Enfin, je ne constipe pas mes malades et le plus souvent je favorise les selles liquides avec des doses faibles d'huile de ricin après deux ou trois jours.

Au lieu de gaze iodoformée, je me suis servi aussi de gaze à l'iodol; celle-ci présente comme avantage sa faible odeur.

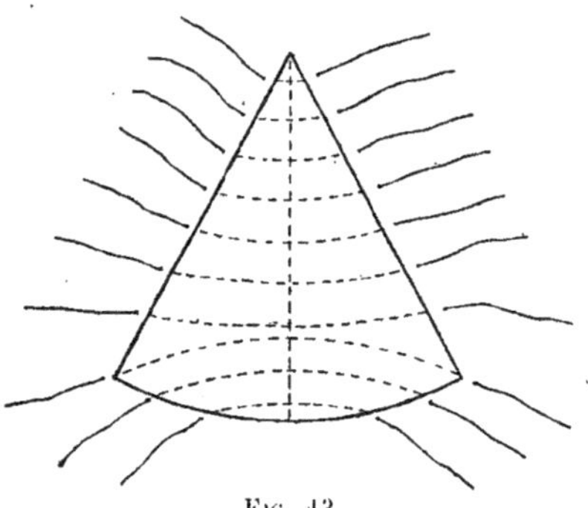

Fig. 13.

Par cette méthode que vous m'avez vu employer une dizaine de fois dans mon service, vous vous rappelez que nous avons eu des succès dans tous les cas et sans aucun accident, ni suppuration, aussi vous pouvez l'employer sans crainte.

3° *Colpo-périnéorrhaphie.* — Le moyen le plus sûr pour éviter toute récidive est de combiner avec l'opération pratiquée sur le vagin, celle que je vous ai décrite à propos des déchirures de la vulve et du périnée. C'est cette opération complexe que vous me voyez employer le plus souvent à la Salpêtrière.

4° *Opération d'Alexander, raccourcissement des ligaments ronds.* — Cette opération nouvelle a été proposée également pour ramener l'utérus dans sa position normale, mais je vous le déclare de suite, c'est là un moyen infidèle et qui ne peut donner un résultat durable que si vous faites en même temps une opération sur le vagin, dans le but de soutenir l'utérus lequel tend toujours à descendre et à tirailler les ligaments rendus trop faibles pour le soutenir. Je vous renvoie pour plus de détails à la leçon dans laquelle je vous parlerai de l'opération d'Alexander.

5° *Ablation de l'utérus*. — On a proposé aussi dans les cas extrêmes, et surtout après l'insuccès d'une des méthodes d'anaplastie vaginale ou périnéale que nous venons d'étudier, d'enlever l'utérus par la voie vaginale.

Il est certain que cette méthode constitue un moyen radical qui enlève la cause de la chute en supprimant l'organe.

Cette opération a été pratiquée plusieurs fois à l'étranger et en France. J'ai moi-même opéré une femme de cinquante-cinq ans, par ce procédé, qui est très simple, car l'utérus descendu au delà de la vulve, est facile à disséquer. La section des ligaments larges est ainsi très simplifiée et beaucoup plus facile que dans le cas d'utérus cancéreux contenu dans le vagin. Je dois ajouter que le résultat était parfait.

Cependant je considère cette opération comme étant beaucoup trop sérieuse pour une infirmité à laquelle on peut remédier par d'autres procédés. J'ajouterai qu'on ne doit la proposer que pour les femmes âgées ayant passé l'âge de la ménopause. Je voudrais donc vous faire partager ma conviction que je formule ainsi : pour des cas graves et très avancés, la colporrhaphie, soit antérieure, soit surtout postérieure unie à une périnéorrhaphie assez étendue, doit presque toujours suffire pour maintenir l'utérus.

Conclusions. — Après avoir étudié avec vous l'histoire de la chute de l'utérus et les moyens qu'on oppose à cette infirmité, il est nécessaire de se demander quelles sont les principales indications qui doivent nous guider, soit pour employer les appareils orthopédiques, soit pour faire une opération radicale du côté du vagin. Je vous dirai que, en général, toute femme qui peut vivre sans se livrer à des travaux pénibles, doit presque toujours se servir de pessaires appropriés à son infirmité. Elle peut ainsi, ne se livrant à aucun effort pénible soulager ses douleurs, empêcher l'utérus de sortir, et grâce aux soins de propreté qu'elle peut prendre, entretenir le pessaire et les parois vaginales dans de bonnes conditions.

L'opération anaplastique doit être réservée ordinairement aux femmes du peuple, à celles qui ont besoin de travailler pour vivre. Pour elles, les pessaires sont coûteux, difficiles à entretenir ; ils ne soulagent ou ne soutiennent ordinairement pas suffisamment l'organe douloureux pour permettre une vie laborieuse.

Mais chez ces femmes l'opération doit être faite largement, même quand une grande étendue donnée à l'avivement ne semble pas absolument opportune. Il est nécessaire chez elles de restaurer et de renforcer le périnée pour donner plus de solidité aux soutiens naturels de l'utérus et empêcher les récidives, car sans cette précaution, celles-ci sont fréquentes.

Enfin, je réserve cette intervention aux cas dans lesquels l'utérus apparaît au dehors de la vulve, plus ou moins bas. Quand le col n'est pas visible à la vulve dans la station debout, il est rare qu'un pessaire d'un modèle approprié ne suffise pas à amoindrir l'infirmité. Si cependant des douleurs persistent, si l'appareil est mal supporté, il devient utile d'avoir recours à une opération sanglante.

BIBLIOGRAPHIE

Geny. — *De l'emploi de l'anneau pessaire dans la rétroversion et les abaissements de l'utérus*. Th. Paris, 1877.

Le Fort. — *Nouveau procédé pour la guérison du prolapsus utérin*. — *Bulletin de thérap.*, 1877.

Kaltenbach. — *Totale extirpation des utérus von der Scheide ans*. — *Centrale. fur gyn.*, 1880.

Eustache. — *Traitement de la chute de la matrice*. — *Arch. de tocol.*, 1882.

Perré. — *Note sur les lésions des organes urinaires consécutives à la chute de l'utérus*. — *Progrès médical*, 1884.

Hégar et Kaltenbach. — *Traité de gynécol. opératoire*. Traduction Bur., 1885. — *Opérations destinées à guérir le prolapsus de l'utérus ;* p. 543. — *Mécanisme du prolapsus ;* p. 549.

Terrillon. — *Chute de l'utérus et son traitement. Progrès médical*, 1887.

Trélat. — *Du prolapsus utérin*. — *Cliniques de la Charité*. — *Archives de gynécologie*. Mai 1888.

DE L'ECTROPION DU COL DE L'UTÉRUS

OPÉRATION D'EMMET. — THACHÉLORRHAPHIE

L'ectropion du col avec éversion de la muqueuse remplace l'ancienne ulcération des auteurs. — Causes de l'ectropion. — Symptômes et diagnostic. —
Origine de l'opération d'Emmet. — Son but. — Discussions. — Indications de
l'opération. — Soins préliminaires. — Procédé opératoire. — Soins consécutifs. — Complications. — Résultats et Conclusions.

La pathologie utérine, depuis un certain nombre d'années, a passé
par des phases diverses, moins peut-être à cause du perfectionnement rapide des moyens d'exploration que par suite de la variété
d'esprit des observateurs. Tour à tour attribuée à la médecine par
ceux qui, disciples de John Hunter, ne voyaient dans l'affection
utérine que le retentissement d'une affection constitutionnelle, ou
rangée dans le cadre chirurgical, si l'on voulait d'après Sims et les
Américains en faire une affection primitivement locale, dont le désordre constitutionnel serait le résultat, la métrite a toujours formé
le point obscur de cette pathologie. Maintenant encore, les travaux
récents venus d'Amérique nous ramènent peu à peu vers cet engouement pour les lésions du col qu'avait suivi la découverte de Récamier et qu'avait perpétué l'école de Lisfranc. De troubles obscurs,
complexes et multiples, on a fait une synthèse bizarre ; et sous le
nom d'*ulcération du col* on croit avoir trouvé la cause première
de tout mal utérin. L'utérus fonctionne-t-il d'une façon irrégulière, qu'il y ait douleurs abdominales ou écoulement sanguin,
catarrhe ou aménorrhée, on s'attaque par les moyens souvent les
plus violents à détruire cette prétendue source morbide; et les
faits sont nombreux où les cautérisations ont été portées sur ces
lésions du col, alors même que les malades n'en ressentaient aucun trouble. Il n'y a pas là seulement une médication inutile : les

résultats en peuvent être désastreux, je vous en fournirais des exemples.

A ces ulcérations du col il faut faire une part, car elles existent réellement, mais d'une existence tout à 1ait effacée. M. de Sinéty est un des premiers qui, en France, aient ramené la question sur son véritable terrain, en restreignant l'importance de cette lésion et en la réduisant à l'état de symptôme. Si avec lui nous écartons les vrais ulcères cervicaux, les chancres et les ulcérations vénériennes, nous nous trouvons ramenés à cette ulcération, dont M. Gallard fait une métrite interne, la métrite muqueuse ou fambroisée des anciens. Cette érosion, toujours superficielle, peut être simple, compliquée ou non d'hypertrophie des glandes ou des papilles, intermédiaire entre la néoformation et l'inflammation, mais là est l'exception.

La règle, je vous l'assure, et en cela je suis d'accord avec Schrœder, Emmet, Sims, etc., c'est que la muqueuse reste presque intacte ; à peine l'épithélium subit-il une légère atteinte ; ce qui prime, c'est ce que l'on a appelé en Amérique l'*ectropion de la muqueuse du col.*

Un mécanisme variable détermine le renversement de la muqueuse cervicale ; cette procidence apparaît autour de l'orifice externe sous forme d'une plaque rouge et granuleuse ; rouge, car la muqueuse supporte mal le contact acide de son nouveau milieu ; granuleuse, car on y voit les œufs de Naboth, les glandes hypertrophiées et kystiques.

Cet ectropion du col peut être le résultat de plusieurs causes : une métrite chronique peut agir par un processus hypertrophiant sur la muqueuse et la chasser hors de son domicile utérin ; mais la cause principale est la déchirure (Emmet), la lacération du col (G. Thomas) qui succède aux accouchements. Léger dans les cas simples, cet ectropion ne constitue qu'un phénomène à peine sensible ; mais quelquefois le renversement est tel que des troubles graves en résultent, c'est alors qu'il serait justiciable de l'opération d'Emmet.

Cette opération moderne, que Gaillard-Thomas[1] proclame un des plus grands progrès réalisés en gynécologie, et dont les conséquences, mal connues encore, demanderaient pour s'édifier avec

---

[1] *Traité clinique des maladies des femmes,* 3e édit.

certitude une étude, portant sur un grand nombre de faits, a pour but de remédier par autoplastie à la déchirure du col de l'utérus. Mais avant de vous exposer cette opération, il faut rechercher et connaître comment se comportent les lacérations cervicales, et s'il en résulte des troubles tels qu'il soit nécessaire de leur opposer l'intervention de la chirurgie.

Causes de l'ectropion. — La déchirure utérine est une lésion mécanique, de cause exclusivement obstétricale, et ne s'observant jamais en dehors de la puerpéralité. Mais alors elle se produit avec une facilité extrême. Simpson affirme qu'à un degré plus ou moins grand, elle est une complication fatale de tout accouchement. Seulement, il en est de ces lésions comme de bien d'autres particularités anatomiques : elles ne deviennent maladies qu'autant qu'elles s'exagèrent; aussi la déchirure portée au point de justifier l'opération est assez rare. La dystocie n'en est pas la cause constante, puisqu'un accouchement trop facile peut entraîner aussi cette complication. Dans sa thèse inaugurale, Marc Fage, par une excellente étude critique, range sous deux chefs les conditions productrices de la déchirure :

1° Rapidité de l'accouchement;

2° Opération obstétricale.

Dans le premier cas, dit-il, « il est une condition qui favorise singulièrement la production des déchirures : cette condition se trouve réalisée quand une partie fœtale, manifestement trop volumineuse pour franchir l'orifice que lui présente le col utérin, est poussée par une force supérieure à la résistance que peuvent opposer les parois du col. Dans ce cas, l'orifice externe n'a pas le temps de se dilater; il se produit une déchirure. »

Or, la fréquence des présentations en iliaque gauche explique que le plus grand nombre des déchirures siège sur le côté gauche du col.

Mais la *rupture prématurée de la poche des eaux* et l'*intervention de l'accoucheur* assument encore plus la responsabilité de ces lacérations. La version faite avant la dilatation complète, le forceps au moment de l'introduction des branches et surtout au moment des tractions, sont des causes bien autrement sérieuses.

La déchirure peut se faire de plusieurs façons : cependant je ne pense pas qu'il y ait là de quoi motiver une longue classification anatomique fondée sur le nombre, la forme, l'étendue des lacérations : latérales ou étoilées, limitées au col, ou empiétant soit sur l'utérus, soit sur le vagin.

Symptômes et diagnostic. — L'évolution et les symptômes ultérieurs de ces déchirures ont fait de la part d'Emmet[1] l'objet d'une étude d'autant plus suivie, que l'auteur avait besoin, pour justifier une opération d'ordre nouveau, d'accumuler sur la lésion à détruire une série de troubles, et de classer une symptomatologie, jusque-là vague et éparse.

Il commence, par montrer la guérison spontanée faisant disparaître rapidement les petites déchirures, et modifiant peu à peu le museau de tanche pour en faire un col de multipare ordinaire.

Il décrit ensuite les déchirures plus étendues se recouvrant de bourgeons charnus, et se cicatrisant en une fente à bords festonnés.

Mais surtout, et c'est ici que son opération devient seulement utile, il insiste sur la lacération non guérie qui aurait bientôt les conséquences suivantes : l'utérus se congestionne, devient gros, se déplace ; les lèvres du col s'écartent, se retroussent en quelque sorte, montrant sur leur nouvelle surface la muqueuse cervicale avec ses glandes, son arbre de vie (fig. 14) ; par un mot heureux, *ectropion*, il remplace la vieille ulcération des auteurs.

Porté à un degré assez prononcé, cet ectropion du col se traduit par des troubles divers, que nos maîtres avaient bien décrits, mais dont l'emploi du spéculum tubulaire les avait empêchés de reconnaître la vraie cause. Sans qu'il y ait un ensemble symptomatique net qui fasse affirmer d'emblée la lésion, en dehors de l'examen local (car en somme tous les troubles sont imputables à la congestion et à l'inflammation utérine entretenues par la déchirure), certains symptômes se reproduisent pourtant avec une ténacité telle, que souvent le spéculum ne fait que confirmer un diagnostic déjà porté.

Ce qui domine, c'est la tendance à l'hémorrhagie et à la douleur ; nous ne parlons pas de la leucorrhée qui est habituelle.

Schrœder[2], à qui l'on doit des appréciations critiques de l'opération américaine, établit en effet un antagonisme entre le catarrhe

---

[1] *New-York Med. Journal*, 1874.
[2] Société obst. et gyn. de Berlin, 25 mai 1879.

et la déchirure ; il a vu que la procidence de la muqueuse cervicale occasionnée par l'ectropion, loin d'amener le catarrhe, produit au contraire l'induration du col, et la formation d'un épithélium pavimenteux ; le catarrhe se montrant seulement à l'état de complication. Je vous ferai remarquer en passant, à propos de la rareté des ulcérations cervicales, que le plus souvent, là où nos maîtres croyaient à une destruction ulcérative des tissus, l'histologie dénote la présence d'un épithélium résistant.

La douleur n'a rien de spécial, c'est celle de toute métrite chronique ; cependant elle est remarquable par sa tenacité.

Mais l'hémorrhagie, sauf les cas brutaux où il y a aménorrhée ou dysménorrhée longue et pénible, se manifeste parfois avec une allure propre ; il est très rare de voir ces pertes abondantes de sang que produisent les fibromes.

Le toucher et le spéculum sont les deux seuls moyens de reconnaître la lacération du col. Le spéculum est peut-être un moyen plus délicat, puisqu'il s'adresse à la vue, mais il a le tort immense d'exagérer la lésion, qui se présente alors sous un aspect nouveau à chaque observateur employant un instrument différent.

Voici ce que donne le toucher : la sensation d'un col irrégulier et déformé. La surface malade ne diffère pas comme sensation tactile de la muqueuse saine, et il n'y a du reste pas là de bords à pics qui puissent la faire limiter ; mais, à la place de l'orifice externe, le doigt sent une fente dont il suit aisément la direction (presque toujours à gauche) et la profondeur, dont il apprécie les bords indurés, et qui se termine souvent à un petit noyau cicatriciel qui l'arrête sur la paroi vaginale.

En somme, c'est le toucher seul qui permettra d'apprécier le renversement des lèvres : *l'ectropion*. « Cette manœuvre, dit Marc Fage, ne nous donnera pas de grandes indications opératoires, mais elle aura pour but de faire reconnaître la déchirure.

« Par l'examen au spéculum, il nous serait quelquefois fort difficile, pour ne pas dire impossible, de diagnostiquer la déchirure, mais en revanche, nous acquérons par ce moyen les indications opératoires que ne pouvait pas nous donner le toucher. »

Pour arriver à ce résultat, je donne la préférence aux spéculums valvulaires, au spéculum de Cusco principalement, rejetant absolument les spéculums cylindriques inutiles pour cet examen.

En effet, avec le spéculum de Cusco, après avoir considéré la

lésion, nous exécuterons une manœuvre complémentaire : écartant
ou rapprochant les valves, nous exagérerons ou réduirons l'ectropion. Les valves, bien introduites dans les culs-de-sac, attireront

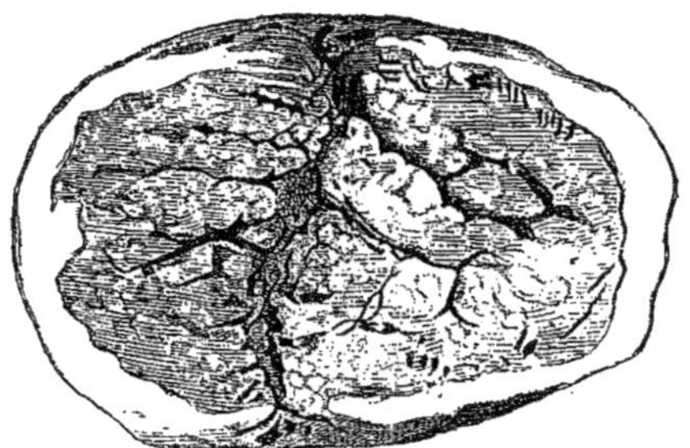

Fig. 14.

en les écartant les lèvres du col ; nous assisterons à une procidence
progressive et artificielle de la muqueuse intra-cervicale. Sous nos
yeux, la prétendue ulcération s'étendra notablement ; ce moyen
pourra même produire de toutes pièces une lésion apparente sur un
utérus à peine lacéré. Puis, rapprochant nos valves, nous
ferons rentrer la muqueuse herniée. Ainsi, tout aussi bien
qu'avec les ténaculums explorateurs que les Américains enfoncent
dans le col, et moins dangereusement peut-être, nous établirons
exactement les diverses particularités de cette lésion.

C'est ainsi que se posera le diagnostic de la déchirure du col ; on
sera peut-être encore tenté, par habitude, d'appeler *ulcérations du
col*, les *ectropions*, mais peu importe, la déchirure qui nécessite
l'opération d'Emmet, s'impose au diagnostic par ses dimensions
et l'écartement exagéré des deux lèvres du col.

A propos de cette maladie nous ne porterons pas un pronostic
grave ; les cas sont rares où la persistance des leucorrhagies inter-
menstruelles amène l'anémie profonde avec ses symptômes per-
nicieux ; on trouverait peut-être un plus grand nombre de faits
où la déchirure a passé inaperçue.

Peut-être Emmet avait-il besoin de justifier dans ses origines une
opération qui maintenant s'impose d'elle-même, lorsque lui-même
et plus tard ses admirateurs, accumulaient sur la déchirure du col
un nombre considérable de méfaits de toute nature : la stérilité
avec l'avortement ; la cellulite péri-utérine chronique les déplacements utérins ; l'épithélioma même.

La longue durée de l'affection, voilà surtout le mal à combattre, plus encore que la disposition problématique des troubles utérins possibles.

Indications opératoires. — Connaissant cette altération et ses principaux caractères, nous avons à étudier dans quelles conditions l'opération doit se pratiquer; quelles sont les indications et contre-indications qui peuvent permettre de discuter son opportunité.

Peut-être serait-il intéressant à ce propos, de remonter jusqu'au 28 novembre 1862, de nous reporter à la première opération que fit Emmet, et de suivre ensuite les modifications que la pratique a introduites dans un manuel opératoire encore peu assuré. Mais cette histoire quoique relativement jeune, serait trop longue; elle n'a guère d'intérêt chirurgical, puisque, malgré l'enthousiasme suscité en Amérique par les publications d'Emmet, malgré la quantité de mémoires parus subitement sur une question où la littérature médicale était restée pauvre jusque-là, on se borne à admirer l'opération; on ne la modifie pas. En 1869 seulement, Emmet publia le résultat de ses opérations; en 1874 et 1877 paraissent deux autres mémoires du même auteur; la nouvelle méthode entra d'emblée dans la pratique américaine, et rapidement elle devint un sujet de polémique. L'un de ses plus ardents défenseurs, Munde, en 1879, étudia de nouveau la question sous tous ses aspects, tandis que G. Thomas (1877), moins enthousiaste, quoique partisan de la méthode, cherchait à ramener les faits à leur valeur réelle, et accusait ses partisans de vouloir exagérer la gravité de la déchirure pour augmenter l'importance de l'opération.

La discussion, devenue vive en Amérique, entre Montrose et Pallen, n'avait encore que peu d'écho en Europe. Dans quelques journaux de Dublin seulement, en 1879, on commence à s'en inquiéter; les Anglais la pratiquent avec réserve et Bennett s'en montre adversaire.

En Allemagne elle est accueillie avec plus de faveur; la trachélor-rhaphie est pratiquée par Hégar et Kaltenbach, Schræder, etc.

En France on peut encore aujourd'hui compter les opérations de trachélorrhaphie. Le 24 août 1880, M. Tarnier fit en France la première opération d'Emmet.

Plusieurs observations ont servi de base à la thèse de Fage (1881).

En 1881, M. Luteau a publié dans des archives de gynécologie une traduction d'un article de Gaillard-Thomas sur ce sujet.

J'ai moi-même publié un mémoire sur l'opération d'Emmet, dans le Bulletin de thérapeutique de 1881.

Signalons enfin le travail d'Eustache (1884), la thèse de Jacquelot, parue la même année et qui renferme une bibliographie complète, enfin le travail de Doleris.

De toutes ces discussions il résulte que l'opération s'impose dans certains cas; que d'autres fois il y a lieu de bien peser la valeur des différents faits publiés, et qu'il est bon aussi de n'y point recourir dans toutes les déchirures du col; c'est ce que nous allons examiner.

Nous éliminons d'abord les cas où la déchirure vient de se produire, et nous ne croyons pas, comme Pallen, que l'opération d'Emmet soit indiquée immédiatement après l'accouchement pour arrêter l'hémorrhagie qui en résulte. C'est la déchirure ancienne que nous devons opérer le plus souvent, parce qu'elle se présente entourée des complications qui en ont révélé l'existence.

L'étendue de la déchirure modifie absolument la conduite du chirurgien et l'opportunité du traitement. Une lacération complète du col, intéressant le vagin, ne guérira pas seule, tandis qu'il serait puéril de vouloir agir sur des solutions de continuité à peine appréciables.

Nous savons, en outre, que, par suite de la conformation du col, l'affrontement naturel des bords dans les déchirures antérieures est assez parfait pour que l'ectropion ne se produise point, la guérison est certaine par les seules ressources de la nature. La déchirure latérale ne guérit jamais seule.

L'importance qu'il faut attribuer aux complications montre bien l'intérêt qu'il y a à ne pas trop attendre. En effet, la muqueuse cervicale ectropiée s'altère secondairement sous l'influence de l'acidité et des frottement du vagin; puis les symptômes se complètent peu à peu; la leucorrhée, les troubles menstruels et tout leur cortège habituel de symptômes vont dominer la scène morbide; la déchirure est reléguée au second plan; mais c'est elle qui a occasionné tous ces troubles, c'est elle qu'il va falloir faire disparaître pour les supprimer.

Cependant l'opération d'Emmet est destinée à supprimer une malformation anatomique, mais non pas à guérir une inflammation utérine; si dans certains cas on a pu voir l'avivement de la déchirure guérir le catarrhe, c'est qu'il s'est produit là une simple action déplétive; c'est la soustraction de sang qui a amélioré et non l'autoplastie qui a guéri. Ces résultats, dus à la déplétion sanguine par les scarifications sont d'autant plus vrais, que nous verrons dans le cours de ces leçons *(Traitement de la métrite parenchymateuse)*, combien l'emploi méthodique des scarifications peut amener rapidement la guérison de cet état catarrhal.

Bien que l'opération d'Emmet ait été quelquefois pratiquée pendant la grossesse (E. Julliard, *Arch. d'Obst.*, 86, p. 645, et Doléris), et que l'accouchement ait été normal, le puerpéralité est, à notre avis, une contre-indication ordinaire; il en est de même de l'influence cataméniale : si l'on opérait dans les quelques jours qui précèdent les règles celles-ci seraient très probablement avancées, et la congestion de l'appareil utéro-ovarien, qui en constitue le caractère anatomique, modifiant absolument les rapports et le volume des parties affrontées, compromettrait le succès de l'opération.

D'une manière générale, c'est un tort de vouloir trop se hâter; l'idée d'une opération précoce n'a été suggérée à quelques chirurgiens, que par la crainte exagérée de complications graves, telles que la production de tumeurs malignes. Il est préférable de se figurer qu'il est toujours temps de faire l'opération, et qu'il faut se guider davantage sur les symptômes actuels que sur les éventualités futures.

Opération. — Maintenant que nous connaissons quelles modifications a dû subir le col pour exiger l'avivement et la suture, il nous reste à décrire l'opération en elle-même. Elle est des plus simples, et les seules difficultés de son application résultent, nous l'avons vu, dans le choix du moment et du terrain.

Les règles tracées par Emmet sont si précises, que nous nous contenterons de résumer les principales indications du chirurgien américain, indications que j'ai plusieurs fois mises en pratique devant vous depuis quelques années.

La première préoccupation, qui est commandée chaque fois qu'on intervient activement dans ces régions est de déblayer la cavité pelvienne en vidant la vessie et le rectum, et surtout de laver le vagin avec une solution de sublimé. Il est bon de mettre un tampon de gaze iodoformée dans le vagin dès la veille de l'opération.

La malade sera placée, dans la position où se pratique en France l'examen au spéculum, c'est-à-dire dans le décubitus dorsal. Dans cette situation, il est plus facile de donner le chloroforme ; mais, bien qu'ici encore quelques discussions empêchent d'établir une règle fixe, on peut à l'exemple de beaucoup de chirurgiens mettre la malade dans la position latérale ; c'est ainsi que j'ai agi plusieurs fois.

Cette position peut être avantageuse si on ne se sert pas de l'anesthésie, étant donné le peu de sensibilité du col utérin au moins chez quelques malades.

Trois temps constituent l'opération en elle-même :

1° Fixation du col et abaissement de l'utérus.

2° Avivement des lèvres de la déchirure ;

3° Affrontement des bords de la plaie.

Fixation et abaissement du col. — Si on voulait faire cette opération, l'utérus étant dans sa position normale, la difficulté serait grande pour peu que le vagin soit long et le col haut placé. La lumière pénètre difficilement jusqu'aux parties malades ; le sang qui s'en écoule les masque encore davan-

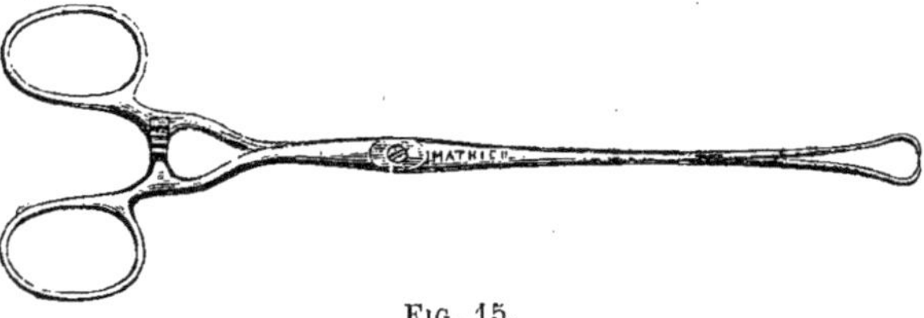

FIG. 15.

tage ; la forme allongée des instruments permet mal de calculer l'effort déployé.

Le meilleur est d'abaisser le col à la vulve au moyen d'une pince munie de griffes, ce qui est facile et nullement dangereux lorsque les annexes de l'utérus sont saines (fig. 15), ainsi que le prouve l'innocuité de ce moyen que vous me voyez employer journellement.

L'avivement est alors des plus simples. Cependant si ces tractions en allongeant les ligaments produisent des douleurs vives et pour peu que la femme ait dans le bassin un reliquat inflammatoire, cette manœuvre réveillera la maladie depuis longtemps éteinte, et pourra amener de graves désordres. Mieux vaut donc, pour le chirurgien, suppléer par son habileté opératoire à un procédé dangereux.

Avivement. — Emmet conseillait d'appliquer aussi haut que possible sur le col en vue de l'hémostase une ligature simple ou élastique très serrée ; mais elle n'est aucunement justifiée par l'abondance de l'hémorrhagie ; car le col avivé avec soin donnera très peu de sang, surtout si le chirurgien a eu auparavant recours à des injections d'eau chaude.

Avant de pratiquer l'avivement, il est utile que l'opérateur cherche à rapprocher les deux lèvres de la déchirure, et se rende compte si l'affrontement se fait avec facilité ; il détermine ainsi facilement le point où doit porter l'avivement. Si au contraire, par suite de l'hypertrophie du col ce rapprochement devenait impossible, il faudrait avant l'avivement pratiquer une véritable amputation partielle des tissus hypertrophiés et égaliser les parties ; par exemple enlever une saillie trop prononcée d'une des lèvres du col.

Certains chirurgiens se sont servis d'instruments spéciaux, plus ou moins coudés ; je préfère employer des ciseaux ; mais, de quelque façon que soit fait l'avivement, on le proportionnera à la quantité de muqueuse ectropiée qu'il faudra faire rentrer ; le chirurgien devra surtout ménager un canal cervical artificiel et faire tous ses efforts à ce que l'orifice externe du col ne puisse être obstrué au moment de la cicatrisation. — En saisissant alternativement chacune des lèvres de la lacération, et en enlevant la muqueuse avec une partie du parenchyme jusqu'au point de jonction des deux lèvres, on obtiendra deux

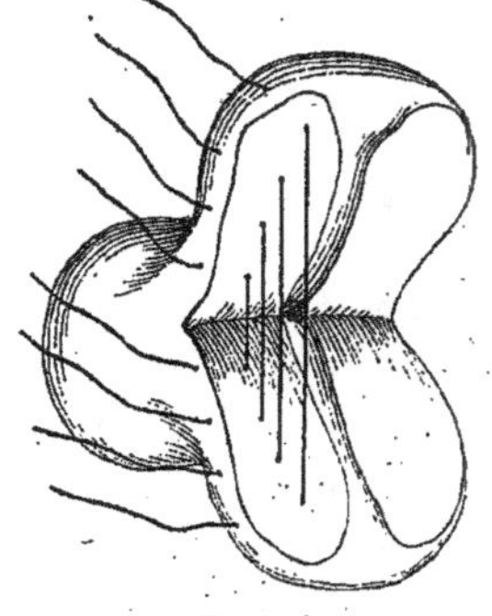

Fig. 16.

surfaces avivées et celles-ci laisseront entre elles une bandelette de muqueuse saine destinée à représenter le futur canal cervical (fig. 16).

Dans l'angle de la déchirure passent des artères qu'on devra ménager par un avivement très superficiel ; en ce point se trouve souvent une petite masse cicatricielle, dont l'énucléation est une condition essentielle de la cicatrisation.

Affrontement. — Quand les déchirures sont multiples, au lieu de réunir séparément chaque fissure, ce qui donnerait à la cicatrice un aspect étoilé et une rétractibilité par trop grandes, on avive et on résèque les tissus de façon à ne plus avoir que deux lambeaux simulant une déchirure bilatérale (G. Thomas).

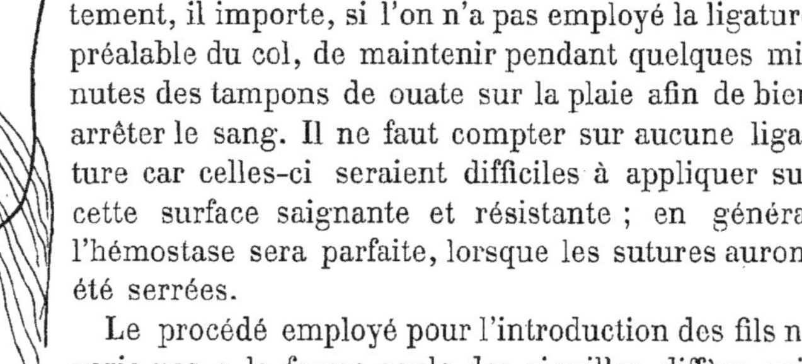

Fig. 17.

Après l'avivement et avant de pratiquer l'affrontement, il importe, si l'on n'a pas employé la ligature préalable du col, de maintenir pendant quelques minutes des tampons de ouate sur la plaie afin de bien arrêter le sang. Il ne faut compter sur aucune ligature car celles-ci seraient difficiles à appliquer sur cette surface saignante et résistante ; en général l'hémostase sera parfaite, lorsque les sutures auront été serrées.

Le procédé employé pour l'introduction des fils ne varie pas : la forme seule des aiguilles diffère suivant qu'on opère dans la cavité pelvienne ou à la vulve. Les fils d'argent seront seuls employés, les sutures seront en nombre suffisant (deux par centimètre) et assez profondes pour assurer l'affrontement. La première suture sera placée près de l'angle de la déchirure, en arrière ; pour éviter que les tissus ne bâillent, l'aiguille pénétrera à 5 millimètres environ de la surface avivée. — Je serre les fils avec les doigts quand le col est à la vulve. L'opération sera terminée par une injection antiseptique. Je remplis alors le vagin avec la gaze iodoformée en ayant soin d'envelopper avec elle les fils d'argent qui sont maintenus longs et sortent par la vulve. Cette disposition facilite la section des fils au moment de leur ablation et n'a aucun inconvénient si l'on a protégé la vulve de leur contact en les enveloppant avec soin.

Quelques chirurgiens conseillent une pratique que je ne vous conseille pas d'imiter ; après l'opération, ils renvoient immédiatement les malades à leurs occupations. Les soins consécutifs ont cependant une réelle importance ; ils sont d'autant plus utiles, que ici, comme dans toutes les autoplasties, il n'y a pas seule-lement à craindre les complications pour elles-mêmes, mais plus encore pour les troubles qu'elles amèneraient dans la marche de la cicatrisation.

Il convient de laisser la malade couchée pendant huit ou dix jours. Grâce à la gaze iodoformée qu'on change tous les trois jours, il n'est plus nécessaire d'employer largement les lavages d'acide phénique, et même l'eau chaude en injection ; malgré les précautions prises en s'éloignant de l'époque des règles on ne pourra pas tou-jours éviter leur apparition hâtive, toute opération sur le col amenant une congestion intense de l'appareil utéro-ovarien, ainsi que je l'ai démontré dans un travail paru en 1874 dans le *Progrès Médical (Troubles de la Menstruation après les lésions chirurgicales ou traumatiques)*.

Néanmoins, ce n'est pas là un danger sérieux, souvent même les règles, douloureuses depuis le début des accidents, s'écouleront sans produire la moindre sensation pénible, et dès lors le succès de l'opération s'annonce déjà d'une façon éclatante.

Mais en revanche un avivement trop étendu, un affrontement trop parfait, auront pu parfois obstruer le col à un tel point, que le sang sera retenu dans la cavité utérine, pouvant produire un syn-drome alarmant. Aussi je vous conseille de nouveau de toujours laisser un orifice entre les deux avivements pour constituer le canal cervical.

C'est vers le dixième jour que se fera l'extraction des fils, succes-sivement et avec quelque précaution, de peur de déchirer les tissus accolés. La cicatrice sera complète au bout de quinze jours.

Mais il ne faut pas vous attendre à constater immédiatement la disparition des accidents pour lesquels on a dû intervenir ; ce n'est que plus tard que la métrite et l'hypertrophie utérine dimi-nueront petit à petit, la cause essentielle de leur entretien étant supprimée.

Il faut donc savoir attendre quelques mois avant de juger du résultat définitif.

Complications. — Je viens de vous parler de la trachélorrhaphie dans toute sa simplicité. Mais il est des cas où cette opération se com-plique de certains accidents que je ne dois pas passer sous silence.

Ces complications de la trachélorrhaphie peuvent être divisées en deux classes : 1° les complications immédiates et opératoires ; 2° les complications consécutives et lointaines.

Parmi les complications immédiates je vous signalerai les hémorrhagies, le sphacèle du col et les inflammations péri-utérines.

Les hémorrhagies primitives sont en général peu abondantes, à moins que la déchirure ne remonte très haut et que l'artère coronaire soit blessée.

On observe aussi quelquefois des hémorrhagies secondaires survenant du quatorzième au dix-huitième jour. Mais elles sont rares.

Le sphacèle du col peut être le résultat d'une trop forte constriction des fils. Wells en a relevé 44 cas sur 637 opérations de trachélorrhaphie. Je ne l'ai pas observé.

Ce même auteur a relevé les cas d'inflammations péri-utérines ; sur 637 opérations, il a noté 43 fois des accidents inflammatoires ainsi répartis : 34 cellulites, 9 péritonites dont 6 mortelles.

Les complications tardives se rapportent pour la plupart au rétrécissement secondaire du canal cervical. On aurait observé de la dysménorrhée, du à un obstacle au cours des règles. La suture du col peut mettre obstacle à la marche normale d'un accouchement suivant. Quelques auteurs ont encore accusé la trachélorrhaphie d'être une cause de stérilité et de prédisposer à l'avortement.

Ces accidents et ces complications, il faut le reconnaître, sont rares, et sont facilement évités lorsque l'opération est pratiquée dans de bonnes conditions et suivant les préceptes d'antisepsie rigoureuse que nous avons indiqués plus haut.

Il est difficile actuellement de porter un jugement définitif sur la valeur de cette opération. En Amérique, où l'opération est née, où elle a grandi, et prospéré, on ne doute plus des résultats obtenus et vis-à-vis de l'incertitude de la guérison, on place volontiers l'innocuité presque absolue de l'intervention, Emmet n'ayant jamais perdu de malades et Mundé, sur 250 cas, n'ayant qu'une mortalité de 0,4 p. 100. Quant aux opérations pratiquées en France, elles sont trop peu nombreuses pour nous éclairer sur cette question.

Entre l'enthousiasme exagéré des Américains et la réserve de l'École française il y a, croyons-nous, un moyen terme. N'oubliez pas que la trachélorrhaphie a rendu souvent de réels services entre les mains de plusieurs chirurgiens et que vous avez vu ici même cinq exemples très concluants qui montrent le bénéfice qu'on peut tirer de cette opération.

Sans doute on ne doit pas suturer toutes les déchirures du col, mais il en est pour lesquelles la trachélorrhaphie est la méthode de choix.

En résumé, l'opération d'Emmet, inutile dans les cas de déchirures petites et ne s'accompagnant d'aucun trouble spécial, est formellement indiquée lorsqu'on se trouve en présence de lacérations ayant résisté aux moyens ordinairement mis en usage et s'accompagnant de troubles utérins, digestifs, etc., et qui ne peuvent être logiquement attribués à la lésion utérine seule.

BIBLIOGRAPHIE

EMMET. — *Lacération du col de l'utérus. Jour. of obst.* 8 février 1869.

— *Lacérat. du col, cause fréquente et méconnue de la maladie.* New-York, *Med. Journ.*, 1874, p. 503.

— *Traitement rationnel de la lacération du col.* New-York, *Med. Journ.*, 1877, janv.

GAILLARD-THOMAS. — *Traité clinique des maladies des femmes.* (Traduct. Lutaud Paris 1879.) *Ann. de gyn.* 1881.

MUNDÉ. — *Indications de la trachélorrhaphie.* (*Ann. journ. of obst.*, vol. XII, p. 117.)

PALLEN. — *Etiologie et traitement des lacérations du col.* (*British Med. Journ.* 4 sept. 1880.)

SCHOEDER. — *Technique des opérations plastiques sur le col de l'utérus.* (*Charité annales*, 1878, 1880.)

TERRILLON et LERMOYEZ. — *Considérations sur l'ectropion du col de l'utérus et l'opération d'Emmet.* (*Bull. de thérap.* 1881.)

WALTON. — *Hystéro-trachélorrhaphie ou opération d'Emmet.* (Acad. roy. de méd., de Belgique, Bruxelles, 1881.)

FAGE. — *Etude sur l'opération d'Emmet.* Thèse de Paris, 1881.

EUSTACHE. — (84).

JACQUELOT. — *Contribution à l'étude des déchirures du col de l'utérus.* (Th. Paris, 1884.)

SCHWARTZ. — *Dictionn. de médecine et de chirurgie prat.* (*Utérus*), t. XXXVII.

HÉGAR et KALTENBACH. — *Traité de gyn. opér.* (Trad. P. Bar, 1885, p. 451.)

E. JULLIARD. — *Trachélorrhaphie faite dans le deuxième mois d'une grossesse méconnue.* (*Arch. d'obst. et de gynéc.* Paris, 1886, p. 645.)

TRAITEMENT DE LA MÉTRITE PARENCHYMATEUSE

PAR LES SCARIFICATIONS DU COL

Définition de la métrite parenchymateuse. — Période aiguë, période chronique. — Signes et diagnostic. — Traitement : méthode calmante ; méthode émolliente ; méthode révulsive ; méthode antiflogistique. — Scarifications. — Manuel opératoire. — Précautions. — Résultats. — Complications. — Indications.

L'utérus se compose de deux éléments principaux, le parenchyme ou muscle utérin et la muqueuse, également susceptibles de s'enflammer.

L'inflammation aiguë attaque ces deux éléments en même temps, de sorte qu'il n'existe qu'une seule variété de métrite aiguë. Subaiguë ou chronique, au contraire, elle semble faire élection de l'un d'eux, et nous voyons deux variétés pathologiques se constituer : la métrite parenchymateuse ou interstitielle, et la métrite muqueuse ou interne.

Laissant de côté ce qui a trait à la métrite aiguë, et avec elle à la métrite puerpérale, c'est de la métrite parenchymateuse dont nous nous occuperons exclusivement, en ayant soin de rappeler que nous avons surtout en vue le traitement de cette affection par les scarifications du col.

Je commencerai d'abord par indiquer ce que nous devons comprendre sous le nom de *métrite parenchymateuse*, ces détails étant nécessaires pour bien faire saisir les indications de ce traitement.

L'accord est loin d'être complet sur ce que l'on doit entendre par *métrite parenchymateuse*, les uns restreignant considérablement son domaine, les autres, au contraire, l'étendant outre mesure ; je vais donc vous donner tout d'abord un court résumé des tendances actuelles de la pathologie sur ce point.

Etudions ces deux tendances qui divisent les gynécologistes.

L'une arrive à tout compliquer. En présence d'une femme se plaignant de douleurs abdominales et de troubles menstruels, le médecin constate par le toucher un utérus gros, sensible, dont la mobilité est diminuée. Comparant plusieurs cas semblables, il croit pouvoir établir des différences et plusieurs types sont constitués ; tels sont la fluxion, l'engorgement, l'inflammation de l'utérus. A l'aide du spéculum, il voit sur le col des ulcérations d'aspect différent, les classe suivant leurs apparences, et décrit alors les métrites : granuleuse, fongueuse, ulcéreuse, etc. Cette méthode nous met en présence d'une foule de maladies utérines qui ne sont séparées que par des nuances souvent imperceptibles.

La seconde tendance aboutit à la simplification.

Ces différences que fournit le toucher, ces aspects variés des ulcérations du col utérin ne sont pas des maladies distinctes; elles appartiennent à un seul et même type pathologique, à l'inflammation de l'utérus.

Nous nous rangerons si vous le permettez avec les simplificateurs, et nous citerons parmi eux Gallard, et surtout de Sinety, qui, dans son *Traité des maladies des femmes*, a particulièrement insisté sur ce point.

Fluxion, congestion, inflammation, et diverses variétés d'ulcération du col qui dépendent d'un état pathologique du tissu utérin, font partie de la métrite parenchymateuse.

L'inflammation du parenchyme utérin comprend deux périodes : une première, dans laquelle il y a formation de tissu embryonnaire avec tous les signes habituels de l'inflammation ; une seconde, dans laquelle la maladie tend, soit vers la guérison ou la résorption des éléments de l'inflammation, soit vers l'induration avec hypertrophie. Dans ce cas l'utérus est envahi par du tissu fibreux qui lui donne une dureté remarquable.

Il en résulte donc une augmentation de volume de l'organe par hypertrophie des parois, portant principalement sur les tuniques musculaires. Mais rappelez-vous que la muqueuse, point de départ de la maladie, est également enflammée et épaissie.

Signes et diagnostic. — Les symptômes principaux sont les suivants : Douleur dans l'abdomen, vive surtout au niveau des lombes et de l'hypogastre, exagérée par toute fatigue et devenant plus intense au moment des règles. Règles irrégulières depuis l'apparition des douleurs, mais rarement des métrorrhagies ; des pertes blanches habituelles depuis le début de la maladie (pertes blanches dues à un certain degré de métrite muqueuse) ; troubles du côté de l'excrétion urinaire assez rares ; cependant en quelques cas des douleurs en urinant, sans trace d'uréthrite ; état général peu atteint, sauf les fonctions digestives, qui sont languissantes.

Voyons maintenant quels sont les signes physiques : le toucher donne la notion d'un col volumineux, tantôt mou (première période), tantôt dur (deuxième période), provoquant des douleurs par la pression sur le col. Par le toucher combiné avec palpation abdominale on constate une augmentation du volume de l'utérus, avec vive sensibilité à l'hypogastre ; cette sensibilité hypogastrique, ne faisant jamais défaut, est un des meilleurs signes de cette métrite. Les culs-de-sac latéraux sont ordinairemeut libres ; mais dans les culs-de-sac antérieur ou postérieur on trouve d'habitude le corps de l'utérus, soit en flexion, soit en version, le plus souvent les deux combinées ; l'une ou l'autre de ces deux déviations est presque constante, la déviation antérieure plus fréquente que la postérieure. Par l'examen au spéculum, on trouve le col gros, inégal, rouge, parfois violacé légèrement, avec apparence d'ulcération tantôt au pourtour de l'orifice, tantôt seulement sur l'une des lèvres du museau de tanche. Par l'orifice s'échappe un mucus quelquefois presque normal, mais le plus souvent teinté en jaune par une certaine quantité de pus.

L'hystéromètre donne une augmentation de la cavité utérine, ordinairement de 7 à 8 et même 9 centimètres. Grâce à l'hystéro-curvimètre [1] que vous me voyez employer si souvent, il nous a été facile d'apprécier exactement ces différentes déviations et de confirmer les résultats obtenus par le toucher.

Tels sont esquissés rapidement les symptômes ordinaires de la métrite, voyons maintenant les moyens que nous possédons pour la guérir.

Traitement. — La maladie dont nous nous occupons étant une inflammation du parenchyme, il était naturel qu'on employât contre elle les moyens généraux auxquels on a recours pour remédier à

---

[1] Voir *Bulletin de Thérapeutique*, 1880, p. 372.

pareilles inflammations. L'application des remèdes et leur efficacité varient certainement avec l'organe que l'on traite, cependant les méthodes thérapeutiques ont été appliquées par les gynécologistes à la métrite.

Ces méthodes sont au nombre de quatre :

1° La méthode calmante ; 2° la méthode émolliente ; 3° la méthode révulsive ; 4° la méthode antiphlogistique.

La *méthode calmante* consiste dans l'administration de narcotiques et avant tout le repos. Le repos est indispensable au traitement de la métrite, il en est la condition essentielle ; mais seul, il serait insuffisant dans la plupart des cas et bien difficile à obtenir. La malade consent au repos si on lui promet une guérison rapide et si ce traitement doit être peu prolongé, sinon les conseils du médecin ne sont pas suivis. D'où la nécessité d'abréger autant que possible ce repos forcé, de ne pas exiger un séjour au lit trop absolu, enfin de lui associer un moyen qui hâte la guérison.

La *méthode émolliente*, c'est-à-dire les bains généraux ou locaux, les cataplasmes vaginaux, etc., pourront rendre aussi quelques services, applicables surtout dans la métrite aiguë, mais seraient absolument insuffisants s'ils étaient exclusivement employés.

Nous en dirons autant de la *méthode révulsive*. Les purgatifs, les vésicatoires sont des moyens que le médecin ne doit pas négliger, mais ils ne constituent pas une médication capable de conduire facilement et sûrement à la guérison dans la plupart des cas.

C'est à la *méthode antiphlogistique* que nous devons demander les moyens les plus énergiques et les plus sûrs contre la métrite parenchymateuse. Les émissions sanguines sont le principal agent de cette méthode.

Les émissions sanguines peuvent être générales ou locales. Générales, elles sont actuellement abandonnées par tous les médecins. Locales, au contraire, elles constituent un des remèdes le plus fréquemment employés contre la métrite parenchymateuse.

Les émissions sanguines locales sont de deux sortes : les unes sont indirectes et s'obtiennent par l'application de sangsues ou de ventouses scarifiées à l'hypogastre, à la partie interne des cuisses : les autres directes, c'est sur le col même de l'utérus qu'on porte l'agent de l'émission sanguine. Ces dernières, donnent des résultats bien supérieurs aux précédents et ce sont eux dont nous allons parler.

Si nous consultons les auteurs, nous trouvons signalés presque partout des résultats favorables à cette méthode.

Zacutus Lusitanus, en 1640, préconisait déjà les sangsues sur le col utérin, et dit en avoir obtenu de très bons résultats[1].

En 1840, Guilbert, en France, et Kiwish, en Allemagne, indiquent le même moyen et disent lui devoir de nombreux cas de guérison.

En 1852, Mayer, de Belfort, rapporte trois observations de leucorrhée symptomatique, pour lesquelles les scarifications du col ont amené une prompte guérison[2].

Aran professait que dans presque tous les cas de métrite chronique, quelle que fût d'ailleurs la période de la maladie à laquelle on eût affaire, on pouvait avec succès avoir recours aux émissions sanguines locales.

Gallard, dans son *Traité des Maladies des femmes*, les préconise à la première période de la métrite parenchymateuse. Il emploie tantôt les scarifications, tantôt les sangsues ; mais il préfère les sangsues comme fournissant une plus grande quantité de sang.

Courty, dans son *Traité des Maladies des femmes*, indique les émissions sanguines locales comme un des meilleurs moyens de traitement de la métrite parenchymateuse. Il emploie aussi de préférence les sangsues.

M. de Sinety, dans son *Manuel pratique de gynécologie*, conseille les émissions sanguines peu abondantes et souvent répétées.

M. Siredey emploie aussi fréquemment, dans son service de Lariboisière, les scarifications du col dans le traitement de la métrite parenchymateuse, et en obtient les meilleurs résultats.

En Angleterre, West et Duncan, dans leur *Traité des Maladies des femmes*, conseillent aussi beaucoup les émissions sanguines locales. Dans une récente publication allemande, Chrobak[3] insiste longuement sur l'emploi des scarifications dans le traitement de la métrite, ainsi que de quelques autres affections intermittentes.

Les bons résultats des émissions sanguines locales dans le trai-

---

[1] Thèse de Boda, Paris 1875.

[2] *Des scarifications du col*, etc., par Mayer, de Belfort (*Gazette médicale de Strasbourg*, 1852).

[3] Chrobak, *Die untersuchung der Weiblichen genitalien und allgemeine gynäkoogischetherapie*. Stuttgard, 1879.

tement de la métrite parenchymateuse n'ont donc pas besoin d'être longuement démontrés ; aussi mon but principal est-il de vulgariser auprès de vous cette méthode qui à mon avis est trop peu employée.

La plupart des auteurs que nous avons cités plus haut préfèrent les sangsues aux scarifications ; ils leur accordent une action plus énergique. Loin de moi l'idée de nier l'efficacité de cette thérapeutique ; mais on nous concédera aussi volontiers que ce moyen n'est pas très facile à appliquer. Il faut un spéculum plein d'assez gros calibre. L'application des sangsues demande une surveillance continuelle, sinon elles peuvent aller piquer la paroi vaginale, voire même pénétrer dans le col utérin. Ce moyen n'est pas exempt de douleur, puisque au dire de Courty, dans quelques cas ces douleurs ont été excessives, jusqu'à produire l'évanouissement. On a vu à leur suite, des hémorrhagies assez graves difficiles à arrêter. Enfin, la longue durée de cette application n'est pas le moindre inconvénient que l'on puisse lui reprocher.

Or, je peux vous démontrer que, dans une série de cas où les sangsues auraient été employées avec succès, les scarifications nous ont donné les mêmes résultats, et vous ne pourrez me refuser qu'il est plus avantageux, sauf contre-indication, de remplacer un moyen difficile par un moyen des plus simples ? C'est ce que j'espère faire ressortir des observations que j'ai recueillies.

Avant de vous parler de mon expérience personnelle, je vous dirai en quelques mots ce qu'on doit entendre par *scarification du col utérin*. Ce sont de petites solutions de continuité pratiquées sur cet organe, à l'aide d'un instrument piquant ou tranchant, par lesquelles doit s'échapper une quantité variable de sang. Quel est leur mode d'action ? Le plus évident est la déplétion sanguine qu'elles amènent. Quelques auteurs, tels que Virchow entre autres, ont admis qu'elles agissaient aussi en excitant l'utérus, la matrice se contracterait sous cette excitation et chasserait en partie le sang qui abonde dans son intérieur. Le fait est probable, car il est ici, comme pour les scarifications cutanées, un fait positif, c'est que l'effet produit n'est nullement proportionnel à la quantité de sang extrait, et que, par conséquent, la scarification n'agit pas seulement par l'émission sanguine qu'elle produit. Mais peu importe la théorie, voyons les faits pratiques et les résultats que nous ont donnés les scarifications.

Dans un travail que j'ai publié en 1880[1] en collaboration avec M. Auvard alors mon interne à l'hôpital de Lourcine, j'ai montré par des observations nombreuses les avantages de cette méthode.

Depuis cette époque elle a été employée par moi et par mes élèves à la Salpêtrière dans un grand nombre de cas et presque toujours avec d'excellents résultats, aussi je crois pouvoir vous recommander cette méthode.

Dans les observations que nous avons relevées dans notre service nous voyons que dans plusieurs cas la guérison a été obtenue quelquefois en huit jours par 3 scarifications, que dans la plupart des cas elle s'est fait attendre de quinze à trente jours et a exigé de 3 à 7 scarifications, que dans d'autres cas le traitement a dû être poursuivi pendant quarante-cinq jours et a exigé, l'un 6, l'autre 8 scarifications.

Etudions maintenant en quoi consistent ces scarifications, leur manuel opératoire et leurs conséquences.

Manuel opératoire. — La scarification peut être pratiquée de deux façons : soit par des incisions, soit par des ponctions. L'une agit en surface, l'autre en profondeur. Spiegelberg conseille des ponctions de 2 à 3 centimètres de profondeur, de manière à pénétrer jusqu'à l'orifice interne de l'utérus ou à son voisinage ; il pense que, par ce procédé, l'action exercée sur le corps de l'organe est plus vive. Des ponctions aussi profondes ne nous paraissent pas exemptes de danger ; une ponction de 3 centimètres, peut ouvrir de gros vaisseaux et provoquer des hémorrhagies rebelles. L'auteur dit que par cinq ou six piqûres ainsi faites il obtient en dix minutes jusqu'à 100 grammes de sang ; mais, nous le répétons, l'efficacité des scarifications ne se mesure pas à la quantité de sang qu'on extrait. La méthode que nous avons employée nous ayant suffi, nous ne saurions avoir recours inutilement à un procédé qui peut être dangereux, en même temps qu'il est douloureux. Je pense qu'il est préférable de tenir un juste milieu entre la ponction et l'incision et qu'il est préférable de pénétrer à 3 ou 5 millimètres. En ayant soin, au moment où on retire l'instrument, de donner environ un demi-centimètre de longeur à l'incision.

[1] *Bulletin gén. de thérapeutique*, 1880, p. 18 et 60.

Plusieurs scarificateurs ont été proposés, les uns simples, les autres compliqués. Parmi les compliqués citons le cylindre à lames cachées qu'on introduit jusque sur le col ; au moyen d'un ressort les lames sortent, et produisent les scarifications. Cet instrument présente beaucoup d'analogie avec celui qu'on emploie pour la peau. On a inventé un instrument analogue pouvant être employé sur le col utérin sans l'aide du spéculum. Il ne me semble pas présenter toute la sécurité désirable : une lame tranchante agissant aussi profondément et non guidée par la vue n'est pas exempte de danger ; d'un autre côté, les avantages de cet instrument sont bien faibles ; enfin il est difficile à nettoyer.

Quelques médecins se servent d'un appareil spécial, qui n'est qu'un petit spéculum, muni d'une ventouse ayant pour but principal d'extraire le sang par aspiration ; nous l'avons essayé sans grands avantages. Contrairement à ce qu'on pourrait penser, il n'augmente que fort peu la quantité de sang qu'on extrait, et il a l'inconvénient de compliquer l'instrumentation et l'opération. On pourrait encore citer ici la sangsue artificielle, employée par Thomas, qui n'est autre chose qu'un petit corps de pompe muni d'un piston. Le piston, en arrivant à l'extrémité de sa course, étant muni d'une pointe, scarifie le col; quand on le retire, il produit le vide. L'aspiration est ainsi produite sur l'incision du col et attire du sang en quantité plus notable. C'est le principe des ventouses scarifiées.

Nous ne nions pas les avantages partiels de ces différents scarificateurs ; mais ce que nous aimons surtout dans la scarification utérine, c'est la simplicité extrême du procédé et celle par conséquent de l'instrument dont on doit user. Le scarificateur le plus simple se compose d'une lame tranchante montée sur un long manche. La forme de la lame varie seule, il en existe trois principales variétés : la première convexe et coupant par sa convexité, la seconde arrondie, la troisième en fer de lance. Je me sers toujours devant vous d'un bistouri à lame convexe sur le tranchant et muni d'un manche assez long ; mais, au besoin, on pourra se servir d'un bistouri ordinaire pointu, tel qu'on le trouve dans toutes les trousses.

Pour pratiquer la scarification, la femme est placée dans la position habituelle du spéculum. Le spéculum est indifférent, celui de Cusco, est cependant préférable, car une fois appliqué, il peut être abandonné sur place, et laisse les deux mains libres. Le vagin est largement irrigué avec la liqueur de van Swiéten tiède, avant de commencer toute scarification.

Si l'on se sert du bistouri à lame convexe, le plus commode à notre avis, on l'enfonce de 3 ou 4 millimètres, puis en le retirant on agrandit l'incision de manière à lui donner 1/2 centimètre de longueur environ. On pratique ainsi de cinq à huit petites incisions suivant la quantité de sang fournie ; il est bon de laisser saigner pendant une à deux minutes, puis, soit avec un irrigateur, soit avec une seringue, on fait passer un courant d'eau phéniquée faible ou de liqueur de van Swiéten. L'opération est terminée en plaçant contre le col un tampon de gaze iodoformée ou iodolée.

Après chaque scarification faite à l'hôpital, nous avions d'abord conseillé à la malade de rester au lit pendant la journée et de ne se lever que le jour suivant ; mais nous avons abandonné cette précaution, qui nous a semblé inutile. La malade devra simplement rester autant que possible assise ou étendue pendant quelques heures. Il n'y a même aucun inconvénient à ce qu'après la scarification la malade sorte un peu, pourvu qu'elle ne se fatigue pas ; le médecin pourra donc faire la scarification dans son cabinet de consultation, la malade pouvant rentrer ensuite chez elle sans que cette course nuise aux bons effets du traitement.

A ce traitement il faut associer les bains simples prolongés pendant une heure et renouvelés tous les deux ou trois jours.

Il faut aussi veiller à la régularité des selles et, en cas de constipation, administrer des purgatifs légers.

Plus les scarifications se rapprochent du début de la métrite, plus leur action est énergique ; il faut, par conséquent, les faire aussitôt que la malade vient réclamer les soins du médecin. Voyons maintenant à quels intervalles faut-il les pratiquer ? Il est difficile de tracer des règles mathématiques à cet égard, de même que pour la plupart des traitements. Cependant, d'après ce que nous avons observé, nous pensons que pendant les quinze premiers jours il faut faire quatre scarifications, c'est-à-dire une scarification tous les quatre jours ; ensuite quand une amélioration manifeste est obtenue, ne plus faire qu'une scarification par semaine, jusqu'à guérison complète.

Pendant les règles ou même à leur approche, je vous conseille de cesser les scarifications, elles seraient pour le moins inutiles ; mais, aussitôt les règles passées, il faut les recommencer.

Quand, dans le cours du traitement, des métrorrhagies se produisent on peut se trouver en présence de deux éventualités. Si la perte de sang est abondante, il faut cesser la scarification ; si, au contraire, elle est faible, les avis sont un peu partagés. Les uns conseillent de la cesser ; les autres de la continuer. Nous nous rangeons à cette dernière opinion, car la scarification, diminuant la congestion de l'organe, amènera la cessation de cette hémorrhagie.

D'après mes observations personnelles, et d'accord avec les auteurs qui ont employé ce traitement, nous pouvons dire que les phénomènes qui accompagnent et suivent en général les scarifications du col sont les suivants :

Les scarifications par elles-mêmes sont en général peu douloureuses, parfois elles ne sont à peine perçues par la malade. Le col utérin, grâce à sa faible sensibilité, peut être piqué ou coupé assez profondément sans que la malade accuse de douleur vive. Il y a des cas cependant où les scarifications sont perçues par la malade, qui accuse une sensation de contact pénible ou de piqûre. Quelquefois enfin les scarifications sont réellement douloureuses, et cela surtout dans les métrites récentes.

La quantité de sang fournie par une séance doit être en moyenne de 15 à 20 grammes, rarement en plus grande quantité.

Pendant la journée, la malade éprouve d'habitude un soulagement notable, la pesanteur et les douleurs abdominales diminuent très sensiblement. Le lendemain, même soulagement et peut-être plus marqué que la veille. Pendant les jours suivants, chez certaines femmes, l'amélioration se maintient ; chez d'autres, au contraire, les douleurs s'accentuent, moins vives cependant qu'avant les scarifications, indiquant sans doute que la congestion tend à se rétablir dans l'organe malade. Chez quelques femmes, mais rarement, les premières scarifications ne produisent pas de soulagement, et ce n'est qu'à la troisième ou quatrième qu'on le voit se produire.

Accidents et complications. — Les accidents et complications sont très rares, nous n'en avons jamais observé et nous n'en trouvons aucune mention dans les auteurs. Dans quelques cas

seulement, en touchant la femme le surlendemain de l'opération, on détermine, en déprimant assez fortement l'un des culs-
de-sac latéraux, une légère douleur, mais sans aucune trace
de tuméfaction ni de phlegmasie. C'est là un simple fait d'observation, dont la cause nous échappe. Jamais il ne s'est produit d'hémorrhagie après la scarification, le sang imbibe seulement le double tampon placé dans le vagin et n'est pas assez
abondant pour s'écouler au dehors; quelquefois, pendant le cours
du traitement, des métrorrhagies peuvent se produire; mais,
dans les cas que nous avons observés, elles ne sont guère survenues que deux ou trois jours après les scarifications; ces dernières ne sont donc nullement coupables d'un accident qui dépend
uniquement de la métrite.

Indications.—Les indications des scarifications sont assez faciles
à établir. C'est dans les métrites parenchymateuses à la première
période ou dans la période de transition qui sépare la première de
la seconde qu'elles devront être employées.

Quand, au contraire, la métrite est arrivée à la deuxième
période, alors que l'utérus est altéré par une sclérose dont les
progrès sont plus ou moins avancés, les scarifications sont moins
actives ou même impuissantes.

La cautérisation au fer rouge est alors seule assez énergique pour
avoir quelque action sur ces métrites invétérées et rebelles. Toutefois, au commencement de cette deuxième période, alors que le
col est encore peu induré, que la sclérose est à son début, on
peut être assez embarrassé sur le choix du mode d'intervention;
en pareil cas, mieux vaut tenter la scarification. Si, après quatre
ou cinq séances, le résultat obtenu est nul, on conclura à l'insuffisance de ce moyen et on aura recours au fer rouge; sinon
on pourra espérer, en prolongeant suffisamment les scarifications,
aboutir à la guérison, et on aura ainsi évité à sa malade l'emploi
de moyens violents qui sont loin d'être sans dangers. En un mot,
dans tous les cas douteux, où l'indication thérapeuthique n'est
pas nette, le médecin aura toujours avantage à tenter les scarifications, car, pour les malades chez lesquelles il n'obtient pas la
guérison, l'intervention aura toujours été plutôt favorable que
nuisible.

On a encore préconisé les scarifications du col contre d'autres affections de l'utérus. Gaillard Thomas conseille la scarification intra-utérine, c'est-à-dire de la cavité du corps de l'organe, dans l'endométrite chronique du col. West a aussi employé dans l'endométrite chronique du col le moyen préconisé par Huguier, qui consiste en scarifications de la cavité cervicale, suivies de l'introduction d'un caustique sur les incisions. Ces pratiques sont abandonnées actuellement par beaucoup de médecins et remplacées par le *grattage* ou *curettage* de la muqueuse intra-utérine dont nous occuperons dans la prochaine leçon à propos des métrites hémorrhagiques.

Tel est le traitement de la métrite parenchymateuse par les scarifications du col utérin. Je vous le répète en terminant, nous n'avons rien décrit de nouveau dans cette méthode de traitement, nous avons simplement étudié avec détails l'histoire des scarifications du col. Mon but est uniquement de livrer au patricien nos observations et de lui démontrer que dans ce traitement les principaux avantages sont au nombre de trois : efficacité incontestable, facilité du mode d'emploi, absence de complications.

BIBLIOGRAPHIE

MAYER (de Belfort). — *Des scarifications du col. Gazette médicale de Strasbourg*, 1852.

DE SINÉTY. — *Traité théorique et pratique des maladies des femmes.*

GAILLARD-THOMAS. — *Traité des maladies des femmes*, p. 248.

WEST. — *Leçons sur les maladies des femmes*, traduction Mauriac, p. 282. Paris, 1888.

TERRILLON et AUVARD. — *Traitement de la métrite parenchymateuse par les scarifications du col de l'utérus. Bull. gén. de Thérapeutique*, 1880, p. 18 et 60.

CORNIL. — *Leçons sur l'anatomie pathologique de la métrite. Journal des connaissances méd.*, 1888.

MÉTRITE HÉMORRHAGIQUE

ET CURAGE DE L'UTÉRUS

Exemple de métrite hémorrhagique. — Dilatation progressive du col. — Nature de la métrite hémorrhagique. — Traitement indirect. — Traitement direct portant sur la muqueuse. Injections; cautérisations. Curage (Récamier, Simon de Heidelberg). — Manuel opératoire. — Instruments. — Précautions antiseptiques. — Soins consécutifs. — Indications et contre-indications du curettage de l'utérus.

Plusieurs d'entre vous m'ont vu, la semaine dernière, pratiquer sur une jeune malade du service, une opération désignée sous le nom de *curage de l'utérus*. Depuis quelques années vous m'avez vu souvent employer ce procédé thérapeutique. Ce traitement qui, bien appliqué, donne les meilleurs résultats, peut dans certaines circonstances, entre les mains d'opérateurs maladroits ou peu soigneux, amener les plus graves complications. Aussi je vais vous indiquer les affections auxquelles il s'adresse et vous décrire le manuel opératoire, en insistant particulièrement sur les précautions antiseptiques nécessaires pour empêcher tout accident.

Vous serez souvent consultés par des femmes affaiblies par des métrorrhagies graves et répétées. Ces pertes, parfois assez abondantes pour menacer l'existence des malades, ont souvent une étiologie difficile à déterminer, elles sont consécutives à une grossesse, à un avortement, à une tumeur fibreuse. Tel n'est pas le cas d'une jeune fille qui se trouve actuellement dans nos salles.

Cette jeune fille de vingt-quatre ans douée d'une très bonne constitution, a toujours joui d'une excellente santé. Réglée à l'âge de treize ans, elle a eu ses époques menstruelles parfaitement régulières, jusqu'au mois de janvier 1887 ; à ce moment, sans cause connue, elle a éprouvé des pertes utérines abondantes et revenant tous les jours, si bien que sa santé s'est très vite affaiblie et que cette jeune fille était dans l'impossibilité de continuer sa profession.

Elle a été soignée en province par un médecin qui a épuisé pendant quatre mois, toutes les ressources du traitement médical le mieux entendu. On a employé chez elle les toniques, l'ergotine, le perchlorure de fer à l'intérieur, Ces médicaments n'ont pu triompher de l'hémorrhagie. Le traitement local n'a pas donné de meilleurs résultats. Les injections d'eau chaude ou froide, de tannin, d'eau additionnée de perchlorure de fer et jusqu'au tamponnement vaginal, tout a échoué. En désespoir de cause, cette malade est entrée à la Salpêtrière, dans mon service.

Malgré l'examen le plus minutieux, nous n'avons pu trouver aucune diathèse, aucune cause générale capable de nous donner la clef de ces métrorrhagies rebelles et surtout, pas trace de fausse couche. Les renseignements fournis par le toucher vaginal n'ont guère été plus complets. La région des ovaires était intacte et non douloureuse. Le col utérin était normal avec un orifice petit et arrondi, mais le fond de la matrice faisait une saillie un peu prononcée du côté du cul-de-sac postérieur.

Ce diagnostic de rétro-flexion était loin de me satisfaire, et ce vice de position de l'utérus me paraissait une cause insuffisante pour expliquer les pertes. En pareil cas, avant de se prononcer, il est nécessaire d'examiner l'état de la muqueuse utérine. Dans ce but, la dilatation lente et progressive de la matrice a été pratiquée au moyen de très petits tampons de gaze iodoformée, suivant la méthode indiquée par M. Vuillet. Après quelques jours, il nous a été facile d'introduire dans l'utérus une curette tranchante et d'entraîner par un léger grattage des fongosités molles et saignantes. Cette exploration a dévoilé la nature de l'affection et m'a permis en présence de cet état tomenteux et saignant de la muqueuse, de classer cette lésion dans le groupe des métrites hémorrhagiques. En résumé, cette jeune fille était atteinte d'une métrite hémorrhagique simple, en tout semblable à celles qui surviennent à la suite des couches, d'un avortement.

Ces métrites ont de tout temps suscité beaucoup d'embarras aux gynécologistes. Pendant de longues années, on leur a opposé un traitement purement médical. Quelques médecins, mettant les hémorrhagies sur le compte d'une altération du sang, se sont adressés aux toniques. D'autres ont eu recours à l'ergot de seigle, sans tenir compte du défaut de contractilité presque absolu que présente l'utérus en dehors de la grossesse. Mais ni les toniques,

ni les solutions d'ergotine n'étaient capables d'arrêter l'hémorrhagie. Dans quelques cas, ces pertes, semblant revenir à des époques fixes, ont été traitées par de fortes doses de sulfate de quinine
et je dois vous dire que ce médicament a rarement triomphé.

Le traitement local n'a été ni moins varié, ni plus heureux.
Les gynécologistes ont successivement employé les injections
d'eau chaude, qui, dans quelques cas, ont donné de bons résultats ; dans d'autres, ils ont prescrit des injections d'eau froide.
Enfin au lieu d'employer l'eau simple, on l'a additionnée de substances hémostatiques, tannin, perchlorure de fer, etc. Mais la
plupart du temps, ces moyens n'ont pu arrêter la perte sanguine.

L'échec d'une pareille méthode était facile à prévoir, car tous
les médicaments déjà énumérés n'agissaient que sur le col de
l'utérus et le siège du mal était la muqueuse utérine. Malheureusement la crainte de la péritonite et de l'infection purulente éloigna
longtemps l'idée de porter des substances caustiques jusque dans
la cavité utérine. Ce n'est qu'à une époque assez rapprochée de
nous qu'on a eu recours à une méthode qui semblait autrefois si
hardie.

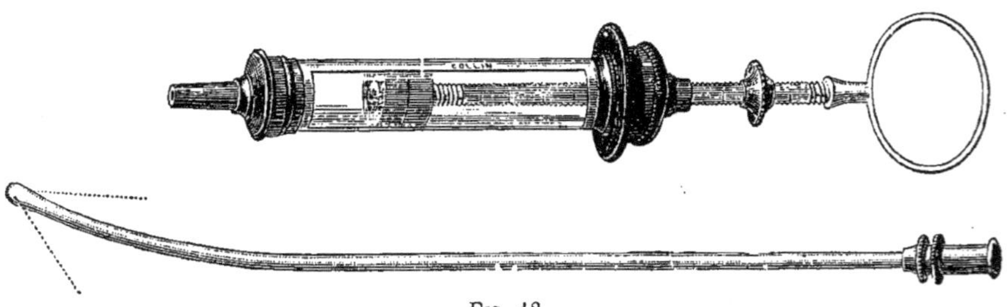

Fig. 18.

Pour modifier l'état de la muqueuse utérine, les auteurs ont eu
le choix entre les injections liquides avec une seringue spéciale
(fig. 15) et l'introduction de tampons de ouate imbibés de substances
médicamenteuses diverses. Ces substances doivent être mises
au contact de toute la muqueuse utérine.

Le premier moyen peut provoquer un accident redoutable,
dont rend compte la disposition anatomique de l'utérus et de la
trompe. Si l'injection est poussée trop violemment, le liquide
peut pénétrer dans la trompe et de là dans le péritoine. La
substance employée étant caustique, l'inflammation de la séreuse

est inévitable et la mort en est souvent la conséquence. Ce passage du liquide dans le péritoine reconnaît pour cause la contraction du col utérin au moment de l'injection, si bien que le médicament, ne pouvant plus s'écouler dans le vagin, fait irruption dans les trompes, principalement si l'injection a été violente. Pour éviter ce danger les médecins prudents injectent une faible quantité de solution à la fois et se servent d'une canule à double courant pour faciliter le retour du liquide. Le nitrate d'argent, l'acide phénique, le perchlorure de fer sont les substances le plus souvent employées sans oublier le chlorure de zinc en solution au dixième, qui agit énergiquement sur la muqueuse.

D'autres auteurs, pour plus de sûreté, ont laissé de côté les injections liquides, préférant introduire dans l'utérus des tampons enduits des mêmes substances caustiques. Quelques-uns enfin voulant produire une action plus efficace, ont laissé dans la cavité utérine des crayons entiers de nitrate d'argent. Ce dernier moyen qui, au premier abord, semble devoir s'accompagner d'excessives douleurs, ne détermine qu'un simple agacement, quelques crampes utérines, car le crayon se recouvre bientôt d'une couche d'albuminate d'argent qui l'isole pour ainsi dire de la muqueuse et limite son action caustique. Aussi lorsqu'on veut faire usage du nitrate d'argent, il est préférable d'introduire dans l'utérus une curette cannelée contenant le nitrate à l'état solide dans sa rainure.

A tous ces moyens directs s'adresse le même reproche ; ils n'ont qu'une action très modérée. A peine introduits dans la cavité utérine ils coagulent le sang et le mucus et n'agissent en réalité que fort peu sur la muqueuse. Il ne faut donc pas s'étonner de voir leur insuccès fréquents dans le traitement des métrites rebelles malgré leur application souvent répétée.

L'introduction de substances caustiques dans l'utérus constituait cependant un réel progrès, donnait des résultats mais ceux-ci étaient souvent insuffisants.

Curage. — Comme la muqueuse utérine était la seule cause des hémorrhagies, Récamier, en 1846, eut l'idée de s'attaquer directement à elle. En présence de cette membrane épaissie, tomenteuse, riche en vaisseaux, il conçut l'idée de la racler pour détruire ses fongosités ; dans ce but il fit construire une curette spéciale, sorte de cuiller à bords tranchants (fig. 19).

Ce nouveau traitement eut bientôt à son actif de nombreux succès, mais à ce moment les soins antiseptiques n'étaient pas connus et le curage de l'utérus fait dans de telles conditions ne tarda pas à enregistrer des accidents formidables ; aussi le triomphe fut de courte durée, et la méthode tomba rapidement dans l'oubli.

Après l'avènement de la doctrine Listérienne, et les mémorables découvertes de M. Pasteur, on eut à la fois l'explication des phénomènes septicémiques, et le moyen de les éviter. Par suite de la découverte de l'antisepsie, presque toutes les opérations devenaient inoffensives ; le curage de l'utérus devait être de ce nombre.

Ce fut Simon (d'Heidelberg), qui en 1872, remit en honneur la méthode de Récamier. A cette époque, il publia les nombreux succès que lui donnait ce mode de traitement. L'élan était donné en Allemagne et ce procédé trouva rapidement crédit chez un grand nombre de gynécologistes de ce pays. Il nous suffira de citer les noms d'Hégar, de Kaltenbach, etc.

En France la méthode de Récamier ne tarda pas à reconquérir sa place. Aujourd'hui elle est chez nous très fréquemment employée.

Aux bénéfices qu'elle donne, il faut opposer les dangers redoutables qu'elle amènerait, si son application était défectueuse. Aussi vous me permettrez de vous en décrire les détails les plus minutieux, pour vous mettre à l'abri de tout mécompte, si vous y avez recours.

Je vous indiquerai, d'abord les soins antiseptiques nécessaires pour désinfecter les organes génitaux, avant, pendant ou après l'opération, ensuite la manière de pratiquer le curage de la cavité utérine. Je discuterai le choix de la curette qui doit varier suivant les lésions de la muqueuse. Enfin, dans un dernier chapitre je devrai vous faire connaître les indications et les contre-indications de ce mode de traitement.

Vous savez combien il est difficile de pratiquer une antisepsie rigoureuse dans les opérations faites sur les organes génitaux de la femme. Il est nécessaire, pendant quelques jours avant l'intervention chirurgicale, de stériliser le terrain opératoire par des injections antiseptiques répétées matin et soir. Le sublimé au 1/1000 et au 1/2000, l'acide phénique au 1/100 sont le plus souvent employés. Un tampon de gaze à l'iodoforme ou à l'iodol séjournera dans le vagin. Les mêmes précautions antiseptiques seront prises à l'égard des instruments métalliques ou autres. Avant l'opération ils sont plongés pendant quelques instants dans l'eau bouillante ou flambés sur une lampe à alcool et placés dans une solution forte d'acide phénique. Enfin un dernier soin consiste souvent après avoir flambé les instruments destinés à pénétrer dans la cavité utérine, et, après refroidissement, à les plonger dans l'éther iodoformé, quelques minutes avant de les introduire dans l'utérus ; à leur surface se dépose une couche légère de poudre de iodoforme, qui la préserve des germes nuisibles.

Les soins précédents seraient inutiles si les différentes pièces du pansement n'étaient exemptes de tout germe infectieux. La ouate qu'on emploie pour étancher le sang retenu dans le vagin ou dans la cavité utérine sera préparée à l'acide salicylique, ou au sublimé. Les tampons qui seront abandonnés dans le vagin après l'opération seront formés de gaze iodoformée, ou iodolée, etc.

Après toutes ces mesures antiseptiques, le chirurgien peut procéder à l'opération. Quand il a mis le spéculum en place, il fixe le col avec une pince à érignes et exerce sur lui une légère traction pour le rapprocher de la vulve. Sans cette précaution l'utérus est mobile, ballotte dans la cavité pelvienne et recule devant l'instrument qui doit pénétrer dans sa cavité. D'ailleurs l'abaissement de la matrice, pratiqué avec lenteur, malgré les reproches qu'on lui a adressés, ne produit aucun désordre, pourvu qu'il n'y ait pas d'inflammation péri-utérine concomitante.

Le choix de la curette sera différent suivant l'état de la muqueuse. Si cette membrane est très épaisse, mollasse, tomenteuse, très

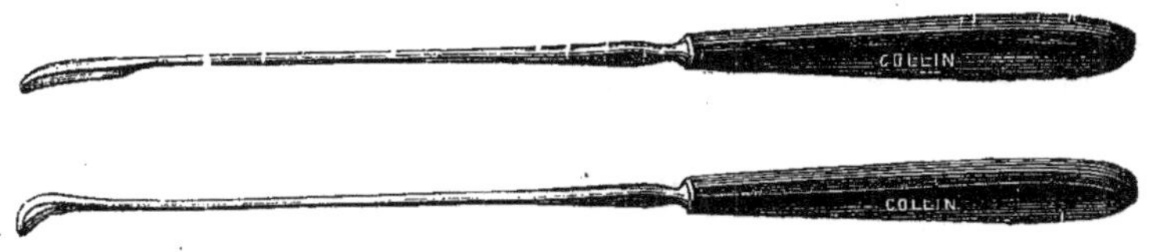

Fig. 19.

facile à déchirer, employez l'instrument imaginé par Simon. C'est un anneau en acier légèrement coupant du côté de son bord interne et monté sur un manche (fig. 19).

Vous pourriez dans le cas où la muqueuse est très molle, vous servir de simples tiges en acier ou en argent malléable, après avoir garni de ouate l'extrémité destinée à faire le grattage. C'est aux mêmes cas que convient l'instrument imaginé par M. Doléris et qu'il a désigné sous le nom d'*écouvillon*.

Si, par contre, la muqueuse utérine est résistante, si les fongosités ne se laissent pas détacher facilement, vous choisirez des curettes métalliques à bords tranchants, celle de Récamier, ou quelques autres encore qui en dérivent, telle que la curette fenêtrée d'Hégar et la curette à double hélice que j'ai fait construire par Collin et qui nous sert souvent. Cette dernière consiste dans une tige autour de laquelle sont disposés deux lames coupantes en hélice. La partie coupante étant extérieure, il suffit de la promener de haut en bas sur la muqueuse pour pratiquer un raclage rapide.

L'introduction de ces instruments dans la cavité utérine sera faite avec prudence, afin d'éviter toute contusion ou toute déchirure profonde des parois. Très souvent d'ailleurs, il aura été nécessaire de pratiquer préalablement la dilatation du col, et je vous engage à vous servir non pas d'éponges préparées mais de tiges de laminaires, trempées au préalables dans l'éther iodoformé, ou encore de simples petits tampons de gaze iodoformée, ainsi que M. Vuillet en a eu l'idée.

Cette dilatation permet de faire facilement le grattage. Pour pratiquer celui-ci avec soin il faut agir avec lenteur, et retourner la curette dans tous les sens afin de bien détacher toutes les fongosités. Celles-ci, sont entraînées en partie par la curette, mais la presque totalité reste dans la matrice. Aussi est-il indispensable d'amener tous ces détritus au dehors, non seulement pour éviter tout phénomène de décomposition putride, mais encore afin de permettre aux caustiques d'agir directement sur la muqueuse. Je me sers pour ce nettoyage de tiges de fil de fer de 30 centimètres de longueur, dont une extrémité est recourbée de manière à former un anneau de 2 à 3 millimètres de diamètre. Cette extrémité de la tige est alors garnie d'une petite quantité de ouate qui ne peut se détacher grâce à la présence de l'anneau. Souvent aussi, je fais usage de stylets en argent de 30 centimètres de longueur, et dont l'extrémité terminée en bouton empêche l'ouate de rester dans l'utérus; ici, l'écouvillon peut être très utile. On pourrait aussi dans certains cas faire un lavage de la cavité avec la sonde utérine spéciale qu'emploie le Dr Budin (fig. 20).

Le nettoyage de la cavité utérine effectué, il reste à cautériser la muqueuse. Les caustiques le plus fréquemment employés sont l'acide phénique au 1/30, au 1/40, la teinture d'iode, le perchlorure de fer, etc. Après avoir plongé dans ces substances l'ouate dont est garnie l'extrémité du stylet boutonné, on l'introduit dans l'utérus, en prenant toutes les précautions nécessaires pour éviter le contact de la substance caustique avec la muqueuse vaginale. Dans la cavité utérine, la substance caustique est portée dans tous

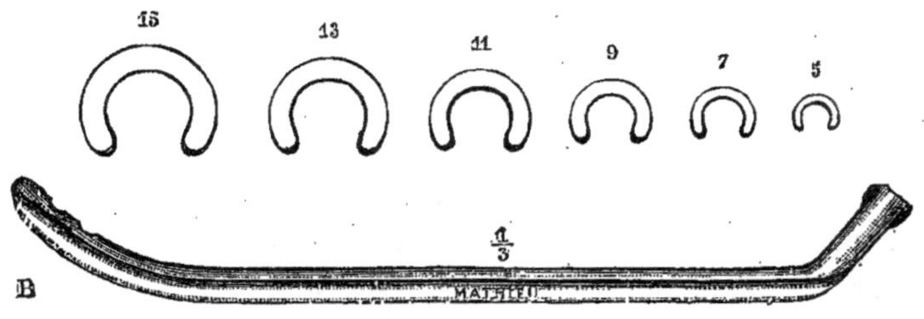

Fig. 20.

les sens afin qu'aucun point n'échappe à l'action du médicament. L'opération est alors terminée et il ne reste qu'à placer dans le vagin quelques tampons de gaze iodoformée.

Tel est le procédé opératoire. Ce curage semble, au premier abord, devoir provoquer de grandes douleurs ; il n'en est rien cependant. La malade éprouve un agacement plutôt qu'une sensation douloureuse, au moment même où la curette détache les fongosités de la muqueuse. Aussi l'anesthésie n'est-elle pas toujours indispensable et on ne devra y avoir recours que chez les femmes pusillanimes ou chez lesquelles la douleur serait réellement vive.

Ce mode de traitement, vous le voyez, joint à l'avantage d'être peu douloureux celui d'être le plus efficace de tous les moyens à opposer aux métrites hémorrhagiques : il constitue la méthode de choix.

Mais avant de l'employer, il faut être certain qu'aucune circonstance ne vient contre-indiquer son emploi.

Les contre-indications sont d'ailleurs peu nombreuses et se tirent de l'état des tissus péri-utérins, de la trompe et de l'ovaire. Vous n'aurez recours au curettage qu'à la condition que l'utérus sera

seul en cause et que la trompe et les ovaires seront sains. C'est
là un point de la plus haute importance sur lequel j'insisterai beaucoup en vous parlant de la salpingite ; car bien souvent on assiste au réveil d'une salpingite latente, à la suite des manœuvres
pratiquées sur l'utérus.

Vous rejetterez également la méthode de Récamier si l'utérus est
immobile et si vous soupçonnez la moindre inflammation péri-utérine. Dans ces cas, en effet, outre l'inconvénient de ne pouvoir
abaisser l'utérus, vous vous exposez à déterminer des accidents
péri-utérins à marche aiguë.

Dans tous les autres cas vous aurez recours au curage contre la
métrite hémorrhagique, et vous aurez la satisfaction de procurer
à vos malades, sinon une guérison rapide, au moins une amélioration certaine.

Je ne vous ai parlé jusqu'à présent que du curage appliqué au
traitement de la métrite hémorrhagique. Sans doute, c'est l'indication par excellence ; mais le domaine de la méthode s'étend plus
loin et je dois vous signaler aussi quelques autres indications.

On a souvent eu recours à la curette à la suite d'accouchement
et surtout d'avortement pour s'opposer à la rétention des débris
placentaires de fragments des membranes pouvant être le point
de départ d'accidents graves. Récamier dans son mémoire signale
cette indication de la curette. Après la sortie de l'enfant, dit-il,
on substitue avec avantage à la main une espèce de gorgeret en
cul-de-sac pour nettoyer l'utérus sans violence.

Mais c'est surtout après l'avortement que la méthode est réellement indiquée. Mundé à l'étranger, Doléris en France ont montré
toute la portée que l'on pouvait tirer de l'emploi rationnel de ces
modes de traitement.

Le curage de l'utérus est encore indiqué dans certaines formes
de cancer, lorsque la cavité du corps est surtout envahie et que
des adhérences péri-utérines rendent impossible l'abaissement
de l'organe ; on ne peut songer dans ce cas ni à l'amputation du
col, ni à l'hystérectomie totale ; nous nous occuperons de cette
application de la curette dans la prochaine leçon.

Je vous signalerai en terminant le curage dit explorateur et qui
a pour but d'affermir un diagnostic hésitant. On sait en effet combien il est difficile, dans certains cas, de se prononcer entre une
métrite chronique et un épithélioma, ou bien de faire un diagnos-

tic de métrite hémorrhagique lorsqu'il s'agit d'une jeune fille ne présentant d'ailleurs aucun antécédent utérin ; tel était le cas de la malade qui fait le sujet de cette leçon.

Le curage explorateur est ici d'un grand secours. On introduit la curette dans la cavité utérine et l'on retire des débris de la muqueuse ou des parcelles de la tumeur qui examinés au microscope permettent d'établir un diagnostic certain.

Les gynécologistes ont souvent recours à ce procédé qui, je le répète à dessein, est indispensable dans certains cas de diagnostic douteux.

BIBLIOGRAPHIE

RÉCAMIER. — Travail lu à l'Académie de médecine, le 7 février 1843.

BALEN. — *Des granulations ou végétations de la muqueuse qui tapisse la cavité du corps de l'utérus.* Traitement par l'abration et la cautérisation. Thèse de Paris, 1850.

ARAN. — *Leçons cliniques sur les maladies de l'utérus*, recueillies par le Dr Gauchet. Paris, 1858-60, p. 472.

SIMON. — *Beitrage zur Geb. und gyn. B.-d. T.*, p. 17.

OLSHAUSEN. — *Arch. für gyn.*, VIII, p. 17, 1875.

ADRIOT. — *Contribution à l'étude du grattage de l'utérus.* Th. Paris, 1885.

VULLIET. — Académ. de Méd. Séance du 6 avril et congrès de chirurgie, séance du 23 oct. 1886.

HÉGAR ET KALTENBACH. — *Traité de gynécologie opératoire* (traduct. Bar.). Paris, 1885, p. 421.

BOUILLY. — *Clinique*, in *Sem. médicale* 1886, p. 475.

MARTIN. — *Soc. obst. et gyn. de Berlin*, 1886, 20 mai.

DOLÉRIS. — *Nouv. Arch. d'obst. et de gynéc.*, mai et juin 1886.

TERRILLON. — *Métrite hémorrhagique et curage de l'utérus*, in *Bulletin médical*, 3 août 1887.

DESMOULINS. — *Quelques considérations sur le curettage de la cavité utérine comme traitement de la métrite hémorrhagique.* Thèse de Paris, 1887.

DESPRÉAUX. — *Du curettage de l'utérus.* Indications et technique. Thèse Paris, 1888.

TRAITEMENT DU CANCER DE L'UTÉRUS

PAR LE GRATTAGE ET LE CURAGE

Indication des guérisons radicales. — Ablation du col. — Ablation de l'utérus. — Cas qui demande une opération palliative. — Cautérisations. — Grattage ou curage. — Manuel opératoire et principales applications. — Champignon fongueux du col. — Infiltration avec ulcération du col. — Cancer et sarcome de la cavité utérine. — Résultats. — Conclusions.

Les affections cancéreuses de l'utérus peuvent se présenter suivant plusieurs formes spéciales, qui demandent des interventions chirurgicales différentes. Les désordres sont-ils limités à la partie vaginale du col, et ont-ils envahi seulement cette portion qu'on peut circonscrire facilement sans pénétrer dans la zone dangereuse du péritoine, on songe à l'ablation de cette partie. Il est permis d'espérer qu'en agissant rapidement et aussi profondément que le permet la portion envahie, on dépassera les limites du mal, et on obtiendra ainsi une guérison de durée assez longue pour justifier l'intervention.

Dans ces circonstances, il ne peut y avoir aucune hésitation de la part des chirurgiens ; et, quel que soit le procédé employé pour arriver au résultat désiré, ablation au bistouri, avec la chaîne du décrasseur, avec le fer rouge ou l'anse galvanique, c'est cette opération partielle qui est souvent préférée.

J'emploie volontiers le bistouri et les ciseaux en ayant soin de disposer les lèvres du col de façon à permettre leur rapprochement au moyen de sutures métalliques.

Je ne discuterai pas longuement un autre mode d'intervention, beaucoup plus radical, et qui demande aussi une localisation assez nette de la maladie. Je veux parler de l'*ablation totale de l'utérus*.

Il faut pour arriver à pratiquer cette opération dans de bonnes conditions, que le col ou les parois du corps de l'utérus soient seuls envahis. L'intégrité à peu près absolue des parois vaginales, des ligaments larges et des ganglions pelviens, est aussi indispensable ; sans cela on s'expose à des difficultés opératoires considérables ou à des récidives très rapides. Cette opération radicale est encore à l'étude et n'a pas donné tous les résultats avantageux que ses promoteurs avaient rêvés. Une mortalité considérable et des récidives hâtives ont même fortement refroidi le zèle de certains d'entre eux. Nous aurons l'occasion d'étudier spécialement ce mode d'intervention que vous m'avez vu employer avec succès plusieurs fois et surtout pour deux cas de épithelioma intra-utérin.

Mais ce n'est pas mon intention de discuter ici la valeur de ces opérations *partielles* ou *totales*, dont l'indication est ordinairement spéciale et l'opportunité souvent discutable. Je n'ai en vue actuellement que des cas bien définis, et à propos desquels le plus souvent toute discussion doit disparaître. Ce sont ceux dans lesquels l'opération ne peut pas atteindre et surtout dépasser la zone altérée, sans faire courir à la malade des risques considérables.

On ne peut dans ces cas espérer une ablation complète et radicale ; mais cependant il n'est pas permis de refuser aux malades les secours de la chirurgie. Toutes désirent être débarrassées des deux phénomènes les plus inquiétants pour elles, c'est-à-dire : l'écoulement de sérosité, de sanie ou même de sang qui les épuise : les douleurs plus ou moins violentes qui apparaissent à une époque souvent déjà avancée de la maladie. Il suffit de nous demander si nous pouvons rendre service à ces malades et les débarrasser des pertes abondantes et des douleurs, et si nous ne possédons pas quelque moyen, d'une exécution facile capable d'atteindre ce but.

Pour arriver à remédier à ces deux symptômes, on a employé jusqu'à ce jour les moyens les plus variés. Ceux-ci ont toujours eu pour but principal la destruction plus ou moins rapide et plus ou moins profonde du tissu morbide, de façon à éliminer surtout les couches superficielles qui sont les plus saignantes et qui fournissent le plus abondamment le liquide albumineux et sanguin dont la perte continuelle épuise les malades.

Parmi les moyens les plus usités, je pourrais citer le fer rouge, l'acide chromique, le brôme, la pâte de Canquoin et autres substances qui produisent des eschares plus ou moins superficielles.

La plupart de ces caustiques, en détruisant les vaisseaux des parties les plus saillantes et les plus fongueuses, diminuent momentanément les hémorrhagies et les écoulements albumineux. Mais ce résultat n'est que passager, parce que la destruction est trop peu profonde.

La pâte de Canquoin permet seule une destruction assez étendue de la maladie ; elle produit une eschare profonde, qui entraîne l'élimination de lambeaux souvent considérables du tissu infiltré par le cancer. Mais elle présente l'inconvénient grave qu'on ne peut limiter facilement et à coup sûr son action destructive, que dans quelques cas spéciaux. Dans un grand nombre de circonstances, on peut craindre une destruction intempestive et dangereuse du côté du péritoine, de la vessie et du rectum.

On peut encore reprocher aux escharotiques qu'il est difficile de lutter contre l'infection résultant de la décomposition des liquides et des parties escharifiées. Enfin, au moment de la chute des eschares, des hémorrhagies graves peuvent se produire par l'ouverture d'un des vaisseaux volumineux et hypertrophiés du col. Son emploi est donc limité et quelquefois dangereux.

Tous ces moyens, qui agissent ordinairement par la formation d'eschares, sont donc d'un usage restreint, d'un emploi souvent difficile et délicat, et ne donnent que des résultats peu durables.

Aussi a-t-on cherché un procédé plus radical, plus sûr dans son emploi et plus important dans ses résultats. Ce moyen consiste dans l'ablation aussi large que possible de toutes les parties malades, avec des curettes tranchantes de modèles divers. Cette opération est connue sous le nom de *grattage*, de *curage*. La méthode n'est pas nouvelle, car elle remonte dans son principe essentiel au commencement de ce siècle et aux travaux de Récamier, ainsi que je vous l'ai indiqué dans la leçon précédente ; mais on peut dire que, depuis quelques années, elle a été rajeunie, amplifiée, pour ainsi dire, et que ses applications ont été beaucoup plus nombreuses et fréquentes. De nombreuses publications ont paru sur ce sujet ; c'est grâce à elles que j'ai connu les différents avantages de ce procédé, mais elles sont trop nombreuses pour être citées ici, d'autant plus que chaque auteur n'a apporté que des perfectionnements, sans modifier profondément la méthode. Celle-ci donne, en effet, entre les mains des opérateurs soigneux, les meilleurs résultats et la plus grande sécurité. Dans un grand nombre de cas, je l'ai employée avec avantage notable, et j'ai abandonné tous les autres procédés qui m'avaient été cependant utiles auparavant. C'est cette méthode que je vais vous décrire avec quelques détails, telle que je l'emploie depuis plusieurs années devant vous, dans mon service à la Salpêtrière et dans ma pratique privée.

Procédé opératoire. — J'ai déjà fait pressentir que cette opération ne devait donner aucun accident, si elle était pratiquée avec habileté et en s'entourant de toutes les précautions de la méthode antiseptique. C'est là son principe essentiel; en effet, elle n'a pas pour but de guérir radicalement la malade, mais son objet principal est de la soulager pendant un temps variable. Si elle faisait courir des risques graves, elles n'aurait plus cette excuse que seules présentent les opérations radicales.

En décrivant avec soin le manuel opératoire, je ne négligerai aucun détail pour vous montrer l'importance de ces précautions, que je considère comme indispensables.

Le danger est surtout éloigné par l'emploi méthodique des antiseptiques. Aussi la première de ces précautions indispensables consiste à désinfecter le vagin avant de commencer toute intervention chirurgicale, au moyen d'une injection vaginale avec la liqueur de van Swieten, ou avec une solution phéniquée au quarantième.

Lorsque la surface de l'ulcération donne des parcelles gangrenées et que l'odeur est très prononcée, il est préférable de faire une première injection au moyen d'une canule appropriée, avant l'introduction du spéculum ; les parois vaginales sont ainsi mieux nettoyées. Une seconde injection, lorsque le spéculum est introduit, sert à déterger toute la surface de l'ulcération,

Il faut avoir soin de bien mettre à découvert toute la partie malade du col et surtout de l'éclairer d'une façon convenable afin de diriger les instruments avec sécurité.

L'anesthésie générale est rarement nécessaire, car l'opération est ordinairement peu douloureuse. Je l'emploie cependant quelquefois, lorsqu'il est utile d'agir profondément.

Lorsqu'on pratique le grattage ou destruction des parties malades au moyen des curettes, on peut se trouver en présence de rois variétés de lésions dont chacune offre des indications spéciales au point de vue du procédé opératoire et du choix des instruments qu'on doit employer : 1° *hypertrophie avec fongosités du col;* 2° *infiltration avec ulcération;* 3° *cancer et sarcôme de la muqueuse du corps et du col.*

Il est nécessaire d'entrer dans quelques détails particuliers sur la façon de procéder dans chacun de ces cas.

1° *Fongosités du col.* — Si la lésion du col a la forme d'un champignon fongueux plus ou moins saillant et saignant facilement, il est nécessaire d'agir largement et rapidement. Pour cela, je me sers de larges curettes profondes, à bords très coupants, avec lesquelles je déchire et je détruis rapidement les parties fongueuses saillantes. Les curettes usitées pour les maladies osseuses sont parfaites pour ce genre d'opérations (fig. 21). Ces végétations sont ordinairement molles; elles se laissent facilement enlever, et on peut en extraire à chaque mouvement de l'instrument des lambeaux volumineux.

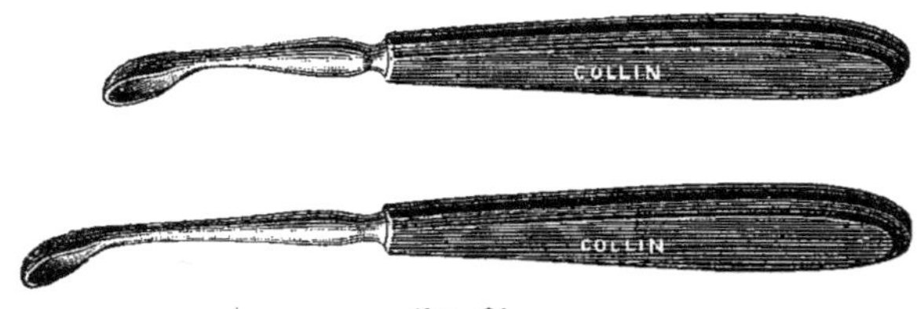

Fig. 21.

La rapidité de l'exécution est ici indispensable, car c'est pendant l'excision de ces parties superficielles bourgeonnantes que la perte de sang peut être abondante. Or, il est tout à fait nécessaire de faire perdre le moins de sang possible à une femme qui est déjà le plus souvent épuisée par des hémorrhagies antérieures ou par l'écoulement abondant de liquides albumineux.

Lorsque ce premier temps de l'opération est fait avec dextérité, on est étonné de constater une perte de sang totale relativement minime, bien que l'instrument ait pendant tout le temps agi dans des tissus extrêmement vasculaires.

Il est aussi un autre fait assez remarquable, c'est qu'après avoir détruit les parties les plus bourgeonnantes, sans éprouver de résistance, on atteint une zone dans laquelle l'instrument semble pénétrer plus difficilement et qui résiste davantage. Aussitôt que j'ai atteint cette zone plus profonde, l'hémorrhagie diminue, c'est ce qui explique comment, lorsqu'on se hâte d'arriver à cette région, la perte de sang est relativement minime.

Vous pouvez procéder dans ce premier temps avec d'autant plus d'audace et de rapidité que presque toujours, dans ces formes végétantes, le péritoine et les organes voisins sont protégés par une zone d'induration qui empêche tout danger. Cette hardiesse dans la destruction de ces masses fongueuses peut quelquefois étonner ceux qui pour la première fois agissent dans une région aussi profonde; mais elle est justifiée par l'absence d'accidents et le bénéfice qu'on en retire.

Lorsque vous aurez ainsi détruit toutes les parties fongueuses superficielles et constaté sur toute l'étendue de la surface saignante ainsi produite, l'état de résistance signalé plus haut, il est bon de suspendre momentanément l'opération. Une irrigation antiseptique, l'emploi de tampons de ouate, servent à déterger toutes ces parties et à les montrer nettement sous leur nouvel aspect.

Vous avez ainsi sous les yeux une surface anfractueuse sanguinolente et à laquelle restent appendus des lambeaux de tissu qui n'ont pas été arrachés complètement par la curette, et tiennent encore par un petit pédicule. Ces petits lambeaux sont surtout fréquents vers la périphérie.

C'est alors que commence le second temps, lequel consiste à enlever complètement ces lambeaux incomplètement détachés, au besoin avec des ciseaux longs et courbes, à détruire le plus profondément possible cette seconde zone déjà résistante et à arriver finalement sur le tissu qui doit être respecté. Celui-ci est reconnaissable non pas à la vue, mais surtout à la résistance absolue que rencontrent les curettes même très coupantes.

L'opérateur exercé reconnaît assez facilement par la résistance qu'il éprouve et même par le bruit particulier que produit l'instrument, en arrivant sur ces parties dures, qu'il ne peut plus agir sur elles.

Pour atteindre cette zone, qui semble être constituée par le tissu utérin simplement induré ou à peine infiltré, on doit procéder lentement, par petits coups pour ainsi dire, et non plus rapidement comme au début. L'écoulement sanguin étant considérablement diminué ne rend pas nécessaire une intervention aussi rapide.

Le choix des instruments est assez important pour terminer ce second temps opératoire ; il vaut mieux se servir de curettes plus petites, soit rondes, soit allongées, comme la curette de Récamier, afin d'agir sur des points plus limités, et de fouiller pour ainsi dire dans toutes les anfractuosités où se rencontre le tissu friable qu'on peut enlever.

Vous aurez la précaution d'avoir également à votre portée une longue pince à disséquer et une paire de longs ciseaux courbes. Ces instruments sont utiles pour couper les pédicules des petits lambeaux que la curette ne peut enlever, parce qu'elle ne peut pas prendre de point d'appui sur leur base. Ce temps de l'opération est important, car il s'agit de dépasser le plus possible les limites du mal, et, pour arriver à ce résultat, il faut atteindre partout et dans les moindres anfractuosités le tissu jusqu'à la rencontre de celui qui ne se laisse plus entamer par les instruments.

Lorsque vous aurez vérifié avec soin toute la surface, en insistant spécialement dans le voisinage du canal cervical, là où l'infiltration a plus de tendance à se produire, il restera généralement une plaie qui a la forme d'un cône dont le sommet est dirigé du côté de l'orifice supérieur du col. Mais, comme l'infiltration maligne est le plus souvent très irrégulière, l'aspect de la plaie ainsi produite peut être extrêmement variable.

2° *Infiltration et ulcération.* — Dans la seconde variété, on trouve au niveau de l'orifice du col, et portant principalement sur une des lèvres, une ulcération anfractueuse, mamelonnée et s'enfonçant quelquefois profondément dans sa cavité. Ici, vous remonterez très peu de bourgeons ; il semble que les parties molles ou ramollies ont déjà été éliminées et qu'il ne reste que des parties déjà résistantes, infiltrées, reposant sur une partie du col hypertrophiée.

Dans ce cas, il faut agir moins rapidement et avec plus de prudence, car on a moins à craindre la perte sanguine ; mais on a davantage à redouter la perforation du col et la pénétration dans le péritoine, surtout lorsque la maladie est déjà avancée.

Nous retrouvons ici les préceptes indiqués dans le second temps de l'opération précédente, c'est-à-dire après la destruction des parties fongueuses et saignantes. Au lieu de prendre une grosse curette, il est préférable d'user des petites curettes rondes en cupules, ou des curettes allongées. Agissez par petits coups, mais avec une certaine force, car, dans ces cas on arrive rapidement sur les parties résistantes.

Comme celles-ci sont infiltrées par des éléments cancéreux, détruisez-les avec le plus grand soin; aussi devez-vous mettre beaucoup de patience et de temps pour arriver à ce résultat.

Ne craignez pas d'agir surtout dans la cavité du col, de prolonger les explorations dans ce sens, car nous savons que l'infiltration envahit volontiers la muqueuse du col et même du corps. En agissant ainsi vous aurez produit une espèce d'évidement de cette portion de l'utérus. Une précaution nécessaire consiste à ne pas présenter les instruments perpendiculairement à l'axe du col et d'agir toujours parallèlement à cet axe, autant qu'il est possible ; on évite ainsi les échappées et les perforations, qu'il faut toujours craindre quand le col est ramolli.

C'est principalement dans les lésions anciennes et lorsque l'instrument rencontre tout d'abord une faible résistance, que vous aurez à redouter une perforation péritonéale, qui dans ce cas ne serait cependant pas des plus dangereuses à cause des précautions que vous prendrez avant et après l'opération.

Souvent, lorsque la plaie, malgré toute l'attention employée pour détruire les parties malades, semble n'être pas débarrassée complètement de ses produits, on peut recourir à une légère cautérisation superficielle. Mais seulement dans ce cas particulier.

Je crois qu'il n'est pas indiqué d'employer le thermocautère, parce qu'il ne pénètre pas facilement dans les anfractuosités.

Je me sers habituellement d'une solution de chlorure de zinc au dixième, que je porte dans toutes les anfractuosités que je désire atteindre, au moyen de petites boulettes de ouate solidement fixées à l'extrémité d'une baguette en bois. Ce liquide pénètre facilement dans les petites cavités, agit avec énergie sur tous les petits lambeaux encore adhérents à la surface ; en même temps, il coagule le sang et sert ainsi d'hémostatique.

L'emploi du chlorure de zinc doit être surveillé avec soin, car il faut éviter le contact de ce caustique avec les parois vaginales. Pour arriver à ce résultat et empêcher tout accident, vous prendrez les deux précautions suivantes : imbiber très peu le tampon de ouate qui doit absorber le liquide, afin que celui-ci ne puisse s'échapper sans une légère pression ; placer, dans le fond du vagin et dans sa partie déclive, une petite quantité de ouate hydrophile qui recueillerait le liquide, si celui-ci coulait trop abondamment à la surface de la plaie.

Plusieurs auteurs, surtout ceux qui ont remis en honneur cette pratique, ont conseillé de terminer toujours la séance de raclage par une cautérisation énergique des surfaces érodées avec une substance caustique. Cervis employait le nitrate acide de mercure ; Marion Sims se servait d'une solution de chlorure de zinc à moitié ; enfin, d'autres cautérisent la surface avec le fer rouge, ou simplement avec la teinture d'iode.

J'ai, au début de ma pratique, employé souvent ces cautérisations, qui ont pour but de détruire les lambeaux incomplètement détachés de la surface opératoire ; mais, après plusieurs essais, j'y ai renoncé.

L'eschare ainsi produite est mince et ne donne pas un bénéfice réel au point de vue de la destruction de la tumeur. En se détachant, elle provoque une putréfaction des liquides qui s'écoulent de la plaie et elle peut, au moment de sa chute, laisser les vaisseaux ouverts et causer ainsi une hémorrhagie. J'ai été témoin une fois de ce fait dans un cas où l'hémorrhagie est survenue au huitième jour.

Aussi, je vous le répète, je ne crois pas à l'utilité de cette cautérisation profonde et je n'emploie le chlorure de zinc au dixième que dans le but de détruire les petits bourgeons qui pourraient rester dans quelques points de la plaie anfractueuse.

Pansement. — Lorsque l'opération est complètement terminée, il est utile de faire une injection abondante avec la liqueur de van Swieten. On entraîne ainsi tous les débris et toutes les parcelles qui sont séparées de la surface opératoire et qui pourraient se putréfier facilement. Cette injection a également pour but d'arrêter ou de diminuer l'écoulement sanguin.

Si cet écoulement paraissait un peu trop abondant, on pourrait faire temporairement une légère compression avec un tampon de ouate qui sera enlevé ensuite avec précaution pour ne point entraîner avec lui les petits caillots déjà formés.

Le pansement le meilleur consiste dans l'application de petits tampons de gaze iodoformée directement sur la surface saignante.

Ces tampons doivent être petits, gros à peine comme le bout du petit doigt, et munis chacun d'un fil qui permet de les retirer.

Ces petits tampons seront appliqués successivement contre les différentes parties de la surface avivée, de façon à la garnir complètement et à être assez exactement en contact avec elle.

Aussi, faut-il avoir soin d'enfoncer ces petits tampons dans l'intérieur du col et dans les anfractuosités de la plaie. Une précaution excellente, surtout dans les plaies très déchiquetées, consiste à insuffler sur cette surface, au moyen d'un tube ou d'un petit soufflet spécial, de l'iodoforme finement pulvérisé et porphyrisé. Par ce procédé, on est assuré de faire pénétrer dans les moindres recoins une certaine quantité de cette poudre.

Lorsque toute la surface saignante est ainsi mise en contact avec la poudre désinfectante, il est utile de placer derrière les petits tampons un ou deux tampons plus volumineux de gaze iodoformée. Ceux-ci maintiennent les premiers et servent en même temps à désinfecter les liquides. Le tout sera fixé par de l'ouate parfaitement aseptique, qui remplira une partie du vagin.

Les fils seront coupés à une petite distance de la vulve, et, pour rendre l'extirpation des tampons plus facile, on pourra distinguer chacun des fils par des nœuds indiquant leur profondeur respective.

Soins consécutifs. — La malade, remise dans son lit, ne demande à partir de ce moment, aucun soin spécial ; quelquefois, elle pourra éprouver une certaine difficulté pour uriner ; mais après quelques sondages, le plus souvent cet inconvénient disparaîtra.

Le pansement indiqué plus haut peut rester en place ordinairement trois jours, quelle que soit la perte de liquide qui se produise à travers les tampons.

Lorsqu'on a employé une quantité d'iodoforme suffisante, les liquides qui sont dans le fond du vagin ne subissent aucune altération et aucune putréfaction. Aussi la malade n'a-t-elle aucune élévation de température. Après trois jours environ, ou, lorsqu'on le juge convenable, d'après les phénomènes observés, les tampons sont enlevés avec précaution, mais en ayant soin de placer toujours les malades dans la même position que pour l'opération (position dite *du spéculum*).

Généralement, il est bon d'introduire le spéculum pour se rendre compte de la façon dont se comporte la surface de la plaie et afin de pouvoir placer plus facilement les tampons qui constitueront le second pansement. Une fois le spéculum appliqué, le vagin est lavé par une grande injection avec la liqueur de van Swieten.

Un second pansement doit être fait comme le premier et renouvelé au bout de trois ou quatre jours.

Le plus souvent, je fais trois ou quatre pansements par ce même procédé et ce n'est qu'au bout de dix à douze jours, lorsque les surfaces sont bourgeonnantes et ont bon aspect, et que la plaie s'est rétrécie sensiblement, que je me contente des précautions suivantes :

Lavage quotidien avec la liqueur de van Swieten additionnée par moitié d'eau bouillie, et introduction dans le fond du vagin, avec le doigt seulement, d'un ou de deux petits tampons de gaze iodoformée.

En effet, à partir de cette époque, on n'a plus à craindre l'infection, car tous les tissus détruits par la curette et non enlevés complètement par elle, sont éliminés ; vous aurez alors moins de chance de putréfaction enfin, la plaie n'a plus les mêmes propriétés absorbantes qu'au début.

3° *Cancer et sarcôme de la muqueuse du col et du corps*. — Le grattage, qui rend de si grands services dans le cancer du col, à cause de la facilité de son emploi sur des parties accessibles à l'œil, peut être employé également avec avantage lorsque la lésion occupe la muqueuse du corps.

On agit dans ce cas comme dans le curage de la muqueuse atteinte de métrite chronique, ainsi que je vous l'ai indiqué dans la dernière leçon. La pratique d'un grand nombre de chirurgiens a démontré en effet que, lorsqu'on agissait, même avec une certaine violence, sur la muqueuse du corps utérin, de façon à la lacérer, à la détruire par lambeaux, on pouvait non seulement ne provoquer aucun accident, mais obtenir un bénéfice considérable pour la guérison de la maladie. Il est vrai que, pour arriver à ce résultat sans avoir d'accidents, il est utile de s'entourer de toutes les précautions antiseptiques que nous avons étudiées plus haut

Le grattage peut être appliqué au début de l'affection cancéreuse de la muqueuse, lorsque celle-ci est presque seule envahie

et qu'on n'a pas à craindre une perforation de l'organe en manœuvrant dans son intérieur avec des instruments rigides et coupants.

Ordinairement, les affections de la muqueuse utérine restent
longtemps limitées à cette portion de l'organe et n'envahissent
que tardivement les parois musculeuses. Vous pourrez donc agir
sur elles pendant une période assez longue.

Mais il est surtout une variété de tumeur maligne, la plus commune peut-être de toutes celles qui se développent dans la
cavité utérine et qui se prête admirablement à ce genre d'intervention ; c'est le sarcôme de la muqueuse utérine.

Ce sarcôme a une tendance à envahir toute la muqueuse utérine, à l'hypertrophier d'une façon considérable et à provoquer par
ce fait des hémorrhagies abondantes et presque continuelles. Souvent même, la muqueuse s'hypertrophie sous la forme de mame-
lons saillants, fongueux et saignants, qui remplissent la cavité
utérine.

J'ai montré devant la Société de chirurgie en 1886 un cas de
ce genre, dans lequel il s'était produit une *hématome* ou accumulation de sang dans la cavité de l'utérus.

On comprend que, dans ces conditions, s'il est possible de
détruire cette muqueuse hypertrophiée et vasculaire, et d'atteindre
les limites de la maladie, vous pourrez non seulement détruire
la source d'hémorrhagies abondantes et funestes pour les malades, mais aussi dans certaines circonstances enrayer la maladie, ou tout au moins empêcher la repullulation du sarcôme
pendant un certain temps.

L'expérience a démontré que cette vue théorique était vraie, et
de nombreux exemples de grattage ayant détruit la muqueuse
utérine dans ces conditions ont donné d'excellents résultats.
M. Tillaux a rapporté un exemple frappant de l'utilité de cette
intervention dans une discussion de la Société de chirurgie, à la
suite de la communication que j'avais faite à propos du sarcôme
intra-utérin, dont je viens de vous parler.

Mais il ne faut pas oublier que c'est surtout aux pertes sanguines, aux écoulements séreux abondants de liquides albuminoïdes qu'on s'attaque principalement, lorsqu'on cherche ainsi à
détruire la muqueuse. On ne peut avoir en effet la prétention de
faire une opération très radicale, éloignant beaucoup ou empê-

chant la récidive de la maladie. Cependant le sarcôme, à cause de son évolution lente, se prête davantage à ce genre d'intervention, qui laisse dans ces cas un plus long bénéfice que dans les épithéliômes.

Pour atteindre la muqueuse utérine dans des conditions favorables au raclage et à la destruction de cette membrane, il n'est pas toujours nécessaire d'élargir la voie naturelle. Dans un grand nombre de cas, en se servant d'une curette allongée en gouttière, (celle de Récamier) à bords tranchants, suffisamment étroite, on peut agir sur la muqueuse et atteindre le résultat qu'on désire.

Le pansement, ici, se fait comme dans les opérations précédentes; sauf qu'il est bon d'insuffler de la poudre d'iodoforme, au moyen d'une sonde spéciale, jusque dans la cavité utérine.

Résultats du grattage. — Sous l'influence de cette opération, on voit se produire un certain nombre de phénomènes heureux qui rendent de grands services aux malades.

Le premier bénéfice est la suppression immédiate de l'écoulement séro-sanguinolent, et souvent même des hémorrhagies qui viennent le compliquer. Ce résultat semble très rationnel, puisque nous avons vu que la cause presque absolue des hémorrhagies et de l'écoulement sanguinolent est l'abondance des vaisseaux contenus dans les bourgeons cancéreux. On a ainsi enlevé une des causes les plus considérables de l'affaiblissement de la malade.

En même temps la patiente est rassurée, car généralement cet écoulement sanguin et ces pertes sont une cause d'inquiétude et de tourment. Or, le chirurgien, pas plus que le médecin, ne doit négliger d'agir dans les limites du possible sur l'état moral de ses malades.

La fétidité de ces écoulements disparaît instantanément, puisque toutes les parties atteintes de sphacèle, et qui paraissent être la cause principale de la putréfaction, sont enlevées par l'opération. Celle-ci laisse une plaie assez nette dont la surface n'a plus de tendance à s'éliminer continuellement.

Les pansements à l'idioforme servent aussi à enlever l'odeur qui pourrait reparaître plus tard.

L'emploi de l'iodoforme semble n'avoir qu'un inconvénient, qui est la diminution de l'appétit survenant après quelques jours. Aussi doit-on supprimer ou diminuer le volume des tampons après le huitième ou dixième jour ; à ce moment, des lavages méthodiques suffiront pour l'antisepsie.

Malgré la cessation des écoulements sanguins, il ne faut pas s'attendre à voir disparaître toute perte de liquide. En effet, pendant les jours qui suivent l'opération, il se produit un écoulement abondant, mais sans odeur, parce qu'il est en partie filtré par les tampons vaginaux antiseptiques. Cet écoulement de sérosité albumineuse est produit par la surface de la plaie. Il se modère ordinairement vers le septième ou huitième jour, pour persister ensuite, mais plus modéré.

Un résultat très curieux et particulièrement frappant chez certaines malades, principalement chez celles dont le cancer est encore limité à l'utérus, consiste dans la disparition complète ou presque complète des douleurs qu'elles éprouvaient déjà dans la région des reins et du bas-ventre. Dans tous les cas, ces douleurs sont au moins améliorées. Le pansement avec l'idioforme semble avoir une action sur les phénomènes douloureux; mais ce n'est pas là la cause principale, car, avant d'employer de l'idioforme, j'avais eu des résultats à peu près semblables, lorsque je me contentais de faire des lavages antiseptiques répétés sans employer le tamponnement. Vous pouvez admettre cependant qu'il se produit là un effet combiné des deux causes : ablation des parties malades et effet de iodoforme, puisque cette substance semble avoir une action analgésique sur les tissus mis en contact avec elle.

Après un grattage très étendu, il est presque ordinaire de trouver, au bout de huit ou dix jours, la plaie ainsi produite considérablement diminuée. Dans le cas où l'on a pu faire une ablation complète et arriver profondément sur le tissu sain, il est fréquent de constater, vers le quinzième jour, que la plaie est non seulement diminuée d'étendue, mais qu'elle a pris l'aspect des plaies consécutives à l'ablation du col utérin hypertrophié, en voie de cicatrisation. J'ai vu déjà quatre malades ainsi opérées pour des ulcérations assez étendues du col, et chez lesquelles j'avais fait un évidement profond de la cavité, présenter, vers le vingt-cinquième ou trentième jour, une cicatrisation complète de la partie malade.

Chez trois d'entre elles, la cicatrisation fut durable pendant plusieurs mois, et les lésions ne reparurent qu'après cette époque.

Chez l'une d'elles, que vous avez vue dans nos salles, au bout de cinq mois environ, l'écoulement sanguin reparut, accompagné de douleurs violentes dans le bassin, la cicatrice du col restant intacte. L'extension de la maladie s'était faite du côté de la cavité du corps, et surtout du côté des ganglions et des parties voisines du bassin. La malade, jeune encore, mourut trois mois après, à la suite de souffrances très vives, mais avec des pertes sanguines très minimes et sans que la cicatrice du col ait paru altérée. Je pourrais vous citer cinq faits semblables tirés de ma pratique.

Dans d'autres cas, la cicatrice ne se fait pas complètement ; elle donne lieu à quelques petits bourgeons qui indiquent une reproduction de la tumeur, ou bien l'affection reparaît sur les limites des parties détruites.

Mais, ici encore, on peut employer de nouveau la même méthode et y revenir à plusieurs reprises, tant qu'il n'y a pas danger de perforer le péritoine ou les organes voisins. Chaque fois que vous interviendrez de cette façon, vous aurez des bénéfices à peu près semblables à celui qu'a donné la première opération ; il n'est pas douteux pour moi qu'on obtienne par ces interventions successives non seulement les avantages énumérés plus haut, mais probablement un ralentissement dans la marche de la maladie.

Ce dernier résultat est très difficile à démontrer, car nous savons combien est variable la rapidité d'évolution de cette affection, suivant ses variétés anatomiques et surtout suivant l'âge et la constitution des malades. Mais en supposant même qu'on n'ait de ce côté qu'un résultat peu important ou même nul, le seul fait d'avoir arrêté momentanément les inconvénients d'une infirmité aussi désagréable, d'avoir rassuré les malades et très souvent diminué les causes de dépérissement, constituerait déjà une indication importante et qu'on ne doit pas négliger.

Les formes franchement végétantes ou ulcéreuses sont les plus favorables à ce genre d'intervention, car on peut arriver avec de la persévérance à détruire complètement les parties malades, lorsque l'affection n'est pas encore très avancée. Dans les formes infiltrées, lorsque le tissu morbide a envahi le col utérin, en l'indurant fortement, le bénéfice est moins important, parce qu'il est bien difficile d'arriver par le grattage jusqu'à la limite du mal.

Conclusion. — Vous pouvez donc juger après ces détails combien les indications de l'emploi du grattage dans les cas du cancer de l'utérus sont nombreuses; mais elles peuvent se résumer de la façon suivante.

Toutes les fois que l'affection du col ne permettra pas l'ablation de cet organe en totalité et en dépassant autant que possible les limites du mal on pourra avoir recours au grattage.

Il sera bon de s'abstenir lorsque, l'affection étant trop avancée, on aura à craindre la perforation du péritoine ou des organes voisins et par conséquent l'aggravation de la maladie.

Cependant vous pourrez avoir recours au grattage même dans les cas où vous ne pourrez atteindre la limite de l affection en ne prenant comme indication que les hémorrhagies abondantes et inquiétantes; vous arriverez presque toujours ainsi à les arrêter, au moins momentanément.

Ce moyen d'exérèse, ordinairement purement palliatif, est certainement supérieur à tous les autres moyens connus, tels que cautérisation avec des liquides, acide chromique, etc., avec le fer rouge, et même avec les caustiques, tels que la pàte de Canquoin.

Quant aux avantages qu'on peut retirer de cette intervention, avantages déjà bien connus et qui ont été indiqués par Marion Sims dans un article paru dans les *Annales de gynécologie* (1880), je les résumerai en quelques mots :

Diminution et même disparition complète des pertes sanguines et séro-sanguinolentes; abolition de la fétidité; disparition des symptômes d'affaiblissement progressif dus à l'écoulement des liquides albuminoïdes et aussi à la résorption des produits de putréfaction.

Certaines malades paraissent revivre après l'opération; le teint se colore, les forces reviennent, la marche redevient possible; en un mot, on assiste quelquefois à de vraies résurrections.

BIBLIOGRAPHIE

Robert. — *Des affections granuleuses, ulcéreuses et carcinomateuses du col de l'utérus*. Thèse du concours 1848.

Cervis. — *The treatment of epithelioma of the uterus by erosion*. Saint-Thomas. Hosp. Rep. IX, 1878.

MARION SIMS. — *De l'épithélioma du col utérin et de son traitement.*— *Annales de gynécologie,* 1880, t. XI, p. 26.

VERNEUIL. — Soc. de chirurgie. Séance du 11 juin 1884, p. 469.

TERRILLON. — *Traitement du cancer de l'utérus par le grattage. Bulletin général de thérapeutique,* 1885, p. 195.

E. ESTOR. — *Etude critique du traitement du cancer de l'utérus en France.* — Th. Montpellier, 1888.

RÉTROVERSION ET RÉTROFLEXION DE L'UTÉRUS

OPÉRATION D'ALEXANDER

Définition de la rétroversion et rétroflexion. — Causes. — Symptômes. — Signes physiques. — Réductibilité de l'utérus. — Emploi de l'hystéromètre. — Inconvénients de la rétroflexion. — Traitement orthopédique, pessaires. — Traitement chirurgical, Alquié, Alexander, Adams. — Manuel opératoire. — Résultats. — Indications diverses.

Je vais opérer devant vous une malade atteinte de rétroversion et de rétroflexion utérine. Ce sera pour moi l'occasion de vous indiquer les particularités que présente cette variété de déplacement de l'utérus, et les traitements qui peuvent y remédier.

Tout d'abord, que doit-on entendre par *rétroversion* et *rétroflexion*.

Vous savez que l'utérus est maintenu dans sa situation normale par plusieurs ligaments — véritables cordages — qui sont les ligaments ronds, les ligaments larges, les ligaments utéro-sacrés et vésico-utérins ; l'utérus est pour ainsi dire suspendu au centre du petit bassin. La partie où s'applique la suspension correspondrait à peu près à l'union du corps et du col.

On dit qu'il y a rétroversion lorsque le fond de l'utérus est incliné en arrière, tandis que le col se porte en avant. La rétroflexion existe, lorsque le corps est courbé sur le col en arrière. Il est très rare de trouver l'une de ces dispositions sans l'autre ; rétroversion et rétroflexion vont généralement ensemble.

Les causes de cette affection se réduisent à trois. Longtemps, on a incriminé le relâchement des ligaments de l'utérus : ces ligaments, disait-on, ne maintenant plus l'utérus dans sa situation normale, celui-ci se dévie avec la plus grande facilité.

Bientôt on s'aperçut que cette explication n'était pas suffisante, car on avait constaté que, dans la plupart des cas, l'utérus lui-même était malade. Aussi, fit-on jouer un certain rôle à l'inflammation de la matrice qui la rend plus volumineuse, plus lourde et favorise ainsi la déviation. Donc, la déviation de l'utérus en arrière est due à deux causes principales : le relâchement des ligaments utérins, et surtout la métrite. En effet, elle s'observe le plus souvent chez des femmes récemment accouchées ou qui ont eu plusieurs enfants, et l'on sait que la grossesse et l'accouchement entraînent à leur suite, la métrite, aussi bien que le relâchement des cordages utérins.

Enfin, il existe une autre cause plus fréquente, c'est la formation d'adhérences qui attirent le fond de l'utérus en bas et en arrière, souvent la salpingite ou inflammation des trompes est la cause de cette variété. Les trompes et l'ovaire malades tombent sollicités par leur poids dans les culs-de-sac de Douglas et entraînent avec eux le fond de l'utérus. Nous parlerons peu de cette variété qui ordinairement n'est pas traité chirurgicalement.

Signes et diagnostic. — Les signes fonctionnels de la rétroversion et de la rétroflexion n'ont pas une grande importance en eux-mêmes ; la constipation et la douleur doivent surtout attirer l'attention du chirurgien.

Les règles sont plus ou moins irrégulières, sans présenter de caractère bien spécial. Les femmes accusent des métrorrhagies dues à la métrite et à la position de la matrice qui entraîne à sa suite une circulation défectueuse dans l'organe. On peut observer quelquefois des troubles du côté de la miction.

Mais la constipation est un des symptômes les plus notables, elle est quelquefois opiniâtre ; dans certains cas, le rectum serré entre l'utérus et le sacrum est tellement aplati, que l'emploi de la canule rectale devient nécessaire pour donner issue aux matières fécales.

La douleur dans les déviations en arrière est pour ainsi dire caractéristique : c'est une pesanteur dans le fondement, une douleur coccygienne ; en un mot, la sensation pénible est plutôt localisée en arrière. Elle est exagérée par la marche et le cahot de la voiture.

Comme dans toutes les affections qui déterminent de la compression dans l'intérieur du bassin, cette douleur s'accompagne d'irradiations vers les reins, les cuisses, etc.

Les signes physiques ont une toute autre importance. Ce sont eux qui nous permettront de reconnaître l'existence d'une déviation en arrière et la variété à laquelle appartient cette déviation.

La palpation abdominale est négative. Elle permet seulement chez les femmes maigres ou dont les parois abdominales sont très dépressibles de constater l'absence du corps de l'utérus derrière la symphyse. Le toucher vaginal est indispensable. S'il s'agit d'une simple rétroversion, on reconnaît que le col est dirigé en haut et en avant, et on sent au niveau du cul-de-sac postérieur une tumeur arrondie qui se continue directement avec le col de l'utérus.

S'il s'agit d'une rétroversion accompagnée de rétroflexion, il est facile de constater, comme dans le premier cas, le col dirigé en haut et en avant, mais on sent plus nettement une masse dure dans le cul-de-sac postérieur. En outre, le doigt reconnaît qu'il existe entre le col et le corps une courbure à concavité dirigée en bas et en arrière, un véritable angle dièdre formé par le corps et le col.

Dans les deux cas le toucher rectal permet de reconnaître une masse dure, arrondie, que le doigt dépasse et qui n'est autre que le fond de l'utérus déprimant sa paroi antérieure.

Mais il est un moyen de beaucoup préférable à toutes les autres explorations, c'est celui qui consiste à se rendre compte de l'état de courbure et de la direction de la cavité utérine, au moyen de

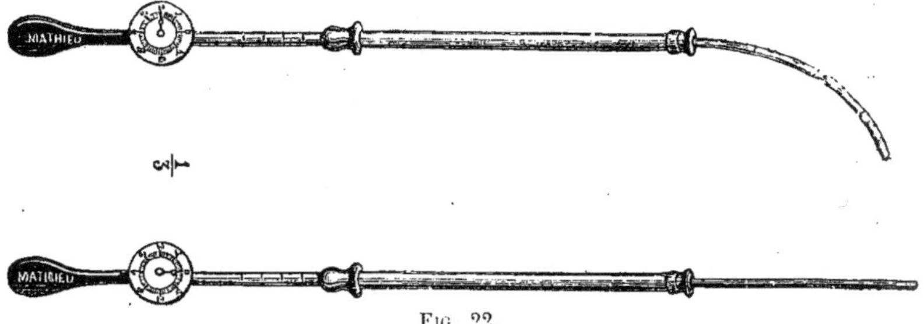

Fig. 22.

l'hystéromètre. Pour avoir une notion nette et précise de la direction de la cavité j'emploie un hystéromètre particulier de mon invention, dont la tige mobile correspond à un petit cadran gradué.

Je l'ai nommé *Hystéro-curvimètre*. Celui-ci introduit dans l'utérus me donne exactement le degré de courbure de la flexion. Je ne pourrais trop vous recommander cet instrument qui vous rendra en pareilles circonstance des grands services.

Ce n'est pas tout. Quand on se trouve en présence d'une déviation en arrière, deux autres renseignements sont nécessaires.

Il faut savoir : 1° si l'utérus est mobile ou non ; 2° si la bascule utérine peut être réduite, en un mot si l'on peut redresser l'utérus.

Pour savoir si l'utérus est mobile, vous appuyez sur le col d'avant en arrière et le fond de l'organe remonte, fuyant pour ainsi dire sous votre doigt.

Il est plus difficile de savoir quel est le degré de réductibilité de l'utérus, pour cela vous aurez recours à deux manœuvres différentes.

La première consiste à mettre la femme dans la position genupectorale ; si vous pratiquez alors le toucher, aussitôt la matrice a repris sa position normale par son propre poids ; ou bien si l'utérus ne reprend pas de lui-même sa position normale, vous la lui faites reprendre facilement avec le doigt.

La deuxième manœuvre se pratique avec l'hystéromètre rigide. Voici en quoi elle consiste : vous introduisez l'hystéromètre rigide dans la cavité cervicale, mais bientôt vous sentez que vous êtes arrêté ; vous relevez alors le manche de l'instrument du côté du pubis et vous avez la sensation que l'obstacle est franchi et que vous pénétrez davantage ; si vous relevez davantage le manche de l'hystéromètre, vous gagnez encore du terrain et il finit par atteindre le fond de la cavité utérine.

Que s'est-il donc passé ? C'est que, par cette manœuvre vous avez relevé le col et fait disparaître la concavité qui correspond à la courbure de cette partie sur le corps : en un mot, vous avez ramené le col dans l'axe du corps.

Mais vous n'avez fait ainsi que la première partie de la manœuvre ; aussi complétez-la de la façon suivante :

Si, laissant l'hystéromètre en place, vous abaissez le manche de l'instrument vers la région anale, vous constatez par le toucher vaginal que l'utérus n'est plus ni rétrofléchi, ni rétroversé et qu'il a repris sa position normale.

Rappelez-vous cette manœuvre importante, car vous la retrouverez à propos de l'emploi des pessaires et de l'opération d'Alexander. En effet toute deviation en arrière mobile et réductible est seule susceptible d'être traitée par les différentes méthodes que nous étudierons plus loin.

Pronostic. — Cette affection n'est pas dangereuse, mais elle présente plus d'un inconvénient. D'abord elle est cause de stérilité, que celle-ci soit due à la congestion permanente de l'utérus, ou à la mauvaise position du col s'opposant à l'entrée des spermatozoïdes dans la cavité utérine.

Les accoucheurs connaissent fort bien un accident imputable aux déviations de l'utérus en arrière, l'emprisonnement de la matrice gravide dans le petit bassin, au début de la grossesse, emprisonnement qui peut causer des accidents terribles et nécessiter des manœuvres spéciales.

Enfin, il faut compter aussi avec un autre facteur qui est la difficulté de la guérison.

Cependant nous pouvons ajouter un correctif : la ménopause améliore la situation. Vous verrez souvent des femmes qui soufraient, depuis longtemps d'une rétroflexion, voir leur état s'améliorer singulièrement après la cessation du flux cataménial.

Ne croyez pas, d'ailleurs, que la rétroversion et la rétroflexion soient une cause permanente de douleurs ; beaucoup de femmes ont des déviations en arrière sans douleurs. Malheureusement il en est d'autres qui souffrent, et c'est surtout dans la classe pauvre et ouvrière que cela s'observe.

En un mot, ce n'est pas une affection grave, mais elle est parfois extrêmement gênante.

Traitement orthopédique. — La première idée qui se présente à l'esprit, surtout si l'on examine la femme dans la position génu-pectorale, c'est d'user de ce moyen pour opérer la réduction. C'est ce qui a été fait : des femmes ont été condamnées à rester sur le ventre des heures entières dans un but de guérison. C'est le traitement par simple position, moyen de soulagement, il est vrai, mais moyen passager et peu pratique.

On a songé alors à un autre moyen dit mécanique. On s'est servi d'appareils redresseurs destinés à ramener le col dans sa position normale ; ces appareils redresseurs sont les pessaires.

Il en existe trois variétés principales : le pessaire de Sims (fig. 23) dont l'extrémité antérieure vient prendre point d'appui sur la partie postérieure du pubis et dont l'extrémité postérieure embrasse le col qu'il repousse en arrière. Ce pessaire offre plusieurs inconvénients : il est difficile à bien mettre : il détermine parfois des ulcérations du vagin, aussi n'est-il pas supporté par certaines femmes trop sensibles.

Le pessaire en gimblette, et surtout le pessaire à ressort de

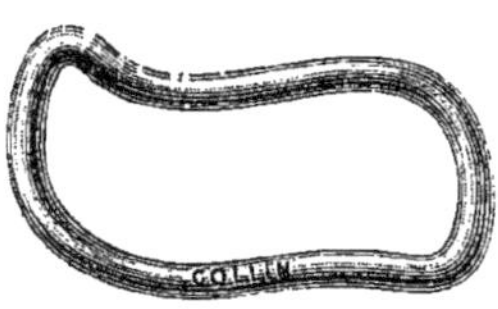

FIG. 23.

Dumontpallier, ne prennent pas d'appui sur les os voisins; ils entourent le col et agissent en dilatant le vagin. Chez certaines femmes, cette dilatation suffit. Le vagin devient rigide comme une peau de tambour et l'utérus est redressé et immobilisé.

Dans les cas difficiles et rebelles, où ces pessaires ne suffisent pas, on peut employer le pessaire de Fowler dont l'aspect rappelle celui de Sims, mais il en diffère en ce qu'il présente à sa partie postérieure un orifice destiné à embrasser le col et à sa partie antérieure un autre orifice plus petit dans lequel on peut engager le doigt pour placer ou retirer l'appareil.

Enfin je vous signalerai le pessaire à tige (fig. 24). Celui-ci est

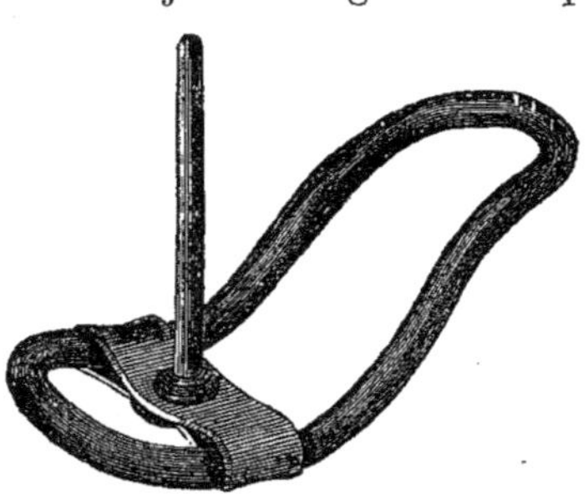
FIG. 24.

formé d'un appareil arrondi prenant point d'appui sur le vagin en le dilatant et muni d'une tige rigide qui est placée à demeure dans la cavité utérine pour la redresser. Rappelez-vous que c'est là un instrument dangereux, car ce n'est pas impunément qu'on enfonce une tige dans la cavité utérine. En outre, il est difficile à manier, par conséquent la propreté vaginale en souffre, la malade ne pouvant pas le mettre et l'enlever elle-même.

Souvenez-vous aussi que dans certains cas il peut suffire de placer un tampon d'ouate dans le cul-de-sac postérieur ; l'utérus est ainsi immobilisé et les femmes sont soulagées.

Telle est l'histoire du traitement orthopédique. Nombre de femmes sont très améliorées par ces moyens, si elles usent d'appareils bien faits, si elles se résignent à garder le repos, enfin, si elles s'entourent de tous les soins de propreté désirables.

Mais il existe des cas dans lesquels ces appareils sont insuffisants ou ne peuvent pas être employés; alors on a recours à un procédé plus sûr et plus radical qui est l'intervention chirurgicale; celle-ci devient alors une méthode de nécessité.

Traitement chirurgical. — La disposition de l'appareil ligamenteux de l'utérus, le rôle de cet appareil dans la fixité de l'organe, devaient tout naturellement faire songer à agir sur lui.

En 1840, Alquier (de Montpellier) avait eu l'idée que chez des femmes dont l'utérus est rétroversé on pourrait tirer sur les ligaments ronds et les raccourcir ce qui amènerait le redressement du fond de l'utérus.

Aran fit un rapport sur le travail qu'Alquier avait présenté à l'Académie de médecine, mais la question resta en suspens et la proposition n'eut aucune suite; l'opération semblait alors grave ou hasardeuse, ce qui était vrai, en tenant compte des procédés chirurgicaux de cette époque.

En 1881, un chirurgien de Liverpool, Alexander, publia l'observation d'une femme chez laquelle il avait pratiqué le raccourcissement des ligaments ronds, pour un cas complexe où il y avait rétroversion et chute de l'utérus.

Presque en même temps Adams (de Glascow) faisait la même opération.

Comme ces deux chirurgiens ont pratiqué le raccourcissement des ligaments fonds, dans le même but, à peu près à la même époque, certains auteurs ont proposé de désigner cette opération sous la dénomination de : *opération d'Alexander — Adams.*

Cette opération eut un grand retentissement à l'étranger et ne tarda pas à s'introduire en France. En effet, en 1884, M. Duplay fit deux opérations de ce genre et obtint de beaux résultats, comme en avaient obtenu Alexander et Adams.

Bientôt après ont été publiées les observations de Pozzi et Bouilly et a paru un travail important de Doleris.

Enfin, je vous signalerai les thèses de Manrique et de Beurnier (1886). J'ai moi-même pratiqué devant vous sept opérations avec succès.

Aussi je ne pourrai mieux faire, pour vous décrire le manuel opératoire, que de vous détailler l'opération, que vous m'avez vu pratiquer hier sur une malade. Cette opération comprend quatre temps :

1° Incision de la peau et du tissu cellulaire sous-cutané jusqu'à l'aponévrose du grand oblique ; 2° recherche de l'orifice externe du canal inguinal et du ligament rond ; 3° raccourcissement et fixation de ce ligament ; 4° fermeture de la plaie.

Après avoir rasé la région pubienne et reconnu les épines du pubis, j'ai fait une incision de 6 centimètres environ, partant de l'épine et se dirigeant en dehors à peu près parallèlement au ligament de Poupart. J'ai incisé la peau et le tissu cellulaire sous-cutané jusqu'à l'aponévrose du grand oblique ; alors a commencé le deuxième temps, c'est-à-dire la recherche de l'orifice inguinal et du ligament rond.

Dans ce deuxième temps, j'ai procédé avec prudence, car le ligament rond s'éparpille au moment où il quitte le canal inguinal et ses faisceaux dissociés se confondent avec la graisse sous-cutanée. Pour trouver le ligament on sera guidé par la vue, qui nous permet de reconnaître la boule graisseuse située au-devant de l'orifice externe du canal inguinal et par le toucher, qui nous fait sentir l'orifice lui-même. Mais ce n'est pas tout, il faut encore reconnaître le ligament à sa sortie du canal ; pour cela, disent les auteurs, il est nécessaire de disséquer la petite région avec la plus grande patience. Chez ma malade, j'ai trouvé le ligament rond avec la plus grande facilité. Ayant reconnu son épanouissement, j'ai suivi les faisceaux de bas en haut et suis tombé immédiatement sur un cordon plein, le ligament lui-même. Je l'ai soulevé avec une sonde cannelée il m'a été alors facile de le dénuder ; cette précau-

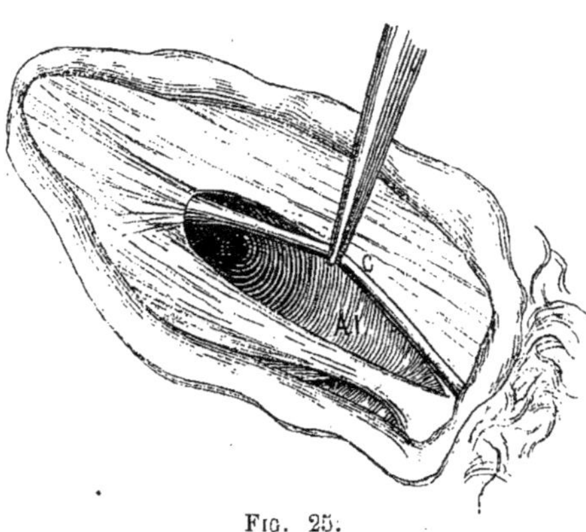

FIG. 25.

A I. Trajet inguinal.   C. Ligament rond.

tion est utile, en effet, le plus souvent le ligament rond est relié aux parois du trajet inguinal par de petits filaments fibreux, ressemblant à de petits tendons. On doit donc écarter ces brides avec grand soin et les couper, car si l'on tire sur le ligament entouré de ces brides, celles-ci empêcheront son déplacement et l'utérus restant immobile ne cédera en rien à la traction. Rappelez-vous donc qu'il faut avant tout que le ligament rond soit mobile.

Aussitôt, j'ai agi de la même façon sur le côté opposé, après avoir placé une éponge antiseptique sur cette première plaie opératoire.

Ce temps terminé, les deux ligaments sont fixés avec des pinces.

Nous voici donc arrivés au troisième temps, c'est-à-dire au raccourcissement et à la fixation des ligaments.

Je vous préviens qu'on ne doit pas tirer sur les ligaments avant d'avoir fait une manœuvre préliminaire indispensable sur l'utérus lui-même. C'est ici qu'un aide est nécessaire ; celui-ci, ayant saisi le col dans le spéculum, introduit l'hystéromètre rigide dans la cavité utérine ; abaissant le manche de l'instrument, ainsi que je l'ai dit plus haut, il redresse l'utérus et le ramène dans sa position normale. Inutile de vous dire que dans cette manœuvre l'aide doit agir avec prudence et douceur. On pourrait aussi employer un instrument connu sous le nom de *redresseur utérin*, mais il n'est pas indispensabe (fig. 26).

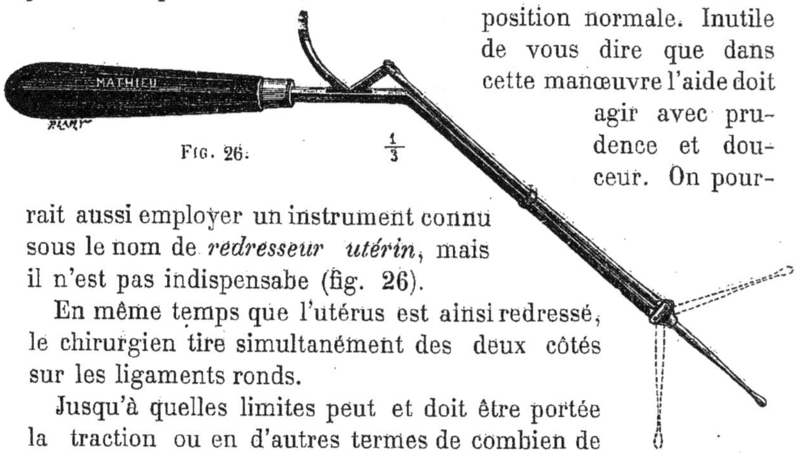

Fig. 26. $\frac{1}{3}$

En même temps que l'utérus est ainsi redressé, le chirurgien tire simultanément des deux côtés sur les ligaments ronds.

Jusqu'à quelles limites peut et doit être portée la traction ou en d'autres termes de combien de centimètres doit-on extraire les ligaments ronds ? Quelques opérateurs ont été jusqu'à 6 centimètres et même davantage : chez la malade qui fait le sujet de cette clinique, j'ai raccourci les ligaments de 4 centimètres 1/2 seulement ; il m'a semblé que cela était suffisant.

Il ne reste plus qu'à fixer les ligaments ronds. Alexander employait tout d'abord du fil d'argent ; un peu plus tard il employa le catgut. En effet la suture perdue l'emporte sur la suture au fil d'argent ; l'adhérence a le temps de se produire avant la résorption du catgut et l'on n'a pas à s'occuper des fils dont l'extraction ne doit pas toujours être facile dans ce cas particulier.

Voici comment on doit pratiquer la suture : une aiguille, armée d'un catgut de moyen volume, est passée à travers l'un des piliers de l'orifice inguinal, puis à travers le ligament rond et le pilier opposé ; en général, deux points de suture suffisent.

J'ajouterai qu'Alexander passait les deux fils en sens inverse ; si le premier traversait d'abord le pilier interne, le second attaquait en premier lieu le pilier externe : c'est là une complication que je crois bien inutile.

Les ligaments ronds étant fixés, il suffit pour terminer complètement l'opération de fermer la plaie. Mais, avant de pratiquer les sutures cutanées, vous devez vous occuper de la partie périphérique des ligaments ronds.

Les chirurgiens ne sont pas d'accord sur la manière de traiter cette partie périphérique. En effet, les uns résèquent cette extrémité sous prétexte qu'elle est devenue inutile et qu'elle peut se sphacéler.

D'autres conseillent de pelotonner cette extrémité dans l'intérieur de la plaie, au-devant de l'orifice externe du canal inguinal. C'est ce que j'ai fait et je crois avoir agi sagement, car théoriquement et logiquement il est préférable de constituer ainsi un bouchon qui contribue à obturer l'orifice externe du canal inguinal et qui sert de point d'appui au cordon qui lui fait suite.

Ceci fait, j'ai suturé la peau avec du catgut et j'ai placé un petit drain à chaque extrémité de la plaie, le tout fut recouvert d'un pansement à la ouate iodoformée et soumis à la compression.

Je vous rapppelerai encore, que l'opération terminée, vous devez avoir recours à une précaution qui n'est pas sans importance. Pour diminuer la traction exercée naturellement par l'utérus sur les ligaments ronds et par suite sur les sutures ; il est nécessaire de soutenir la matrice dans sa nouvelle situation. Pour cela nous avons deux moyens à notre disposition : introduire un pessaire à tige dans la cavité utérine, ou placer dans le vagin un tampon de gaze iodoformée, celui-ci placé dans le cul-de-sac postérieur, soutient le fond de l'utérus. Je vous ai parlé du pessaire comme d'un instrument dangereux, je l'ai donc rejeté et j'ai introduit dans le vagin un tampon de gaze iodoformée.

Je puis vous annoncer que j'ai été bien récompensé car la malade n'a pas eu de fièvre. Les tubes ont été retirés le troisième jour et il n'y avait pas une goutte de pus. Le septième jour la malade était considérée comme guérie. Actuellement, six mois après l'opération, elle marche sans douleur.

L'opération telle que je vous l'ai décrite, telle que je l'ai pratiquée paraît bien simple.

Je dois cependant vous signaler trois inconvénients. Dans quelques cas, des chirurgiens dont l'habileté ne saurait être mise en doute n'ont pu trouver les ligaments ronds ou n'en ont trouvé qu'un. Si l'on ne trouve qu'un seul ligament, il faut pratiquer l'opération sur lui seul ; je connais un cas dans lequel le raccourcissement uni-latéral a été suivi de succès. (Bouilly. *Soc. de chir.*)

On a encore signalé deux autres accidents : la déchirure du ligament rond et la blessure du péritoine, dont un petit cul-de-sac accompagne le ligament dans le canal inguinal. Le premier est rare ; quant à la lésion du péritoine elle n'est pas aussi grave qu'on pourrait le croire. En outre, M. Duplay a proposé, pour obvier à cet inconvénient, de jeter une ligature au catgut sur la partie la plus reculée du ligament rond mise à nu, et de ne faire la suture qu'en avant de cette ligature.

Indication. — Pour vous donner un autre exemple très net des indications de l'opération d'Alexander, permettez-moi de vous citer l'observation d'une jeune femme que j'ai opérée il y a cinq mois et qui est actuellement absolument guérie.

Agée de vingt-six ans, cette malade habitait la campagne comme fermière et était obligée de se livrer à des travaux pénibles. Peu après sa troisième couche, datant de dix-huit mois, elle commença à éprouver une sensation douloureuse dans la région de l'anus, mais profondément. Les douleurs étaient vives pendant la marche et la station debout et exagérées quand elle montait en voiture. En même temps une constipation opiniâtre se montra bientôt et tourmentait beaucoup la malade.

Traitée d'abord pour une métrite, par des injections et des cautérisations du col, elle me fut envoyée au bout d'un an.

En l'examinant je trouvai le col utérin normal, regardant un peu haut, en arrière de lui dans le cul-de-sac, je percevais une masse arrondie formant avec le col un angle où le doigt pénétrait.

L'utérus était mobile et en abaissant le col en arrière, le doigt étant appliqué sur sa lèvre antérieure, on pouvait faire basculer l'utérus, aussitôt la masse postérieure remontait. Avec mon hystéro-curvimètre, dont l'usage pour le diagnostic de ces cas est indispensable et permet d'éviter toute erreur, je constatai que la cavité de l'utérus avait 8 centimètres de longueur, et que la courbure qu'elle présentait correspondait, à cause de sa concavité très prononcée en arrière, à une rétroversion légère accompagnée d'une rétroflexion prononcée. Le toucher rectal uni au palper abdominal confirmait le diagnostic.

Le tout était réductible avec l'hystéromètre métallique rigide.

Chose remarquable, la malade était soulagée aussitôt que l'utérus était relevé, elle accusait surtout une diminution de ses douleurs rectales. L'essai de plusieurs pessaires de modèles divers ne put réussir; malgré tous mes soins, ils étaient mal supportés. Je résolus de recourir à l'opération d'Alexander si nettement indiquée par les signes analysés plus haut.

Elle fut pratiquée avec le secours de mon ami le docteur Schwartz, qui voulut bien se charger de remettre l'utérus en place et de le maintenir ainsi dans le cours de l'opération, surtout au moment où j'exerçais une traction sur les deux ligaments ronds dénudés, avant de les fixer par des ligatures.

L'opération fut simple, les deux ligaments gros comme une plume d'oie, facilement disséqués et séparés de leurs attaches dans le trajet inguinal, sans ouverture du péritoine, furent tirés au dehors de trois centimètres et demi l'un et l'autre. A ce moment M. Schwartz indiquait nettement l'action de cette traction qui remontait le fond de l'utérus et redressait la rétroflexion.

Les deux cordons dont l'extrémité extérieure n'avait pas été réséquée, furent fixés l'un et l'autre au pilier externe par une double ligature au catgut, qui les traversait de part en part. Ils furent abandonnés intacts au fond de la plaie. Un tampon de gaze iodoformée placé dans le cul-de-sac de l'utérus servit à fixer le col dans sa nouvelle situation et à empêcher le poids du corps de tirer trop fortement sur les cordons.

La réunion des deux plaies sous un pansement iodoformé se fit par première intention sans donner une goutte de liquide.

Après douze jours, la malade se leva, mais ayant soin de maintenir l'utérus au moyen d'un pessaire de Courty qui fut bien supporté.

Depuis cette époque elle est non seulement absolument soulagée et guérie, mais elle a quitté son pessaire et peut travailler comme toute autre femme de la campagne. Je l'ai revue cinq mois après l'opération très bien portante ; l'utérus est en place.

Six malades que j'ai opérées ainsi sont actuellement guéries.

J'en ai fini avec l'opération d'Alexander appliquée au traitement de la rétroversion et de la rétroflexion utérine. Mais cette opération n'a pas toujours eu pour but de redresser l'utérus rétroversé et rétrofléchi. Primitivement même, elle a été appliquée à la rétroversion avec prolapsus utérin ; on espérait ainsi remonter l'utérus, et le remettre à la place qu'il occupe normalement dans le bassin. Elle n'est ordinairement pas suffisante dans les cas de chute de la matrice. Dans la plupart, il a fallu y ajouter une opération complémentaire sur le vagin, telle que la coloporrhaphie ou la périnéorrhaphie.

On a aussi proposé le raccourcissement des ligaments ronds pour redresser les ovaires tombés dans le cul-de-sac de Douglas et devenus douloureux dans cette situation.

Enfin, pour terminer l'histoire des opérations pratiquées dans le but de redresser l'utérus dévié en arrière, je pourrai vous citer une opération plus importante et certainement plus radicale que la précédente, qui consisterait à souder le fond de l'utérus avec la paroi antérieure de l'abdòmen, au moyen de sutures, mais après avoir ouvert le péritoine.

Cette opération, faite *accidentellement* par Kœberlé, semble avoir donné un bon résultat, elle a été reprise, par plusieurs chirurgiens étrangers.

J'ai, pour ma part, fait deux opérations de ce genre qui m'ont donné jusqu'à ce jour deux succès, mais elles sont trop récentes pour que je puisse me faire une bonne opinion à ce sujet.

Je pourrais vous parler aussi d'un autre procédé de fixation de l'utérus qui a été proposé par Klotz. Il consiste à faire la laparotomie, puis après avoir redressé l'utérus, à placer derrière lui un tube à drainage en verre. Celui-ci provoque des adhérences qui maintiennent l'utérus dans sa place nouvelle.

Ces opérations nouvelles ne seront jugées définitivement que dans quelques années, aussi je n'insiste pas.

Revenant à l'opération d'Alexander, je terminerai en vous disant que, quoique n'étant pas infaillible, et quoi qu'elle soit encore à l'essai, cette opération a déjà donné de bons résultats. Bien qu'elle ait échoué dans quelques cas qui furent suivis de récidive, elle est capable de rendre de grands services à certaines femmes chez lesquelles l'utérus, dévié en arrière, provoque des troubles digestifs accompagnés de phénomènes douloureux et chez lesquelles, enfin, tout travail est rendu impossible.

BIBLIOGRAPHIE

ALQUIÉ. — *Bull. de l'Acad. de méd. de Paris*, t. **VI**.

ALEXANDER. — *Medical times and gaz.* (Avril 1832), et *The treatment of Bochward, displacements of the uterus and of pralapsus uteri by the new meth, of Schortening the round ligament*, J. et A. Churchill, édit., London, 1884.

ADAMS. — *Glascow med. Journ.* Juin 1882, p. 432. — *Idem*, 1884, p. 121.

IMBACH. — *Edinburgh méd. Journ.*, 1885, p. 913.

DOLÉRIS et RICARD. — *Union médicale*, 24 novembre et 29 décembre 1885.

MANRIQUE. — Thèse de Paris, 1886.

BEURNIER. — *Ligaments ronds de l'utérus.* — Anatomie. — Physiologie. — Médecine opératoire. — Thèse de Paris, 1886.

TERRILLON. — *Rétroversion et rétroflexion utérine.* — Opération d'Alexander. *Bulletin médical*, 1 juin 1887.

DES CYSTITES DOULOUREUSES CHEZ LA FEMME

ET LEUR TRAITEMENT

Observation présentant un type de cystite douloureuse. — Que doit-on entendre par : cystite douloureuse ? — Variétés de la cystite. — Traitement et indications. — Traitement médical. — Traitement médico-chirurgical. — Moyens chirurgicaux. — Opération d'Emmet. — Résultats. — Résumé.

Nous avons fait, il y a quelques jours, une opération relativement nouvelle, qui consiste dans l'ouverture de la vessie pratiquée par le vagin (création d'une fistule vésico-vaginale artificielle) dans le but de soulager et de guérir une malade atteinte de cette affection que l'on désigne sous le nom de *cystite douloureuse*.

Je profite donc de cette occasion pour étudier avec vous les symptômes et le traitement de cette maladie qui, à vrai dire, ne constitue pas une individualité pathologique, ainsi que nous le verrons plus loin, mais qui n'en est pas moins intéressante par son caractère particulier, la *douleur persistante* et éminemment rebelle.

Je m'occuperai seulement de la cystite douloureuse chez la femme ; ces considérations peuvent cependant s'appliquer à la même maladie étudiée chez l'homme.

Voici d'abord l'histoire de ma malade. C'est une grande et forte femme de la campagne qui ne paraît pas particulièrement nerveuse. Elle n'accuse aucun antécédent pathologique, soit héréditaire, soit personnel. Réglée à quatorze ans, et toujours régulièrement, elle était à peine incommodée par ses époques, qui duraient quatre ou cinq jours environ. Elle se marie dans le commencement de l'année 1884 ; sept à huit mois après son mariage, vers le mois d'octobre, elle éprouva un beau jour, sans cause appréciable, des troubles du côté de la vessie. Ce furent d'abord des élancements et des picotements à la fin de la miction, mais bientôt apparurent de la douleur et du ténesme vésical ; les envies d'uriner devinrent presque continuelles.

Cet état dura environ un an, pendant lequel la malade fut soumise au régime des bains et lavements laudanisés. Au bout de ce temps, la cystite s'était aggravée ; les symptômes du début étaient plus accentués, la marche, le cahot de la voiture, déterminaient des douleurs atroces et le coït, d'abord douloureux, devenait bientôt insupportable.

Impatientée, la malade pria instamment son médecin, le Dr Mougeot (de Chaumont), de lui faire subir un traitement plus énergique ; c'est alors qu'on eut recours aux instillations de nitrate d'agent, qui n'amenèrent cependant aucun soulagement.

Je vis la malade pour la première fois au mois de septembre de l'année dernière et je conseillai de pratiquer la dilatation forcée du col de la vessie. Cette manœuvre fut suivie d'un soulagement insignifiant qui fit bientôt place à l'aggravation des symptômes. Dès ce moment, l'urine fut teintée de sang, sans cependant présenter la moindre trace de purulence.

En présence de cet échec, le Dr Mougeot essaya les injections intra-vésicales avec une solution assez forte de cocaïne, mais ce traitement échoua comme les précédents.

Ce fut alors que la malade entra dans mon service à la Salpêtrière.

A son entrée à l'hôpital, elle se plaint de douleurs continuelles qui, parties de la vessie, s'irradient dans les lombes et les cuisses ; elle éprouve des envies incessantes d'uriner ; les douleurs sont exagérées après la miction.

L'orifice externe de l'urèthre enflammé présente une coloration d'un rouge intense.

La compression exercée sur la région hypogastrique, immédiatement au-dessus de la symphyse pubienne, et surtout celle qui est exercée avec le doigt introduit dans le vagin, sur la paroi inférieure de l'urèthre, détermine une douleur très vive.

Le cathétérisme vésical est extrêmement douloureux et la distension, même légère, de la vessie par un liquide injecté dans cette cavité détermine des souffrances intolérables. Le réservoir ne peut supprimer plus de 250 à 30 grammes de liquide sans se contracter avec violence en provoquant des douleurs très vives.

Les urines sont claires, nullement purulentes et contiennent parfois un peu de sang.

L'état général est bon ; la malade a conservé l'appétit et ne souffre en somme que de la vessie.

En présence de ces phénomènes, je voulus instituer le traitement d'une façon méthodique et revenir tout d'abord au nitrate d'argent. Je fis à la malade une dizaine d'instillations d'une solution de nitrate d'argent au cinquantième ; ces instillations étaient pratiquées en moyenne tous les trois jours.

Voyant que cela ne donnait aucun résultat, j'eus de nouveau recours à la dilatation forcée de l'urèthre et du col vésical. Cette manœuvre est facile chez la femme. La malade étant endormie, je pénétrai facilement avec mon doigt indicateur dans la vessie, en dilatant progressivement l'urèthre. J'explorai avec mon doigt les parois sans y trouver rien d'anormal, ni tumeur, ni calcul, ni même des irrégularités ; par contre, je constatai que la cavité était amoindrie et que les parois vésicales présentaient une résistance considérable.

Pour la seconde fois, la dilatation forcée du col de la vessie fut infructueuse.

C'est alors que je me décidai à avoir recours à l'opération connue sous le nom d'*opération d'Emmet* ou, plus généralement, de *colpo-cystotomie*, qui consiste à pratiquer une fistule vésico-vaginale.

Le but que je voulais atteindre était de mettre la vessie au repos, en procurant un écoulement facile et instantané de l'urine, sans que l'organe fût obligé de servir de réservoir et de se contracter.

En effet, dès que l'ouverture fut faite, dès que la nouvelle voie fut créée, la malade fut soulagée.

Je vous présente cette observation comme un exemple type de cystite douloureuse, et c'est elle qui va me servir pour faire l'histoire de cette maladie et de son traitement.

La dénomination de *cystite douloureuse* est mauvaise, car le symptôme douleur se retrouve dans les affections vésicales les plus variées ; cependant l'épithète : *douloureuse,* indique bien qu'il existe certaines cystites caractérisées principalement par des douleurs intenses et continues ; aussi a-t-on conservé cette expression.

Ces cystites ne sont autre chose que des cystites passées à l'état chronique, devenues douloureuses, et dont les causes sont ordinairement faciles à déterminer. Mais il faut savoir qu'il existe des femmes atteintes de cystites douloureuses sans lésion apparente. Ainsi, chez ma malade, il n'y a eu ni blennorrhagie, ni calculs, ni tumeurs, etc...

Vous connaissez déjà les symptômes de cette affection, je vous les ai exposés en faisant l'histoire de ma malade ; je ne veux insister que sur les deux signes principaux : la douleur et les troubles de la miction.

La douleur et les troubles de la miction ne se présentent pas toujours avec la même intensité ; aussi, a-t-on établi des degrés dont vous comprendrez l'importance, lorsque nous serons arrivés à l'étude du traitement.

On peut diviser les cystites douloureuses en deux variétés, qui sont : les cystites moyennes et les cystites intenses. Dans la première variété, les douleurs ne sont pas permanentes, et les épreintes vésicales sont moins accentuées ; la seconde, au contraire, est remarquable par l'intensité et la durée des douleurs et du ténesme : en effet, les envies d'uriner et les douleurs sont presque permanentes et la malade ne peut goûter un instant de repos.

Entre ces deux variétés, il y a place pour des intermédiaires.

Je n'ai pas à vous parler de l'anatomie pathologique, ce serait sortir du cadre que je me suis tracé. J'ajouterai seulement que, dans ces cas, on trouve souvent les parois vésicales hypertrophiées et inextensibles.

Traitement. — Nombreuses et variées sont les ressources mises à la disposition du chirurgien pour le traitement des cystites douloureuses. Ce traitement se décompose en trois grands chapitres : 1° Traitement médical ; 2° Traitement médico-chirurgical ; 3° Traitement chirurgical proprement dit.

Mettre les malades au repos, leur donner des grands bains tièdes, du chloral, de la morphine en potion, ou mieux en injections hypodermiques, des lavements laudanisés, appliquer des sangsues au périnée, tels sont les moyens qui constituent la base du *traitement médical*. Vous pouvez ajouter aussi quelques eaux minérales et des tisanes émollientes. Ces moyens réussissent quelquefois au début, mais ils échouent le plus souvent, dès que l'affection est tant soit peu avancée.

Le traitement *médico-chirurgical* consiste à porter directement sur la surface de la muqueuse vésicale des substances capables de la modifier. Ici se pose une question pratique de la plus haute importance. Faut-il introduire ces substances sous forme d'injections ou au contraire par de simples instillations ? Permettez-moi de vous rappeler un aphorisme que connaissent bien les chirurgiens qui s'occupent des voies urinaires et qu'il ne faut jamais oublier : toutes les fois que l'on se trouve en présence d'une cystite douloureuse il faut s'abstenir d'injections abondantes, ces injections en dilatant la cavité vésicale exaspèrent les douleurs et aggravent l'état des malades. En effet, dans la cystite douloureuse, la vessie constamment irritée se trouve en état de spasme, en état de contraction. Or, il est bien établi aujourd'hui, et en particulier par les travaux de M. Charcot, que toutes les fois qu'on violente une contracture, celle-ci s'exagère.

C'est donc aux instillations qu'on aura recours.

On a d'abord essayé des instillations calmantes avec diverses substances, telles que l'opium, la jusquiame, la belladone. Leur action a été nulle ou à peu près, ce qui ne saurait nous surprendre, étant donné le faible degré d'absorption de la muqueuse vésicale même à l'état pathologique.

Mais nous possédons depuis quelques années un médicament qui agit sur les muqueuses non par absorption, mais par simple contact ; j'ai nommé la cocaïne.

La cocaïne a été employée dans les cystites douloureuses sans grand résultat.

A côté des instillations calmantes se placent les instillations irritantes. M. Guyon, avec ses élèves, a démontré que toute irritation de la vessie, indépendante d'un calcul ou d'une tumeur, s'améliore par le nitrate d'argent.

Ces instillations déterminent un peu de douleur ou plutôt un sentiment de chaleur au niveau du col de la vessie.

Elles se pratiquent au moyen d'une sonde dont le bout olivaire est percé d'un trou à son centre ; à l'orifice externe de la sonde vient s'adapter l'aiguille d'une volumineuse seringue de Pravaz, construite pour cet usage, et dont le piston est réglé de façon à ne laisser couler qu'un nombre de gouttes déterminé. Avant d'introduire la sonde dans l'urèthre on commence par l'amorcer, condition indispensable pour se rendre compte de la quantité de liquide injecté.

Ces instillations doivent être répétées tous les deux ou trois jours ; la vessie tolère très bien les solutions de nitrate d'argent à 1 0/0, 1/80 et même 1/50.

Les instillations de nitrate d'argent ont à leur actif nombre d'améliorations précieuses et de guérisons. Malheureusement, elles aussi, restent souvent inefficaces lorsque l'on a affaire à des cas rebelles.

On s'est alors adressé aux *opérations chirurgicales*. Le but qu'on se propose d'obtenir, vous le connaissez déjà, c'est de favoriser le libre écoulement de l'urine tout en neutralisant l'action de la vessie, on cherche en un mot à obtenir le repos de l'organe.

Pour cela deux moyens sont en présence : la dilatation de l'urèthre et la cystotomie vaginale.

La dilatation forcée de l'urèthre est chose facile chez la femme. Elle peut se pratiquer soit avec les doigts, soit avec des instruments spéciaux. Ces instruments peuvent tous être ramenés à un seul type ; ce sont des tiges parallèles qu'on peut écarter plus ou moins une fois introduites dans l'urèthre ; il y en a à deux et à trois branches, mais qui correspondant toujours au même mécanisme, les principaux sont ceux de Duplay et de Tripier.

La dilatation digitale se fait avec le doigt indicateur, elle est préférable à la première en ce qu'elle permet de pratiquer le toucher de la face interne de la vessie et de se rendre compte de l'état de cet organe.

Après cette dilatation qui a violenté et rompu le sphincter, l'urine s'écoule pendant quelque temps sans s'accumuler dans la vessie, et sans l'irriter.

Quelques malades ont été guéries par ce procédé de la dilatation forcée de l'urèthre et, d'après certains auteurs, la guérison serait due principalement à la déchirure du sphincter vésical.

Cependant la dilatation forcée de l'urèthre présente des inconvénients. Dans quelques cas on 'ne peut arriver à produire l'incontinence qu'au prix d'une dilatation excessive. De plus, le sphincter vésicalre prend rapidement ses fonctions, l'incontinence n'est que passagère et c'est pour cela, que ce mode de traitement est inefficace, la vessie ne restant pas assez longtemps au repos; or, vous verrez que c'est là une condition essentielle du traitement.

C'est alors que certains chirurgiens ont eu l'idée de faire une opération chirurgicale très rationnelle, consistant à établir une fistule vésico-vaginale permanente. Cette idée théorique a donné des résultats merveilleux; ceux qui l'ont mise à exécution ne craignent pas de dire qu'on obtient un soulagement immédiat dans tous les cas.

Bozman et Emmet ont inauguré cette opération, qui fut bien étudiée en France par M. Guyon et son école et résumée dans la thèse de Harmann.

Le manuel opératoire est extrêmement simple.

La malade étant endormie, vous introduisez un conducteur dans la vessie; le meilleur, à mon avis, est le conducteur à fenêtre d'Emmet; ce conducteur repousse en bas la face inférieure de la vessie et la fait saillir du côté du vagin. Celui-ci étant dilaté au moyen du spéculum de Sims, vous avez sous vos yeux la paroi supérieure du vagin qui, vous le savez, correspond à la face inférieure de la vessie. Il suffit de pratiquer une ouverture à ce niveau en pénétrant dans la vessie, pour obtenir une fistule vésico-vaginale.

L'incision peut être faite au bistouri ou au thermocautère. Si vous choisissez le bistouri, il suffit d'inciser la cloison vésico-vaginale jusqu'au conducteur.

Néanmoins, comme la cloison vésico-vaginale offre une épaisseur assez considérable, que les lèvres de l'incision tendent à se rapprocher et à se recoller trop facilement, certains auteurs ont proposer d'enlever un morceau elliptique dans la cloison pour être certains d'avoir un orifice plus large et une fistule permanente.

D'autres se sont contentés de suturer, au niveau de chaque lèvre de l'incision, la muqueuse vaginale et avec la muqueuse vésicale correspondante; ils ont fait en un mot une bordure muqueuse. Pour obtenir une fistule permanente, on peut encore placer une sonde à demeure ou un tube à drainage à travers l'orifice.

Le point essentiel est donc de maintenir la fistule permanente, sans cela on tombe dans les inconvénients de la dilatation.

Si vous optez pour le thermo-cautère, vous coupez à petits coups la paroi vésico-vaginale sur le conducteur maintenu dans la vessie. La bordure muqueuse est ici inutile, car les lèvres de la plaie n'ont pas de tendance à se rapprocher, au moins au début.

Néanmoins le gonflement, qui survient dès le premier jour, peut boucher complètement l'orifice fistuleux et avec la fermeture de la fistule reviennent les douleurs vésicales. Aussi, faut-il pratiquer le drainage de la cavité vésicale de manière à permettre à l'urine de s'écouler librement ; pour cela, vous passez un tube à drainage par l'urèthre, la fistule artificielle, le vagin et l'orifice vulvaire.

Comme toutes les opérations, la cystotomie vaginale offre ses inconvénients et ses ennuis. Faite au bistouri, elle peut donner lieu à des hémorrhagies primitives ; le thermo-cautère expose à des hémorrhagies secondaires ; ces inconvénients ne sont pas très sérieux et le chirurgien se rend toujours facilement maître de ces accidents.

De plus, les tubes destinés à maintenir la fistule permanente sont quelquefois mal supportés.

Enfin, il faut surveiller le vagin avec grand soin, car il peut s'incruster de sels calcaires, comme je l'ai vu dans un cas. Les femmes doivent être munis d'un urinal en caoutchouc pour qu'elles puissent supporter cette infirmité qui n'est cependant nullement comparable aux tourments produits par la maladie qui a nécessité l'intervention.

Rappelez-vous, et cela a une grande importance, que l'orifice de la fistule doit être maintenu béant pendant plusieurs mois ; et ce n'est qu'après six, huit mois ou un an que la vessie devenue tolérante a pu reprendre ses fonctions. Quand on la certitude de ce retour au fonctionnement normal il suffit de fermer la fistule par le procédé classique de la fistule vésico-vaginale ; quelquefois la fistule guérit d'elle-même sans intervention.

M. Le Dentu a rapporté dernièrement devant la Société de chirurgie l'observation d'une malade chez laquelle après avoir pratiqué une fistule vésico-vaginale, il y eut guérison après la fermeture de la fistule six mois après l'opération primitive.

La fistule oblitérée, la vessie reprend ses fonctions, mais comme elle est rétractée elle ne récupère son état normal que petit à petit. A ce moment surviennent souvent quelques petits phénomènes, tels que de la douleur et un peu de ténesme. Aussi M. Guyon conseille-t-il d'instituer un traitement consécutif par le nitrate d'argent pour triompher de ces reliquats de la maladie.

Ainsi donc, le traitement des cystites douloureuses, par la colpo-cystotomie comprend trois étapes : établissement d'une fistule ; fermeture de cette fistule au bout de quelques mois et même un an ; traitement consécutif par les instillations de nitrate d'argent, comme si on avait affaire à un cas simple.

C'est donc là un traitement de longue durée et demandant une grande patience de la part de la malade. Mais nous devons nous estimer heureux de le connaître, car il a donné jusqu'ici des résultats incontestables, dans des cas qui semblaient inguérissables.

La cystotomie n'amène pas toujours une cure radicale ; je m'explique : la cystite douloureuse n'est souvent qu'un symptôme d'une affection vésicale quelconque et souvent cette affection causale est inaccessible aux moyens chirurgicaux. Ainsi par exemple, vous pratiquez la cystotomie vaginale pour une cystite douloureuse et vous avez affaire à une tuberculose vésicale avancée ; il est évident que vous ne pouvez pas songer à débarrasser complètement votre malade ; néanmoins votre intervention est légitime, car elle soulage la patiente en faisant disparaître la douleur qui était le symptôme dominant et procure quelques mois d'une vie supportable.

En résumé : en présence d'une cystite douloureuse vous procéderez par étapes ; vous commencerez par les moyens médicaux, vous arriverez bien vite aux instillations du nitrate d'argent, et, si vous échouez, vous aurez recours à la dilatation forcée de l'urèthre et en dernier lieu à la colpo-cystotomie.

J'ajouterai que chez l'homme votre conduite en pareil cas doit être la même. Il va sans dire qu'on pratiquera la dilatation du col vésical à travers une boutonnière périnéale, ainsi que l'a fait Thompson, ou bien l'on préférera pratiquer la cystotomie sus-pubienne de Franco qui est remise en faveur depuis quelques années. Mais je vous renvoie pour cette question aux traités spéciaux qui s'occupent de maladies chez l'homme.

BIBLIOGRAPHIE

Emmet (Th. A.). — *Artificiel vesico-vaginal fistula in the treatment of cystitis,* in Ann. J. obst. n. J. 1872, t. V, p. 147.

Hergott. — *Nouveau moyen de diagnostic et de traitement des maladies de la vessie chez la femme.*

Ann. de gynéc., 1876, t. V, p. 1.

GARRIGUES (H.-I.). — *Kolpo-cystotomie par le thermo-cautère*, in *the Americ., J. of obst.*, 1879, t. XII, p. 832.

TERRILLON. — *Rapport sur une note de Simonin sur la dilatation rapide du canal de l'urèthre chez la femme.* Soc. de chir., 29 décembre 1880, t. VII, p. 2.

FLOTARD. — *De la dilatation du canal de l'urèthre chez la femme.* Thèse Montpellier, 1882.

GUYON. — *Du traitement des cystites chroniques douloureuses par les instillations de nitrate d'argent.*
Ann. des org. génit. urin. Juin 1884, t. II, p. 331.

CAPOULADE. — *Etude sur la cystotomie et la colpo-cystotomie dans les cas de catarrhe grave de la vessie et de contracture douloureuse du col.* Thèse Montpellier, 1885.

CHUM. — *Cases of kolpo-cystotomy*, in *Maryland, M. J. Baltim.*, 1885-1886, t. XIV, p. 483.

GUYON. — *Des cystites douloureuses. Ann. des org. génit. urin.*, 1887.

HARTMANN. — *Des cystites douloureuses et de leur traitement.* Thèse Paris, 1887.

TERRILLON. — *Des cystites douloureuses chez la femme et de leur traitement. Bulletin médic.*, 1887.

LE PÉRITOINE

SES PROPRIÉTÉS AU POINT DE VUE CHIRURGICAL

Nécessité de cette étude. — Propriétés spéciales. — Irritabilité. — Faculté remarquable d'absorption. — Action des liquides non septiques : des liquides irritants : des liquides septiques. — Inflammations. — Péritonite adhésive. — Péritonite purulente. — Péritonite septique. — Péritonite aiguë simple.

La connaissance très exacte des réactions inflammatoires du péritoine à la suite de toutes les opérations intéressant l'abdomen, est indispensable au chirurgien. Grâce à elle, il se mettra à l'abri des accidents si terribles qui ont, jusqu'à ces dernières années, empêché le développement de la chirurgie abdominale, et il tirera un parti très utile des propriétés si curieuses du péritoine.

Aussi je crois qu'il sera utile pour vous, avant de commencer mes leçons sur l'étude des tumeurs de l'abdomen et des opérations qui permettent de les extirper, de vous donner des notions exactes sur les propriétés de cette séreuse.

Vous savez tous que le péritoine présente des propriétés spéciales qui sont : l'irritabilité — une grande puissance d'absorption — une facilité très spéciale pour s'inflammer, — enfin on pourrait ajouter, la rapidité avec laquelle les lésions des organes qu'elle enveloppe, retentissent sur cette membrane.

Nous allons étudier l'une après l'autre ces diverses propriétés.

Irritabilité. — Le péritoine n'est pas sensible aux attouchements ni aux piqûres, mais le contact d'un corps étranger provoque des phénomènes d'irritabilité qui s'expliquent par la présence de corpuscules nerveux situés sous l'épithélium, corpuscules qui ont été étudiés surtout en Allemagne, par Auerbach, et en France par M. Jullien (de Lyon).

Cette susceptibilité si exquise nous explique le « shock » qui succède aux grandes opérations de la chirurgie abdominale, c'est-à-dire l'accablement, le collapsus, la tendance au refroidissement et la dépression générale qui résultent d'un réel ébranlement nerveux.

MM. Reynier et Ch. Richet ont institué quelques expériences relatives au shock péritonéal. Ils injectent dans le péritoine d'un lapin de l'eau bouillante et du perchlorure de fer ; l'animal meurt en vingt-quatre heures dans un état d'adynamie et de refroidissement des plus prononcés, et l'autopsie ne permet pas de découvrir la moindre trace d'inflammation ; c'est donc l'ébranlement nerveux qui semble être la cause de la mort. En effet, si dans cette expérience on engourdit l'animal avec de la morphine ou du chloral, le shock est beaucoup moindre et la mort plus tardive.

L'expérience et la clinique nous montrent également que c'est là le mécanisme de certains accidents, car il est bien certain que les sujets dont le péritoine se trouve pendant le cours d'une opération au contact de l'air et de corps étrangers, présentent une tendance des plus marquées au refroidissement général.

C'est encore à l'irritabilité du péritoine qu'on a rapporté le tétanos qui, quelquefois, apparaît du huitième au quinzième jour après l'ouverture de la paroi abdominale : Gubler, en particulier, a soutenu cette opinion. Cependant je ne la crois pas appuyée sur des preuves bien certaines, puisqu'on admet maintenant que le tétanos est le résultat d'une contagion.

Il me resterait, pour en finir avec cette propriété de la séreuse abdominale, à vous parler du *péritonisme* décrit également par Gubler, mais ce sujet viendra plus à propos lorsque nous étudierons la péritonite.

Absorption. — Occupons-nous maintenant de la puissance d'absorption du péritoine. On sait depuis longtemps, que les liquides introduits dans la cavité péritonéale peuvent être absorbés avec la plus grande rapidité. Dans certains cas, cette absorption est pour ainsi dire providentielle, car elle débarrasse le péritoine de liquides qui jouent en quelque sorte le rôle de corps étrangers ; mais, d'autre part, si le liquide absorbé est septique, des phénomènes graves d'empoisonnement s'ensuivent.

Il n'est pas difficile d'expliquer anatomiquement l'absorption

qui se produit à la surface de la cavité séreuse. Bichat prétendait
déjà que le péritoine était en communication avec le système
lymphatique. Reckinglhausen et Ranvier ont découvert des bouches
absorbantes, des stomates au niveau du centre phrénique. Ce
sont des ouvertures microscopiques limitées par une couronne de
cellules épithéliales, et qui communiquent avec les radicules lymphatiques. Elles facilitent le passage des substances intra-péritonéales, aussi, lorsqu'on injecte du carmin en solution dans le
péritoine, on le retrouve bientôt dans les troncs lymphatiques
et dans les ganglions prévertébraux ou thoraciques, où ils s'ar-
rêtent.

Il est probable même que cette absorption se fait sur toute la
surface du péritoine et non pas exclusivement au niveau des stomates. En tout cas, son lieu d'élection paraît être le centre phrénique et les replis de Douglas.

Vous comprendrez, Messieurs, que l'air peut être, tout comme
les liquides, résorbé par la séreuse péritonéale et de fait, il est
habituel qu'après les opérations, il reste de l'air dans la cavité
abdominale ; cet air s'il est pur est absorbé sans inconvénient.

Lorsque le sang séjourne dans le péritoine il s'accumule ordinairement dans les parties déclives. Bientôt un caillot se forme,
la partie liquide est d'abord absorbée, mais la fibrine reste et
n'est résorbée à son tour qu'après avoir subi diverses transformations. Celles-ci ont pour but principal de liquéfier cette fibrine
et de lui donner une fluidité suffisante pour son absorption par la
voie lymphatique. Des expériences faites dans ce sens ont mis en
lumière ce fait que le sang ne contenant plus de fibrine et ne
pouvant former de caillot, disparaît rapidement de la cavité
péritonéale ; c'est ainsi qu'on peut, par une transfusion péritonéale
de sang défibriné, relever les forces d'un malade. Bizzozero et
Golgi ont pratiqué cette transfusion sur des animaux et Ponfick
l'a tentée trois fois chez l'homme ; l'absorption se fit dans ces cas
sans grande douleur et sans fièvre bien marquée.

Les liquides albumineux sont très facilement absorbés par le
péritoine, et la meilleure preuve clinique de ce fait, c'est que les
kystes simples de l'ovaire se rompant dans le péritoine n'occasionnent, le plus souvent, aucun accident sérieux. Cette rupture
spontanée de la poche kystique est même, pour vous le dire en
passant, un mode de guérison apparente et passagère des kystes

para-ovariens ; c'est une question du reste sur laquelle nous insisterons plus longuement dans le cours de ces leçons. Des expériences de MM. Dubar et Remy ont montré que les liquides albumineux injectés dans le péritoine du lapin sont, dans l'espace de trente-six heures environ, complètement absorbés par les lymphatiques et les vaisseaux sanguins.

Ainsi donc, Messieurs, le péritoine absorbe rapidement les liquides injectés ou spontanément déversés dans sa cavité et, comme je vous le disais tout à l'heure, lorsque ces liquides sont inoffensifs cette absorption ne donne lieu à aucun accident. Mais il en est tout autrement lorsque ces liquides sont irritants ou septiques ; dans le premier cas, la séreuse s'enflamme ; dans le deuxième à l'inflammation s'ajoute la septicémie. Au nombre des liquides irritants je vous citerai les matières fécales, l'urine, la bile, le contenu de certains kystes qui, par divers mécanismes, peuvent pénétrer dans le péritoine.

Le pus, le sang putréfié, appartiennent à la catégorie des liquides septiques et leur présence dans la cavité péritonéale peut amener la mort en quelques heures. Enfin il faut y ajouter aussi dans ce cadre, toute substance septique venue de l'extérieur et apportée par la main du chirurgien ou par les instruments dont il se sert.

En résumé vous voyez, Messieurs, que seules les substances irritantes ou septiques sont à redouter pour le péritoine ; aussi le point capital, dans une opération abdominale, sera d'empêcher la pénétration de ces liquides nuisibles ou de ceux qui peuvent devenir tels.

Pour empêcher l'introduction des liquides, vous avez à votre disposition les pinces hémostatiques et les éponges, ou de simples serviettes ; toutes ces substances ont été employées. Si malgré toutes vos précautions ces liquides ont pénétré, ce qui est, pour ainsi dire, inévitable dans un grand nombre de cas, vous ferez soigneusement la toilette du péritoine, car sa puissance d'absorption est limitée ; enfin vous emploierez rigoureusement toutes les précautions antiseptiques pour éviter la putréfaction ultérieure des liquides que vous n'auriez pu enlever. Cependant il est une notion que vous ne devez jamais oublier, c'est que vous avez à vous préoccuper plutôt des qualités de ce liquide que de sa quantité, laquelle pourra n'avoir aucune importance si le liquide est

exempt de toute cause de fermentation. Ce n'est pas tout encore :
l'opération terminée il peut se produire, et il se produit en effet
par diverses sources, et d'une manière secondaire, une certaine
quantité de liquide que le péritoine ne peut absorber et qui est
susceptible de subir les phénomènes de la putréfaction. Vous
pourrez, pour obvier à cet inconvénient, établir un drainage.

Cette question du drainage de la cavité abdominale, après l'a-
blation d'une tumeur, a beaucoup préoccupé les chirurgiens et
donné lieu à des opinions les plus diverses. Elle s'est surtout
présentée à la suite des opérations difficiles ou pénibles qui ont
occasionné la chute de liquide irritant dans le péritoine ou qui ont
laissé après elles une surface saignante, capable de verser dans
le péritoine une certaine quantité de liquide pouvant subir des
altérations putrides.

Dans ces conditions, plusieurs chirurgiens ont conseillé de pratiquer ce drainage soit par la paroi abdominale, le tube à drainage plongeant simplement dans la cavité péritonéale, soit par la
plaie abdominale et le cul-de-sac vaginal, c'est-à-dire un drainage
complet. Quelques opérateurs ont même proposé, à l'exemple de
Bardenlœuer, de faire toujours le drainage, même à titre prophy-
lactique, pendant les quelques heures ou les quelques jours qui
suivent l'opération, dans le but de donner issue aux liquides
laissés dans le péritoine ou à ceux qui se forment peu après l'opération.

Le drainage est souvent utile, quelquefois indispensable, mais
il présente un grand danger qui consiste à laisser les substances
étrangères pénétrer par ce canal ouvert dans le péritoine, et aller
ainsi à l'encontre des désirs du chirurgien. Le drainage vaginal
est surtout passible de ce reproche général car il est difficile de
maintenir l'asepsie complète de cet organe.

Ajoutons qu'il est souvent difficile de mettre ces tubes à drainage à l'abri du contact de l'air, malgré les pansements disposés
sur leur orifice. Cependant avec la poudre et surtout la gaze
iodoformée on arrive facilement à préserver cet orifice du contact des poussières extérieures. Pour pratiquer le drainage on se
sert de tubes à caoutchouc (tubes de Chassaignac) ou de tubes en
verre (tubes de Kœberlé). Afin de rendre l'entrée de l'air plus
difficile et permettre, malgré cela, la sortie des liquides, Hegar et
Kœberlé ont employé, l'un des tubes de verre, l'autre des tubes

de caoutchouc, qu'ils remplissent de ouate hydrophile désinfectée ; celle-ci est changée chaque fois qu'elle est imbibée de liquide, ou bien lorsqu'elle amène par capillarité les liquides dans le pansement extérieur.

Enfin nous pourrions citer, comme exemple de hardiesse chirurgicale, ayant pour but de parer aux accidents qui peuvent survenir par l'accumulation de liquide septique dans le péritoine, alors que le drainage préventif n'a pas été pratiqué, le fait de Kœberlé. Ce chirurgien, dans un cas où les phénomènes septiques s'étaient montrés après une ovariotomie, rouvrit l'abdomen, enleva 230 grammes de liquide putride dont il avait reconnu la présence par le toucher vaginal, fit soigneusement la toilette du péritoine et sa malade échappa ainsi à une mort qui paraissait inévitable.

Un autre chirurgien, Netter, conseille, lorsqu'on soupçonne la septicité, de rouvrir franchement le péritoine et de pratiquer des lavages à l'eau tiède.

Je crois vous avoir, par ces exemples, montré quelle était la préoccupation des chirurgiens à propos de ces liquides septiques primitifs ou secondaires et de leurs dangers pour le péritoine et l'état général du malade. Aussi nous allons examiner s'il y a quelques moyens d'éviter la production de ces liquides.

Wagner a démontré dans un travail récent que l'on ne se préoccupait pas généralement assez, dans les opérations où l'on ouvrait la cavité abdominale, de la pression intra-abdominale.

Cette pression qui, normalement, est équivalente à quelques millimètres de mercure, diminue pendant et après l'opération dans une proportion sensible ; l'importance de cette pression est cependant considérable car, d'une part, elle empêche les liquides de s'épancher trop facilement dans la cavité péritonéale et, d'autre part, elle facilite la résorption de ceux qui se sont accumulés dans la séreuse. Vous voyez donc combien il est utile d'établir une compression énergique après l'opération au moyen d'une épaisse couche de ouate et d'une ceinture de corps bien appliquée. Cette constriction énergique de l'abdomen est toujours recommandée après les opérations abdominales, principalement quand on a enlevé une tumeur volumineuse, comme un kyste de l'ovaire.

Vous trouverez encore, dans cette pratique, un moyen de prévenir la transsudation des liquides qui se fait à la surface des plaies intra-péritonéales, liquides qui pourraient subir les phénomènes de la putridité, si malgré vos soins ils se trouvaient mélangés avec des substances nuisibles.

Pour atteindre le même but, c'est-à-dire pour prévenir la production ou l'exhalation secondaire des liquides putrescibles, vous devez, dans quelques circonstances, cautériser les plaies ou même les pédicules des tumeurs que vous enlevez, avec le fer rouge. Le feu substitue une surface sèche à une surface humide et prévient ainsi l'exhalation que vous devez tant redouter. Il a aussi l'avantage de détruire les microbes qui peuvent exister au niveau de la section, notamment dans les pédicules creux, comme ceux produits par la trompe enflammée et souvent remplie de pus. Ce moyen que vous me voyez employer souvent dans les opérations de salpyngotomie a, pour moi, une grande importance pour assurer l'asepsie du moignon pédiculaire.

Inflammation. — Nous avons assez parlé de l'absorption péritonéale : étudions maintenant la troisième des propriétés que j'assignais en commençant à cette séreuse, je veux dire l'*inflammation* si facile à provoquer. Cette étude est capitale et je vous demanderai de me laisser y insister tout spécialement.

Ce n'est pas exagérer la vérité que de dire que le péritoine est peut-être la partie la plus inflammable de l'économie. Il suffit d'une lésion parfois très minime pour provoquer ici une réaction inflammatoire intense.

Je ne veux pas entrer dans les détails relatifs au mécanisme de l'inflammation et aux modifications qu'elle provoque du côté des cellules épithéliales du péritoine. Cette étude est faite très complètement dans vos livres classiques et vous la trouverez principalement développée dans le manuel d'histologie de MM. Cornil et Ranvier.

Nous ne nous occuperons ici que des caractères anatomiques grossiers, ceux qui nous rendent compte des phénomènes faciles à constater à l'œil nu, mais en insistant spécialement sur les variétés cliniques que vous pourrez rencontrer.

En effet, cette inflammation péritonéale n'est pas toujours identique à elle-même, et elle présente des variétés qui méritent d'être distinguées les unes des autres.

Elle peut être, d'après son origine ou son intensité, *adhésive*, *exsudative, purulente* ou *septique*.

L'inflammation *adhésive* est celle qui nous intéresse le plus à cause de son caractère d'utilité, qu'aucun chirurgien ne doit méconnaître.

Vous savez que deux surfaces péritonéales adossées l'une à l'autre adhèrent bientôt ensemble et se confondent par inflammation ; Jobert (de Lamballe) a démontré que, dans les sutures de l'intestin, il fallait faire en sorte que les surfaces péritonéales fussent adossées ; aussi pratique-t-on toujours les sutures dans ce cas en adossant le péritoine (*suture de Lambert*).

C'est encore grâce à cette inflammation adhésive que les liquides épanchés se trouvent souvent enkystés dans le péritoine. L'agglutination rapide des surfaces de la séreuse constitue une barrière que les liquides ne peuvent franchir. Vous savez que le même phénomène se passe du côté de la plèvre.

Or, c'est cette inflammation que les chirurgiens ont mise à profit dans certains modes de traitement du pédicule des kystes de l'ovaire ou après l'ablation d'autres tumeurs abdominales.

Il existe, vous ne l'ignorez pas, deux méthodes de traitement du pédicule : on le fixe en dehors, ou bien on l'abandonne dans la cavité péritonéale.

Dans le premier mode il arrive simplement que la partie du pédicule située au-dessus de la ligature se mortifie et tombe, mais je ne vous rappelle ce fait que pour mémoire, car c'est seulement du second mode de traitement que je veux m'occuper.

Ici, point de mortification. Le pédicule vit et la partie qui est située au delà de la ligature continue à se nourrir. Mais alors que se passe-t-il à ce niveau? Au bout de quelques heures (et c'est ce que nous ont appris soit les autopsies, soit les faits expérimentaux) on voit qu'une exsudation péritonéale a provoqué autour du fil à ligature et de la partie supérieure du pédicule la formation de fausses membranes molles et que le moignon ainsi encapuchonné adhère aux autres viscères abdominaux. Ces adhérences d'abord molles s'organisent rapidement, des vaisseaux se forment dans leur épaisseur et bientôt une circulation active unit le pédicule aux parties sur lesquelles il s'est fixé. Le fil à ligature qui n'est pas susceptible d'être résorbé, s'enkyste et ne provoque aucun accident, à condition qu'il ne contienne aucun germe septique. Depuis quelques années j'emploie pour le pédicule utérin de mes hystérectomies, un lien de caoutchouc aseptique qui s'enkyste par le même procédé. Vous voyez donc combien l'inflammation adhésive nous vient en aide dans le traitement intra-péritonéal du pédicule.

De l'inflammation *exsudative* je vous dirai peu de chose : elle produit un liquide fibrineux riche en globules, qui est susceptible de résorption rapide, mais qui peut aussi persister comme dans une ascite ou subir des modifications morbides, en devenant purulent ou putride.

L'inflammation *purulente* qui s'accompagne toujours d'une production plus ou moins marquée de fausses membranes est ou localisée ou généralisée : mais je n'insiste pas, car j'ai hâte d'en venir à la description clinique de la péritonite consécutive aux opérations de la chirurgie abdominale.

Cette péritonite peut revêtir différents aspects, différentes formes, qu'on peut grouper sous quatre titres. La péritonite est tantôt septique, tantôt aiguë, tantôt chronique ; enfin elle peut être purulente ; et il existe une dernière forme clinique singulière sur laquelle j'insisterai, c'est ce que M. Gubler a décrit le premier sous le nom de *péritonisme*.

La péritonite à *forme septique* vous est déjà connue dans sa cause et dans son mode de production : elle est consécutive à l'absorption de liquides septiques intra-péritonéaux. Elle suit de près l'opération et évolue avec rapidité.

Le faciès s'altère, il prend cet aspect si caractéristique connu en clinique sous le nom de *faciès péritonéal :* le pouls est petit : la respiration s'accélère : la soif est vive : la malade a de la tendance au refroidissement. Ces phénomènes se montrent dans les huit à dix premières heures ; la température, qui s'élève parfois au début dans les environs de 40°, descend quelquefois au-dessous de la normale, pour remonter ensuite. Ordinairement elle se maintient vers 40°.

Les urines sont foncées, le ventre se ballonne : les vomissements surviennent, bilieux, verdâtres, se produisant sans aucun effort et comme par régurgitation : la mort est le plus souvent fatale en vingt-quatre ou en quarante-huit heures.

La péritonite *aiguë simple* survient, au contraire, vers le deuxième ou troisième jour ; elle se développe presque sans douleur, sans troubles généraux graves : le tableau clinique est du reste le même, mais ses traits principaux se dessinent moins rapidement : la malade succombe en deux ou trois jours.

La péritonite purulente n'est autre chose qu'un mode et une conséquence de la péritonite aiguë : elle évolue souvent lentement avec des phénomènes presque nuls ; il y a refroidissement des extrémités, inappétence, altération du faciès sans grande douleur abdominale : la mort survient fatalement quoique plus tardivement que dans la forme précédente.

La forme chronique est surtout caractérisée par les phénomènes d'obstruction intestinale survenant au bout de plusieurs heures et aboutissant parfois à l'occlusion et à l'étranglement interne parfaitement caractérisés; il s'est fait pendant tout ce temps un travail d'organisation sans réaction vive.

Sous le nom de *péritonisme*, Gubler a désigné : *un ensemble de phénomènes graves et souvent mortels qui viennent compliquer la péritonite ou plutôt les lésions quelconques des organes recouverts par le péritoine.* Pour cet auteur le tableau clinique est des plus inquiétants : les douleurs sont intenses, les vomissements répétés; mais tout cet appareil si terrifiant se calme par l'application de glace sur le ventre et l'administration d'opium à l'intérieur : et toute trace disparaît bientôt entièrement.

M. Ledentu dans un article publié dans la *Revue de chirurgie* (1885), sur le *péritonisme,* partage l'opinion de Gubler et fournit quelques exemples de ce genre d'accidents.

Le péritonisme est donc pour nous un précieux enseignement; il nous prouve que dans la pathologie du péritoine il n'y a pas toujours de corrélation directe entre la gravité des lésions et celle des symptômes qui traduisent ces lésions au dehors. Cette notion qui n'est pas toujours suffisamment répandue a une grande importance, surtout après les opérations portant sur l'abdomen, car il n'est pas rare de voir des malades qui ont pendant les premières heures ou les premiers jours après l'opération des symptômes effrayants en apparence, mais peu graves en réalité.

QUELQUES PRINCIPES D'ANTISEPSIE

DE L'USAGE DE L'EAU BOUILLANTE EN CHIRURGIE

Principes généraux d'antisepsie. — Méthodes pour mettre les plaies à l'abri des germes. — Germes de l'air, leur importance — Désinfection des mains, emploi de la brosse. — Propreté du champ opératoire. — Désinfection des instruments, eau bouillante, ses propriétés. — Eponges. — Serviettes-éponges. — Fils à ligatures. — Tubes à drainage. — Préservation de la plaie après l'opération.

Avant d'étudier avec vous les grandes opérations qui se pratiquent sur l'abdomen, il est utile que nous passions en revue les principales précautions dont nous devons nous entourer afin d'obtenir une asepsie parfaite.

Vous connaissez tous le principe fondamental de la méthode antiseptique : mettre les plaies à l'abri du contact des microbes. Mais, une première question se pose ; d'où proviennent ces germes, et comment sont-ils inoculés à la surface des plaies?

Les germes proviennent de plusieurs points et peuvent être inoculés de différentes façons : l'air extérieur et surtout l'air des salles d'hôpital ; les mains du chirurgien et des aides ; la malade elle-même ; enfin les instruments et autres objets dont on se sert au cours des opérations, tels que éponges, fils à ligature, sont autant de réceptacles des micro-organismes, qui par leur intermédiaire sont capables d'infecter directement la plaie. Aussi, dois-je vous exposer dans des chapitres différents la façon de se préserver des germes de l'air, de stériliser les mains, les instruments et le champ opératoire lui-même.

Air extérieur. — L'existence des micro-organismes dans l'air extérieur est aujourd'hui une notion classique.

Pasteur a depuis longtemps signalé ce fait et l'on sait qu'en multipliant ses expériences, il a pu constater que le nombre des micro-organismes n'était pas le même partout ; plus nombreux dans des lieux bas et humides que sur des plateaux élevés, ils pullulent dans les salles d'hôpital.

Permettez-moi de vous rappeler quelques chiffres obtenus par Miquel dans ses recherches à l'observatoire de Montsouris. A Montsouris même, l'air contiendrait 30 à 700 microbes par mètre cube ; à l'Hôtel-Dieu, dans la salle Saint-Christophe, Miquel a trouvé 6,300 microbes et 11,000 dans les salles de chirurgie de la Pitié.

Ces germes se déposent sur les murs, sur les divers objets qui meublent les salles d'hôpital ou les chambres des malades et particulièrement dans les plis des rideaux. Aussi, opérons-nous loin des malades, dans un bâtiment spécial, dont la salle d'opération est nettoyée avec grand soin. Les murs sont d'une propreté rigoureuse, car il sont lessivés et badigeonnés tous les huit jours. Avec toutes ces précautions je crois que cette antisepsie est assez parfaite et qu'il n'est pas nécessaire d'agir comme Esmarch, qui a conseillé dernièrement de frotter les murs avec de la mie de pain, ce qui, au dire de l'auteur, constituerait la meilleure garantie.

On a aussi cherché à se débarrasser des micro-organismes de l'air, au moyen du *spray*, c'est-à-dire en pulvérisant dans la salle d'opération et autour du malade un liquide antiseptique tel que l'acide phénique. Ce moyen, très accrédité au début de la méthode Listérienne, a beaucoup perdu de sa valeur et l'on peut dire qu'il est à peu près complètement abandonné aujourd'hui, car le nuage qui résulte de la vaporisation du liquide antiseptique tombe sous forme de gouttes et par suite mouille et refroidit. Nous devons tenir grand compte de cet inconvénient puisque nous nous occupons d'opérations dans lesquelles la cavité péritonéale se trouve ouverte et de ce fait exposée à être influencée par le liquide antiseptique, dont l'action s'exercerait aussi sur l'intestin.

En outre, il faudrait pour tuer les microbes, que la chambre fût complètement remplie de vapeurs antiseptiques à dose toxique, ce qui serait dangereux.

Pour ces raisons j'ai supprimé la vaporisation et, en ce qui

concerne l'air extérieur, je me préoccupe principalement de la
propreté de la chambre d'opération (murs, plancher, absence de
rideaux, etc.); tout en avouant que je crains beaucoup moins les
germes de l'atmosphère, que ceux qui adhèrent après les mains
ou les instruments.

Bien plus importante est à mon avis, la désinfection des mains
de l'opérateur et des aides; on peut dire en effet que ces organes
constituent le moyen le plus parfait pour inoculer des germes
dans la plaie, à cause des nombreux plis dont ils sont sillonnés,
des gerçures dont ils sont si souvent le siège, et surtout à cause
de la présence des ongles, véritables nids à microbes. Cette
désinfection des mains n'est pas aussi facile qu'on serait tenté
de le croire et je puis vous dire que telle qu'elle est pratiquée
ordinairement, elle est tout à fait insuffisante. Qu'il me suffise de
vous rappeler des expériences bien concluantes. Forster s'étant
soigneusement lavé les mains à l'eau, au savon, les ayant ensuite
plongées dans une solution antiseptique et essuyées avec un
linge soumis à la température de 120° à 140°, les plongea aussitôt dans une dissolution de peptone de viande stérilisée et ne
tarda pas à y voir apparaître des colonies de bactéries.

Il faut donc mettre un soin tout particulier au nettoyage des
mains : on les lavera d'abord au savon et à l'eau chaude, en ayant
bien soin de se servir d'une brosse, sans laquelle l'antisepsie des
ongles est insuffisante. Une brosse quelconque ne remplirait
qu'imparfaitement son rôle ; il est absolument nécessaire de se
servir d'une brosse un peu dure et munie de rebords qui pénètrent facilement sous les ongles; elle doit-être aseptique. Ce
nettoyage doit durer environ cinq minutes.

Ce n'est pas tout : lorsque les mains ont été bien brossées et
savonnées, on les plongera dans l'alcool d'abord, puis dans une
solution antiseptique. Parmi celles-ci vous donnerez la préférence
au sublimé au 1/1000 dont le pouvoir antiseptique est supérieur
à celui de l'acide phénique et qui présente en outre l'avantage de
ne pas altérer les mains ou du moins de les rendre moins ru-
gueuses et moins insensibles. Je vous recommande aussi la liqueur
de Labarraque (hypo-chlorite de soude) qui est douée d'une
action énergique, et qui sera usitée surtout si vous craignez que
vos mains n'aient été la veille ou les jours précédents en contact
avec des liquides infectés.

La brosse qui m'a rendu et me rend encore de si grands services, devient parfois un instrument très dangereux lorsqu'elle est sale et contaminée. Aussi, doit-on avoir bien soin d'user d'une brosse neuve, lavée avec de la potasse et de la faire séjourner dans le sublimé, souvent je la fais séjourner dans une étuve humide à 110° avant l'opération.

Le nettoyage, tel que je viens de vous l'indiquer, ne doit pas se localiser pour ainsi dire à la main, mais s'étendre aussi à l'avant-bras qui est destiné à se trouver en contact avec la plaie.

Enfin, n'oubliez pas de plonger les mains dans la solution antiseptique toutes les fois que, au cours de l'opération, vous les aurez portées sur vos vêtements ou sur la malade, en dehors du champ opératoire.

Il va sans dire que, le jour de l'opération, on n'aura touché ni cadavres, ni malades atteints de suppurations ou de maladies infectieuses.

Souvenez-vous aussi, vous ai-je dit au début de cette leçon, de stériliser le champ opératoire, c'est-à-dire la peau de la malade. Pour cela, vous laverez la peau de la région avec de l'eau chaude, du savon et une brosse, comme vous faites pour vos mains; puis vous vous servirez d'éther qui, en enlevant les substances grasses, permet aux liquides antiseptiques de bien pénétrer dans les sillons de l'épiderme.

Tout autour de la plaie il sera bon de placer des compresses bouillies et trempées dans un liquide antiseptique; elles sont destinées à isoler le champ opératoire de tout ce qui pourrait paraître suspect.

Reste la question des instruments, et ce n'est pas la moins importante. Les instruments, en effet, sont, après les mains du chirurgien et des aides, la cause ordinaire de l'inoculation; ce qui s'explique facilement par les irrégularités, les rainures, les cannelures des pinces, et de certaines aiguilles; rainures et cannelures constituant de véritables repaires où viennent s'abriter les microbes.

Pour stériliser les instruments, la plupart des chirurgiens se contentent de les plonger dans un liquide antiseptique, par exemple, l'acide phénique au vingtième. Mais ce n'est là qu'une désinfection illusoire, un véritable trompe-l'œil, en effet pour que les instruments soient stérilisés, il faut que le liquide anti-

septique puisse pénétrer dans toutes leurs anfractuosités. Or,
cette pénétration dans les rainures, cette action directe du
liquide antiseptique dans toutes les parties des instruments n'est
pas toujours facile à réaliser, tel est par exemple le cas où des
caillots sanguins se sont desséchés entre les gouttières des mors
d'une pince hémostatique. Il y a quelques années, j'avais quelques
accidents que j'ai pu attribuer certainement à l'insuffisance de
l'antisepsie instrumentale.

Aussi, depuis deux ans, je ne me contente pas de plonger mes
instruments dans une solution phéniquée, fût-elle forte, mais
je commence par les faire bouillir pendant dix minutes. J'arrive
ainsi à vous parler de l'eau bouillante en chirurgie, de son emploi,
de ses avantages.

Je vous rappellerai, à ce propos, ma communication devant la
Société de chirurgie (1887) à propos d'une série de trente-cinq cas
d'ovariotomie et une leçon que j'ai publiée l'année dernière sur le
lavage du péritoine (*Bull. méd.*, 12 octobre 87) ; vous y trouverez
le début de ma pratique.

Lorsque M. Pasteur fit ses premières expériences relatives à
l'action de la chaleur sur les microbes, il constatait qu'à la température de 100° il n'y avait plus de micro-organismes. Me basant
sur cette conclusion, je n'hésitai pas à me servir de l'eau bouillie
dans la chirurgie abdominale.

Mais allons plus en avant, et voyons si l'eau bouillie est réellement aseptique et si elle donne toute la sécurité désirable. Pour
cela, parcourons les tableaux de Duclaux[1] qui donnent exactement la température à laquelle ne résistent plus les microbes
pathogènes. Je puis d'ailleurs simplifier cette tâche en vous trans-
mettant une note que M. Roux, collaborateur de M. Pasteur, a
bien voulu me remettre et dans laquelle se trouve indiquée la
température à laquelle meurt chaque variété de *microbe pathogène*, sous l'action de la chaleur humide. Voici le résumé de
cette note relative aux différents microbes pathogènes. Le microbe
du choléra des poules, celui de la septicémie de la souris et du
rouget du porc, les microbes pyogènes (aureus, citreus, albus),
le streptococcus erysipelatus, meurent quand ou les chauffe pendant dix minutes, entre 58° et 60°.

_____

[1] *Ferments et maladies*, Masson, 1888.

Pour le charbon, la bactéridie sans spores meurt après dix minutes à 58 ou 60° ; la bactéridie avec spores meurt après dix minutes à 95°.

Les bacilles du charbon symptomatique, presque toujours munis de spores, résistent jusqu'à 95°.

Ceux du vibrion septique, également munis de spores, résistent jusqu'à 90° et 95°.

Ceux de la fièvre typhoïde, munis de spores périssent entre 90° et 100°.

Dans la tuberculose, les spores ne paraissent pas résister plus que les bacilles et meurent après dix minutes entre 65° et 70°.

Enfin, les microbes de la diphthérie meurent après dix minutes à 60°

Ainsi donc il existe une certaine diversité de sensibilité vis-à-vis de l'action de la chaleur. Cependant à 100° toute vie est éteinte chez les êtres adultes; c'est dire que tout corps qui a bouilli pendant dix minutes ne contient plus à sa surface de microbes pathogènes, les seuls nuisibles pour les plaies.

Mais la question n'est pas aussi simple, car il existe à côté de ces microbes des *germes* ou *spores*, qui sont doués d'une force de résistance souvent plus considérable que celle des microbes eux-mêmes. De telle sorte que si à 100° les microbes n'existent plus, les germes de leur côté peuvent résister à l'ébullition (Duclaux).

Etant donné cette résistance des germes une objection naissait d'elle-même : l'eau simplement bouillie est insuffisante pour stériliser les liquides contenant des spores. Aussi, en Allemagne, en Angleterre, en France même, a-t-on cherché à obtenir des températures plus élevées pour se mettre à l'abri de ce reproche. L'idée est juste et logique, mais ces températures élevées sont-elles indispensables et sont-elles faciles à obtenir? C'est ce que nous allons examiner.

Voyons d'abord si elles sont indispensables. Nous ne le croyons pas et pour deux raisons. La première c'est que par la simple ébullition tout microbe est détruit et il ne reste que des germes; c'est là un point bien acquis d'ores et déjà ; mais on sait que si quelques germes ne sont pas détruits à 100°, leur développement n'en est pas moins arrêté ou très retardé; c'est là, si je puis m'exprimer ainsi, le nœud de la question. En effet, si les germes sont ainsi arrêtés dans leur développement, s'ils ne peuvent pendant un certain temps ni s'accroître, ni pulluler, ils n'ont pas d'action pathogène immédiate. Or en chirurgie ce que nous redoutons et l'expérience nous l'a appris depuis longtemps, ce sont les dangers immédiats. La deuxième raison c'est que si nous soumettons nos instruments à une double ébullition à quelques jours d'intervalle, ce que je fais toujours, celle-ci empêche sûrement les germes de se développer.

Passons au second point : est-il facile dans la pratique de surchauffer l'eau c'est-à-dire de porter sa température au-dessus de celle de l'ébullition ? Je vous répondrai que non, car il faut pour cela des appareils spéciaux, des *autoclaves*, ayant le double inconvénient d'être d'un prix élevé et d'un transport difficile.

D'ailleurs, interrogeons les faits et nous verrons que l'emploi de l'eau simplement bouillie donne d'excellents résultats. Depuis deux ans je me sers dans mon service de ce moyen de désinfection pour toutes les opérations abdominales, je n'ai cependant pas eu un seul cas d'infection primitive imputable aux instruments et ceux-ci sont toujours et exclusivement plongés dans l'eau bouillante.

J'en conclus donc que l'eau bouillie donne des garanties suffisantes et qu'elle doit être préférée aux liquides antiseptiques, non seulement pour le lavage des cavités, mais aussi pour rendre les instruments aseptiques.

Je n'ai plus qu'à vous indiquer la façon d'employer l'eau bouillante pour la désinfection des instruments, des éponges, des fils à ligature.

Tout instrument qui doit servir à l'opération doit être bouilli pendant dix minutes dans de l'eau passée au filtre Chamberland ; à la campagne on choisira de l'eau de source, ordinairement pure.

L'ébullition doit avoir lieu immédiatement avant leur usage.

Au moment de l'opération, les instruments ainsi bouillis sont placés dans un plateau de verre ou de porcelaine et baignent dans une solution d'acide phénique faible, destinée à empêcher leur infection par les germes de l'air qui pourraient tomber à leur surface.

Ce n'est pas tout ; lorsque l'opération est terminée, les instruments doivent être soumis à un nettoyage parfait, et c'est un point sur lequel j'appelle surtout votre attention. Voici comment je procède, et c'est cette conduite que je vous conseille de suivre.

Tout d'abord, je fais dégorger les instruments dans l'eau tiède pendant quelques instants, puis ils sont nettoyés avec une brosse bien propre et qui a été elle-même lavée, savonnée, passée à la potasse, ainsi que je vous l'ai dit plus haut. Ils sont alors plongés dans l'eau bouillante où on les laisse pendant dix minutes ; enfin, je les enferme dans une boîte spéciale où ils séjournent à l'abri du contact de l'air jusqu'à la prochaine opération ; c'est alors, ainsi que je vous l'ai déjà dit que je les fais bouillir de nouveau. Cette double ébullition à quelques jours d'intervalle est particulièrement utile.

Tous ces détails ont leur importance, et ce n'est qu'en agissant de la sorte, c'est-à-dire en empêchant le séjour du sang ou d'autres substances plus nuisibles encore, dans les rainures des instruments, que vous vous mettrez à l'abri de la contagion.

Il va sans dire, que pour être soumis à des ébullitions répétées, les instruments doivent être complètement métalliques : aussi, ne voyez-vous plus dans notre service ces instruments à manche en bois dont on se sert généralement ; tous les manches et la plupart des instruments sont en métal et nickelés.

Voilà pour la désinfection des instruments : mais, avons-nous dit, d'autres objets, éponges, fils à ligature, tubes à drainage, sont en contact avec la plaie ; il est de toute nécessité de les rendre tout à fait aseptiques.

Le nettoyage des éponges a donné lieu à de nombreuses discussions ; ces objets sont effet difficiles à rendre aseptiques à cause de leur structure même ; l'eau bouillante, si utile pour le nettoyage des instruments, ne peut être appliquée aux éponges, car elle les crispe et les altère. Aussi, nombre de chirurgiens ont-ils abandonné cette substance, pour se servir de morceaux de gaze ou de tampons d'ouate. Cependant, on peut, en s'entourant de précautions tout à fait spéciales, arriver à obtenir des éponges complètement inoffensives ; il faut, pour cela, avoir sous la main un aide de choix, qui fasse subir aux éponges une longue et minutieuse préparation, après laquelle il n'existe plus aucun danger d'infection.

Voici, d'ailleurs, comment je procède : je les fais d'abord laver à grande eau pour enlever toutes les substances étrangères, puis je les laisse séjourner dans une solution d'acide chlorhydrique afin de détruire les matières minérales Ainsi débarrassées de ces produits étrangers elles sont plongées dans une solution de per-

manganate de potasse pendant plusieurs jours. Lorsqu'elles ont
été ensuite lavées de nouveau, et je laisse tremper pendant sept
à huit jours dans une solution phéniquée à 5 p. 100 ou dans
du sublimé. Pour les conserver, on peut, ou les faire sécher et
les enfermer dans un bocal bien bouché, ou bien les mettre dans
une solution antiseptique faible.

Il n'en demeure pas moins établi que, dans la pratique journalière, l'emploi des éponges peut être suspect. C'est pour cette
raison que vous me voyez me servir quelquefois d'une substance
parfaite à mon avis, le *tissu éponge*. J'en fais préparer de petits
carrés larges comme la main qui, ourlés avec soin, font des
compresses excellentes. Pour les stériliser je les fais savonner et
laver à grande eau, puis bouillir pendant un quart d'heure ou
une demi-heure dans une solution phéniquée forte et je les conserve dans un liquide antiseptique.

J'ai peu de chose à vous dire des fils à ligature ; pour préparer
la soie il faut la faire bouillir pendant quelques minutes et la conserver dans le sublimé, l'acide phénique possédant un pouvoir antiseptique trop faible. Au moment de l'opération, lorsqu'on se propose
de lier le pédicule d'un kyste ovarien par exemple, le fil de soie
ainsi conservé tenu au bout de la pince, est plongé dans l'eau bouillante immédiatement avant de s'en servir. En s'entourant de ces
précautions le chirurgien se met sûrement à l'abri de l'infection.

Tels sont les principes qui doivent guider le chirurgien au
cours de l'opération ; mais celle-ci terminée tout n'est pas fini et
il faut, après l'acte opératoire, préserver la plaie des substances
nuisibles. Si la plaie est complètement fermée par les sutures, la
chose est assez facile ; il n'en est pas de même si l'on a été obligé
de laisser un pédicule dehors, car il y a là une plaie exposée, qui
peut être le point de départ d'accidents septiques. Aussi, au point
de vue antiseptique, la méthode qui consiste à rentrer le pédicule,
doit-elle être la méthode de choix..

La protection de la plaie après l'opération est pratiquée généralement au moyen de la gaze iodoformée ; ce moyen est insuffisant à mon avis, et j'emploie, depuis quelque temps, un autre procédé qui me donne les meilleurs résultats : j'applique sur la ligne
de suture une pommade à l'iodol ou à l'iodoforme.

<pre>
          Vazeline. . . . . 20 gr.
          Iodoforme. . . . . 2 gr.
</pre>

Le tout est recouvert de gaze iodoformée et de ouate hydrophile.

Ainsi la plaie est recouverte d'une substance grasse qui empêche tout contact nuisible ; avec les pansements ordinaires, au contraire, l'air peut toujours s'infiltrer entre le pansement et la paroi abdominale, arriver au contact de la plaie, et produire des petits abcès qui constituent souvent un inconvénient à la suite des laparotomies.

Le drainage en chirurgie abdominale ne diffère pas de celui qn'on pratique en chirurgie générale. Pour avoir des drains en caoutchouc parfaitement aseptiques, vous devez les laver avec du savon, les faire bouillir et les conserver dans un bocal renfermant du sublimé ou de l'acide phénique au vingtième.

Rappelez-vous qu'il faut en chirurgie abdominale se servir de gros drains et avoir soin de les porter jusqu'au fond des plaies.

En résumé, il résulte de tout ce que nous venons de dire que vous devez chercher à avoir le moins de substances nuisibles au contact des plaies et pour cela obtenir la désinfection parfaite des mains du chirurgien et des aides, des instruments, des éponges, des fils à ligature, enfin du champ opératoire lui-même. Pour obtenir ce résultat mieux vaut s'adresser à l'eau bouillante ; rappelez-vous qu'après dix minutes d'ébullition tout microbe a disparu et que si les germes résistent à cette température, ils n'en sont pas moins arrêtés dans leur développement.

Les résultats que j'obtiens dans ma pratique, depuis que je me sers d'eau bouillie, sont des plus encourageants ; vous voyez vous-mêmes ce qui se passe dans notre service ; à la suite des grandes opérations abdominales, telles que ovariotomie, hystérectomie, salpingotomie, etc., nos opérées n'ont pas de fièvre et la température ne dépasse pas 37° ou 37°5.

Aussi j'ose vous affirmer que vous devez vous considérer comme coupables toutes les fois que vous voyez survenir une élévation de température sérieuse, à la suite d'une intervention chirurgicale. Mais rappelez-vous que le chirurgien n'est pas seul responsable et que les aides également peuvent être coupables, souvent même c'est à eux qu'incombe la principale faute, à cause de leur négligence. Voilà pourquoi j'ai insisté sur certains détails d'antisepsie, quelques-uns d'entre vous étant destinés à me servir d'aides dans les opérations sur l'abdomen, que nous pratiquons chaque jour dans cet hôpital.

MANUEL OPÉRATOIRE DE L'OVARIOTOMIE

Préliminaires sur l'ovariotomie en général. — Incision. — Ponction du kyste.
— Adhérences et leur importance. — Adhérences inflammatoires. — Adhérences par inclusion dans le ligament large. — Pédicule et ligature. — Méthode usuelle pour traiter le pédicule. — Drainage du péritoine. — Suture
abdominale, son importance. — De la durée de l'opération.

Préliminaires. — Depuis quelques années, le manuel opératoire de l'ovariotomie a été tellement perfectionné, les soins donnés aux opérées sont devenus tellement précis, que de tous les
pays on voit surgir les statistiques les plus brillantes, et que cette
opération chirurgicale est considérée comme arrivant presque à
l'apogée de son développement.

Mais il faut nous rappeler que, si l'ovariotomie a fait des progrès tellement rapides qu'on puisse actuellement rejeter bien loin
l'anathème prononcé autrefois contre elle par les maîtres de la
chirurgie française, c'est à une grande somme de patience et à des
perfectionnements réitérés et longuement étudiés qu'est dû ce
résultat.

Nous devons aussi tenir compte, pour expliquer les résultats
favorables de l'ovariotomie, d'un certain nombre de pratiques qui,
pour n'avoir au premier abord, qu'une importance très minime,
n'en constituent pas moins une série de points très importants
pour la réussite de l'opération. L'opérateur doit être tellement
pénétré de leur valeur qu'il ne doit, sous aucun prétexte, s'en
éloigner.

Dans cet article, je passerai en revue les principaux perfectionnements apportés au manuel opératoire de l'ovariotomie, et
aux soins consécutifs à l'opération. Autant que possible, je me
restreindrai à la description des manœuvres que j'ai moi-même
mises en pratique, dans les opérations que j'ai pratiquées. Ces

indications, quoique élémentaires et rapidement exposées, auront cependant l'avantage de ne répondre qu'aux faits que j'ai pu apprécier moi-même dans mon service à l'hospice de la Salpêtrière.

Incision. — L'incision de la paroi abdominale doit toujours être pratiquée sur la ligne médiane aussi exactement que possible.

Il faut, en effet, autant qu'on le peut, éviter d'ouvrir la gaine des muscles droits. Cependant je ne crois pas que ceci présente un inconvénient, comme le croit Spencer Wels, qui attribue à cette cause les phlegmons suivis d'abcès qu'on rencontre souvent dans cette région. Souvent j'ai disséqué une partie de ce muscle sans que j'aie vu aucun accident.

Quant à la hauteur à laquelle doit être pratiquée l'incision, tous les chirurgiens s'accordent pour choisir la ligne qui joint l'ombilic au pubis. L'incision courte doit être plus rapprochée du pubis que de l'ombilic, car l'ouverture est mieux située pour nettoyer le petit bassin, s'il en est besoin, et pour protéger les intestins.

L'étendue qu'on doit donner à l'incision a beaucoup préoccupé les opérateurs. Quoique cette question n'ait pas une importance aussi grande pour les kystes de l'ovaire, dont le volume peut être réduit dans des proportions considérables, que pour les corps fibreux de l'utérus, elle mérite cependant d'être examinée.

Je crois que, en principe, on doit commencer par faire une incision aussi courte que possible, mais cependant suffisante pour permettre de pratiquer facilement la ponction évacuatrice, et au besoin saisir le kyste avec une pince large, s'il a une tendance à fuir dans l'abdomen ou à se rompre. Une incision de dix à douze centimètres est donc suffisante au début. On est, en effet, étonné, quand il s'agit de kystes multiloculaires constitués par des parties solides accompagnant une ou plusieurs poches, de la facilité avec laquelle on peut faire passer par cette ouverture des masses souvent volumineuses, et cela sans tiraillements ni ruptures. J'ai eu plusieurs exemples très nets de cette particularité.

Il me semble qu'il n'est nullement indifférent de faire une incision exagérée, surtout quand elle n'est pas nécessaire ; et cependant je n'hésiterais pas, le cas échéant, à agrandir l'incision dans des proportions considérables, car il faut toujours préférer cette incision longue, pour éviter les tiraillements qui peuvent provoquer la rupture d'un kyste à parois minces et friables, comme cela se voit principalement dans les kystes multiloculaires à contenu gélatineux.

Lorsqu'on se trouve dans la nécessité d'agrandir l'incision du côté de l'ombilic, on peut agir de deux façons différentes, suivant que l'anneau ombilical est intact ou suivant qu'il est le siège d'une hernie intestinale ou épiploïque, si fréquentes chez la femme. Dans le premier cas, il est de règle de contourner la cicatrice ombilicale du côté gauche, pour revenir ensuite sur la ligne médiane. Lorsqu'il y a hernie, j'incise l'anneau sur son diamètre vertical. A la fin de l'opération, les deux portions du sac herniaire sont enlevées avec soin, la plaie est égalisée et avec une suture exacte, on a la certitude de réunir les parties par une cicatrice qui obture l'anneau ombilical et produit ainsi la guérison radicale de la hernie. Si l'on trouve dans l'anneau un morceau d'épiploon adhérent et irréductible, il est préférable de l'enlever, en le réséquant après ligature.

L'incision de la paroi abdominale n'est pas toujours simple et facile, et il arrive fréquemment que des adhérences anciennes et très puissantes unissent la paroi des kystes aux plans fibreux. La distinction entre ces diverses couches est tellement difficile, que nombre d'opérateurs ont disséqué, séparé l'aponévrose profonde ou le *fascia transversalis* des plans antérieurs, en croyant séparer le kyste de ses adhérences.

C'est ce qui m'est arrivé chez une femme de 32 ans dont la paroi abdominale très mince adhérait d'une façon intime par sa face profonde avec la paroi du kyste. L'adhérence était telle que je fus obligé de disséquer avec soin les deux parois dans l'étendue de cinq à six centimètres, pour les séparer vers la partie inférieure : la dissection fut pratiquée entre le facia transversalis épaissi et les muscles altérés. Dans un point il était impossible de reconnaître exactement l'une de l'autre les deux parois. M'étant aperçu de l'erreur, j'ai pu trouver ensuite plus profondément la surface du kyste qui fut libérée complètement, quoique avec difficulté, de la paroi abdominale. La cicatrisation ne fut nullement entravée par cette faute opératoire, car les parties décollées furent réappliquées avec soin, au moyen des sutures réunissant les bords de l'incision.

Plusieurs fois j'ai décollé sans le vouloir les aponévroses avant de reconnaître l'erreur, mais ces parties se soudent facilement en s'adossant, et cela sans inconvénient.

Ponction du kyste.— Le péritoine étant ouvert et l'hémostase parfaite, on procède à la ponction avec un gros trocart muni d'un tube de caoutchouc qui plonge dans une cuvette destinée à recevoir le liquide. Je ne me sers pas d'appareil aspirateur, celui-ci est inutile, en effet, le liquide souvent très visqueux ne sort pas plus facilement avec l'aspiration et celle-ci complique l'opération. Si le liquide est gélatineux, il est préférable d'ouvrir la poche kystique, et de vider largement au dehors son contenu en protégeant le péritoine. C'est le plus souvent avec la main introduite largement dans le kyste qu'on arrivera à vider le kyste.

Adhérences. — Pendant l'ablation du kyste, une grosse difficulté vient de la présence des adhérences, souvent elles donnent beaucoup de sang. A propos de ces hémorrhagies, je dirai seulement que, en général, tout point qui saigne doit être saisi avec une pince hémostatique, et, à moins d'indications spéciales, on placera à ce niveau une ligature avec du catgut fin ou plutôt avec de la soie préparée, très fine et très résistante. Je préfère cette substance au catgut, car elle s'enkyste bien, d'après les cas que j'ai pu observer, et elle a l'avantage de donner une plus grande sécurité pour les ligatures. Je n'emploierais qu'avec la plus grande réserve la torsion et la cautérisation au fer rouge. Pour les points saignants et difficiles à saisir avec une pince, je préfère une ligature avec le tenaculum.

Enfin, on devra éviter, dans les manœuvres, les tiraillements brusques, qui peuvent rompre le kyste et surtout le tiraillement du ligament large. Quand le pédicule est large et court, des tractions même très modérées, peuvent amener la rupture des veines saillantes du ligament large, lesquelles donnent immédiatement une grande quantité de sang, celui-ci remplit le bassin et peut rendre très difficile la recherche de l'orifice. Cet accident est arrivé chez une de mes opérées. A peine ai-je vu le sang s'épancher dans le péritoine, que je saisis avec une pince les points qui donnaient. L'hémorrhagie arrêtée, j'ai pu lier les vaisseaux en prenant le ligament large entre deux ligatures, après l'avoir perforé, absolument comme un pédicule ovarique un peu large. Je laissai ainsi trois ligatures en anse solidaires l'une de l'autre, comme les anneaux d'une chaîne.

Il ne résulta aucun inconvénient de ce petit accident, et la perte de sang fut relativement faible ; mais je me rendis parfaitement compte du danger qui aurait pu en résulter, si l'hémorrhagie était survenue avant la sortie du kyste hors de l'abdomen, alors que gêné par sa présence dans l'ouverture abdominale, je n'aurais pu explorer facilement le bassin et rechercher le siège de l'hémorrhagie.

Traitement du pédicule. — La façon de traiter le pédicule a donné lieu à bien des opinions diverses.

Au début, on employait presque exclusivement un clamp ou une anse de fil de fer qui étreignait fortement les parties et nécessitait l'enclavement du pédicule au niveau du bord inférieur de la plaie.

Cette méthode présentait de nombreux inconvénients, qu'il suffira d'énumérer pour en faire comprendre l'importance : le tiraillement des parties contenues dans le bassin lorsque le pédicule était court ; la présence d'une plaie avec tous ses accidents possibles : hémorrhagie, suppuration, tétanos ; le retrait de ce moignon du côté de l'abdomen, avec fistule longue à guérir et pouvant entraîner des accidents septiques ; enfin, le retard forcé de la guérison, par la persistance d'une suppuration locale.

Actuellement, tous les ovariotomistes sont d'accord pour rentrer le pédicule dans l'abdomen, en le laissant flotter librement, après avoir assuré l'hémostase d'une façon absolue.

Pour être certain que le moignon du pédicule ne saignera pas, ce qui constituerait un gros danger, il est nécessaire de faire la ligature d'après des règles bien établies depuis quelques années.

Une seule ligature ne suffit pas, à moins que le pédicule ne soit extrêmement mince, car elle est exposée à glisser, aussi il est bon d'user de deux ligatures. Celles-ci sont pratiquées au moyen d'un gros cordonnet de soie très aseptique qui est passé en double au milieu de l'épaisseur du pédicule. On se sert pour cela d'une longue aiguille montée sur manche, munie d'un chas assez large et presque mousse à son extrémité.

L'anse du fil ainsi disposée est coupée et l'on a deux chefs, qu'on entremêle de façon qu'en liant d'un côté et de l'autre du pédicule, on ait deux anses unies ensemble comme les anneaux d'une chaîne.

La solidarité des deux ligatures ainsi obtenues a pour avantage de les empêcher de glisser et par conséquent d'assurer l'hémostase.

Quand ce pédicule est large ou épais, il est souvent nécessaire d'employer trois, quatre et même cinq anses de fil, toutes solidaires. Mais il est indiqué de ne prendre qu'une quantité de tissus assez petite pour que, en serrant le fil, il soit étranglé et ne puisse céder après le dégonflement. Lorsque la partie saisie a une trop grande épaisseur la ligature ne suffirait pas pour produire la constriction d'une artère centrale et une hémorrhagie tardive serait à redouter. Il est préférable, en un mot, de multiplier les ligatures plutôt que d'étreindre en une seule une trop grande quantité de tissus.

Lawson Tait emploie une ligature spéciale dont je me sers souvent et qui a l'avantage de ne nécessiter qu'un seul nœud.

La figure suivante permettra de se rendre compte de son application.

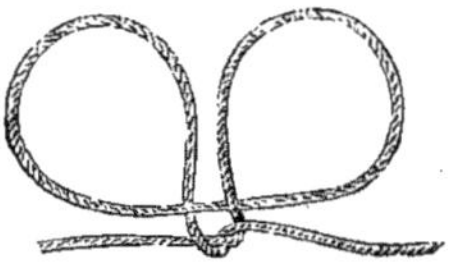

FIG. 25.

La section du pédicule doit se faire à un centimètre environ de la ligature. Celle-ci, en effet, à moins d'être trop serrée, n'empêche pas la nutrition du moignon, ainsi que l'ont montré les expériences pratiquées sur les animaux et l'étude des modifications qu'on a pu observer après la mort des malades. Grâce à cette nutrition rudimentaire, la vie de la partie du moignon dépassant la ligature est assurée.

Le tout est bientôt enkysté par des fausses membranes, et si la substance employée pour la ligature est parfaitement aseptique, vous n'aurez aucun accident à craindre.

Drainage. — Plusieurs chirurgiens ont vanté l'emploi du drainage de la cavité abdominale, soit par la plaie abdominale, soit par le vagin, dans les cas où les adhérences nombreuses et très saignantes pouvaient faire craindre le suintement et l'accumulation d'une grande quantité de liquide dans le petit bassin et la résorption de ce liquide.

D'après les faits que j'ai vus et les opérations que j'ai pratiquées, je crois que l'indication en est assez rare, après l'ovariotomie.

J'en excepte cependant celles dans lesquelles des désordres étendus ont été produits dans les parties déclives, surtout au niveau du bassin, derrière ou sur les côtés de l'utérus. Dans ce cas les liquides sont sécrétés en abondance, tombent dans ce bas-fond, y séjournent et peuvent fermenter avec facilité.

Je pratique le drainage avec des drains en caoutchouc du volume du petit doigt et parfaitement aseptiques. Deux drains sont nécessaires. L'extrémité inférieure de chacun d'eux est conduite au fond du bassin de chaque côté de l'utérus. Leur extrémité supérieure est fixée dans l'angle de la plaie abdominale et l'un à côté de l'autre. Un paquet de gaze recouvre leur orifice avec exactitude.

Je laisse les drains en place de vingt-quatre à trente-six heures, en changeant dans l'intervalle la gaze protectrice, une ou deux fois suivant l'abondance de l'écoulement

Suture. — La suture de la plaie abdominale est simplifiée à tel point que, actuellement, je me sers presque exclusivement de crins de Florence, avec lesquels je fais des sutures isolées.

Celles-ci sont espacées de deux à deux centimètres et demi environ. Il est utile de prendre une grande épaisseur de tissus en traversant la peau à un centimètre au moins du bord de la plaie, en ayant soin de comprendre du côté du péritoine une étendue au moins égale. On doit éviter une trop forte constriction car il suffit d'affronter exactement les surfaces saignantes.

Mais il est un point essentiel qu'on ne saurait trop se rappeler, c'est que toute la plaie cutanée doit être obturée aussi exactement que possible. Aussi ne faut-il pas négliger de faire des sutures supplémentaires et superficielles avec des fils plus fins, partout où la peau fait des plis, ceux-ci empêcheraient l'affrontement exact.

Pour éviter tout contact des bords de la plaie suturée avec l'extérieur, je ne me contente pas d'appliquer à la surface de la gaze iodoformée, je recouvre largement cette suture avec une pommade à la vaseline iodoformée (vaseline 20 grammes, iodoforme 3 grammes) que je renouvelle au besoin vers le quatrième jour. Mettant ainsi la suture à l'abri de l'air qui passe toujours sous les pansements abdominaux à cause des mouvements respiratoires, je suis persuadé avoir évité ainsi un grand nombre d'abcès secondaires survenant au niveau des sutures.

On évite ainsi toute suppuration, et la réunion immédiate est parfaite vers le huitième jour, époque à laquelle j'enlève ordinairement les sutures.

Je n'ai jamais employé que les sutures à points séparés et comprenant dans une seule anse de fils toute l'épaisseur de la paroi abdominale, de chaque côté, y compris le péritoine. Rien ne m'a démontré que cette suture simple et rapide était insuffisante et qu'il fallait y substituer une suture péritonéale au catgut indépendante des sutures de la paroi abdominale, en constituant ainsi un double étage de sutures. Je n'ai pas remarqué que cette pratique ait été une des causes du relâchement de la cicatrice et de l'éventration plus ou moins considérable qui en est la conséquence tardive. Je n'ai vu cet inconvénient que rarement, à la suite de mes ovariotomies et toujours chez des femmes négligentes se livrant à des travaux pénibles ou qui ne portaient pas avec persévérance une ceinture bien appliquée.

Durée de l'opération. — La gravité de l'ovariotomie paraît être assez nettement proportionnée à la durée de l'opération (Kœberlé). Aussi doit-on s'efforcer de la pratiquer sans perdre de temps, ce qui est facile avec des aides exercés et un outillage complet. Toutefois, les auteurs qui ont établi cette proportion oublient de nous faire remarquer que les adhérences multiples et les difficultés survenant dans le cours de l'opération sont la cause ordinaire de la prolongation des manœuvres, or ces adhérences mêmes et les désordres qu'elles laissent après elles, constituent le facteur principal dans le pronostic ultérieur de l'opération. Il y a donc là une interprétation paradoxale qui pourrait tromper si on la prenait dans un sens trop restreint.

BIBLIOGRAPHIE

Spencer Wells. — *Des tumeurs de l'ovaire et de l'utérus*, 1883, p. 191 et 440.

Terrillon. — *Remarques à propos de l'ovariotomie et spécialement du manuel opératoire. Bulletin général de thérapeutique*, 1883. N°ˢ du 30 janvier, du 30 février, du 15 mars.

Terrier. — *Remarques cliniques sur une 3ᵉ série de 25 ovariotomies. Revue de chirurgie*, 1885, p. 12.

Spencer Wells. — *Diagnostic et traitement chirurgical des tumeurs abdominales*, 1886, p. 87 et 225.

Hégar et Kaltenbach. — *Traité de gynécologie opératoire*, 1885, p. 164 à 261.

Lauson Tait. — *Traité des maladies des ovaires*, 1886, p. 302. (Bibliographie.)

ADHÉRENCES DES KYSTES DE L'OVAIRE

Les adhérences des kystes ovariques avec les diverses parties
environnantes : parois de l'abdomen ou viscères pelviens et abdominaux, constituent une étude des plus intéressantes particulièrement au point de vue opératoire. Si les adhérences aujourd'hui,
ne sont pas considérées comme formant une contre-indication
formelle à l'intervention chirurgicale, elles n'en peuvent pas
moins devenir une complication redoutable. Leur présence
augmente la difficulté et surtout la durée des opérations; par
là, elle tend à diminuer les chances de succès.

Les anciens chirurgiens attachaient au diagnostic des adhérences une importance considérable. Leur existence était-elle
constatée, ils renonçaient à toute intervention ; ne se révélait-
elle que pendant l'opération, ils préféraient suspendre celle-ci,
refermer la cavité abdominale, et laisser la tumeur dans l'état où
ils l'avaient trouvée. Aussi, s'attachèrent-ils à chercher les
signes permettant d'établir ce diagnostic.

En 1843, Walne[1] alla jusqu'à pratiquer avant l'opération une
incision exploratrice, lui permettant de constater avec le doigt la
mobilité du kyste. Cet exemple fut suivi par F. Bird[2], qui, plus
tard, se contenta de piquer des aiguilles dans le kyste en différents points de l'abdomen, pensant que, en observant les mou-

[1] In Sp. Wells. — *Tumeurs de l'ovaire*, trad. fr., p. 84.
[2] Bird. — *Soc. méd. chir.* Londres, 1851.

vements de ces aiguilles pendant l'inspiration et l'expiration, il pourrait savoir si le kyste était ou non mobile.

Actuellement ces craintes exagérées sont abandonnées depuis que Spencer Wells, puis Kœberlé, ont montré que les difficultés produites par les adhérences n'étaient pas insurmontables ; la plupart des chirurgiens adoptèrent leur opinion. La réaction fut même si complète que certains auteurs allèrent jusqu'à donner aux adhérences une excellente valeur pronostique ; leur existence, disaient-ils, ayant pour résultat de diminuer l'irritabilité du péritoine.

Sans aller aussi loin, on reconnaîtra que les adhérences ne constituent pas un danger réel quand elles peuvent être rompues avec la main seule. Dans le cas contraire, on peut fréquemment les sectionner entre deux ligatures, alors le danger augmente légèrement. Mais quelquefois leur rupture offrira de grandes difficultés, et l'opération devra être, sinon abandonnée, du moins profondément modifiée.

Malgré les nombreux travaux inspirés par la question qui nous occupe, un point nous paraît ne pas avoir suffisamment attiré l'attention des observateurs. La plupart des auteurs, n'ont signalé et étudié longuement que les adhérences par inflammation. Mais il est une autre variété d'adhérences non moins importantes, assez fréquentes, et dont la gravité au point de vue opératoire, ne le cède en rien aux premières ; elles constituent, en effet, la cause la plus fréquente des opérations inachevées, et, en tout cas, elles compliquent singulièrement le manuel opératoire. Leur mode de production permet de leur donner le nom d'adhérences par *infiltration*. C'est le ligament large qui est le siège le plus ordinaire de cette infiltration ; cependant, on l'observe aussi dans quelques cas au niveau du mésentère.

Pour bien nous rendre compte de la façon dont se produit cette infiltration du kyste dans le ligament large, je crois bon de vous rappeler les rapports ordinaires de l'ovaire avec les deux feuillets de ce ligament. L'ovaire occupe le bord supérieur du ligament large. Il semble enveloppé par le péritoine de toutes parts, excepté au niveau du point où il reçoit ses vaisseaux, partie désignée ordinairement sous le nom de hile de l'ovaire.

Lorsque l'ovaire atteint de dégénérescence kystique augmente considérablement de volume, il se développe le plus souvent du côté de la cavité abdominale, perd de plus en plus ses rapports avec le ligament large, les vaisseaux qui lui viennent de cet organe s'allongent ainsi que le ligament ovarien, et on a bientôt une tumeur intra-abdominale reliée au ligament large par un pédicule plus ou moins allongé.

Dans d'autres cas, qui constituent l'exception, en même temps que la tumeur se développe du côté de l'abdomen, elle s'accroît également du côté du hile ou pédicule de l'ovaire. Cette partie ne peut prendre de l'accroissement qu'en descendant dans l'épaisseur du ligament large, dédoublant ainsi ses deux feuillets. On a de la sorte une tumeur formée de deux parties, l'une intra-péritonéale, l'autre infiltrée dans le ligament large. Il peut même arriver que la tumeur ne se développe que dans le ligament large, le fait est très rare.

En résumé, cette disposition constitue une véritable adhérence, puisque le kyste n'est pas libre dans toute son étendue et ne présente pas de pédicule. Cette variété d'adhérences des kystes de l'ovaire a été peu étudiée jusqu'à présent, elle se trouvait seulement indiquée vaguement dans quelques observations, mais sans qu'on établît la différence qui existe entre elles et les adhérences inflammatoires. Quelques auteurs étrangers tels que Hégar et Kaltenbach, Karl Schrœder, Muller avaient cependant publié des travaux sur ce sujet, indiquant ce mode d'infiltration et ses conséquences au point de vue opératoire. Péan, dans son livre de Cliniques, signale aussi ce genre d'obstacles, mais il confond les kystes développés dans le ligament large ou kystes para-ovariens, avec ceux qui viennent de l'ovaire. Dans la séance du 27 juin 1883, j'ai lu une note devant la Société de chirurgie sur cette infiltration entre les deux feuillets du ligament. Mon travail avait pour but de démontrer que ce mode d'adhérence ne doit pas être confondu avec celui qui résulte des inflammations adhésives, et qu'il s'en distingue à tous les points de vue. Je vous renvoie, pour les détails principaux, à ce travail publié dans les Bulletins de la Société.

Ces préliminaires étant établis, nous allons étudier successivement ces deux formes d'adhérences.

Adhérences par inflammation. — Les *adhérences inflamma-toires* sont toujours le résultat d'une péritonite, le plus généralement localisée. Sous l'influence du processus irritatif, les deux surfaces en contact, paroi du kyste et séreuse, subissent une sorte de desquamation épithéliale. Les deux portions desquamées ne tardent pas à se fusionner. Il se produit ici un phénomène semblable à celui que je vous ai déjà signalé, lorsque nous avons parlé des adhérences que provoque le chirurgien, en adossant deux surfaces péritonéales après les avoir irritées.

L'inflammation qui provoque ce travail d'adhésion peut revêtir trois formes cliniques qu'il est utile de connaître, car leur symptomatologie peut conduire à un diagnostic au moins approximatif. Tantôt la péritonite, quoique localisée, est franche et aiguë. Elle se révèle par les signes habituels de cette affection, par des symptômes généraux et des phénomènes douloureux qui ne peuvent manquer d'attirer l'attention. Dans d'autres cas, la péritonite est sub-aiguë ; enfin elle peut être absolument chronique. Ici, il n'y a pas de signes généraux ; les phénomènes douloureux sont moins accusés et peuvent ne pas inquiéter la malade. Néanmoins, ils ne passent pas inaperçus, et, par une interrogation attentive, le chirurgien pourra acquérir la preuve de leur existence. Malheureusement, dans le troisième cas, et qui est peut-être le plus fréquent, il n'en est pas de même ; le processus est absolument latent, rien ne le fait soupçonner, et toute indication commémorative fera défaut à l'opérateur.

D'ailleurs, ces renseignements, s'ils peuvent quelquefois faire soupçonner l'existence d'adhérences, ne révèlent rien sur leur nature. Ce point serait cependant très important ; en effet si certaines adhérences sont faciles à détruire, d'autres, au contraire, peuvent créer de sérieuses difficultés.

A ce point de vue, on peut les diviser en quatre variétés. Les premières, molles et peu vasculaires, constituées seulement par des tractus d'apparence fibrineuse, blanchâtres, se laissent déchirer sans résistance et surtout sans occasionner d'hémorrhagie sérieuse. Il n'en est pas de même des secondes ; molles également, mais vasculaires, elles se laissent facilement déchirer. Seulement les deux bouts, et surtout celui qui tient à la paroi, fournissent un suintement de sang, plus ou moins abondant, cessant parfois rapidement, mais pouvant aussi devenir l'origine d'hémorrhagies abondantes et nécessitant des ligatures.

A un degré plus avancé d'organisation, les adhérences deviennent fibreuses. Elles sont dures et ne cèdent pas aux tractions de la main. Un instrument mousse, spatule, manche de scapel, ou même un instrument tranchant est nécessaire. De plus, elles contiennent des vaisseaux de nouvelle formation, plus ou moins volumineux. L'hémorrhagie est beaucoup plus à craindre. Aussi, est-il sage de ne pratiquer la section qu'entre deux pinces ou deux ligatures.

Enfin, plus étendues en surface, moins lâches, ces adhérences fibreuses peuvent devenir pour ainsi dire indélébiles. La paroi péritonéale, la surface du kyste sont réunies par un tissu fibreux plus ou moins épais, souvent très vasculaire, dont la dissection, très difficile, exposera parfois le chirurgien à décoller le péritoine, à décortiquer les masses musculaires de l'abdomen, à pratiquer en un mot des délabrements d'un pronostic toujours fâcheux. Dans certains cas même, le chirurgien se verra obligé de laisser l'opération inachevée. Cette complication ne se trouve guère que dans les kystes anciens. Elle est devenue plus rare, depuis que les opérations sont, en général, pratiquées moins tardivement.

Le siège des adhérences ne saurait être indifférent. Les plus fréquentes et les moins dangereuses, à coup sûr, sont celles qui s'établissent entre le kyste et la paroi abdominale antérieure. Ce sont aussi les plus précoces.

Les adhérences épiploïques sont peut-être aussi fréquentes. Elles sont plus importantes que les précédentes, en ce sens que leur rupture amène presque toujours un écoulement sanguin. Non que l'adhérence en elle-même soit plus vasculaire, mais la portion épiploïque voisine acquiert, sous l'influence de l'inflammation, une circulation très active qui peut être telle que ces vaisseaux épiploïques servent seuls à nourrir le kyste. Or, la rupture de chaque adhérence nécessite la résection d'un morceau d'épiploon. On sera donc forcé, pour chaque résection, d'appliquer une ou plusieurs ligatures, et en définitive, on est amené à laisser dans l'abdomen un nombre plus ou moins considérable de fils. Je vous conseille de détacher l'épiploon le plus près possible du kyste, en raclant pour ainsi dire la paroi de ce dernier, et au besoin d'entamer cette paroi, afin d'éviter l'ouverture des vaisseaux et un trop grand nombre de ligatures perdues.

Les adhérences avec l'intestin sont plus rares, en raison peut-être des mouvements péristaltiques et de la mobilité propre de cet organe. Mais leur existence constitue une complication des plus sérieuses. En effet, l'union du kyste et de l'intestin est parfois très intime. Le décollement de la séreuse est difficile et offre de grands dangers, car on s'expose à décoller les parois de l'intestin elles-mêmes, à les dédoubler et même à produire des perforations, lesquelles nécessitent des sutures difficiles à appliquer et compliquant beaucoup l'opération. L'hémorrhagie qui succède à la déchirure de la paroi intestinale est abondante et difficile à arrêter, à cause de l'impossibilité de placer de nombreuses ligatures : l'attouchement de ces surfaces saignantes avec le thermocautère légèrement chauffé suffit souvent à arrêter le sang. Enfin on peut être amené à réséquer un morceau du kyste, et à le laisser adhérent à l'intestin. Par ces détails sur lesquels nous reviendrons à propos des complications de l'ovariotomie, il est facile de comprendre le danger auquel exposent ces adhérences.

Les adhérences vésicales ne sont pas moins à redouter. Formées dans les premières périodes du développement kystique, elles peuvent, à mesure que la tumeur s'accroît, distendre et entraîner le réservoir vésical. On a vu la vessie remonter ainsi jusqu'au-dessus de l'ombilic. Dans ces cas, le réservoir urinaire se présentant en avant de la tumeur, étalé au-dessous de la paroi abdominale, est exposé à être lésé par l'incision. D'autre part, la destruction des adhérences peut amener le même accident. De même que pour l'intestin, les dangers d'hémorrhagie sont fréquents aussi, j'ai dû, dans un cas, laisser un morceau de la paroi kystique adhérent au viscère, dans la crainte qu'une séparation trop pénible ne produisît une déchirure trop étendue de la paroi.

L'utérus, également, peut être adhérent au kyste par inflammation. Si les adhérences se produisent de bonne heure, cet organe sera entraîné au-dessus de sa position normale par le kyste qui remonte de plus en plus dans l'abdomen. Les adhérences avec l'utérus sont relativement rares, mais, lorsqu'elles existent, elles sont souvent très difficiles à détruire, étant souvent la cause de blessures profondes de l'organe, et elles ont entraîné quelques chirurgiens à pratiquer l'ablation partielle de l'utérus, ce qui constitue une complication très dangereuse, ou à laisser l'opération inachevée.

Enfin, malgré leur rareté, il faut, à cause des difficultés qu'elles apportent à l'opération, citer les adhérences avec les parois du petit bassin, et encore, dans les parties supérieures de l'abdomen, avec le foie, l'estomac, la rate, etc.

On comprend dès lors de quelle importance serait le diagnostic des adhérences, de leur nature et de leur siège. Malheureusement, les signes précis font absolument défaut. En dehors de l'immobilité de la tumeur constatée par le palper, les renseignements les plus importants sont donnés par les commémoratifs, par l'existence des symptômes anciens de péritonite, et surtout par la douleur localisée et persistante, qui est un des meilleurs signes; nous avons vu qu'elle pouvait manquer. D'autre part, une névralgie peut en imposer. Les troubles vésicaux et intestinaux peuvent aussi dépendre d'une compression simple. Les déplacements utérins sont dus souvent à la disposition du pédicule. Seul, le cathétérisme de l'urèthre, quand il permettra de faire remonter l'instrument très haut, prouvera la distension de la vessie et permettra de diagnostiquer une adhérence vésicale.

Tous les autres signes qu'on a invoqués n'offrent pas plus de certitude. Nous avons mentionné les méthodes de Walme et de Bird. La mobilité du kyste recherchée soit par l'examen dans certaines conditions d'éclairage (Sp. Wells), soit par la percussion, pendant les inspirations et les expirations forcées, est un signe contesté par Boinet. Il en est de même du signe indiqué par Lee; la tumeur distendant et écartant les muscles droits, quand il n'existe pas d'adhérences, formerait une saillie manifeste entre ces muscles, lorsqu'on fait asseoir le malade.

Bright a signalé un symptôme auquel quelques auteurs ont voulu ajouter une grande importance, le bruit ou la sensation de crépitation de neige, de cuir neuf, lorsqu'on palpe la paroi abdominale. On a reconnu que ce signe appartenait surtout aux adhérences molles et récentes, ou même n'était dû qu'à l'état granuleux de la paroi du kyste.

En somme, l'existence des adhérences peut être présumée. On peut, en réunissant un certain nombre des signes que nous avons passés en revue, arriver à une présomption assez voisine de la vérité, mais la certitude absolue ne peut être obtenue. Cependant l'ancienneté du kyste, les signes évidents d'une péritonite et de la torsion du pédicule, que nous étudierons plus loin, une douleur localisée et persistante sur un segment de la tumeur, constituent des signes assez importants pour permettre au chirurgien d'établir des réserves sur la facilité de l'opération. Aussi, celui qui entreprend une opération d'ovariotomie doit-il s'attendre à des surprises nombreuses et se tenir préparé à lutter contre les adhérences et leurs complications.

Adhérences par infiltration. — Nous arrivons maintenant à la deuxième forme d'adhérences que nous avons signalée, les adhérences dites par *infiltration dans le ligament large*. Nous avons déjà expliqué ce qu'on devait entendre par ce mot. Il importe seulement de remarquer que, rarement, on trouve la totalité de la tumeur ainsi enclavée dans le ligament large. Je n'ai eu que trois fois l'occasion d'enlever des kystes ovariques entièrement compris dans le ligament large, et qui furent enlevés par décortication. Ils étaient de petit volume et récents. Le plus souvent, il ne s'agit que d'un prolongement plus ou moins considérable. Or, ce prolongement peut se développer dans deux sens différents, et donner lieu, en conséquence, à deux types anatomiques différents, entre lesquels vient se placer toute la série des formes intermédiaires.

En premier lieu, le prolongement peut, en se développant, se porter verticalement en bas. Il écartera les deux lames du ligament large et se trouvera dans une cavité limitée en bas par le releveur de l'anus, en dedans par le bord latéral de l'utérus, au-devant duquel vient déborder la partie correspondante de la vessie. Dans la première période de son développement, la masse kystique, déprimant le tissu cellulaire du ligament large, sera comme libre dans son épaisseur et facilement énucléable. Mais bientôt les rapports avec les organes voisins devenant plus intimes, elle déprimera le cul-de-sac vaginal latéral (comme je vous ai indiqué en commençant), repoussera l'utérus et l'uretère qui longe le col utérin, et viendra comprimer soit le bas-fond, soit la partie latérale de la vessie. Enfin, les vaisseaux utéro-ovariens situés sur le bord de l'utérus entreront en connexion avec ceux du kyste ; il en sera de même des vaisseaux vésicaux et de ceux du ligament large, d'où la production d'adhérences dangereuses au point de vue de l'hémorrhagie. On comprend les difficultés que présentera l'extraction de pareilles tumeurs. Outre le danger d'hémorrhagies redoutables, vous aurez à craindre la lésion des uretères et de la vessie, etc.

Dans le second cas, le prolongement kystique, au lieu de descendre verticalement, s'incline en arrière vers la concavité sacrée.

Après avoir soulevé et effacé le cul-de-sac péritonéal postérieur, il s'insinue sous le mésentère et repousse l'intestin. Celui-ci se trouve alors au-devant du kyste, position occasionnant pour le diagnostic une sérieuse difficulté. Enfin, le prolongement pourra dans ce cas contracter des adhérences soit avec les gros vaisseaux de l'excavation ou du mésentère, soit avec l'intestin.

Cette dernière disposition que j'ai rencontrée deux fois est heureusement fort rare.

L'extraction de ces prolongements nécessitera, on le comprend, l'ouverture du ligament large, et la décortication de la tumeur. Tantôt celle-ci est facile, et l'on aura simplement après la décortication deux lambeaux péritonéaux intacts ; tantôt les adhérences la rendent laborieuse et la tumeur une fois enlevée il restera des lambeaux de séreuse, plus ou moins nombreux et déchiquetés, et pouvant donner lieu à des hémorrhagies. Dans tous les cas, il sera indiqué de rapprocher ces lambeaux et d'en pratiquer la suture pour diminuer au moins l'étendue des surfaces saignantes.

Si la décortication est impossible ou trop laborieuse, on en sera réduit à abandonner une partie, quelquefois même la totalité du kyste. Cette portion forme un cul-de-sac destiné à suppurer. De toutes manières, il faut s'opposer à ce que ce foyer de suppuration communique avec la cavité péritonéale. Dans ce but, on unit les bords de ce cul-de-sac à ceux de l'incision abdominale dans une certaine longueur au moyen de sutures. La cavité ainsi constituée ne communique plus qu'avec l'extérieur ; elle peut suppurer et arriver à la cicatrisation sans danger.

Nous aurons plus tard à décrire les différents procédés employés pour traiter ces lambeaux de décortication, à propos des kystes vrais des ligaments larges ou *kystespara-ovariens.*

Il serait utile de reconnaître à l'avance l'existence de ces dispositions anatomiques : malheureusement, plus encore ici que pour les adhérences inflammatoires, aucun signe ne peut être tenu pour certain. L'immobilité de l'utérus, sa déviation, la saillie prononcée de la tumeur dans le cul-de-sac vaginal, les effets de la compression vésicale ou rectale, seraient des signes de présomption, s'ils ne se retrouvaient au même titre dans les tumeurs non infiltrées, qui dépriment simplement les ligaments larges ; ce n'est qu'au cours de l'opération que cette complication pourra être reconnue. On a vu quelle conduite devait alors tenir le chirurgien et quels nouveaux dangers entraînait pour la malade le foyer de suppuration qu'on est obligé de laisser. Tous les moyens propres à atténuer ces dangers, à diminuer la suppuration, à empêcher la stagnation du pus et la résorption des principes putrides devront être mis en œuvre.

Par cette revue rapide des adhérences, de leur mode de formation et de leurs variétés, vous pouvez déjà comprendre, quelles sont les difficultés contre lesquelles l'ovariotomiste aura à lutter dans le cours de certaines opérations.

Vous pouvez vous rendre compte également, comme le dit Spencer Wells, du mécompte que doit éprouver le chirurgien qui, en présence d'adhérences trop étendues ou indélébiles, est obligé de laisser le kyste entièrement ou partiellement dans l'abdomen, alors qu'il avait eu l'espoir de mener à bonne fin l'opération totale.

Cependant, c'est en connaissant bien toutes ces difficultés; en s'étant familiarisé avec toutes leurs variétés, qu'on peut arriver à détruire avec avantage ces adhérences, et à éliminer, aussi complètement que possible, les dangers qu'elles font courir pendant et surtout après l'opération.

La chirurgie abdominale a fait sur ce sujet des progrès considérables qui rendent, comme je vous l'ai dit en commençant, les opérateurs moins craintifs et plus hardis, sans diminuer le nombre de leurs succès.

LAVAGE DU PÉRITOINE APRÈS LA LAPAROTOMIE

La propreté absolue du péritoine est indispensable, cette séreuse supporte le contact des liquides aseptiques. — Altération facile des liquides intra-péritonéaux. — Nettoyage avec les éponges, avec les serviettes, ses inconvénients, son insuffisance. — Lavage avec l'eau bouillie. — Discussion sur la nature du liquide. — Manuel opératoire. — Avantage du lavage et bénéfice pour les opérés.

Chaque fois que vous assistez à une laparotomie, vous êtes témoins de tous les soins de propreté nécessaires pour rendre aseptiques les instruments, l'atmosphère de la chambre d'opérations, les mains du chirurgien et des aides. Après toutes ces précautions, le but est loin d'être atteint et tous ces soins préliminaires seraient insuffisants, si après l'ouverture de la paroi abdominale l'opérateur n'évitait que le sang, le contenu des kystes ou des abcès, ne souille la séreuse abdominale.

Certes, le contact de ces différents liquides ne doit pas inspirer les mêmes craintes. Le contenu de bon nombre de kystes ne possède aucune propriété nuisible, et il est inutile de vous rappeler que parfois une quantité considérable de sang s'accumule dans le péritoine sans provoquer le moindre accident. A l'appui de cette opinion, je pourrais vous citer des expériences nombreuses faites sur les animaux, des faits d'hématocèle rétro-utérine, des plaies pénétrantes de l'abdomen avec épanchement sanguin dans le péritoine, etc. Cette innocuité du contact du sang avec cette séreuse, a même été le point de départ d'une nouvelle méthode thérapeutique. Ainsi Ponfick proposa de remplacer la transfusion veineuse, par des injections de sang dans le péritoine. Son exemple fut suivi par différents auteurs : Kaczorowski, en 1880, ainsi que d'autres médecins repétèrent la même expérience, constatèrent à leur tour l'absorption du sang par les vaisseaux lymphatiques et proclamèrent l'excellence de ce nouveau procédé de transfusion. Ces données furent complétées par les travaux de M. le professeur Hayem (Académie des sciences, 24 mai 1884) et consignées dans la thèse d'un de ses élèves (Grenet, 1883).

Jusqu'à cette époque, on s'était adressé seulement aux injections de sang, mais Dubar et Rémy démontrèrent que des liquides albumineux introduits dans le péritoine étaient rapidement absorbés par les lymphatiques, sans amener aucune complication. Je vous ai déjà parlé de ces travaux.

Dans cette voie, les expérimentateurs sont allés plus loin encore. En 1884, Caselli, de Turin, n'a pas craint d'injecter dans le péritoine d'un homme 50 grammes d'une solution de citrate de fer à 1 p. 100, et le malade a bénéficié de ce traitement audacieux.

Vous voyez que, d'après ces expérimentations faites chez les animaux et même chez l'homme, rien n'est mieux prouvé que la tolérance de cette séreuse pour certains liquides; aussi pourrait-il vous sembler inutile d'enlever avec beaucoup de soins la faible quantité de sang ou de liquide kystique, qui peut tomber dans sa cavité, pendant la laparotomie. Cependant, malgré les beaux résultats obtenus dans les expériences des auteurs cités plus haut, de nombreux faits observés sur l'homme prouvent que les substances albuminoïdes des kystes ovariens, le sang tombé dans le péritoine peuvent, dans certains cas, s'altérer rapidement, fermenter et donner lieu à des accidents.

Voici dans quelle circonstance :

Pendant la durée de toute laparotomie, l'abdomen reste ouvert un temps assez long pour rendre possible la contamination des liquides contenus ou épanchés dans le péritoine, et cela malgré toutes les précautions antiseptiques. L'infection des liquides étant une fois établie, il est facile de prévoir que son intensité sera proportionnée à la quantité de liquide laissée dans le ventre.

Enfin je vous ferai remarquer que chez un grand nombre des opérés la séreuse est souvent altérée, déchirée par les doigts ou les instruments, et que toutes ces lésions ont pour effet de diminuer ses propriétés d'absorption.

Des considérations précédentes vous arrivez à cette conséquence, qu'il importe de débarrasser avec le plus grand soin le péritoine de tout liquide tombé dans sa cavité dans la crainte de le voir s'altérer rapidement.

Il n'a été question jusqu'ici que de substances inoffensives par elles-mêmes, mais la précaution que je vous ai indiquée vous paraîtra de toute nécessité, si vous êtes en présence de kystes suppurés, d'abcès de la trompe ou du bassin, de phlegmons biliaires ou d'infiltrations urineuses, etc. Personne de vous n'ignore, en effet, les accidents redoutables consécutifs à l'épanchement de bile, d'urine, ou de pus dans la séreuse abdominale.

La nécessité de nettoyer le péritoine étant démontrée depuis longtemps et par un grand nombre de faits, il a fallu chercher les moyens les plus propres à réaliser ce but. Les ressources sont peu nombreuses et le chirurgien a dû borner jusqu'à ces dernières années son choix aux éponges et aux serviettes.

Les éponges doivent être douces, fines, humides et avant tout, ne renfermer aucun germe nuisible. Dans ces conditions, l'opérateur peut essuyer la surface du péritoine sans le contusionner ; il suffit d'ailleurs d'exercer une pression très légère, l'éponge doit agir sans frotter.

Quelques auteurs, à l'exemple de Kœberlé, préfèrent les serviettes et leur reconnaissent les avantages suivants : elles sont rendues plus facilement aseptiques que les éponges, plus souples, et, employées complètement sèches, absorbent très rapidement les liquides. Mais elles méritent un grave reproche : elles laissent des peluches, des morceaux de duvet sur le péritoine.

La grande majorité des ovariotomistes donne la préférence aux éponges, sans leur méconnaître néanmoins quelques inconvénients. Leur complète asepsie est difficile, mais n'est pas au-dessus des ressources de la chimie. Malgré leur souplesse, mises en contact avec le péritoine si sensible, elles produisent une certaine irritation, surtout quand il s'agit d'enlever des substances épaisses et visqueuses ou quand des pressions énergiques deviennent nécessaires. Enfin, si elles sont d'une commodité incontestée pour recueillir les liquides accumulés dans les parties déclives du bassin (culs-de-sac de Douglas — cul-de-sac rétro-utérin) ou dans les flancs, elles deviennent insuffisantes quand il faut enlever des caillots de sang, ou des produits gélatineux retenus entre les circonvolutions intestinales et les plis de l'épiploon ou du mésentère.

Actuellement je ne me sers d'éponges ou de serviettes-éponges que comme adjuvant, et vous me voyez pratiquer le lavage.

Permettez-moi à ce propos de vous rappeler un fait qui m'a beaucoup frappé : Il y a cinq ou six mois, j'ai aidé un de mes collègues dans une ovariotomie, pour un kyste muni d'adhérences nombreuses et vasculaires. Au cours de l'opération, la tumeur s'était rompue et une bonne partie de son contenu était tombée dans le péritoine. Il était donc de la plus haute importance de nettoyer le petit bassin et dans ce cas difficile l'insuffisance des éponges devint manifeste. Malgré tous nos efforts, au milieu des anses intestinales et dans les replis du mésentère étaient restés de petits caillots et des amas de substance gélatineuse. Aussi, pour achever la toilette du péritoine, je proposai d'avoir recours au lavage dont je vais vous donner la description. Ce moyen a réussi à souhait, et mon collègue a été fort surpris de la facilité et de la rapidité avec lesquelles ont été entraînés les différents détritus.

Messieurs, ce fait auquel je pourrais ajouter bien d'autres vous démontre l'utilité du lavage, et permettez-moi d'ajouter que celui-ci devient indispensable dans certains cas difficiles, tels que : kystes avec adhérences, salpingites, hystérectomies, etc. Si on n'a pas recours à ce moyen de parfaire la toilette de l'abdomen, on laissera dans cette cavité des liquides dont la fermentation pourra produire des accidents redoutables.

L'importance du lavage étant ainsi démontrée, je crois utile de vous en exposer tous les détails. Dans cette description, je m'occuperai successivement : 1° de la nature du liquide et de la température à laquelle on l'emploie ; 2° de l'appareil laveur ; 3° des résultats obtenus jusqu'ici.

Se propose-t-on de débarrasser le péritoine du sang ou de liquides non putréfiés, on peut se passer de substances antiseptiques et, dans ce cas, l'eau filtrée et bouillie me paraît remplir toutes les conditions désirables ; l'eau distillée serait encore préférable. Elle n'est pas irritante et l'ébullition l'a débarrassée de tout germe dangereux.

Je l'emploie généralement à une température de 35° à 40° environ. Elle offre ainsi l'avantage de ne pas refroidir la malade. Dans quelques cas, il est nécessaire de la porter à une température plus élevée pour arrêter certaines hémorrhagies en nappe, auxquelles on ne saurait remédier par un meilleur moyen. En gynécologie, cette ressource thérapeutique est très souvent employée, lorsqu'il s'agit de combattre certaines métrorrhagies rebelles. Dans la laparotomie, l'eau très chaude peut rendre encore un autre service : elle ranime la malade et Wylie prétend l'avoir employée avec succès pour tirer du collapsus certaines opérées.

Nous devons maintenant nous poser cette question : si des substances déjà altérées ou suspectes sont tombées dans le péritoine, devons-nous nous contenter du lavage avec l'eau bouillie ? Dans ces cas, les auteurs ont eu recours aux substances les plus diverses, telles : solutions de sublimé, d'acide phénique à doses très faibles, etc.; mais ces agents même très dilués sont irritants et donnent lieu à des phénomènes d'empoisonnement, à cause de leur absorption rapide par la surface péritonéale, surtout si les fonctions des reins sont irrégulières ou incomplètes et ne suffisent pas à leur élimination rapide. Pour éviter ces dangers, Baumgarten, en 1882, a préconisé l'emploi de l'acide salycilique au 1 p. 1000 qui, à ce titre, empêcherait toute fermentation, sans être irritant.

Mais est-il bien nécessaire de faire usage de substances antiseptiques ? Les raisons suivantes me permettent d'en douter : par le lavage notre seul but est de débarrasser complètement le péritoine du sang ou de toute autre substance. Les liquides antiseptiques feront-ils davantage ? Non, car au titre que nous avons indiqué, ils sont trop faibles pour détruire les germes nuisibles, et, en solution plus concentrée, ils rendent imminents les phénomènes d'empoisonnement. Ainsi l'emploi de l'eau filtrée et bouillie me semble offrir le plus d'avantages et donner une sécurité suffisante.

Il ne vous suffit pas de croire aux bienfaits d'une méthode thérapeutique, si vous en ignorez tous les détails, et si vous n'êtes pas en mesure de l'appliquer, quand l'occasion s'en présente. Je vais donc maintenant entrer dans des développements qui, au premier abord, peuvent paraître quelque peu minutieux, mais dont vous ne tarderez pas à reconnaître toute l'importance.

La laparotomie étant terminée, si le chirurgien reconnaît la nécessité du lavage et se dispose à le pratiquer, il lui est très facile de verser l'eau dans le péritoine, de l'y laisser quelques instants, pendant que sa main agitera doucement les anses intestinales dans le liquide. Mais c'est là un moyen insuffisant : les substances albumineuses et les caillots doués d'une densité supérieure à celle de l'eau s'enfoncent dans le petit bassin et l'opérateur a manqué son but. L'appareil que vous me voyez employer souvent dans notre service permet d'éviter cet inconvénient. Il se compose d'un vase en verre d'une capacité de 2 litres auquel est adapté un tube en caoutchouc de 1 m. 50 de longueur. L'extrémité libre du tube est munie d'une canule en verre qui sert à diriger le courant dans toutes les anfractuosités de la cavité abdominale. Le réservoir étant rempli d'eau filtrée et bouillie, il suffit de l'élever

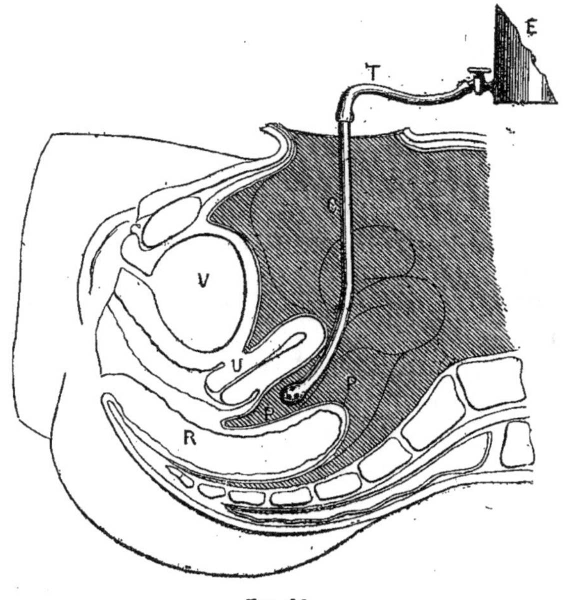

Fig. 26.

pour obtenir une pression dont on peut à loisir augmenter ou diminuer l'intensité. La canule est portée vers le fond du bassin, derrière l'utérus, qu'un doigt repousse vers la symphyse pubienne.

Il se produit ainsi un remous où tourbillonnent les caillots qui ne tardent pas à être entraînés vers l'ouverture abdominale. Le courant est successivement dirigé vers les anses intestinales, les flancs et dans tous les points où l'on soupçonne la présence de matières étrangères. A mesure que l'abdomen se remplit, le chirurgien ou un aide recueille avec une grosse éponge le liquide amassé. On peut aussi le laisser librement couler au dehors; il est alors recueilli dans un vase spécial.

Il faut continuer l'irrigation jusqu'à ce que l'eau ne soit plus teintée ou présente une très faible coloration. La quantité d'eau employée est variable pour chaque opération, et vous ne serez pas étonnés de la voir s'élever souvent à une dizaine de litres et même plus.

Un autre point sur lequel j'attire votre attention, c'est que parfois, à la fin du lavage, l'eau revenant à peu près claire, il se produit au milieu de la nappe accumulée dans le ventre, une traînée rouge, indice d'une hémorrhagie. Ce phénomène m'a souvent révélé l'origine du sang et il a pour moi une grande importance. En effet, si vous tenez compte de la difficulté d'explorer par la vue l'intérieur du bassin à travers une ouverture abdominale étroite, vous reconnaîtrez que le lavage est le seul moyen capable de dévoiler le point de départ du suintement hémorrhagique. Vous pouvez ainsi vous orienter vers le petit vaisseau qui donne du sang, le saisir avec une pince et faire une ligature : car un précepte, impérieux pour tous les chirurgiens qui pratiquent la laparotomie, consiste à ne laisser dans la cavité péritonéale aucun point saignant, et surtout pouvant donner lieu à une hémorrhagie secondaire.

Quand le lavage est jugé suffisant, on étanche le plus complètement possible l'abdomen au moyen d'une grosse éponge. Lorsque le lavage a été pratiqué dans les flancs, au niveau des régions rénales et au-dessous du foie, par suite du décubitus dorsal de l'opérée, une partie de l'eau est retenue dans ces parties déclives. Une bonne précaution consiste à soulever légèrement la malade par les épaules pour que le liquide descende dans les parties déclives du petit bassin, où il devient facile de le recueillir avec de petites éponges montées sur des pinces. D'ailleurs si, malgré tous ces soins, quelques gouttes restent entre les anses intestinales ou dans les fosses iliaques, elles ne provoquent aucun accident.

En résumé, le lavage du péritoine avec l'eau filtrée et bouillie est très utile pour entraîner les caillots sanguins et les produits gélatineux de certains kystes; il permet de faire, sans contusion, une toilette complète du péritoine, résultat auquel on ne pourrait arriver par l'usage des éponges; enfin, dans certains cas, il dévoile des hémorrhagies qui souvent seraient restées inaperçues.

Mais là ne se bornent pas ses avantages. Tous les chirurgiens qui le pratiquent, Keith, Lawson Tait, et tant d'autres, qui l'ont beaucoup employé, ont reconnu que dans la laparotomie il diminue les accidents consécutifs et abaisse le chiffre de la mortalité. Je me range complètement à l'avis de ces auteurs, et, à l'appui de mon opinion, je pourrais vous rapporter l'histoire de quatre de nos opérées dont les kystes à adhérences vasculaires m'avaient causé de grandes difficultés. Dans ces quatre cas, la guérison rapide et sans accident doit être attribuée à un lavage minutieux. J'ai d'ailleurs fait une autre remarque ; depuis l'époque où je pratique le lavage, c'est-à-dire depuis le début de l'année 1886, mes opérées guérissent sans avoir de fièvre, succès que je n'obtenais pas auparavant.

Pour achever de vous convaincre, je vous rappellerai une de nos dernières ovariotomies à laquelle ont assisté quelques-uns d'entre vous. Il s'agissait, vous le savez, d'un volumineux kyste du ligament large, à décortication laborieuse. Une grande quantité de sang et de liquide était tombée dans le péritoine. Je fis le lavage avec vingt litres d'eau bouillie ; or, si vous jetez un regard sur la feuille de température de l'opérée, vous voyez qu'elle n'a pas dépassé 37° 5.

La mortalité, ainsi que vous avez pu le constater, devient très faible, pour les opérations même les plus difficiles. Les deux seules malades que nous avons perdu sur quarante opérées sont mortes à la suite du choc opératoire, quelques heures après l'opération, à cause de la durée et de la gravité même de l'intervention chirurgicale. Mais, aucune de nos malades n'a eu de symptômes de péritonite ou de signes de septicémie. Je puis donc affirmer devant vous, que les accidents dus à la septicité ont entièrement disparu dans notre pratique de la laparotomie et j'attribue une grande part dans ces succès au lavage du péritoine.

En présence de semblables résultats, vous conviendrez avec moi que le lavage du péritoine est d'une utilité réelle et qu'il ne faut pas hésiter à y recourir dans toutes les laparotomies laborieuses pratiquées soit pour une tumeur de l'ovaire ou toute autre affection abdominale.

Nous trouvons en effet d'autres applications de cette méthode pour les abcès profonds du bassin dont je vous ai parlé dernièrement, pour l'hystérotomie et l'ablation des annexes de l'utérus et en un mot toutes les opérations intra-péritonéales. Je ne pourrais, en terminant, vous recommander trop chaudement cette méthode, car j'ai la conviction absolue qu'elle constitue un progrès réel dans la pratique de la chirurgie abdominale.

BIBLIOGRAPHIE

TERRILLON. — *Du lavage du péritoine.* Leçon recueillie par M. le Dr Villar. *Bulletin médic.*, 1888.

YTHIER. — *Lavage du péritoine.* Thèse Paris, 1888.

SOINS CONSÉCUTIFS AUX OPÉRATIONS D'OVARIOTOMIE

ET DE LAPAROTOMIE.

Nécessité des soins consécutifs. — Soins immédiats après l'opération, contre le collapsus et la syncope. — Contre les vomissements. — Soins dans les huit premiers jours. — Sondage de la vessie, précautions spéciales. — Purgatifs, leurs avantages. — Alimentation. — Soins pendant la convalescence. — Ablation des fils de suture. — Ceinture abdominale, nécessité de ne pas la quitter.

J'ai l'intention de vous entretenir aujourd'hui des soins consécutifs qu'il faut donner aux malades qui viennent de subir une laparotomie. Trop souvent on pense que, l'opération terminée, le pansement achevé, tout est fait et qu'il ne reste qu'à attendre si le résultat sera heureux ou malheureux. C'est là, messieurs, une erreur, une faute, contre lesquelles je m'élève d'autant plus volontiers qu'il existe des accidents nombreux, pouvant survenir après toute section abdominale quelle qu'en soit la cause, accidents contre lesquels le chirurgien n'est pas désarmé et auxquels il doit savoir parer.

Je vous ai dit en commençant que les soins consécutifs dont je vais vous entretenir pouvaient s'adapter à toute laparotomie.

En effet, toutes les fois que le chirurgien ouvre le péritoine, non seulement il doit prendre des soins spéciaux que je n'ai pas à vous décrire ici, mais il doit s'attendre à un certain nombre d'accidents. Ceux-ci ont presque tous pour origine le péritoine ou le tube digestif et peuvent retentir plus ou moins sur toute l'économie.

Qu'il s'agisse des opérations les plus graves, telles que l'hystérectomie, l'ovariotomie, ou d'autres plus bénignes, telles que l'opération de la hernie étranglée, ce sont les mêmes lois, ce sont les mêmes méthodes qui doivent vous guider dans l'administration des soins consécutifs.

Pour étudier avec fruit ces soins consécutifs, il me semble utile de les diviser en trois catégories, qui correspondent aux trois périodes principales dans lesquelles les accidents peuvent apparaître :

1° *Soins du début.* — *Immédiatement après l'intervention ;*
2° *Soins dans les sept ou huit premiers jours ;*
3° *Soins pendant la période de convalescence.*

Soins immédiats après l'opération. — Après l'opération, qui souvent est longue et peut durer une heure, souvent même beaucoup plus, il faut songer à ranimer la malade et à lutter contre le collapsus. La première chose à faire est de la réchauffer, et cela quelque précaution qu'on ait prise pendant le cours de l'opération pour empêcher le refroidissement. Le lit sera donc chauffé, au besoin, vous entourerez la malade de bouteilles remplies d'eau chaude ou de briques chauffées. Les jambes seront entourées de ouate et de flanelle, etc.

Vous aurez souvent à lutter aussi, à ce moment, contre l'affaiblissement de l'opérée, affaiblissement que bien des causes déterminent ; volume et longue durée de l'affection à laquelle on remédie : le traumatisme opératoire, son étendue, sa durée ; l'emploi prolongé du chloroforme, telles sont les causes principales.

On voit souvent la malade rester pâle, les pupilles dilatées, le pouls petit et misérable, avec abaissement de la température. Ces phénomènes peuvent s'aggraver rapidement. A la suite on peut voir s'établir un collapsus profond et la mort en être la conséquence.

Le moyen le plus rapide pour parer à ces accidents est de pratiquer une, deux et même trois injections sous-cutanées d'éther, à cinq ou dix minutes d'intervalle.

L'injection doit être faite profondément dans le tissu cellulaire graisseux, sans atteindre la peau. Une seringue de Pravaz, remplie d'éther, constitue la dose ordinairement employée. Sous cette influence, on voit la malade exécuter quelques mouvements, la figure se ranimer, et l'état d'affaiblissement s'amoindrir rapidement. C'est là, sans doute, un bon moyen ; mais si son action est rapide, elle est malheureusement passagère.

Aussi a-t-on pensé à l'administration de liquides toniques par la bouche. L'idée est juste, à coup sûr, mais cette ingestion, souvent difficile à cause de la résistance de certaines malades, réveille en général des contractions violentes de l'estomac. Le vomissement s'ensuit, et son action déprimante ne fait que s'ajouter à l'état auquel vous vouliez remédier.

Un peu d'eau chaude, fortement aromatisée de cognac ou de fine champagne, sera le liquide que vous prescrirez et qui réussira le mieux. Mais rappelez-vous que le moyen est souvent défectueux ou lent et qu'il est quelquefois difficile de ranimer un opéré par ce moyen.

Les boissons froides, le champagne frappé, donnent aussi quelques bons résultats, mais ces moyens échouent le plus souvent.

Tout autre est l'emploi des toniques administrés par la voie rectale. Ils sont, en général, bien gardés. Ne le seraient-ils pas, que leur évacuation même serait, pour le malade, moins préjudiciable et moins pénible.

Je donne, dans ces cas, un quart de lavement ainsi composé : cent grammes de lait ou de bouillon, auxquels je fais ajouter trois cuillerées à bouche d'eau-de-vie et un jaune d'œuf. Je suis très satisfait de l'emploi de ce mélange et n'ai pas vu de phénomènes d'irritation se produire, comme on pourrait *a priori* s'y attendre. Ce lavement bien toléré peut être renouvelé plusieurs fois.

Souvent, immédiatement après l'opération ou quelques heures après, vous verrez votre malade en proie à des vomissements très violents. Chaque effort amène de vives douleurs dans le ventre, au niveau de la plaie ; ces contractions violentes des muscles de l'abdomen pourraient avoir des conséquences funestes sur les points de la suture. Elles pourraient aussi faire échapper du sang par les surfaces saignantes du péritoine dont vous avez arrêté le suintement par la compression avec des éponges ou par l'attouchement au thermo-cautère. Enfin ces mouvements violents gênent l'organisation des caillots déposés à la surface des parties saignantes.

Pour obvier à ces inconvénients, le repos est nécessaire. Or, comme ces vomissements et tout autre effort viennent à l'encontre du but que vous poursuivez, vous ferez tout ce qui sera possible pour les arrêter.

Les boissons chaudes, alcoolisées, sous un petit volume seront un très bon moyen, préférable à la glace et aux boissons froides qui cependant réussissent quelquefois. Vous pouvez encore appliquer une vessie pleine de glace sur l'épigastre, en préservant la peau avec des linges pliés en double ; à défaut de glace, employez une pulvérisation d'éther sur le creux de l'estomac ; vous triompherez en général. A la rigueur, vous feriez le lavage de l'estomac, comme je l'ai pratiqué avec succès dans un cas, au moyen d'un tube en caoutchouc et avec de l'eau de Vichy.

Dans quelques cas de vomissements vraiment incoercibles, j'ai eu recours à l'administration de quelques gouttes d'acide cyanhydrique (5 ou 6) mélangées à une faible quantité de teinture de noix vomique, dans un peu d'eau ; l'eau de laurier-cerise agit dans le même sens.

Enfin, procurez le calme dont a grand besoin votre malade, en lui faisant assez rapidement une injection de chlorhydrate de morphine ; un demi-centigramme suffit, en général, au moins au début. Ne craignez pas d'y avoir recours, même chez les malades affaiblies, son action n'est pas hyposthénisante. Renouvelez cette injection suivant l'état d'agitation de la malade.

Tels sont, messieurs, les premiers soins à donner à une malade qui vient de subir une laparotomie.

Soins dans les huit premiers jours. — Voyons maintenant la conduite à tenir pendant les jours qui suivent, période qui s'étend en général du premier au huitième jour environ.

En tête de ce second chapitre doit se placer un paragraphe très important qu'on peut intituler : « Des précautions à prendre pour le cathétérisme. »

Je ne vous surprendrai pas en vous disant qu'après une laparotomie, la vessie est atone, pour un temps plus ou moins long, un, deux ou trois jours en général. Il faut remédier par le cathétérisme à cette rétention, qui arriverait rapidement à tourmenter les femmes ; mais cette petite opération demande des soins minutieux pour être certain d'éviter la cystite.

Chaque fois que vous devez pratiquer le sondage de la vessie, ayez soin de nettoyer la vulve de la femme, en particulier l'orifice antérieur de l'urèthre, avec une solution antiseptique, ordinairement l'acide borique.

Votre sonde, conservée en baignant toujours dans l'eau boriquée est ou flambée ou trempée dans l'eau bouillante, au moment même de vous en servir, puis refroidie dans une solution phéniquée, et enduite ensuite de vaseline boriquée. Après ces précautions, vous pouvez sans crainte l'introduire dans la vessie et évacuer l'urine.

Cette manœuvre doit être renouvelée toutes les six heures. Dans l'intervalle, une bonne précaution consiste à fermer l'orifice vaginal avec un tampon chiffonné de gaze iodoformée.

En général, au bout d'un ou deux jours, la vessie a repris son fonctionnement normal, que vous devez hâter autant que possible, en plaçant doucement un bassin sous la malade et l'invitant à faire quelques efforts légers pour uriner.

Comme la vessie, messieurs, l'intestin fonctionne mal, le plus souvent; il est atone ou en partie paralysé. Faut-il respecter cette atonie, cette immobilité, comme le faisaient nos maîtres et comme je le faisais moi-même, il y a quelques années ? Faut-il, au contraire, l'exciter, comme le pensent certains chirurgiens étrangers ?

C'est là, vous le voyez, une question importante où les camps sont nettement séparés.

Tandis que les premiers utilisent l'opium pour assurer son immobilité, les seconds, au contraire, excitent ses contractions au moyen de purgatifs légers.

Quand on n'a pas recours aux évacuants, on voit bien souvent les inconvénients de cette atonie. Les gaz s'accumulent, l'intestin, impuissant à les expulser, se laisse distendre par eux. Le ventre se ballonne et, comme le pansement que vous avez fait est compressif, le paquet intestinal est refoulé par en haut; sa masse vient gêner mécaniquement le diaphragme et l'estomac dans leur fonctionnement. Le malade accuse bientôt une sensation de gêne au niveau des fausses côtes et se plaint d'éructations, de borborygmes, de coliques.

Pour remédier à cet état, qui peut atteindre une beaucoup plus grande gravité, simuler même les phénomènes de l'obstruction intestinale, n'hésitez pas et agissez rapidement; quelques heures même après l'opération si cela est nécessaire.

Pour cela, vous avez deux moyens.

Introduisez profondément une sonde rectale. Vous aurez souvent ainsi une émission gazeuse suffisante pour soulager votre malade. Mais, le plus souvent, vous n'aurez qu'un résultat insignifiant et passager ; ne craignez pas alors de donner un purgatif. Celui que j'emploie volontiers est le calomel. Prescrivez-le par

15 centigrammes toutes les heures, et vous verrez que, bien souvent, il faut atteindre 45 centigrammes et plus, avant d'avoir une garde-robe qui amène rapidement une grande amélioration, même l'huile de ricin.

D'autres purgatifs, à coup sûr, peuvent être employés, mais le calomel est d'un emploi commode. S'il ne suffit pas, donnez le sulfate de magnésie à doses fractionnées, 3 grammes toutes les deux heures, ou encore les eaux purgatives naturelles.

Quant à la date de son administration, elle peut être variable; cependant je vous avouerai que je n'attends même plus la menace des accidents que je viens de vous résumer brièvement. Si, le second jour, il n'y a pas eu émission gazeuse par l'anus, je prescris un purgatif et ne crains pas d'y revenir, dès que j'en pressens l'utilité. Souvent aussi, je l'emploie quelques heures seulement après l'opération.

Quel reproche, en effet, peut-on faire à cette pratique?

Les anciens donnaient l'opium pour empêcher qu'une ou plusieurs anses intestinales enflammées n'aillent, par leurs mouvements, communiquer (passez-moi l'expression) l'inflammation à leurs voisines; ou bien encore, ils agissaient dans le but de laisser se former des adhérences suffisantes pour emprisonner le foyer primitif d'inflammation et en limiter l'action comme l'étendue.

Or, je pense que c'est là une illusion, si on réfléchit à la cause ordinairement septique des accidents péritonéaux. Le purgatif pour moi et pour ceux qui l'ont employé, semble avoir un but et une utilité mieux déterminés. Il est logique de penser que, par son action même, l'appel que fait le purgatif du côté de la muqueuse intestinale peut favoriser l'absorption des liquides épanchés dans le péritoine, tout comme, dans l'ascite, on voit baisser le niveau du liquide à la suite de l'administration d'un purgatif. C'est donc là un moyen d'empêcher le séjour dans le péritoine des liquides qui peuvent s'y altérer. Cette action est donc salutaire. Je suis d'ailleurs absolument convaincu d'avoir enrayé le début d'une péritonite par l'emploi répété de purgatifs. En Angleterre, Lawson Tait et Keith ont signalé déjà plus d'un cas analogue et sont très partisans de cette manière de faire qui soulage rapidement.

Surveillez donc l'intestin de vos malades, mais prenez aussi pour guide la température, dont vous connaissez tous la valeur.

Surtout ne négligez pas le pouls. Soyez inquiets toutes les fois que vous le verrez dépasser cent dix ou vingt pulsations à la minute. Je ne saurais trop insister sur ce fait, que souvent le pouls donne pour le pronostic des renseignements plus précis que la température, surtout à la suite des hystérectomies. J'ai vu autrefois des malades présentant, le jour de l'opération, une température élevée de 39° et même 40°, mais celle-ci était passagère et ne donnait aucune inquiétude, car le pouls n'était pas trop accéléré.

Si vous voyez s'établir chez votre opérée du ballonnement du ventre, et si, en même temps, il n'y a pas émission gazeuse par l'anus, redoutez l'inflammation de la séreuse, la péritonite ordinairement si grave. Vous serez d'ailleurs rapidement fixé sur l'apparition de cette complication par la décomposition des traits de votre malade, ·la mine plombée que son visage prendra, etc. Insistez alors sur les purgatifs.

C'est vers le troisième jour, en général, que ces symptômes graves débutent ; quelquefois aussi beaucoup plus tard.

Je suppose que tout s'est passé sans encombre au début et que le tube digestif fonctionne librement. Comment nourrirez-vous votre malade ? Au début, ayez recours aux lavements nutritifs, s'ils sont nécessaires, ou bien donnez du bouillon, du lait, des œufs, mais toujours en petite quantité chaque fois. Faites prendre le lait par petites fractions, auquel vous ajouterez un peu d'eau de Vichy, s'il est mal supporté.

Soins pendant la convalescence. — Vers le huitième jour, si le ventre n'est pas tympanique, enlevez les fils de suture avec toutes les précautions antiseptiques que je vous ai indiquées. Souvent vous n'êtes pas obligé de changer le pansement primitif avant cette époque.

Si, au contraire, le ventre est ballonné, n'enlevez qu'un fil sur deux, et, au besoin, surajoutez des bandelettes de toile collodionnée, pour empêcher l'écartement des bords de la plaie.

Il y a quelques années nous voyions souvent, à ce moment ou quelques jours après, les femmes se plaindre de douleurs au pourtour de la plaie ; une légère saillie dure, sensible au toucher, se formait au niveau de l'orifice de passage d'une des sutures ; un petit abcès s'était formé.

A l'aide d'une pince à extrémité mousse, cet abcès était ouvert puis vidé ; s'il présentait quelque importance, je glissais un petit tube à drainage, et, au besoin, je pratiquais quelques injections d'eau phéniquée dans la cavité. Cet incident était plus désagréable que grave ; car ces abcès sont toujours superficiels. Depuis que nous employons des crins de Florence aseptiques et de la pommade iodoformée, ce petit accident a disparu.

Quelquefois enfin, les femmes ovariotomisées accuseront une douleur profonde dans le petit bassin. Leur température s'élèvera de 1, de **2** degrés. Cherchez du côté du vagin et vous trouverez une masse inflammatoire, qui rappelle un peu les pelvi-péritonites légères. Ce sont les adhérences autour du pédicule qui donnent ces poussées inflammatoires. Il est rare, malgré la gravité apparente des symptômes, que ces poussées amènent des accidents graves. J'en ai vu survenir après plusieurs semaines et sans accidents.

Quant aux soins terminaux, alors que la femme mange, dort, sans l'intervention de la morphine, prenez la précaution de ne pas la laisser se lever sans un bandage abdominal très bien appliqué ou au moins une large ceinture de flanelle qui soutienne le pansement antiseptique. Sans cette précaution, la malade est exposée à une éventration au niveau de la cicatrice.

Surveillez avec soin ses premiers pas, car j'ai vu des malades qui éprouvèrent des accidents du côté du péritoine, uniquement parce qu'elles étaient sorties du lit trop hâtivement et sans précautions. Encouragez-les à la patience et rarement permettez-leur de quitter leur lit avant le vingtième jour.

Veillez enfin à ce qu'elle ne reprenne sa vie habituelle que pourvue d'une ceinture abdominale bien appliquée ; sans laquelle surviendrait une distension progressive de la cicatrice et bientôt une véritable éventration.

Tels sont, messieurs, les points que j'ai cru dignes d'être signalés à votre attention et dont la connaissance exacte vous servira plus tard.

BIBLIOGRAPHIE

Spencer Wells. — *Diagnostic et traitement chirurgical des tumeurs abdominales*, trad. fr. 1886.

Lowson Fait. — *Maladie des ovaires*, trad. fr. 1886.

Boinet. — Art. *Ovariotomie. Dict. ency. des sc. méd.*, p. 352.

Terrillon. — *Soins consécutifs aux opérations d'ovariotomie et de laparotomie. Bull. gén. de thér.*, 1886, 11, p. 441.

ACCIDENTS QUI COMPLIQUENT L'OVARIOTOMIE

Distinction entre ces accidents et les difficultés opératoires. — Leur importance varie suivant la période de l'opération. — Lésions de la vessie; leur fréquence, leur gravité, la façon d'y remédier, réunion totale, formation d'une fistule passagère. — Lésions des uretères.— Plaies ou déchirures de l'intestin. — Déchirure d'autres organes : utérus, foie, rate, rein, etc.

En dehors des difficultés opératoires que nous avons déjà étudiées à propos des adhérences inflammatoires ou des inclusions du kyste entre les feuillets du ligament large, le chirurgien peut encore s'exposer à rencontrer ou à provoquer des accidents spéciaux, sur lesquels je désire appeler votre attention.

La plupart de ces accidents ordinairement imprévus, survenant quelquefois brusquement, non seulement augmentent la difficulté et la longueur de l'opération, mais prennent au dépourvu l'opérateur, qui doit y parer dans le plus bref délai.

Pour mettre un certain ordre dans la description de ces accidents et vous indiquer autant que possible la conduite que vous aurez à tenir dans cette occurrence, nous pourrions les diviser en : accidents de début de l'opération : accidents dans le cours de l'opération : accidents de la fin de l'opération. Mais cette distinction que j'établirai à propos de chaque cas particulier, ne saurait être utile, aussi il me semble préférable de passer en revue les différents organes qui peuvent être blessés et à propos desquels il est nécessaire de faire une interversion spéciale, en dehors de la marche ordinaire d'une ovariotomie classique.

Vessie. — La vessie peut être comprimée, gênée dans son expansion par la présence d'un kyste sans qu'il en résulte quelque influence sur l'opération ou sur ses suites.

Ordinairement, cet organe est éloigné du champ opératoire, quand il n'a contracté aucune adhérence avec les parois de la tumeur. Il suffit qu'au moyen de la sonde, le chirurgien ait évacué complètement son contenu, pour que la vessie rétractée et cachée derrière le pubis, échappe complètement aux instruments et à toute contusion. Aussi l'évacuation de l'urine doit-elle être considérée comme le prélude de toute opération de gastrotomie; elle aura également pour but de se rendre compte, autant que possible, de la position du réservoir urinaire.

La ponction exploratrice ou évacuatrice, qui se pratique maintenant presque toujours sur la ligne médiane, exposerait la vessie, si elle était distendue et dépassait le bord supérieur du pubis, à être lésée et perforée, surtout si le trocart était enfoncé trop près de la symphyse pubienne.

Les conséquences de cet accident sont ordinairement de peu d'importance, si le trocart est de petit calibre; néanmoins, comme il doit être évité autant que possible, on aura toujours soin de pratiquer le cathétérisme avant de ponctionner un kyste, quel qu'en soit le volume.

Cette précaution sera d'autant plus nécessaire que certains troubles de la miction auront indiqué que le fonctionnement de la vessie a subi quelques modifications. Malheureusement elle ne suffit pas toujours pour empêcher une blessure de cet organe, quand des adhérences solides contractées avec le kyste l'auront entraînée et maintenue en dehors de sa situation normale.

Il faut alors envisager deux cas différents : ou bien la vessie adhérente au kyste n'a pas sensiblement quitté sa place ordinaire; ou bien elle l'a abandonnée en partie et a été entraînée à distance par le développement de la tumeur.

Ces deux circonstances peuvent également susciter à l'opérateur des difficultés spéciales, qui méritent d'être exposées en détail :

1° Lorsque la vessie, malgré ses adhérences, n'a pas changé de place, elle ne peut être lésée que pendant la dissection de la tumeur.

Ses parois sont en effet si intimement unies dans certains cas, que leur reconnaissance exacte et leur délimitation deviennent très difficiles; aussi trouve-t-on souvent que la paroi vésicale est pour ainsi dire dédoublée, que ses feuillets sont décollés l'un par rapport à l'autre, avant que le chirurgien ait pu se rendre compte avec certitude de la nature du tissu dans lequel il opère. On s'explique ainsi comment, la plupart du temps, l'incision de la paroi vésicale n'a été reconnue que lorsqu'on avait pénétré dans la cavité. En pareil cas, l'introduction d'une sonde pourra dissiper tous les doutes.

2° Lorsque la vessie, entraînée par des adhérences (avec le kyste), s'est déplacée et est maintenue dans une position anormale, le chirurgien peut se trouver aux prises avec des difficultés sérieuses. Il est certain, *a priori,* que ne soupçonnant pas cette situation nouvelle et croyant la vessie cachée profondément derrière le pubis, puisque la malade a toujours été sondée avant l'opération, il n'aura aucune raison de se mettre en garde contre une blessure de cet organe.

Cela est tellement vrai que, dans presque tous les cas où la vessie a été ouverte, le chirurgien a commis cette faute sans s'en douter ; ce n'était souvent qu'après une dissection déjà étendue que, trouvant une cavité, il l'explorait de plus près et reconnaissait son erreur. D'autres ont pu s'arrêter avant d'avoir pénétré dans le réservoir, et ils se sont aperçus qu'ils faisaient fausse route à l'aspect qu'offrait la partie disséquée, reconnaissable à ses paquets de fibres musculaires lisses, enchevêtrées dans tous les sens, et aussi à la vascularité particulière de cette paroi charnue.

Voilà donc une conséquence redoutable pour l'opération, mais il est bon d'ajouter qu'on ne la rencontre pas en dehors de deux circonstances que nous avons à mentionner et qu'il faut séparer nettement.

Tantôt la vessie a contracté des adhérences inflammatoires avec la face postérieure de la paroi abdominale, et avec le kyste. Tantôt, attachée à la paroi kystique, elle est complètement indépendante de la paroi abdominale, dont elle est séparée par l'espace péritonéal.

La première disposition est celle qui doit être redoutée le plus, car les adhérences entre la vessie et les parois abdominales sont en général telles que la confusion est difficile à éviter.

C'est dans le premier temps de l'opération, c'est-à-dire après la section des couches abdominales, en recherchant la cavité péritonéale, qu'on a pu blesser la vessie, comme nous le disions tout à l'heure.

Les exemples de cet accident ne sont pas rares, et nous allons en citer quelques-uns, pour faire comprendre comment il a pu se produire et mettre ainsi les chirurgiens en garde contre cette éventualité.

Dans l'observation de Stilling (*Deutsche Klinik*, 1869; *Annales de gynéc.*, 1883, p. 394), il n'existait pas de cavité péritonéale. La vessie, qui était allongée et repoussée à gauche fut ponctionnée. On fit ensuite l'ablation partielle d'un kyste polycystique, et la vessie, qui avait été blessée pendant l'opération, fut suturée avec des fils d'argent.

Nous trouvons un exemple encore plus net de cette disposition dans une observation du Dr X..., aidé par Gaillard Thomas (*Ann. de gyn.*, 1883, p. 394); quoiqu'il s'agisse ici d'un fibrome de l'utérus, une disposition semblable peut exister sur un kyste ovarique.

Après l'incision de la paroi abdominale, on tomba sur une masse d'apparence musculaire recouvrant la tumeur et atteignant l'ombilic. Le chirurgien, croyant que c'étaient des fausses membranes, les détacha, et quand la dissection fut terminée jusqu'au pubis, il reconnut qu'il s'agissait en réalité de la paroi antérieure de la vessie. La cavité vésicale était donc largement ouverte. On sutura les parois avec de la soie et la plaie abdominale avec des fils d'argent. La malade mourut quelques heures après.

La même disposition a été plus nette encore dans l'observation publiée par M. Pozzi. L'opération, à laquelle j'assistais, a démontré qu'en pareil cas il est souvent difficile d'éviter une erreur. Voici textuellement la description donnée par M. Pozzi :

« L'incision est faite couche par couche sur la ligne blanche; elle a environ 10 centimètres et aboutit à un travers de doigt au-dessus du pubis et s'élève jusqu'à deux travers de doigt de l'ombilic. Le fascia transversalis étant incisé sur la sonde cannelée, on tombe sur une sorte de repli membraneux occupant toute l'étendue de l'incision, s'élevant par suite jusqu'auprès de l'ombilic et dont la véritable nature soulève des doutes. On pense d'abord à une anse intestinale; mais cette opinion est rejetée d'un commun accord; la situation élevée de cet organe éloigne également toute idée que ce puisse être la vessie qui a été soigneusement vidée. Après quelque hésitation, le chirurgien et ses aides se rattachent à l'idée d'une production néo-membraneuse dépendant d'une ancienne inflammation, et sont d'avis de passer outre. On incise ce *repli* dans la partie supérieure de l'ouverture abdominale, et on arrive ainsi sur la séreuse péritonéale, distendue par l'ascite ; un gros trocart provoque l'évacuation d'environ dix litres de liquide couleur de café très dilué.

« On procède ensuite à l'ablation du kyste selon les règles ordinaires. Après quoi, la toilette du péritoine étant exactement faite, on se dispose à refermer la paroi abdominale. On cherche auparavant à se rendre compte du *repli membraneux* qui a été incisé. Ses lèvres divisées se retrouvent facilement, et en les écartant avec le doigt, on tombe dans une poche largement ouverte par en haut, de manière que la main tout entière puisse y être introduite. C'est la vessie, dont le sommet, dilaté et allongé en un diverticule allant presque jusqu'à l'ombilic, a donné lieu aux incertitudes relatées plus haut. Bien que vidée par un cathétérisme antérieur, elle ne s'était nullement rétractée au voisinage du pubis et s'était présentée sous la forme d'un boyau à l'instrument, qui après quelques hésitations, l'avait largement divisée. L'incision avait environ 10 centimètres sur chacune des faces du viscère, total *vingt centimètres*. »

Dans ces diverses observations, l'ouverture de la vessie a toujours été le résultat d'une erreur, difficile à éviter et qui faisait confondre les adhérences abdominales avec des fausses membranes, qui se développent fréquemment au-devant de tumeurs ovariennes et les unissent à la paroi abdominale.

L'aspect de ces parties que divise le bistouri ou les ciseaux pourrait cependant mettre sur la voie. Ainsi, dans l'observation de M. Pozzi, il est formellement indiqué que l'apparence des tissus coupés rappelait celle de l'intestin ou de la paroi vésicale. Il y avait des paquets de fibres, qui ne se rencontrent guère dans les fausses membranes et qui n'étaient que des faisceaux musculaires de la vessie. Mais, vu la facilité avec laquelle la vessie s'était vidée par le cathétérisme et surtout la distance qui la séparait du pubis, il était difficile de se mettre en garde contre la présence de cet organe à un niveau aussi élevé, et l'opération fut continuée sans tenir compte de ces quelques particularités.

Ce fait peut être rapproché de celui du D[r] Nœggerath (*Mont Sinaï hospital*, 18 octobre 1880), dans lequel l'opération dut rester inachevée.

Il fut impossible de reconnaître le péritoine après l'incision de la paroi abdominale. La tumeur fut ponctionnée, ce qui permit d'extraire une grande quantité de matière colloïde. Des adhérences très étendues unissaient la tumeur à l'abdomen. Une incision fut pratiquée dans une cavité kystique qui remontait près de l'ombilic.

Dans cette manœuvre, on ouvrit la vessie, qui fut nettement reconnue. Les bords de l'incision furent réunis au moyen de sutures au catgut.

A la suite de l'opération inachevée, la malade mourut après trente-six heures, de septicémie et d'épuisement (*Ann. de gyn.*, p. 395, 1883).

Lorsque la vessie, adhérente au kyste, est entraînée à une certaine distance, mais sans contracter d'adhérences avec la paroi abdominale, elle ne peut être blessée qu'à une période plus avancée de l'opération. S'il existe une cavité péritonéale en avant d'elle, l'opérateur y pénètre d'abord et n'a à se préoccuper de la vessie qu'en opérant sur le kyste lui-même.

Le Dr Richard Meal (*Med. Times and Gazette*, 28 nov. 1868) s'est trouvé en présence de cette disposition. Quand on ouvrit le péritoine, la tumeur sembla recouverte par une autre séreuse altérée qui n'était autre que la vessie fortement adhérente. On ne continua pas l'opération.

Dans certains cas, la vessie peut avoir été entraînée très haut; j'ai vu le cul-de-sac remonter à deux travers de doigt au-dessous de l'ombilic. Une sonde de femme introduite par l'urèthre ne pouvait atteindre le fond du cul-de-sac vésical.

Il arrive aussi que les adhérences de la vessie avec le kyste, au lieu de se faire sur toute la face postérieure du réservoir urinaire, ne se sont formées que sur un point limité. Le kyste en se développant détermine la formation d'un diverticulum plus ou moins considérable. Ce réservoir supplémentaire communique souvent par un orifice assez étroit ou aplati derrière le pubis, avec la partie inférieure de la vessie.

Enfin une dernière particularité intéressante s'est présentée deux fois dans mes observations.

La paroi de la vessie était entraînée par sa partie supérieure et s'était en quelque sorte dissociée. Au lieu de former une membrane épaisse, aréolaire, mais bien distincte, elle s'était étalée et semblait occuper une plus grande surface, sans être pour cela plus épaisse.

Cette disposition mérite d'être signalée, car c'est là encore une cause d'erreur possible pendant la dissection des adhérences. Elle rend difficile la reconnaissance exacte du tissu et de la paroi vésicale, comme cela m'est arrivé.

Dans l'observation d'Eustache (de Lille), la vessie était aussi allongée et tiraillée d'une façon anormale par ses adhérences au kyste. En incisant, l'urine s'écoula dans le péritoine. La toilette en fut faite immédiatement avec soin, la plaie vésicale suturée au catgut, et la malade guérit.

Quelquefois la vessie, au lieu de conserver sa position médiane, a été entraînée sur les côtés.

Stilling a trouvé une fois une vessie allongée et portée à gauche. On comprend combien ici cette déviation inattendue peut amener d'erreurs et de difficultés pour reconnaître la nature exacte des tissus simulant des adhérences.

A côté de ces dispositions, qui sont les plus fréquentes, on peut rencontrer quelques variétés rares, qu'il faut connaître pour se mettre en garde contre les accidents graves qui pourraient en résulter.

Ainsi il peut arriver que la vessie ait contracté des adhérences avec la paroi abdominale seule, et non avec le kyste. Ce cas s'est présenté au Dr Leroy Mac Lean, cité par Gaillard Thomas.

Le kyste multiloculaire avait été vidé avant l'opération, au moyen de l'aspiration. L'incision abdominale fut pratiquée sur la ligne médiane ; la tumeur enlevée, on reconnut que la vessie, adhérente à la paroi abdominale, mais non à la tumeur, avait été incisée. On fit des sutures sur la vessie et sur la paroi abdominale. Mort au bout de trente heures.

Lorsque la tumeur s'est développée entre les feuillets du ligament large, elle contracte quelquefois des adhérences très intimes avec la vessie par l'intermédiaire du tissu sous-péritonéal. On éprouve alors les plus grandes difficultés pour séparer les parties ; souvent même, il est matériellement impossible d'y réussir, et l'on est obligé ou de laisser le kyste en place, ou de ne l'enlever que par fragments.

Diagnostic. — Après avoir étudié les lésions de la vessie et les circonstances dans lesquelles elles peuvent se produire, nous devons nous demander s'il est possible de faire le diagnostic de ces adhérences dangereuses.

Ce diagnostic serait très utile, car on éviterait ainsi bien des méprises, et il serait possible de se mettre plus souvent à l'abri des accidents opératoires. Or cette connaissance est d'ordinaire très difficile à obtenir car la plupart des troubles fonctionnels qui se passent du côté de la vessie n'ont rien de spécial, lorsqu'elle est fixée au kyste. La compression peut produire exactement les mêmes symptômes.

Seule, l'exploration méthodique de la cavité vésicale permet de reconnaître, non pas la nature des adhérences ni leur étendue, mais une de leurs conséquences les plus ordinaires, c'est-à-dire le déplacement du réservoir urinaire.

C'est par le sondage que l'on reconnaîtra si une poche fluctuante, située au-dessus du pubis derrière la paroi abdominale, représente la vessie distendue. Lorsque celle-ci sera vidée, c'est encore l'exploration par la sonde qui permettra de reconnaître si les parois du réservoir urinaire reviennent sur elles-mêmes, si en un mot la vessie reprend sa place naturelle.

Lorsque celle-ci sera maintenue dans une position vicieuse par des adhérences, l'instrument explorateur pourra le plus souvent la suivre dans ses dernières limites et indiquer de cette façon la place qu'elle occupe.

Si la vessie est entraînée à une grande distance au-dessus du pubis, il sera nécessaire d'employer un instrument plus long que la sonde ordinaire; je vous conseillerai d'user quelquefois d'un instrument moins rigide, pouvant suivre plus facilement les inflexuosités dues à la présence de ce kyste; une sonde en gomme remplira très bien ce but.

Déjà par cette exploration, qui sert en même temps de moyen d'évacuation, on pourra avoir des renseignements assez précis sur la position de la vessie, sur son étendue et sur sa capacité. Grâce à ces précautions indispensables avant toute ovariotomie, le chirurgien pourra se mettre à l'abri, dans la plupart des cas, de ces blessures vésicales survenant au début de l'opération.

Il saura que derrière la paroi abdominale qu'il va inciser, ou même simplement ponctionner, la vessie occupe une certaine place, qu'elle remonte à une hauteur nettement déterminée, et que par conséquent il doit prendre des précautions particulières pour éviter de la blesser.

Malheureusement, il existe des cas dans lesquels la portion supérieure de la vessie, entraînée du côté de l'ombilic, a constitué un véritable diverticule. Celui-ci, à un moment donné, n'est en communication avec la cavité primitive que par un orifice relativement très étroit, qui empêche la sonde de pénétrer dans ce prolongement et rend ainsi le diagnostic impossible.

Vous pourrez même rencontrer des cas dans lesquels cet orifice, trop étroit ou subissant de la part de la tumeur des compressions analogues à celles qui se passent au niveau du col de la vessie, ne laisse pas facilement écouler l'urine qui a pénétré dans le diverticule. Il se produit alors un phénomène assez curieux, qui consiste dans l'évacuation de la vessie en deux temps ; le second étant quelquefois facilité par une pression exercée sur la paroi abdominale. Dans ces circonstances seulement, le diagnostic de ce prolongement diverticulaire pourrait être établi avec certitude.

En dehors des explorations que je viens d'indiquer et des circonstances spéciales qu'elle permettent de faire reconnaître, rien ne peut faire prévoir le nombre et la valeur des adhérences qui unissent la vessie au kyste.

On ne peut même pas se fier à l'absence de péritonites antérieures, pour avoir la crainte légitime de les rencontrer, car il n'est pas rare de trouver des adhérences très intimes, alors qu'aucun symptôme antérieur n'aurait pu faire prévoir une telle disposition.

Il faut cependant ne pas oublier ce fait très important, que l'immobilisation de l'utérus, la présence d'un ou de plusieurs prolongements du kyste occupant le petit bassin, indiquent la possibilité de connexions assez intimes de la tumeur avec la vessie et, par conséquent, peuvent faire craindre de rencontrer des difficultés opératoires souvent très sérieuses. Mais en dehors de ces considérations, forcément très vagues, aucun diagnostic précis ne peut être établi.

Pronostic de la plaie vésicale. — Quand le chirurgien a produit une plaie vésicale dans le cours d'une ovariotomie, il doit se demander quelle pourra être son influence sur le résultat opératoire.

Les faits publiés à ce sujet sont en grand nombre et la plupart résumés par différents auteurs.

En 1884 on connaissait 25 observations auxquelles on pourrait ajouter plusieurs autres, publiées récemment.

Dans ces 25 observations, il y a eu 14 morts et 11 guérisons, proportion considérable si l'on ne tenait compte que de la lésion de la vessie et si l'on rapportait les accidents mortels à cette seule lésion. Mais, quand on analyse avec soin tous les cas publiés, on est frappé de ce fait que, le plus souvent, cette blessure n'a eu aucune influence sur la terminaison fatale; elle n'a été qu'un accident opératoire et n'a provoqué par elle-même aucun trouble notable. La seule conséquence fâcheuse qu'elle ait pu occasionner, était une prolongation dans la durée de l'opération, surtout dans les cas où, la plaie étant très étendue, la pose de nombreuses sutures a nécessité un temps assez long. Mais, quand la plaie est petite et que quelques sutures suffisent à l'obturer, ce temps est si court qu'il pourra être facilement négligé.

En règle générale, quand la malade a succombé en quelques minutes ou en quelques heures après l'opération, la cause doit en être cherchée beaucoup moins du côté de la vessie, que du côté des lésions considérables produites sur le péritoine, par la dissociation d'adhérences extrêmement tenaces. La durée de l'opération, la perte du sang, le schock en un mot, amènent une fin rapide. Plus tard la mort ne peut guère être attribuée qu'à la septicémie.

Quelquefois cependant, on a signalé l'apparition d'une fistule urinaire, se produisant au niveau de la plaie, fistule secondaire, qui s'était manifestée malgré les soins apportés à la suture vésicale. Il s'était établi, dès les premiers jours, des adhérences entre la vessie et la paroi abdominale, de façon à empêcher tout épanchement dans le péritoine. La guérison spontanée de ces fistules est rare, et il a été le plus souvent nécessaire de recourir à une opération secondaire (Gaillard Thomas).

Du reste, les inconvénients de cette fistule ne diffèrent pas de ceux que l'on rencontre quand le chirurgien a établi volontairement une communication avec l'extérieur, en se réservant de la fermer par le moyen d'une opération subséquente (Pozzi). Dans tous ces cas, il n'y a eu là qu'une infirmité temporaire, n'offrant aucun danger pour la vie et que l'on a pu faire disparaître facilement.

Traitement de la plaie vésicale. — Souvent la vessie sans être ouverte a été disséquée en partie, au point qu'une plaie, plus ou moins large, existe à sa surface comprenant une partie de sa paroi. Ces plaies sont très saignantes. J'ai eu deux fois l'occasion d'en rencontrer et n'ai pu arrêter l'hémorrhagie qu'en plaçant un grand nombre de ligatures avec de la soie fine sur les points les plus saignants, et en touchant le reste de la plaie avec le thermocautère. Je n'ai pas vu d'accidents à la suite de cette pratique.

Lorsque dans le cours d'une ovariotomie, le chirurgien s'est aperçu que la vessie est ouverte, il faut d'abord qu'il pare aux accidents immédiats qui en peuvent résulter. Il s'efforce d'empêcher la chute de l'urine dans la cavité péritonéale et, en cas d'impossibilité, il doit faire une toilette attentive sans attendre longtemps.

Cependant le contact de l'urine avec la séreuse n'est pas toujours suivi d'accidents, surtout quand ce liquide est sain et normal. L'observation d'Eustache en est un exemple frappant, et, malgré la grande quantité d'urine épanchée, sa malade guérit.

La deuxième indication est d'obtenir une obturation absolue du réservoir urinaire.

Dans les plaies de la vessie, il faut distinguer deux circonstances différentes :

D'une part la blessure est peu étendue et n'a guère que 3 à 4 centimètres ; d'autre part elle dépasse cette limite et empiète sur une vaste partie de la circonférence vésicale.

Dans le premier cas, la seule méthode rationnelle est de poser une ou plusieurs sutures assez serrées sur les bords de la plaie, et Spencer Wells dit expressément à ce sujet :

« On a rapporté plusieurs cas, et j'ai entendu dire qu'il y en a eu d'autres non publiés, où la vessie avait été lésée, soit en faisant la première incision, soit en rompant des adhérences existant entre le kyste et la vessie. Si celle-ci est blessée, il faut fermer la plaie avec des sutures et mettre une sonde à demeure pendant plusieurs jours. Dans un cas où j'avais sectionné un ouraque perméable, d'où l'urine s'échappait, je fermai à l'aide d'une des sutures de la plaie abdominale, et il ne s'ensuivit rien de fâcheux. »

Eustache et Julliard ont aussi obtenu de bons résultats. Ils ont abandonné la suture dans l'abdomen, comptant sur la cicatrisation rapide de la plaie et surtout sur l'évacuation constante de l'urine, obtenue au moyen d'une sonde à demeure.

Gaillard Thomas, après avoir suturé la plaie vésicale, la fixait à la paroi abdominale, au niveau de la plaie extérieure. Cette pratique avait pour but d'amener une sortie facile de l'urine dans le cas où les sutures céderaient avant la réunion complète. Il se produisait là quelque chose d'analogue à ce qu'on voit survenir à la suite des sutures de l'intestin, avec ou sans résection partielle des tissus. Celui-ci adhère à la paroi abdominale, mais bientôt les tissus de la plaie se dissocient, livrent un passage aux matières, irritent la cicatrice en voie de se produire et amènent la production d'une fistule stercorale. Le mécanisme est le même dans les deux cas, sous l'influence de causes pathologiques et anatomiques analogues.

La suture de Lambert convient la mieux pour obtenir l'obturation de la plaie ; elle permet d'adosser les parties extérieures ou péritonéales en constituant une crête intérieure formée par la muqueuse. Elle a aussi l'avantage de mettre en contact une grande épaisseur de tissu et de faciliter ainsi la réunion. Les points de suture seront très rapprochés, de 1 à 2 millimètres ; on empêche ainsi plus sûrement l'issue de l'urine, et les surfaces sont plus intimement unies.

Le catgut, facilement résorbable, est la substance qui est préférable. On l'a accusé de se ramollir trop rapidement et de ne pas maintenir assez longtemps les parties adossées. Peut-être ce reproche est-il plutôt théorique, car on n'a pas vu d'accidents survenir après son emploi. On pourrait, en cas de doute, employer la soie fine ou le crin de Florence, qui sont d'une résistance plus grandes.

L'emploi de la sonde à demeure pour obtenir la sortie constante de l'urine et éviter la réplétion de la vessie, reste toujours indiqué, malgré la cystite légère qui peut en résulter et dont on se rendra toujours maître dans la suite par des lavages dans la vessie.

Lorsque la plaie, très étendue, dépasse de 6 à 8 centimètres, il est à redouter que des points de suture même très rapprochés ne suffisent pas pour maintenir en contact toute l'étendue de la plaie pendant le temps nécessaire. C'est cette crainte qui a inspiré à M. Pozzi le procédé qu'il a employé dans son observation. Il a préféré établir d'emblée une fistule abdominale en unissant les parois vésicales à celles de l'abdomen et en plaçant un tube à drainage dans la plaie.

Si ce procédé rend des services momentanés, il a l'inconvénient de laisser une plaie, porte ouverte à tous les dangers, et souvent une fistule très étendue. Celle-ci, à son tour, exige une nouvelle opération.

Aussi ne suis-je pas d'avis d'accepter cette pratique comme une règle générale applicable à tous les cas de plaie vésicale étendue. Je ne suis pas persuadé, pour ma part, que la désunion ait plus de tendance à se faire entre les lèvres d'une plaie de 10 à 12 centimètres que d'une plaie de 5 à 6. L'union intime des tissus, étant assurée par le fait de sutures bien appliquées, sera aussi tenace et aussi solide dans un cas que dans l'autre. A. Reverdin en a rapporté un bel exemple en 1886.

Dernièrement dans une de mes ovariotomies, j'ai réuni avec 15 sutures de soie fine une plaie contuse de 8 centimètres au moins, et la guérison fut parfaite.

Enfin une autre raison m'autorise à vous recommander cette pratique ; il peut arriver dans certaines circonstances que la plaie de la vessie soit postérieure ou latérale et devienne extrêmement difficile à mettre en communication avec la plaie abdominale. Il vaut donc mieux suturer entièrement avec toutes les précautions nécessaires, et je ne crois pas qu'il soit nécessaire de généraliser une pratique qui ne peut être que accidentelle.

Uretères. — Lorsque l'un des uretères, ou tous les deux, ont été divisés ou liés accidentellement, le chirurgien peut se trouver dans un grand embarras, et il doit redouter des accidents très graves.

Si l'uretère est pris dans une ligature, vous verrez apparaître une hydro-néphrose consécutive, suivie d'accidents plus ou moins graves.

Quand au contraire ce canal est sectionné et abandonné dans l'abdomen, il pourra s'établir une fistule faisant communiquer l'uretère avec un point quelconque de la paroi abdominale, le plus souvent au niveau de la cicatrice ; l'urine, cheminant entre les couches du tissu cellulaire, provoquera la formation d'un abcès, qui, s'ouvrant au dehors, laissera une fistule.

Le fait paraît rare, cependant il est certain que la lésion des uretères doit être plus fréquente qu'on ne le pense, et Spencer Wells a soin de s'exprimer ainsi :

« Il est assez remarquable que, dans les cas d'adhérences profondes du bassin, les uretères ne soient pas plus souvent lésés. Je doute qu'on ait examiné leur état dans certaines autopsies, et je soupçonne fort que, lorsque l'urémie a été le symptôme dominant, un ou les deux uretères avaient été blessés. »

La blessure des uretères n'a jamais été signalée comme cause de péritonite succédant à l'ovariotomie avec adhérences profondes du bassin. Il est probable qu'ici encore la cause n'a pas été suffisamment recherchée dans les cas mortels.

Si l'on s'est aperçu que ces conduits sont lésés, quelle conduite devra-t-on tenir? Théoriquement il sera préférable de s'efforcer de remettre les choses en place par des sutures appropriées ; mais cela est difficile.

Devra-t-on au contraire souder l'orifice de l'uretère à la paroi abdominale, pour pratiquer plus tard une néphrectomie? telle fut la conduite hardie de Simon, qui, à la suite d'une fistule de l'uretère droit, provoquée par une opération, recourut à l'extirpation du rein correspondant, la malade guérit. M. le professeur Le Fort agit de même pour une blessure traumatique et eut un succès. Vous connaissez ainsi l'observation de Beeckel qui fit l'extirpation du rein pour une fistule uretérale succédant à une extirpation de l'utérus par le vagin.

Nusbaum, au lieu d'enlever l'organe sécréteur, rétablit la communication entre l'uretère et la vessie par une série d'opérations trop longues à énumérer ici.

Il est difficile de vous indiquer une conduite uniforme, car ordinairement la lésion n'a été reconnue que tardivement après l'établissement de la fistule.

J'ajouterai que c'est surtout dans les cas où la tumeur ovarique est fixée par des adhérences inflammatoires au péritoine que les uretères ont le plus de chance d'être lésés. Si la tumeur peut être enlevée facilement, il est à supposer que ces adhérences sont encore peu nombreuses et peu rigides, et les uretères sont encore protégés par le péritoine épaissi.

Mais, si le kyste ovarique s'est développé dans le ligament large ou infiltré entre ses feuillets, il s'est mis en contact immédiat, et sans l'intermédiaire du péritoine avec l'uretère, la lésion de ce conduit est beaucoup plus à craindre. La dissection de ces parties peut alors devenir très délicate et dangereuse pour l'uretère qui a contracté des adhérences plus ou moins intimes et résistantes. Dans un cas que j'ai présenté devant la Société de chirurgie (1884), il y avait un début d'hydro-néphrose et l'opération eut été impossible sans blesser l'uretère.

Intestin. — Nous savons que l'intestin est souvent adhérent à la paroi des kystes de l'ovaire ; qu'il s'agisse du gros intestin ou de l'intestin grêle. Malgré la précaution avec laquelle on détache ces adhérences, il arrive quelquefois que cet organe est blessé soit par l'acte de la décortication, soit avec les instruments tels que bistouri ou ciseaux maniés trop hâtivement.

Dans la plupart des cas, il ne s'agit heureusement que de l'ablation d'une partie des tuniques intestinales, la séreuse avec une partie de la musculeuse est enlevée par lambeaux. J'ai eu plusieurs fois l'occasion de constater, après des décortications très minutieuses d'adhérences intestinales très tenaces, l'ablation de lambeaux ayant plusieurs centimètres d'étendue et laissant presque complètement à nu la muqueuse non perforée. Les parois déchirées saignaient abondamment, et il fut nécessaire d'appliquer des sutures avec du catgut fin, ou de cautériser avec le fer rouge les surfaces saignantes. Toutes les fois que cet accident m'est arrivé, je n'ai pas vu de complications survenir et la guérison n'a pas été entravée ; je considère donc cette lésion comme assez bénigne, à moins qu'elle ne soit par trop étendue.

La déchirure de l'intestin qui entraîne l'ouverture complète de ce canal, avec une perte de substance plus ou moins étendue est autrement sérieuse.

Elle expose à laisser tomber dans la cavité péritonéale des matières intestinales qui peuvent être nuisibles. Aussi doit-on prendre des précautions spéciales pour empêcher cet accident.

Mais surtout elle nécessite la confection d'une suture spéciale qui permette d'oblitérer complètement l'ouverture accidentelle.

Celle-ci doit être pratiquée d'après la méthode ordinaire, en ayant soin de refouler les bords de la muqueuse en dedans du calibre de l'intestin, et ensuite d'adosser les surfaces séreuses ou parois externes de l'organe le plus exactement possible (Suture de Lambert).

Cependant si la séreuse est détruite ou dilacérée, il suffit d'adosser les surfaces musculaires mises à nu pour obtenir une agglutination suffisante.

Quand la perte de substance est peu étendue, une suture multiple suffit pour obturer l'orifice, sans produire du côté de l'intestin un rétrécissement suffisant pour amener ultérieurement des accidents.

Mais dans les pertes de substances considérables il faut toujours avoir présent à l'esprit la possibilité d'une réduction de calibre du tube intestinal.

Dans une de mes opérations, l'intestin grêle était tellement dilacéré, et la plus grande partie de sa circonférence ayant disparu, je n'ai pas hésité à réséquer les deux bouts, et à les réunir après avivement au moyen d'une suture circulaire avec de fines soies aseptiques. Cette réunion réussit à merveille et la malade guérit facilement.

Cependant la difficulté que j'ai éprouvée dans ce cas pour obtenir ce résultat, m'a mis en garde contre cet accident trop étendu. Aussi chez deux de mes malades, prévoyant que la séparation du kyste avec l'intestin pourrait laisser une plaie aussi grave et aussi étendue, j'ai préféré abandonner une partie de la paroi kystique adhérente à l'intestin. Cette partie du kyste avait au préalable été amincie, diminuée autant que possible et nettoyée avec soin. Ce morceau de paroi ainsi abandonné dans la cavité abdominale n'a donné lieu à aucun accident.

Cette pratique m'a semblé rationnelle et utile, elle a du reste été suivie par d'autres opérateurs qui ont préféré laisser un morceau du kyste adhérent, plutôt que de produire des désordres trop sérieux dans un des organes creux de l'abdomen, vessie, intestin, ou sur un organe très vasculaire, tel que l'utérus, le foie et la rate.

L'*utérus* est souvent le siège de lésions au cours d'une ovariotomie.

Pendant la déchirure des adhérences, la paroi de l'utérus peut être dilacérée sur une grande étendue. L'abondance de sang fourni par cette plaie, la difficulté de poser des ligatures sur ce tissu friable et dense et, l'impossibilité même d'arrêter le sang avec le thermo-cautère, rendent cette lésion très grave. Aussi plusieurs auteurs n'ont pas craint de laisser des parties kystiques adhérentes à la paroi de l'utérus dans la crainte d'hémorrhagie sérieuse.

Dans deux cas, j'ai obtenu après une décortication longue et pénible de la paroi postérieure de l'utérus, une surface saignante telle que j'avais à craindre une hémorrhagie secondaire ou du moins un écoulement de liquide abondant.

J'établis derrière cette surface un drainage péritonéal en accumulant plusieurs bandelettes de gaze iodoformée. L'écoulement des liquides fut abondant pendant 36 heures. Après cinq jours je retirai complètement ces bandelettes et les malades guérirent.

Je vous conseille donc d'employer ce moyen en cas de besoin.

Enfin il peut se présenter une autre éventualité plus grave : l'utérus est tellement adhérent à la tumeur, qu'il semble nécessaire d'enlever cet organe.

C'est là une circonstance très sérieuse car l'hystérectomie sus-vaginale déjà grave par elle-même, augmente les mauvaises chances de l'opération. Aussi beaucoup de chirurgiens reculent devant cette opération complexe.

Je puis cependant vous citer un fait personnel qui m'a donné un beau succès malgré une double opération : ovariotomie et hystérectomie.

Il s'agissait d'une femme de cinquante-huit ans, atteinte d'un kyste à marche rapide. Après l'ouverture du ventre je trouvai un immense kyste gélatineux rompu dans le péritoine et tellement soudé à l'utérus dont le fond était garni de fibromes, qu'on ne pouvait les séparer. Je pédiculisai l'utérus très bas près du vagin, mis un tube de caoutchouc et fixai le pédicule quoiqu'il fut très court dans l'angle de la plaie.

Deux gros pédicules ovariens furent abandonnés dans l'abdomen.

Malgré quelques accidents dus à l'enfoncement du pédicule, la malade fut complètement rétablie au bout de six semaines et jouit actuellement d'une bonne santé.

Je ne ferai que vous signaler les adhérences plus rares des kystes ovariens avec la rate, le foie et même le rein, car elles se prêtent aux mêmes considérations que celles de l'utérus. Vous aurez à lutter contre les hémorrhagies dues à la séparation du kyste, et vous pourrez même être obligé d'enlever l'organe adhé‑rent, ainsi que cela est arrivé pour le rein. La première néphrec‑tomie a été, je crois, pratiquée dans ces conditions.

BIBLIOGRAPHIE

EUSTACHE. — *Gazette Médicale de Lille*, 1880.

GAILLARD THOMAS. — *Trans. of. amer. Gynec. Soc.*, vol. VI, 1882.

TERRIER. — *Remarques cliniques sur une série de 25 ovariotomies. — Revue de Ch.*, 1882, p. 349.

POZZI. — *Annales des maladies des organes génitaux.* Th. 1883, p. 341. — *Suture de la vessie.*

JULLIARD. — *Revue de la Suisse Romande*, janvier 1883.

WALTER-ALTLE. — *The An. Journ. of the medic. — Sc.*, janvier 1883.

TERRILLON. — *Kyste ovarique infiltré dans le ligament large et ayant pris des adhérences avec l'utérus et l'uretère. — Hydro-néphrose commençante. — Remarques sur les difficultés opératoires. — Soc. de Ch.*, 1884, p. 212.

TERRILLON. — *Rapport des kystes de l'ovaire avec les organes urinaires. Troubles fonctionnels et difficultés opératoires qui en sont la conséquence. — Ann. des maladies des organes génitaux*, 1884, p. 1.

REVERDIN. — *Incision de la vessie au cours d'une ovariotomie. — Suture complète immédiate. — Guérison. — An. des. Maladies des organes génitaux. — Th.* 1886, p. 17.

TORSION DU PÉDICULE DES KYSTES DE L'OVAIRE

Historique. — Fréquence de la torsion. — Etiologie. — Anatomie pathologique
des lésions du kyste, des parties voisines et du pédicule. — Symptômes. —
Forme aiguë ou rapide. — Forme chronique. — Diagnostic. — Pronostic. —
Traitement. — Ovariotomie d'urgence.

Vous avez pu voir dans notre service de la Salpêtrière plusieurs
exemples de kystes de l'ovaire dont le pédicule était tordu sur
lui-même et qui avaient, par le fait de cette complication, subi
des altérations variables.

Je profite de cette occasion pour étudier avec vous ce genre
d'accidents des kystes de l'ovaire. Nous verrons ensuite quelles
en sont les conséquences au point de vue du kyste lui-même et
des organes voisins. Enfin je vous indiquerai quelle est la conduite que vous devrez tenir lorsque vous vous trouverez en
présence de cet accident, soit au moment où il se produit, soit
plus tard quand il a provoqué des adhérences que vous trouverez
au moment de l'opération d'ovariotomie.

L'étranglement des kystes ovariques, décrit par Rokitansky
vers 1840, et plus tard par le même auteur en 1860 et 1865, ne
fut d'abord connu que comme curiosité anatomique; mais lorsque
l'ovariotomie entra dans la pratique, on trouva bientôt que
certains accidents, qui avaient en quelque sorte décidé l'intervention chirurgicale, devaient être attribués à la torsion du pédicule par rotation de la tumeur. C'est ainsi qu'agit Van Buren en
1850 ; sans connaître la cause des phénomènes péritonéaux sur-
venus chez une malade atteinte de tumeur de l'ovaire, il fit
l'ovariotomie qui fut suivie de succès. Dans ce cas, il n'y avait
pas d'étranglement complet. Mais dans un second fait du même
auteur, où les phénomènes avaient été ceux de la péritonite, la
malade mourut; on reconnut seulement à l'autopsie la cause des

accidents, c'est-à-dire la gangrène de la tumeur par étranglement du pédicule.

Bien d'autres faits analogues furent encore signalés avant que des chirurgiens tels que Olshausen, Sp. Wells et L. Tait, entre autres, pussent porter le diagnostic avant l'ouverture de l'abdomen.

Depuis le dernier mémoire de Rokitansky en 1865, aucun travail d'ensemble n'avait été écrit sur cette question lorsque parurent celui de M. Vercoutre en 1879, de Lawson Tait en 1880, de Frånkel en 1883 et un court chapitre de Sp. Wells dans son *Traité des maladies des ovaires*. Citons encore l'article plus récent d'Olshausen dans le *Compendium* de Billroth et Lücke et quelques thèses soutenues en Allemagne.

La fréquence de cette complication est assez grande, si nous en jugeons par les statistiques publiées; il ne faudrait pas s'en rapporter entièrement à celle de Rokitansky. Elle comprend 58 cas de kystes de l'ovaire recueillis dans une période de quatre années. Parmi ces cas, la torsion du pédicule est relatée huit fois; elle fut suivie de mort dans 4 cas. La rotation surviendrait donc d'après lui dans environ 12 p. 100 des cas et la mort dans 6 p. 100.

L. Tait, sans citer des chiffres personnels, trouve aussi cette proportion exagérée; S. Wells dit avoir observé la torsion dans plus de 20 cas et ajoute qu'elle a certainement passé inaperçue dans plusieurs, ce qui, étant donné le grand nombre d'ovariotomies de ce chirurgien, fait à peu près une proportion de *deux* ou *trois* pour 100. Sur 194 cas d'ovariotomie, Schrœder a trouvé 27 fois la torsion du pédicule, ce qui donne une proportion plus élevée encore que celle de Rokitansky. Olshausen dit l'avoir vue 20 fois sur 322 ovariotomies, soit 6, 5 p. 100 : par contre Howitz donne 13 cas sur 56 opérations, soit près de 25 p. 100 ; tandis que K. Thornton n'a cité que 34 cas sur plus de 400 opérations.

La proportion la plus probable semble être 6 pour 100, c'est elle que j'ai notée dans mes 150 ovariotomies.

Je suppose que les auteurs ne parlent que des cas dans lesquels la torsion a produit des accidents du côté du kyste, car si on comptait les faits dans lesquels la torsion du pédicule existe, mais sans être assez serrée ou assez complète pour entraver la circulation des vaisseaux pédiculaires, le nombre en serait beaucoup augmenté. J'ai plusieurs fois noté sur le pédicule des kystes que j'ai opérés, cette torsion incomplète, mais la circulation n'était nullement entravée ; aussi ces faits n'ont aucune importance pathologique.

Etiologie. — Rappelons brièvemént les causes qui ont été assignécs à la rotation des tumeurs de l'ovaire autour de leur axe. Le changement d'attitude et les mouvements brusques du corps, les ébranlements de l'abdomen, la palpation pour exploration médicale ou autre, enfin les pressions exercées sur le ventre, paraissent une cause assez fréquente de cet accident, d'après les observations publiées.

Mais en dehors de ces causes extérieures, on a fait jouer un rôle spécial aux mouvements imprimés à la tumeur par les alternatives de réplétion et de déplétion de l'intestin et de la vessie. Klab et Vercoutre ont fait à cet égard des expériences qui semblent concluantes. L. Tait admet le rôle de la vessie pour produire la torsion, mais il pense que la réplétion et la déplétion du rectum ont une influence plus grande que celle du réservoir urinaire, etc. D'autres ont encore signalé l'influence d'une chute, de la menstruation. D'après les faits que j'ai observés, je crois qu'on ne peut indiquer aucun mécanisme bien net et que le plus souvent il nous échappe complètement. Les mouvements exagérés de la malade constituent la cause la plus manifeste.

Le développement d'une tumeur au voisinage du kyste paraît avoir la même influence. Cette tumeur peut être l'utérus en gestation, car Barnes, Sp. Wells, L. Tait et d'autres ont rapporté des cas d'étranglement de kystes ovariques au cours d'une grossesse et même pendant l'accouchement; Sp. Wells et Kœbelé ont signalé d'autre part des faits dans lesquels les deux ovaires étant malades, l'un d'eux s'est tordu autour de son pédicule. Vercoutre pense encore que par suite de leur développement, certains kystes multiloculaires s'accroissent d'une manière inégale, ce qui amène un changement dans le centre de gravité de la tumeur et sa rotation autour de son axe. Plus récemment, Frànkel a adopté cette manière de voir ; il fait aussi jouer un certain rôle aux adhérences préexistantes, qui, dans le développement du kyste, le dirigent de telle façon qu'il tourne autour de son pédicule. Dans un cas, Malins attribua la torsion et l'étranglement du kyste à une ponction exploratrice, et dans d'autres à l'accouchement.

On pourrait aussi admettre qu'une des causes principales de la torsion consiste dans le déplacement d'une tumeur encore peu volumineuse d'un côté à l'autre de l'abdomen. Ce déplacement a été plusieurs fois indiqué par les malades, et entre autres par trois malades que j'ai opérées dernièrement.

La nature de la tumeur ne paraît avoir aucune influence sur la torsion. Comme le dit très bien L. Tait, « elle est survenue avec des tumeurs de toute espèce, volumineuses, petites, lisses, globulaires, multikystiques, irrégulières, parovariennes, ovariennes, dermoïdes, enfin avec des tumeurs fibreuses solides. Pour qu'elle puisse se faire, il suffit que les tumeurs soient mobiles et aient un pédicule susceptible d'être tordu. »

D'après Rokitansky, la torsion siégerait le plus souvent sur l'ovaire droit (6 fois sur 8 cas); dans tous les cas de L. Tait, la torsion existait à droite. Dans mes 9 observations, 3 fois la tumeur siégeait à gauche ; dans un cas, le siège exact n'a pu être déterminé. Parmi les 119 observations que nous avons recueillies, 40 fois la torsion était sur l'ovaire droit, 22 fois sur l'ovaire gauche ; dans beaucoup de cas, le siège n'est pas indiqué. Dans les 13 cas d'Olshausen rapportés par Thorn, 10 fois la tumeur siégeait à gauche. Il n'y a donc pas de règle absolue à cet égard.

Anatomie pathologique. — Nous passerons rapidement en revue les lésions trouvées du côté du péritoine et du côté de la tumeur.

Dans le péritoine, on constate ordinairement les signes d'une péritonite adhésive : injection du péritoine, adhérences plus ou moins étendues et solides du kyste avec les anses intestinales, la paroi abdominale et l'épiploon. Ces adhérences deviennent d'autant plus épaisses et résistantes que l'époque de la torsion est plus éloignée. S'il y a eu rupture, il existe un épanchement plus ou moins abondant constitué par le contenu de la tumeur, liquide séreux, gélatineux, matières dermoïdes, et en même temps une certaine quantité de sang, soit pur, soit altéré, présentant parfois l'aspect et la consistance du chocolat liquide.

L'état de la paroi du kyste diffère suivant que l'étranglement s'est produit lentement ou brusquement.

Dans le premier cas, lorsque l'étranglement se produit en peu de temps, la torsion ayant provoqué un arrêt rapide de la circulation dans les parois du kyste par suite de la compression des vaisseaux du pédicule, il en résulte un sphacèle de ces parois. Ce sphacèle s'est souvent localisé dans un des points les moins vasculaires, là où la nutrition par conséquent était la plus faible. Mais l'arrêt de la circulation ne s'est pas effectué en même temps dans les artères et dans les veines ; celles-ci ont été les premières oblitérées par la compression, à cause de leur position excentrique dans le pédicule et de la minceur de leur paroi ; pendant ce temps les artères continuent à amener du sang. Sous l'influence de l'augmentation de la tension vasculaire produite par la difficulté de la circulation veineuse, la paroi si fragile des vaisseaux kystiques peut se rompre et donner lieu à un épanchement sanguin soit dans le kyste, soit dans sa paroi en formant une vaste ecchymose, soit dans la cavité abdominale.

Sp. Wels cite plusieurs exemples d'hémorrhagies rapides, graves et même mortelles, survenues par ce mécanisme.

A un degré plus avancé, on trouve la rupture de la paroi kystique au niveau du point gangrené, avec épanchement du contenu dans le péritoine.

Une conséquence bien curieuse de cet arrêt dans la circulation du kyste est le détachement du pédicule. Celui-ci, sphacélé au-dessus du point de l'étranglement, se rompt ou se détache en ce point. En pareil cas, le kyste est libre dans la cavité abdominale. Rokitansky et Kidd l'ont observé à cette période, dépourvu de toutes connexions avec les organes voisins.

La destinée du kyste ainsi séparé de son pédicule est assez variable. Le plus souvent il se sphacèle, mais il ne donne pas toujours lieu à des accidents graves de péritonite ; tantôt il se ratatine, se dessèche, et son contenu se résorbe peu à peu ; d'autres fois, il se forme entre lui et les parties voisines des adhérences dont les vaisseaux se développent de plus en plus et suffisent à sa nutrition. Sp. Wells, Kœberlé et Heurtaux ont cité des cas de ce genre ; Vercoutre pense que des adhérences préexistantes ont tiré peu à peu en haut la tumeur dont le pédicule s'est effilé et a fini par se rompre.

Chalot (de Montpellier) a trouvé un kyste ovarique dont le pédicule était complètement rompu par torsion, et qui était nourri par un pédicule épiploïque résultant d'une adhérence. J'ai été témoin au mois de mai dernier, d'un fait analogue. Le kyste en partie mortifié n'était en connexion qu'avec l'épiploon.

Dans le second cas, c'est-à-dire lorsque l'étranglement se produit lentement, sans rupture du pédicule, les accidents que nous venons de décrire peuvent avoir lieu, mais plus rarement ; c'est alors que la paroi est enflammée et que les adhérences se forment entre la paroi kystique et les organes voisins. La constriction des vaisseaux donne lieu parfois à une rupture intrapariétale, mais souvent aussi à une simple exsudation séreuse qui gonfle cette paroi et favorise la production d'adhérences (Léopold). Si la constriction se fait parallèlement dans les artères et dans les veines, l'insuffisance de nutrition qui en résulte peut amener, d'après Sp. Wells, le ratatinement des tumeurs, la résorption de leur contenu, ou leur dégénérescence en une substance dure, fibreuse ou calcaire. Des adhérences entourant le pédicule et le comprimant peu à peu peuvent produire le même résultat. C'est là un mode de guérison spontanée signalé déjà par Rokitansky, Turner, L. Tait, Léopold. Dans un cas de Léopold, le kyste était ratatiné et présentait des plaques calcaires comme un lithopedion.

Le sens de la rotation et le nombre de ses tours sont des plus variables. Dans la plupart des cas de Rokitansky, la torsion s'est faite de dedans en dehors, c'est-à-dire, quel que soit le côté de la tumeur, sa moitié interne s'est d'abord portée en avant, puis en dehors, puis en arrière ; Lawson Tait dit que chez toutes ses opérées la rotation s'était faite de la même manière. D'après Sp. Wells, la direction de la rotation n'est pas toujours la même, elle peut se faire en dedans vers la ligne médiane, ou en dehors, quelquefois aussi obliquement, en avant ou en arrière. Vercoutre fait remarquer avec raison que la torsion peut se faire aussi autour du pédicule supposé horizontal.

Le nombre de tours dans les observations a varié depuis 1/2 tour jusqu'à 5 tours, et même davantage. Mais dans les cas les plus nombreux on a trouvé 2 à 3 tours, comme je l'ai observé dans mes opérations.

On peut se rendre un compte exact de ce phénomène en détournant le pédicule ou la tumeur pour faire cesser la torsion, et cela pendant le cours de l'ovariotomie, avant la section du pédicule, comme Kœberlé et L. Tait le conseillent et comme je l'ai fait plusieurs fois ; dans un cas ce dernier auteur a été obligé, pour redresser le pédicule, de changer neuf fois la position de la tumeur ; le pédicule avait donc été tordu par quatre révolutions et demie.

Les organes de voisinage participent assez souvent à la rotation, surtout la trompe ; d'autres fois, c'est l'utérus ou l'intestin. L'intestin grêle, l'S iliaque, qui adhérent par des fausses membranes anciennes à la tumeur, suivent le mouvement de rotation, s'enroulent autour du pédicule et subissent un véritable étranglement.

La rotation, comme l'indique Sp. Wells, peut, rarement il est vrai, rétrograder, puis recommencer ; l'état du pédicule montre que les changements de position se sont produits à plusieurs reprises, ils sont annoncés pendant la vie par une apparition ou une augmentation subite de la douleur ou une modification dans la forme de l'abdomen.

Ribbentrop et Rokitansky ont signalé des cas d'étranglement intestinal par des brides préexistantes et qui effaçaient le calibre de l'intestin au moment de la torsion. Günther a fait de cette complication le sujet de sa thèse, à propos d'un cas vu par Lagenbeck. Olshausen et Henry ont aussi observé cet accident.

Plusieurs auteurs ont signalé encore la thrombose des veines du ligament large, — complication que j'ai observée dans une de mes observations.

Cette thrombose est un des phénomènes curieux de la torsion du pédicule. Elle peut se borner aux vaisseaux de ce pédicule ou s'étendre à ceux du ligament large, et même plus loin. C'est probablement à ce mécanisme qu'il faut attribuer la phlébite des membres inférieurs que nous avons trouvée chez une de nos malades, et dont il existait un exemple remarquable chez une des malades de Frankel. A la suite de phénomènes de pelvi-péritonite, la tumeur s'était ouverte spontanément dans le rectum, puis s'était reproduite et, cinq mois après, on fit la ponction qui fut suivie de mort. A l'autopsie, on trouva une torsion du pédicule avec la trompe enroulée autour de lui et en même temps une thrombose des veines gagnant la veine iliaque interne et s'étendant jusque dans la veine fémorale.

Cette phlébite peut d'ailleurs suivre une marche régressive, car dans une de ses observations, Frankel dit avoir trouvé à l'autopsie des phlébolithes dans le pédicule.

Symptômes. — Dans la rotation rapide déterminant l'étranglement aigu du kyste, le symptôme principal est : l'apparition subite d'une violente douleur abdominale, laissant après elle une grande sensibilité, et immédiatement suivie de vomissements qui deviennent bientôt verdâtres ; le pouls devient fréquent, monte, mais la température reste stationnaire jusqu'au moment où, par suite d'un épanchement de sang ou de liquide kystique dans l'abdomen, la péritonite éclate.

Lorsqu'au contraire la rotation et l'étranglement sont graduels, on note tout d'abord, quelques jours avant l'apparition de toute douleur, un accroissement très rapide de l'abdomen, causé par l'œdème de la tumeur. Les phénomènes de péritonite sont alors moins intenses.

Dans la première variété, la mort peut survenir rapidement en quelques heures, comme Sp. Wells en a signalé des exemples, probablement par suite de perte de sang ; ou bien, comme dans tous les cas de péritonite par épanchement, elle peut se faire attendre quelques jours, en l'absence de toute intervention chirurgicale.

Dans la seconde variété, les phénomènes, menaçants pendant quelques jours, diminuent peu à peu d'intensité : s'il n'y a pas d'épanchement, des adhérences s'établissent entre le kyste et les parties voisines, et alors celui-ci continue à se nourrir par ses adhérences nouvelles, ou bien, si la nutrition est insuffisante, subit peu à peu l'atrophie, la dégénérescence et la régression de ses parois et de son contenu. On verra d'après nos observations que la durée de cette poussée péritonéale, non mortelle, peut être de vingt à trente jours, pendant lesquels le malade souffre beaucoup, s'amaigrit et fait craindre à tout moment une terminaison fatale.

Dans le cas d'étranglement intestinal, les phénomènes de l'obstruction se joignent à ceux de la torsion, et dans les cinq cas signalés, la mort a été la terminaison de cet accident, malgré l'intervention chirurgicale.

Dans une variété curieuse de ces accidents, le kyste tordu se détord plusieurs fois de suite, donnant lieu ainsi, à des intervalles plus ou moins longs, aux phénomènes morbides de l'étranglement par rotation sur l'axe. Plusieurs chirurgiens ont signalé des faits de ce genre.

Ce qui montre bien que la torsion cesse d'exister lorsque disparaissent les accidents, c'est qu'on n'a trouvé que très peu d'adhérences anciennes entre la paroi du kyste et les organes voisins. Il est d'ailleurs probable que si ces moyens d'union avaient existé après la première attaque, la torsion du kyste n'aurait pu se faire une seconde fois, à moins d'une rupture complète du pédicule ou des adhérences.

Diagnostic. — D'après la constatation de ces phénomènes chez une femme atteinte de kyste de l'ovaire, il semble que le diagnostic de l'étranglement de la tumeur par rotation autour de son axe est toujours facile. Cependant presque tous les auteurs l'ont méconnu ; ce n'est que plus tard, en comparant leurs premiers cas avec de nouvelles observations, qu'ils ont conclu à l'existence de l'étranglement.

Dans un fait de L. Tait, où il existait en même temps une hernie crurale, les accidents furent attribués à l'étranglement de la hernie et l'on fit la kélotomie. La cause des accidents ne fut trouvée qu'à l'autopsie.

D'autre part, les auteurs ont signalé des cas de rupture du pédicule et d'étranglement de celui-ci, sans aucun rapport avec la torsion. Il s'agit alors d'étranglement du pédicule par des fausses membranes, des brides fibreuses, comme Rokitansky en a rapporté des exemples, ou d'effilement progressif du pédicule par la traction exercée par des fausses membranes siégeant à la partie supérieure ou sur les côtés du kyste.

La ponction exploratrice ne peut être ici d'aucun secours, car bien d'autres tumeurs abdominales, ayant donné des phénomènes de péritonisme, peuvent fournir le liquide sanglant ou purulent des kystes ovariques étranglés. Pourtant le liquide chocolat à odeur gangréneuse est presque pathognomonique, car le sphacèle d'une tumeur de l'ovaire ne peut guère survenir que par la torsion de son pédicule.

En résumé, étant donnée une tumeur de l'ovaire, kyste séreux ou dermoïde, mobile jusqu'alors, à accroissement lent, sans phénomènes douloureux et qui tout à coup, à la suite d'un effort, d'un mouvement brusque, d'un accouchement, augmente rapidement de volume, donne lieu à des phénomèmes péritonitiques, dont le premier est une douleur violente et subite avec immobilité de la tumeur; on peut diagnostiquer la torsion du pédicule. Comme en pareil cas l'ovariotomie est indiquée, qu'il s'agisse d'une rupture simple ou d'un étranglement du kyste avec ou sans rupture, l'erreur du diagnostic serait sans importance.

On pourrait, en effet, comme l'a fait Barnes, confondre la torsion suivie d'accidents avec la rupture spontanée ou traumatique du kyste, phénomène fréquent. Ces deux affections présentent souvent les mêmes caractères, avec cette différence que dans la rupture *le kyste s'affaisse*. La rupture, résultat de la torsion, ne peut être différenciée de celle qui provient d'une autre cause.

Pronostic. — Voyons maintenant quelles sont les conséquences qu'entraînent pour l'état de la malade et pour l'opération ultérieure cet accident du côté du pédicule. On peut ranger à ce point de vue les observations publiées en 4 catégories :

I. — *Cas dans lesquels la torsion n'a produit aucun accident.* — Tels sont ceux de torsion lente, avec appauvrissement nutritif graduel, amenant lentement la tumeur, d'une nutrition incomplète à une nutrition nulle et par suite à la diminution de volume et à l'atrophie. Ces cas ont été signalés par tous les observateurs, même dans des circonstances tout à fait extraordinaires; par exemple, dans l'observation de Bennett, un kyste pesant 25 livres avait divisé presque totalement la trompe et néanmoins le kyste était intact, sans gangrène des parois, ni suppuration de son contenu, ni péritonite.

II. — *Cas dans lesquels la torsion a produit des accidents légers.* On a noté un peu de douleur, du météorisme, puis la tumeur a suivi la même marche régressive que dans la catégorie précédente.

Ces deux variétés, qui sont évidemment très favorables, ont fait espérer à certains chirurgiens qu'on pourrait imiter en cela la nature et qu'à l'aide de manœuvres externes il serait facile de produire la torsion du pédicule, l'arrêt de la circulation dans les parois du kyste, et la régression de celui-ci. Vercoutre, a même fait une étude très consciencieuse des conditions dans lesquelles se produit la torsion, de ses effets, de son manuel opératoire. Après avoir prévu les objections qu'on pourrait faire à ce procédé de guérison par régression, il en a donné les préceptes les plus minutieux. Il nous suffira de dire que ce procédé, tout théorique, n'est basé que sur des expériences pratiquées sur des cordons placentaires. Ajoutons que l'auteur ne tient pas assez compte des cas dans lesquels un demi-tour de rotation a suffi pour déterminer l'étranglement aigu du kyste, ni de ceux dans lesquels la rupture des parois s'est faite rapidement par le fait de la torsion, enfin il n'a pas tenu compte des observations dans lesquelles plusieurs tours complets n'ont pu amener aucun changement dans la circulation du kyste.

III. — *Cas dans lesquels se produisent des phénomènes graves au début, mais durant peu de temps et diminuant ensuite.* — Dans cette catégorie rentrent précisément les neuf cas que nous avons observés ; la torsion se fait assez lentement, puis, à un moment donné, une poussée de péritonite annonce que l'étranglement est effectué. Il se fait autour du kyste, dont la paroi n'est pas rompue, des adhérences plus ou moins étendues. Ces résultats ont été très évidents et rendus palpables au moment de l'opération ; toujours nous avons éprouvé une assez grande difficulté pour les enlever et même dans un cas nous avons dû laisser la paroi du kyste adhérente au péritoine. Comme on le voit, ces cas sont favorables à l'ovariotomie, même quand on intervient assez tard, mais l'extirpation serait assurément plus facile si on la pratiquait de bonne heure, c'est-à-dire au moment de l'accident ou seulement quelques jours après.

Dans trois de mes observations, l'ovariotomie eut lieu trois mois après les accidents, et les adhérences encore faibles purent être rompues en totalité ; chez une des malades, près de neuf mois s'étaient écoulés entre les accidents et l'opération, et il fallut inciser en grande partie les adhérences ; enfin dans une autre, les adhérences étaient généralisées et en quatre mois elles étaient devenues assez intimes pour qu'on ne pût les rompre. Les faits de cette catégorie, qui laissent dans l'abdomen une tumeur à parois friables, distendues par un liquide sanguin en voie de destruction, entourées de veines dilatées, et parfois atteintes de thrombose pouvant s'étendre aux veines du membre inférieur, comportent donc une gravité très grande, à laquelle l'ovariotomie permet de remédier dans quelques cas.

IV. — *Cas dans lesquels l'étranglement rapide s'accompagne des phénomènes de péritonite aiguë.* — En pareils cas, la mort est quelquefois survenue tellement rapidement que l'intervention chirurgicale a été impossible; Sp. Wells dit même avoir vu des morts subites par rupture du kyste et épanchement sanguin abdominal. A côté de ces faits il en est d'autres dont la gravité, pour être moindre, n'en est pas moins très grande, parce que la mort peut survenir dans les jours qui suivent, par suite de la péritonite qui accompagne la gangrène et la rupture des parois du kyste. C'est dans ces cas que L. Tait recommande l'intervention hâtive; il dit avoir été assez heureux, neuf fois sur dix, pour sauver l'opérée.

Nous devons encore signaler certains accidents qui peuvent survenir tardivement, alors qu'on croit la guérison assurée. Par exemple, une malade d'Olshausen est morte neuf semaines après l'ovariotomie, subitement, de paralysie cardiaque. Comme dans ce cas il existait une thrombose du pédicule, il est probable que la phlébite s'est étendue aux veines iliaques et l'auteur se demande si son opérée n'est pas morte d'embolie.

Enfin la grossesse et la puerpéralité concomitantes sont encore de nature à assombrir le pronostic de l'opération, puisque sur neuf opérées dans ces circonstances, avant ou après l'accouchement, il y eut trois cas de mort et six guérisons (Kœberlé).

Traitement. — En présence d'une femme présentant les phénomènes d'un étranglement kystique, nous pensons, avec L. Tait et Sp. Wells, qu'on ne peut plus hésiter aujourd'hui à pratiquer l'ovariotomie. Le résultat de cette étude nous conduit à formuler le même précepte et à recommander l'opération hâtive; il est facile de comprendre que les chances de succès seront d'autant plus grandes qu'on opérera plus tôt.

On pourra en effet avoir la chance d'intervenir avant la rupture et la gangrène du kyste, c'est-à-dire dans les conditions de l'ovariotomie ordinaire; ou bien, si le kyste est déjà rompu avant l'apparition de la péritonite. On se trouve alors dans les conditions assez semblables à celles de l'ovariotomie avec rupture du kyste pendant l'opération. S'il y a une péritonite nettement déclarée, nous pouvons encore espérer la guérison, puisque la gastrotomie appliquée au traitement de la péritonite *non septique* a déjà donné de nombreux succès. Enfin l'opération sera évidemment plus difficile et plus grave quand il y aura des adhérences, et d'autant plus grave que les adhérences seront plus anciennes et plus étendues; cependant mes quatre observations ont démontré que la guérison est encore possible, même dans ces mauvaises conditions. Chez une malade de Scott, les accidents avaient débuté cinq ans auparavant; elle eut ensuite deux grossesses, mais avec des douleurs vives pendant leur évolution, enfin une péritonite grave. Cependant l'intervention fut suivie de succès.

Il va sans dire que l'ovariotomie devra être faite avec les précautions antiseptiques les plus minutieuses. Dans ces cas, principalement quand il a été nécessaire de déchirer de nombreuses adhérences, il est nécessaire de laver le fond du petit bassin avec de l'eau filtrée et bouillie, qui enlèvera complètement le sang et les caillots.

Je vous ferai remarquer, et pour cela il suffira de vous rappeler ce que vous avez vu chez quelques-unes de nos malades, combien l'ovariotomie fait cesser rapidement les phénomènes morbides, même dans les cas les plus graves. Nous pouvons citer comme exemple plusieurs de nos observations, et entre autres celle d'une malade atteinte de péritonite après l'accouchement, et chez laquelle l'extirpation du kyste enflammé fit cesser rapidement la fièvre et la péritonite.

Cependant on a cité des cas dans lesquels les complications septicémiques qui existaient au moment de l'opération, et que celle-ci n'a pu faire cesser, ont été probablement la cause de la mort.

BIBLIOGRAPHIE

Rokitansky. — *Sur la torsion du pédicule des kystes de l'ovaire*, 1865.

Klab. — *Path. and der wubl sescrial organ. Wien.*, 1864.

Vercoutre. — *Etude sur les phénomènes de la torsion du pédicule des appendices normaux et éploïques de la cavité abdominale. — Application à la thérapeutique des tumeurs de cette cavité. Rev. de Méd. Mil.*, 1879, t. XXXV, p. 1.

KŒBERLÉ. — *Gaz. Méd. de Strasbourg*, 1874 et *Arch. de Tocologie*, 1878.

L. TAIT. — *Traité des maladies des ovaires*. Trad. franç., 1887.

TERRILLON. — *De la torsion du pédicule des kystes de l'ovaire. — Conséquence au point de vue du kyste lui-même et des résultats opératoires. Rev. de chir.*, 1887 et *Congrès français de chirurgie*, 1886.

HEURTAUX. — *Bull. de la Soc. de ch.*, 1886, p. 743.

SCHWARTZ. — *Société de Médecine pratique*, 1888.

FAUX KYSTES DE L'OVAIRE

Depuis longtemps on avait signalé l'apparence que peut prendre la paroi de l'abdomen chez certaines femmes, apparence qui simule la présence d'une tumeur abdominale.

Ces faits sont assez nombreux et ont donné lieu à des erreurs de diagnostic, quelquefois préjudiciables aux malades, car ils ont pu encourager à pratiquer des interventions chirurgicales dangereuses.

Comme ces erreurs de diagnostic ne sont pas rares et qu'elles font souvent hésiter le chirurgien, sur la nature de la lésion, il m'a semblé utile de vous rappeler quelles sont les conditions dans lesquelles se présente cette difficulté, et quelles sont les causes ordinaires de cette simulation.

J'insisterai aussi sur les moyens qu'on doit employer pour arriver à éviter l'erreur.

Tumeur nerveuse. — Je commencerai par vous décrire la variété la plus fréquente des faux kystes de l'ovaire et à laquelle on a donné souvent le nom de : *tumeur nerveuse.*

L'observation d'une malade que vous avez pu voir dans nos salles, et qui m'a mis aussi dans un grand embarras, servira de point de départ à ces quelques développements.

La malade était une jeune fille de dix-huit ans, grasse, bien portante, ordinairement bien réglée, qui présentait depuis quelques mois toutes les apparences d'une tumeur abdominale : développement marqué de l'abdomen, ayant causé l'élargissement des habillements, sensation de pesanteur et de lourdeur dans l'abdomen : digestions difficiles, mais sans amaigrissement ; constipation opiniâtre.

La menstruation restait régulière et sans aucun trouble. Plusieurs médecins et chirurgiens fort expérimentés de la province, l'avaient examinée avec soin et à plusieurs reprises. La plupart étaient persuadés qu'il s'agissait là d'une tumeur ovarique évidente, mais difficile à bien préciser, à cause de l'épaisseur et de la résistance de la paroi abdominale. Quelques-uns ne trouvant pas tous les signes très nets et très probants de l'affection, restaient dans le doute et n'osaient se prononcer.

C'est dans ces conditions que cette jeune fille me fut adressée à la Salpêtrière, où je l'examinai avec soin et à plusieurs reprises, avant d'arriver à établir exactement le diagnostic.

Vue de profil et couchée sur un lit, l'abdomen avait absolument la forme qu'il présente lorsqu'un kyste ovarique ou une grossesse de six mois occupe l'abdomen. La tumeur semblait remonter au-dessus de l'ombilic.

Lorsqu'on palpait l'abdomen, on avait nettement la sensation d'une tumeur arrondie, non bosselée, rénitente, à convexité supérieure, et empêchant de déprimer la paroi abdominale. Celle-ci était tendue et chargée d'une couche épaisse de tissu adipeux résistant.

La percussion permettait d'avoir quelque hésitation sur le diagnostic précis d'une tumeur. En effet, si elle semblait donner une matité assez nette vers la partie inférieure au-dessus du pubis, celle-ci devenait moins évidente vers la partie supérieure. Il semblait qu'elle n'atteignait pas le niveau supérieur de la tumeur, tel que celui-ci était limité par la palpation. Ce n'était cependant qu'après avoir percuté souvent et successivement plusieurs fois, qu'on avait quelques doutes, car pendant les premiers examens, la percussion semblait donner une matité évidente. Le toucher vaginal montrait un utérus petit, mobile et sans aucune modification dans les culs-de-sac. L'utérus ne semblait pas avoir de connexions avec la tumeur simulée. Par le toucher rectal on ne percevait rien de notable.

Pour éviter les erreurs, la vessie fut vidée avec la sonde ; de ce côté tout semblait normal. Enfin, j'ajouterai que dans quelque situation que la malade fût examinée, les apparences étaient toujours les mêmes et ne semblaient pas varier. Quand elle était debout, la tumeur paraissait encore plus nette. En tout cas, il est certain que tout ou presque tout le résultat de l'exploration méthodique conduisait à cette conclusion : kyste ovarique occupant l'abdomen et placé au-dessus du bassin, mais difficile à limiter à cause de la tension des parois abdominales et de l'épaisseur du panicule adipeux. La matité indécise et l'absence de la sensation de flot empêchaient cependant de rien affirmer.

En présence des doutes qui semblaient très justifiés, je résolus d'endormir la malade et de l'examiner dans le sommeil anesthésique. Sous l'influence de la résolution produite par le chloroforme, le ventre s'affaissa rapidement, l'apparence d'une tumeur disparut complètement, je pus alors déprimer la paroi abdominale ; toute sensation de tumeur s'était évanouie ; la percussion, qui donnait alors une sonorité profonde mais assez nette, même vers la partie inférieure de l'abdomen, leva tous les doutes.

A peine la malade fut-elle réveillée que les mêmes phénomènes se reproduisirent presque aussitôt, et furent de nouveau retrouvés les jours suivants.

En même temps je pus constater, après un examen approfondi, que cette jeune fille présentait quelques phénomènes d'hystérie au début : plaques anesthésiques étendues sur le côté gauche ; diminution de la sensibilité pharyngienne : quelques bizarreries de caractère qui indiquaient un tempérament nerveux.

Je la renvoyai donc chez elle, après avoir montré à mes élèves et aux assistants, combien il serait difficile d'éviter une semblable erreur, si on ne prenait des précautions spéciales pendant l'examen des malades.

Ce fait est particulièrement intéressant, car il est certain que les symptômes étaient trompeurs, et que je n'aurais pu lever avec exactitude les doutes que j'avais éprouvés en l'examinant, sans avoir recours à l'anesthésie générale.

Si on se reporte à la littérature médicale, on trouve facilement la description d'un certain nombre de faits semblables ou analogues. Tous les chirurgiens ou médecins qui se sont occupés de l'histoire des tumeurs abdominales en ont décrit des exemples. Sans remonter aux auteurs anciens nous voyons que Boinet, dans son : *Traité de maladies de l'ovaire*, en cite des exemples.

Spencer Wells consacre un chapitre intéressant aux erreurs commises à la suite d'un examen incomplet de ces tumeurs simulées. M. le professeur Potain, qui avait déjà rencontré quelques faits analogues, a fait sur ce sujet, à l'hôpital Necker en 1878, une clinique à laquelle j'assistais.

Un des cas les plus probants est celui qui est rapporté par Spencer Wells et qui est à peu près semblable au mien. Il est accompagné de trois photographies représentant : la première, la malade avant le sommeil chloroformique; la seconde, pendant le sommeil, et la troisième, à son réveil. Ces trois phases donnent des figures de profil absolument différentes, rendant facilement compte du phénomène.

Spencer Wells ajoute que dans un cas analogue il trouva derrière une paroi abdominale contracturée de façon à produire ce phénomène trompeur, une grossesse au début. Celle-ci semblait avoir été la cause du phénomène. D'après lui, ce cas serait presque unique.

Dernièrement le Dr Duret (de Lille) a raconté l'histoire d'une femme de vingt-quatre ans, qui présentait tous les signes rationnels d'un kyste ovarique ; apparence d'une tumeur intra-abdominale, matité, etc., sauf la fluctuation franche qui manquait. Pour éclairer le diagnostic on administra le chloroforme ; à peine l'anesthésie était commencée, que toute trace de tumeur disparut aussitôt.

Explications du phénomène. — L'explication de cette simulation involontaire est assez complexe. Cependant les deux causes qui la produisent sont : d'une part un tympanisme assez accentué pour donner à l'abdomen un certain volume ; d'autre part une contracture localisée des muscles de l'abdomen.

Cette contracture spéciale est surtout remarquable par ce fait qu'elle n'occupe que partiellement les muscles abdominaux. Elle semble spéciale aux fibres inférieures des muscles latéraux et aux paquets les plus inférieurs des muscles droits.

Mais il faut ajouter que, dans quelques cas, au lieu d'être médiane et de limiter sur la partie inférieure du ventre une zone à convexité supérieure, elle peut occuper également d'autres points. Spencer Wells cite des cas dans lesquels cette contracture avec voussure apparente occupait la partie latérale du ventre, surtout du côté droit.

Tel est le phénomène mécanique. Mais quelle est sa cause réelle et intime, en un mot, comment cette contracture localisée est-elle mise en action? C'est là une question spéciale à laquelle il est impossible de répondre d'une façon absolue. En effet, la contracture, en général, peut être essentielle, c'est-à-dire reconnaître pour cause l'irritabilité du muscle lui-même, ou bien elle peut être réflexe ou secondaire, lorsqu'elle reconnaît pour cause une irritation à distance des nerfs.

Dans les cas que je viens de citer, la contracture ne semblait pas essentielle ou avoir son point de départ dans les muscles eux-mêmes.

Il ne s'agit pas là d'une de ces contractures instinctives, qui résultent par exemple de la sensibilité de la paroi abdominale, laquelle entre en contraction au moindre contact. Ce dernier phénomène est fréquent, facile à constater; il aplatit le ventre plutôt qu'il ne l'arrondit; enfin, il est passager et disparaît aussitôt que la cause est écartée ou peu après.

Ici, au contraire, la contraction est permanente, durable et ne disparaît que dans l'anesthésie. Je ne sais si cette contracture disparaît pendant le sommeil ordinaire, ce fait n'ayant pas été signalé par les auteurs, et ayant moi-même négligé de la rechercher chez ma malade.

Cette contracture pourrait, au besoin, reconnaître pour cause une irritation des organes sexuels profonds, utérus ou ovaire. Le fait est possible, mais ne semble pas être certain ou même acceptable, car, dans les observations signalées, on ne pouvait constater aucune névralgie ovarienne ou autre phénomène douloureux dans la zone génitale.

Il nous reste donc, pour l'expliquer, qu'à rechercher la cause dans le tympanisme et dans l'irritation réflexe de l'intestin se propageant du côté de la paroi abdominale, de façon à produire une contracture secondaire des muscles. Ceci est probable, puisque les deux phénomènes sont collatéraux, et que le tympanisme et les troubles digestifs paraissent précéder la contracture.

L'emploi des purgatifs, qui a amené quelquefois une disparition du tympanisme et de la tumeur simulée, montrera bien la réalité de cette explication.

Mais à côté de ce point de départ intestinal, le fait capital est la prédisposition nerveuse spéciale qui est nécessaire pour produire ce phénomène et qui a été notée par la plupart de ceux qui l'ont observé. Ce sont des femmes nerveuses qui seules paraissent capables de produire cette simulation.

Grossesse simulée. — Je me suis placé en vous parlant de ces faits au point de vue purement chirurgical, mais nous savons que les mêmes considérations s'appliquent aux erreurs que peuvent commettre ceux qui croient dans ce cas à une grossesse.

Tous les livres d'accouchement consacrent un chapitre à ce diagnostic si souvent nécessaire en présence de certaines femmes qui ont le désir d'avoir des enfants et chez lesquelles le gonflement abdominal donne un espoir trompeur.

Il est vrai que la persistance des règles amène assez souvent ces malades devant le chirurgien et que la grossesse se trouve souvent éliminée d'emblée. Cependant, il peut y avoir des coïncidences bizarres chez des femmes irrégulièrement réglées, coïncidences qui peuvent encore augmenter l'erreur.

Pour le gynécologue, l'erreur est peu grave et peu préjudiciable à la malade, aucune intervention active n'étant discutée, la marche des choses éclairant au contraire le diagnostic. Pour le chirurgien, tout autre est l'importance de ces faux diagnostics. Ne voyons-nous pas Simpson (cité par Spencer Wells) déclarer, qu'à sa connaissance, au moins six fois, l'abdomen a été ouvert pour une fausse tumeur ovarienne. Ces erreurs ont été probablement plus nombreuses qu'on ne l'a dit, car souvent elles n'ont pas été publiées.

N'ayant en vue dans cette leçon, que les cas dans lesquels la tumeur ovarienne est simulée par le tympanisme uni à la contracture des parois, je n'ai pas voulu insister sur les autres causes d'erreur, telles qu'accumulation de la graisse dans la paroi abdominale ou autres lésions qui peuvent simuler une tumeur. Celles-ci se prêtent à d'autres considérations et méritent une description à part, dont on trouvera le détail complet dans l'ouvrage de Gaillard Thomas (résumé par Boinet dans son article): vous y verrez un tableau donnant le résumé de toutes les lésions les plus variées qui en ont imposé pour la présence d'un kyste de l'ovaire.

Ces faits nombreux prouvent les difficultés très grandes qu'on éprouve quelquefois à poser un diagnostic exact. Souvent même,

entre les mains des hommes les plus expérimentés, le diagnostic
n'a été établi que par l'incision exploratrice. Or si cette incision
exploratrice est considérée actuellement comme une opération
rationnelle et logique par un grand nombre de chirurgiens, elle
n'est cependant justifiable que des cas dans lesquels existe une
tumeur véritable ou une ascite qui peut la masquer. Elle sert à
juger exactement la nature de celle-ci, ses connexions et surtout
de la possibilité de son extraction ou de son traitement radical.
Tel est le but que poursuit ordinairement l'opérateur en la pratiquant.

Mais l'opération devient une faute, quand elle fait constater
l'absence d'une tumeur; l'erreur du diagnostic est alors trop
grossière pour être excusée; elle prouve presque toujours un
examen incomplet ou très légèrement pratiqué.

La conclusion logique de cette discussion est qu'en fait de
tumeur abdominale, il est nécessaire de s'entourer de toutes les
précautions pour établir un diagnostic aussi précis que possible.
Deux choses surtout demandent à être examinées avec soin : les
phénomènes obtenus par une percussion soignée et méthodique,
qui seule permettra souvent d'affirmer la réalité d'une tumeur
solide ou liquide dans l'abdomen. Le moindre doute dans cette
manœuvre sera levé par l'anesthésie chloroformique poussée jusqu'à la résolution complète, celle-ci permettra de déprimer facilement la paroi abdominale et de reconnaître les organes
profondément situés dans le bassin.

Rétention d'urine. — On pourrait en dire autant du cathétérisme vésical, qui a permis souvent de reconnaître une erreur,
alors que la malade avait une rétention d'urine sans cause bien
connue et urinait par regorgement, ainsi que j'en ai vu plusieurs exemples.

Je peux vous raconter l'histoire de trois malades chez lesquelles
le cathétérisme a évité une erreur.

En 1884, je fus appelé par un de mes collègues des hôpitaux,
pour voir dans son service une malade atteinte de kyste ovarique
et qu'il désirait me confier. Après avoir examiné cette jeune
femme qui prétendait avoir le ventre plus volumineux que d'habitude depuis environ six semaines, je crus à la présence d'un
kyste. Cependant le toucher vaginal m'avait fait constater que

l'utérus était repoussé en arrière et que le cul-de-sac antérieur était rempli par la tumeur fluctuante. Cette position du kyste par rapport à l'utérus, qui est très rare, car le plus souvent il refoule en avant l'utérus, ou sur les côtes, me fit réfléchir un instant.

J'introduisis une sonde et je pus extraire 4 litres d'urine. Toute tumeur avait disparu, au grand étonnement des assistants.

Quelques années auparavant, alors que je remplaçais le professeur Gosselin à la Charité, je commis une méprise complète en ponctionnant une vessie distendue considérablement depuis plusieurs semaines. Cette femme entrée dans mon service et adressée par un médecin comme étant atteinte de kyste ovarique, présentait tous les signes de cette tumeur. Elle accusait une mixtion assez fréquente et semblait rendre une quantité d'urine normale. A cette époque je pratiquais encore des ponctions dans les kystes pour assurer le diagnostic... Je fis donc une ponction avec un trocart filiforme au-dessus du pubis.

Ce n'est qu'après avoir extrait deux litres de liquide que je reconnus l'erreur, par la couleur et l'odeur du liquide. Le cathétérisme qui termina la scène montra mon erreur.

Je le répète, cette erreur, passagère et momentanée, a été souvent indiquée et je pourrais vous en citer d'autres cas.

Tympanisme abdominal. — A côté de ces faits qui prouvent combien on peut facilement se tromper sur la réalité d'un kyste ovarien, je vous parlerai d'une cause d'erreur inverse de la première et qui consiste dans un développement exagéré du ventre avec tension des parois due à un *tympanisme* violent et qui masque complètement la présence d'un kyste profond.

Je me souviens avoir hésité longtemps avant d'avoir un diagnostic précis, dans le cas suivant :

Appelé auprès d'une dame âgée, grasse et dont l'abdomen était très adipeux, mais augmentait depuis quelque temps. Je pensai à une tympanite simple, car sur toute la surface la sonorité n'était pas douteuse.

Pour soulager la malade et obtenir une détente de l'abdomen, j'ordonnai pendant quinze jours un purgatif répété. Grâce à la débâcle intestinale qui suivit cette médication, le tympanisme diminua, les parois devinrent souples et après quelque temps

je pus constater d'une façon évidente un kyste ovarique qui fut
opéré et la malade guérit. Il est probable que le pédicule très
court de ce kyste empêchait la tumeur de se porter en avant du
côté de la paroi abdominale, et que, grâce à cette disposition, les
intestins pouvaient se loger en avant d'elle.

Obésité. — Enfin, pour terminer cette étude, je vous rappellerai que chez certaines femmes obèses, dont la paroi abdominale est épaissie par un panicule adipeux considérable, on peut
quelquefois croire à une tumeur ovarique qui n'existe pas.

Quand on pratique la palpation, la main déprime la graisse,
et arrive à une certaine profondeur sur la paroi abdominale con-
tractée et rigide qui simule la paroi tendue d'une tumeur kystique.

Plusieurs fois j'ai hésité en présence de cas semblables, mais
toujours j'ai évité l'erreur par un examen méthodique et surtout
par une percussion pratiquée avec soin et plusieurs fois.

Je terminerai en vous rappelant que je n'ai nullement l'intention d'établir devant vous le diagnostic différentiel avec toutes
les tumeurs vraies de l'abdomen ou de sa paroi qui ont pu en
imposer pour un kyste ovarique. Cette discussion serait trop
longue et certainement inutile, à cause de la multiplicité des
erreurs qui peuvent être commises. Souvent l'incision exploratrice constituant le premier temps de l'opération radicale sera le
seul moyen de reconnaître la nature exacte de la tumeur.

BIBLIOGRAPHIE

BOINET. — *Ar. ovariotomie. Dict. encyc. des sc. méd.*, 2e série, t. IX, p. 116.

TERRILLON. — *Fausses tumeurs abdominales. Faux kystes de l'ovaire. Ann. de Gyn.*, 1886, t. II, p. 245.

SPENCER WELLS. — *Tumeurs abdominales.* Traduction française, 1886, p. 41.

GROSSESSE ET KYSTE DE L'OVAIRE

Ovariotomie pendant la grossesse. — Observations personnelles. — Opinion des auteurs : Attente de la délivrance : Ponctions du kyste : Ovariotomie. — Dangers de l'attente sauf dans les derniers mois. — Dangers des ponctions. — Indications de l'ovariotomie. — Précautions et soins spéciaux pendant et après l'opération. — Conclusions.

Vous m'avez vu déjà plusieurs fois intervenir pour enlever un kyste de l'ovaire qui compliquait une grossesse. Cette éventualité n'est pas très rare et s'est présentée assez souvent aux chirurgiens qui pratiquent fréquemment cette opération.

Vous vous rappelez que chaque fois j'ai discuté devant vous l'opportunité de l'intervention chirurgicale, et que ce n'est qu'après avoir mûrement réfléchi et pesé aussi consciencieusement que possible les chances que devaient courir la mère et l'enfant par le fait de l'abstention d'une part ou de l'ovariotomie d'autre part, que je me suis décidé à intervenir.

Je profite donc de cette occasion pour vous indiquer à grands traits les principes qui m'ont guidé et vous permettre, le cas échéant, de vous décider suivant les circonstances.

Permettez-moi, avant de commencer, de vous raconter brièvement l'histoire de trois malades que nous avons opérées ensemble et qui nous servirons d'exemple. Ces observations ont été rédigées par mon interne M. Vallat.

Obs. I. — *Kyste de l'ovaire droit avec pédicule tordu. — Grossesse de sept semaines. — Ovariotomie. — Avortement. — Guérison.*

Mme C..., âgée de 30 ans, est atteinte d'un kyste de l'ovaire dont les débuts remontent à 5 ans.

Ordinairement bien réglée, cette femme a eu deux enfants. L'aîné est âgé de 7 ans; le second de 5 ans et demi.

Il y a trois ans, cette femme a eu deux poussées de péritonite, avec fièvre, vomissements, douleur localisée. Ces accidents autorisent à penser qu'à cette époque est survenue une torsion du pédicule du kyste.

Au mois d'octobre 1887, la tumeur présente les caractères suivants : kyste du volume d'une tête d'adulte, manifestement fluctuant dans toute son étendue, remonte jusqu'au-dessus de l'ombilic ; peu mobile.

Le col de l'utérus est volumineux, un peu ramolli. Aussi la malade n'ayant pas eu ses règles depuis sept semaines, on soupçonne une grossesse.

Malgré la possibilité d'une telle complication, les deux poussées de péritonite survenues il y a trois ans, et le peu de mobilité du kyste font penser à une torsion du pédicule. Dans la crainte de voir des adhérences très solides s'établir et empêcher ultérieurement l'ovariotomie, l'opération est proposée.

Le 2 novembre 1887. Ovariotomie, avec l'aide des docteurs Routier, Richardière et Tissier.

Incision de 10 centimètres. — Kyste à surface violacée. — Adhérences presque totales à l'intestin et à l'appendice iléo-cœcal. — Ponction de la tumeur. — Issue de trois litres de liquide noirâtre.

Pédicule court, tordu trois fois, de gauche à droite.

Trois ligatures disposées en chaîne sont placées sur le pédicule.

L'ovaire gauche contient un petit kyste et est enlevé.

Suites de l'opération très bénignes.

Mais le huitième jour survient une perte utérine assez abondante et quarante-huit heures après l'avortement d'un fœtus de sept semaines.

Malgré cette complication le rétablissement de l'opérée a été très rapide.

Obs. II. — *Kyste de l'ovaire. — Grossesse de trois mois. — Ovariotomie. —*
Accouchement à terme.

La nommée Célestine B..., âgée de 29 ans, cuisinière, entre le 7 mars 1887 à la salle Lallemand.

Antécédents personnels : Réglée à 15 ans ; règles régulières, non douloureuses. Mariée à 21 ans.

Elle a eu trois enfants ; deux sont bien portants, le troisième est mort à l'âge d'un mois. Le dernier accouchement remonte à 5 ans.

La malade entre à la Salpêtrière pour une tumeur abdominale, apparue il y a trois ans. A cette époque la tumeur, grosse comme un œuf, était située au-dessus de la symphyse pubienne. Depuis elle a augmenté progressivement de volume sans jamais provoquer de douleur.

Etat actuel : le ventre est irrégulièrement développé ; il est bilobé. Sur la ligne médiane existe une gouttière longitudinale que limitent deux proéminences arrondies et volumineuses. La saillie située à gauche de la ligne médiane est la moins considérable.

La paroi abdominale, peu épaisse, ne présente aucune lésion. Cicatrice ombilicale.

A la palpation : la tumeur située à gauche est du volume des deux poings ; elle est lisse, arrondie, très tendue et mobile. Dans le sens vertical on peut lui faire subir un déplacement de 10 centimètres ; dans le sens transversal la mobilité est moindre.

En arrière et à droite de la tumeur précédente on en trouve une deuxième, arrondie, à surface lisse, un peu plus volumineuse que la précédente. Sa tension est moindre et sa fluctuation est manifeste.

Située en arrière de la première, elle est moins mobile, et se prolonge en bas dans l'excavation pelvienne.

A la percussion, matité absolue dans l'étendue des deux tumeurs.

Mensuration : Circonférence ombilicale, 83 centimètres.

Le toucher vaginal fournit les renseignements suivants :

Le col de l'utérus est légèrement augmenté de volume. Sa consistance est difficile à apprécier, car il est remonté et un peu à droite de la ligne médiane. En combinant le palper abdominal et le toucher, on arrive à sentir dans le cul-de-sac vaginal droit la partie inférieure de la plus grosse tumeur.

Les troubles fonctionnels sont peu marqués : les douleurs font défaut; à peine quelques légers tiraillements dans la région lombaire.

Depuis trois mois les règles sont supprimées. C'est la première fois qu'elles sont arrêtées depuis l'apparition de la tumeur.

Pas de troubles de la miction, ni de la défécation. Pas de sucre ni albumine.

Etat général excellent : Cette femme, de haute taille, est très robuste, et sa santé s'est peu ressentie du développement du kyste.

Opération le 15 mars : Incision abdominale de 6 à 8 centimètres.

Après avoir écarté le grand épiploon qui était au-devant des deux kystes, on ponctionne le plus volumineux et on retire un litre et demi de liquide brun.

La deuxième poche, celle qui donnait la sensation d'une tumeur solide, est ponctionnée : issue d'un litre environ de liquide jaune, épais, filant.

Les deux poches ne présentant pas d'adhérences sont facilement attirées au dehors; elles ne sont pas complètement indépendantes l'une de l'autre, comme on aurait pu le penser avant l'opération.

Le pédicule est long, grêle et a subi un commencement de torsion : un demi-tour. Il est lié avec deux gros fils de soie disposés en chaîne.

L'ovaire gauche est sain.

L'utérus est gros et présente le volume d'un utérus gravide de trois mois.

La paroi abdominale est suturée avec cinq fils d'argent.

Durée de l'opération : vingt minutes.

Les suites de l'opération furent des plus bénignes; absence de fièvre. Le huitième jour, les fils d'argent furent enlevés. — Pas d'abcès de la paroi abdominale.

Le douzième jour, la malade fut assise dans un fauteuil.

Le 8 avril elle quitte l'hôpital parfaitement guérie. Accouchement normal à la fin de septembre 1887.

Il est intéressant de remarquer que le pédicule du kyste avait déjà subi un commencement de torsion. Le développement de l'utérus l'aurait sans doute exagéré et aurait exposé la femme à tous les dangers de cette complication.

Obs. III. — *Kyste de l'ovaire gauche. — Grossesse de cinq mois. — Ovariotomie. — Accouchement à terme.*

La nommée Jeanne M..., âgée de 28 ans, journalière, entre le 3 novembre 1887, salle Lallemand, dans le service du Dr Terrillon.

Antécédents héréditaires : nuls. Antécédents personnels : réglée à 16 ans, règles régulières. A la fièvre typhoïde à 17 ans. Mariée à 25 ans. A 27 ans, accouche d'un enfant bien conformé.

Ainsi, il y a un an, cette femme a eu un enfant à terme, et l'accouchement n'a présenté aucune difficulté; mais après les couches le ventre est resté gros, et depuis cette époque il ne cesse d'augmenter. Néanmoins la santé n'est pas altérée et la malade a allaité son enfant jusqu'à son entrée à l'hôpital.

Le 5 novembre. — Le ventre présente les caractères suivants :

L'abdomen présente le même développement que dans une grossesse de huit mois. Il est étalé transversalement, et chaque flanc forme une saillie prononcée. Les deux moitiés du ventre sont symétriques. La paroi abdominale ne présente aucune altération et la circulation veineuse sous-cutanée est peu développée.

A la palpation : Ventre mou; la poche est peu tendue, et la fluctuation est manifeste dans toute l'étendue de la tumeur.

Percussion : La matité s'étend dans le sens vertical, de la symphyse pubienne, à trois travers de doigt au-dessus de l'ombilic, et dans le sens transversal jusqu'aux flancs. Le flanc droit est sonore et le gauche est mat.

Mensuration : Du pubis à l'appendice xiphoïde, 40 centimètres. — Circonférence mesurée à l'ombilic, 102 centimètres.

Le toucher vaginal fournit les renseignements suivants :

Le col utérin est remonté; il se trouve sur la ligne médiane. Il est gros, mou, entr'ouvert comme dans une grossesse de cinq mois.

L'utérus est mobile. Cavité utérine : 10 centimètres.

En combinant le toucher et le palper, on avait senti le jour de l'entrée de la malade une tumeur du volume du poing, située au-dessus de l'arcade crurale droite, et suivant les mouvements du col; aujourd'hui on ne retrouve pas cette tumeur.

L'auscultation de l'abdomen ne fait entendre aucun bruit fœtal, et la malade n'a jamais senti remuer.

Les troubles fonctionnels sont peu marqués :

Quelques douleurs sourdes dans l'hypogastre, dans le flanc gauche et dans l'aine du même côté. Quelques tiraillements dans la région des lombes.

Depuis son premier accouchement, qui date d'un an, les règles sont supprimées.

Les mictions, depuis deux ou trois mois, deviennent plus fréquentes; environ toutes les deux heures dans la journée. Chaque nuit, la malade se lève deux ou trois fois pour uriner. Les urines ne renferment ni sucre, ni albumine. Constipation rebelle.

L'état général n'est nullement altéré, pas d'amaigrissement, l'appétit et le sommeil sont conservés.

Le 12 novembre. — Opération avec l'aide de M. Routier. — Chloroformisation par M. Vallat, interne du service.

Durée de l'opération : une demi-heure.

Incision abdominale d'abord courte ; est ensuite prolongée jusqu'à l'ombilic. Ponction du kyste : liquide très épais et ouverture de plusieurs poches avec des ciseaux.

Pédicule court, très large, adhérent à l'intestin. Six ligatures.

Ovaire droit sain.

Utérus gravide de cinq mois.

Les suites de l'opération ont été des plus bénignes. La température n'a jamais dépassé 37°.

Ablation des fils de suture le huitième jour. Pas d'abcès de la paroi abdominale.

La malade se lève vers le dix-huitième jour, mais des douleurs abdominales violentes la forcent de garder le repos au lit.

N. B. — Cette malade a accouché le 16 mars 1888, dans le service de M. Magnan, à terme.

Si nous consultons les auteurs à ce sujet, nous y trouvons des opinions bien différentes. Les uns, décidés à ne jamais tenter une opération importante pendant la grossesse, donnent le conseil de temporiser. En pareil cas, disent-ils, les actes chirurgicaux revêtent un caractère beaucoup plus grave et une opération, comme l'ovariotomie, expose à la fois les jours de la mère et ceux du fœtus. D'ailleurs, en l'absence de tout accident, pourquoi ne pas remettre l'intervention à une époque ultérieure ? Ne peut-on pas citer de nombreuses grossesses arrivées à terme sans encombre, malgré la coïncidence de kystes ovariques volumineux ? Boinet, Spencer Wells, Lawson Tait, Kœberlé, et d'autres encore en ont fourni des observations. Nous pourrions nous-même rapporter ici l'histoire de quatre femmes qui ont mené à bonne fin plusieurs grossesses malgré les dimensions considérables de leur tumeur.

Mais à côté de ces cas favorables, d'autres (et ils sont nombreux) montrent le danger de la temporisation. Il suffit de parcourir les ouvrages classiques et les différents chapitres consacrés à l'étude des kystes de l'ovaire compliqués de grossesse, pour voir combien est longue la liste des accidents qui peuvent survenir soit du côté de l'utérus, soit du côté de la tumeur. Notre dessein n'est pas d'étudier chacune de ces complications ; aussi nous contentons-nous de les énumérer, voici les principales : suppuration, rupture, hémorrhagies du kyste, torsion du pédicule, péritonite, avortement, présentation vicieuse, etc.

Toutes ces complications peuvent avoir pour la mère, comme pour l'enfant, des conséquences fatales.

C'est la gravité de pareils dangers qui a poussé quelques chirurgiens à agir, sans attendre l'apparition des accidents. Nous allons passer en revue la pratique de la plupart des auteurs. Les uns ont interrompu la gestation; d'autres ont attaqué le kyste soit par la ponction, soit par l'ovariotomie. Mais il s'en faut que ces trois modes d'intervention présentent les mêmes avantages.

L'accouchement prématuré est fortement préconisé par Barnes. « Convaincu, comme je le suis, qu'une femme dont la grossesse est compliquée par une tumeur ovarique est en danger imminent; que sa vie est menacée à chaque instant par quelque accident qui peut survenir assez soudainement pour ne pas nous laisser le temps d'agir, je suis très prononcé en faveur de l'élimination intentionnelle de la grossesse (Barnes). » Heureusement, la conduite conseillée par l'auteur anglais, est aujourd'hui abandonnée par la grande majorité des médecins. En effet les résultats qu'elle donne sont des moins satisfaisants. Rémy, dans son excellente thèse d'agrégation 1886, rapporte que, sur onze cas de kystes compliqués de grossesse, cette intervention a amené trois fois la mort de la mère et cinq fois celle de l'enfant; dans un cas, le sort de l'enfant est resté inconnu. Ce mode d'intervention me semble donc jugé par ces faits eux-mêmes, et aussi par le simple raisonnement.

Ponction. — Les partisans de la ponction sont beaucoup plus nombreux. Stolz, Treille, Leblond, Duplay, Eustache, Boinet et Ferrand, Polaillon, recommandent d'y recourir dès que le kyste occasionne quelques accidents; gêne respiratoire ou circulatoire, troubles digestifs, etc. Nous savons en effet qu'une ponction, faite avec toutes les précautions antiseptiques, présente peu de dangers et que répétée plusieurs fois, si l'utilité s'en fait sentir, elle permet à la grossesse d'arriver à terme.

Malheureusement la ponction n'est pas toujours efficace. Si elle est d'un grand secours dans les tumeurs uni ou pauciloculaires, elle n'apporte que de minces bénéfices en présence de kystes multiloculaires ou à contenu très épais. Bien plus, elle a des inconvénients, et à croire ses adversaires, ses inconvénients seraient graves et nombreux. On lui reproche de provoquer des poussées de péritonite, des hémorrhagies du kyste, de déterminer sa suppuration, d'amener la torsion du pédicule, à cause de la déplétion de la tumeur qui peut alors tourner sur son axe; enfin la formation d'adhérences. Nous pouvons y ajouter d'autres accusations sérieuses : elle affaiblit la femme, quand elle est répétée plusieurs fois et l'expose à l'avortement par blessure de l'utérus gravide.

Tous les ovariotomistes savent que, dans les kystes multiloculaires, certaines loges à contenu très épais peuvent donner la sensation de tumeurs solides et rendre fort difficile la recherche de l'utérus. On comprend donc qu'au moment de la ponction le chirurgien soit parfois très perplexe. Si, au lieu de ponctionner le kyste, il enfonce son trocart dans l'utérus, il fait courir de grands risques à la fois à la mère et à l'enfant. Enfin, je le répète encore, lorsque la ponction est répétée plusieurs fois, de l'avis unanime des chirurgiens, elle favorise le développement d'adhérences. Dès lors, admettons que les ponctions successives ont permis à la grossesse d'arriver à terme et à l'accouchement de se faire sans difficulté. Qu'arrivera-t-il? Le jour viendra où la malade devra subir l'ovariotomie et ce jour-là les adhérences créées par le traitement antérieur diminueront d'autant les chances de guérison.

Jusqu'ici il a été question d'accidents relativement bénins et auxquels la ponction peut remédier. Mais souvent des complications plus graves, telles que la torsion du pédicule, la rupture, la suppuration, les hémorrhagies du kyste (remarquons que la plupart d'entre elles peuvent être la conséquence d'une ponction mal faite) forcent la main et nécessitent l'ovariotomie. On prévoit sans peine qu'en pareil cas, l'opération est pratiquée dans de mauvaises conditions, souvent trop tard, chez une malade affaiblie, et donne des résultats moins satisfaisants.

En résumé, temporiser en présence d'un kyste volumineux compliqué de grossesse sera exposer la malade à certains accidents dont les uns sont justiciables de la ponction, mais dont les autres imposent l'ovariotomie.

Ovariotomie. — Pourquoi, me direz-vous, ne pas pratiquer d'emblée l'ablation du kyste ? Les statistiques rapportées dans la thèse de Rémy montrent que, sur 67 ovariotomies faites pendant la grossesse, il y a eu 13 fois interruption de la grossesse et mort de la femme, 22 fois interruption de la grossesse et guérison et

32 fois accouchement à terme et guérison, en d'autres termes, 19.4 0/0 de mort pour la mère et 50 0/0 de mort pour l'enfant.

Les résultats précédents, quoique très encourageants, sont bien inférieurs à ceux des statistiques particulières de Spencer Wells et Lawson Tait. Le premier, sur 11 cas, a obtenu 11 fois la guérison de la mère et deux fois seulement l'avortement est survenu. Les dix opérées de Lawson Tait ont toutes guéri et accouché à terme. Ces faits plaident donc en faveur de l'ovariotomie d'emblée, qui évite à la femme les nombreux accidents que le kyste peut provoquer soit pendant la grossesse, soit au moment du travail. Telle est, d'ailleurs, l'opinion des chirurgiens les plus autorisés, Spencer Wells, Lawson Tait, Keith, Schrœder. Du reste, les progrès tous les jours plus grands de la chirurgie antiseptique rendent cette opération de plus en plus bénigne.

Un autre point que démontrent les statistiques, c'est que les chances pour la mère et le fœtus sont plus grandes quand on opère dans les quatre à cinq premiers mois de la grossesse. Mes trois cas viennent à l'appui de cette proposition. Les femmes de nos observations II et III, enceintes l'une de trois, l'autre de quatre mois à l'époque de l'ovariotomie, accouchent à terme; celle de l'observation I avorte d'un fœtus de six semaines le surlendemain de l'opération. Donc si, en présence d'un kyste de l'ovaire, on a des motifs sérieux pour soupçonner un début de gestation, il vaut mieux, s'il n'y a pas d'accidents, attendre que la grossesse présumée arrive au 3ᵉ, 4ᵉ ou 5ᵉ mois. Après le sixième mois, les chances diminuent pour le fœtus. Dans les deux cas de Spencer Wells où l'avortement est noté, la gestation était au 7ᵉ mois. Aussi, dans les trois derniers mois de la grossesse, à moins d'indication urgente, il faudra remettre l'opération à une époque ultérieure à l'accouchement. Nous n'avons en vue ici que les grosses tumeurs ovariques, car les petits kystes situés dans l'aire pelvienne provoquent plus spécialement des dangers au moment du travail et exigent un traitement spécial.

Je crois, après cette discussion, vous avoir démontré dans quelles circonstances l'ovariotomie constitue le meilleur traitement à appliquer aux kystes de l'ovaire compliqués de grossesse. Il nous reste à passer en revue les différents temps de cette opération pour indiquer les précautions particulières à prendre par suite de la gravité particulière qu'elle présente alors.

Doit-on employer le spray? Depuis longtemps déjà dans ma pratique de l'ovariotomie, j'ai supprimé le spray, qui a pour inconvénient de refroidir l'opérée et de l'exposer à l'intoxication phéniquée. D'ailleurs le listérisme à outrance, depuis quelques années, a perdu du terrain, même dans le pays de Lister. Lawson Tait, Keith ont depuis longtemps abandonné le spray dans la pratique de la chirurgie abdominale. Keith a même formulé de violentes attaques contre le listérisme car il l'accuse d'ajouter 2 à 3 0/0 à la mortalité de l'ovariotomie. Rémy, dans sa thèse d'agrégation, conseille de supprimer le spray, spécialement lors de l'ablation d'un kyste de l'ovaire compliqué de grossesse. Car, dans ce cas, les vapeurs phéniquées, outre l'inconvénient de refroidir la malade, peuvent déterminer les contractions de l'utérus gravide et provoquer l'avortement. Je vous conseille donc de l'abandonner, surtout dans cette circonstance.

L'incision abdominale, faite sur la ligne médiane, sera courte. Tous les ovariotomistes essayent de la réduire le plus possible. Je ne fais jamais, dès le début, une incision plus longue que 7 centimètres, une plaie plus grande n'est ordinairement pas nécessaire et généralement 8 centimètres suffisent. Nous croyons que, dans le cas particulier, il y a tout avantage à la faire petite à cause de la dilatation progressive que va subir l'abdomen. D'ailleurs, on a toujours le temps de l'agrandir si on rencontre des adhérences et surtout s'il devient nécessaire d'exercer des tractions sur le kyste. Car, une petite incision empêcherait l'opérateur de s'assurer que la poche n'a contracté aucune adhérence avec l'utérus gravide, et l'on prévoit sans peine les conséquences des tractions exercées sur un kyste en connexion avec l'utérus et surtout des déchirures de cet organe.

Blessure de l'utérus gravide. — Dans les cas qui nous occupent, la ponction de la tumeur constitue un autre temps critique. Il faut redoubler d'attention pour s'assurer que c'est le kyste et non l'utérus que va traverser le trocart. Une pareille erreur coûte la vie au fœtus et met en danger celle de la mère. Cette méprise a été commise néanmoins par les chirurgiens les plus habiles, par Spencer Wells lui-même, qui évacua le contenu de la matrice et sutura aussitôt la plaie utérine; l'opérée guérit.

Dans deux cas du même genre, où l'on avait simplement suturé l'utérus sans le vider, les malades sont mortes après avoir avorté. Il semble donc qu'il soit préférable de débarrasser l'utérus de son contenu et de fermer la plaie.

On pourrait aussi faire l'amputation sus-vaginale, comme l'ont conseillé Porro et d'autres chirurgiens après lui. Cet exemple a été suivi en Angleterre par M. Godson. Il est bon d'ajouter que la blessure de l'utérus dans les cas précédents est imputable surtout au manque de précision dans le diagnostic : les opérateurs n'avaient pas songé à la possibilité d'une grossesse. Si, dès le début de l'ovariotomie, on a des motifs sérieux pour admettre une pareille coïncidence, on se tiendra sur ses gardes, et il sera facile de reconnaître l'utérus à sa couleur rouge sombre, bien différente de l'aspect lisse et nacré du kyste.

Le traitement du pédicule ne présente rien de spécial. Vous n'oublierez pas que le pédicule, appartenant au même territoire vasculaire que l'utérus, aura ses vaisseaux hypertrophiés, du fait de la grossesse, et qu'il faudra surveiller spécialement la ligature.

Rien de particulier pour la toilette du péritoine. Il faut l'effectuer rapidement, mais d'une manière complète et en ayant soin de toucher le moins possible à l'utérus. L'opérateur prendra donc de grandes précautions, s'il est obligé de porter une éponge dans le cul-de-sac de Douglas, afin de n'exercer aucun frottement sur la matrice. Dans les ovariotomies difficiles, on sait tous les services que peut rendre le lavage du péritoine à l'eau filtrée et bouillie. Nous croyons que l'état de gravidité ne serait pas une contre-indication au lavage, si, au cours de l'opération, le kyste s'était rompu, ou encore si des caillots s'étaient accumulés dans la cavité pelvienne. Mais, dans le cas particulier, je vous conseillerais volontiers de ne pas user d'une eau trop chaude, la température de l'eau ne devrait pas dépasser 30°; car, au delà, elle pourrait réveiller la contractilité des fibres utérines et provoquer l'avortement.

Si le kyste présentait de telles adhérences qu'une partie dût être laissée dans l'abdomen, il faudrait recourir au drainage de la poche. Mais, dans ces cas, l'avortement serait presque inévitable, et d'ailleurs personne n'ignore que ces kystes sont d'un pronostic très grave, même en dehors de la grossesse.

La suture de la plaie abdominale nécessite-t-elle un procédé spécial ? Avec la majorité des ovariotomistes, je ne fais jamais qu'un seul plan de sutures, comprenant toute l'épaisseur de la paroi abdominale dans l'anse des fils d'argent ou des crins de Florence. Parfois quelques points superficiels sont nécessaires pour affronter complètement les lèvres de la plaie.

Chez nos trois opérées (obs. I, II, III), la suture de la paroi abdominale a été faite suivant le procédé ordinaire. Malgré le développement du ventre occasionné par la grossesse, la réunion est restée très solide et il n'y a pas eu d'éventration. Les fils ont été enlevés le 9ᵉ jour.

Le bandage sera serré, sans se préoccuper de la présence du fœtus. Habitué à être comprimé par le kyste, l'utérus supportera sans inconvénient la compression du pansement.

Je suppose que les suites de l'opération ont été parfaites. Il s'agit de nous demander à quelle époque on doit permettre à l'opérée de se lever ? D'ordinaire, les opérées d'ovariotomie sont assises dans un fauteuil dès le 14ᵉ ou 15ᵉ jour lorsque la guérison s'est effectuée sans encombre. Quelques auteurs recommandent de faire garder longtemps le repos au lit aux femmes ovariotomisées pendant la grossesse. C'est là, croyons-nous, un sage précepte. La malade de notre troisième observation se leva vers le 18ᵉ jour et fut prise de violentes douleurs abdominales avec état syncopal. Le repos au lit calma cet orage.

Conclusions. — Nous pouvons donc résumer les préceptes que nous avons discutés dans cette leçon, de la façon suivante : la coïncidence d'un kyste de l'ovaire et d'une grossesse expose le plus souvent la femme à de nombreux et graves accidents.

Dans ces cas compliqués, l'ovariotomie est préférable à la ponction et à l'attente de la délivrance.

L'ablation du kyste donne les meilleurs résultats quand elle est pratiquée au 3ᵉ, 4ᵉ, 5ᵉ mois de la grossesse. Dans les trois derniers mois, à moins d'urgence, il faut remettre l'ovariotomie après l'époque de l'accouchement.

Au cours de l'opération, on touchera le moins possible à l'utérus. Quelques faits encore peu nombreux tendent à démontrer qu'il vaut mieux évacuer l'utérus de son contenu et en pratiquer la suture, si cet organe a été blessé au cours de l'opération.

Les précautions à prendre diffèrent peu de celles d'une ovariotomie ordinaire.

BIBLIOGRAPHIE

TREILLE. — *Des tumeurs de l'ovaire dans leurs rapports avec l'obstétrique.* —
Th. Paris, 1873.

DUPLAY. — *Des indications et des contre-indications de l'ovariotomie dans le
traitement des kystes de l'ovaire. Archives Gén. de Médecine,* 1879. 7e série, t. III,
page 20.

GARRAUD. — *Fausses grossesses.* — Th. Paris, 1882.

CAYLA. — *Ovariotomie pendant la grossesse.* — Th. Paris, 1882.

POLLAILLON. — *Bulletin de la Société de Chirurgie,* 1885.

RÉMY. — *Grossesse et kyste ovarique.* — Th. agr. Paris, 1886.

BOINET ET FERRAND. — Article *Ovariotomie,* du *Dictionnaire encyclopédique des
Sociétés Médicales,* 2e série, t. XIX, p. 220.

EUSTACHE. — *Archives de Tocologie,* 1880.

L. TAIT. — *Traité des maladies de l'ovaire.* — Tablee. Fr.

TERRILLON ET VALLAT. — *De la conduite à tenir en présence d'une grossesse
compliquée d'un kyste ovarique.* — *Archives de Tocologie,* 1888.

RÉCIDIVES DES KYSTES DE L'OVAIRE

Définition. — Historique. —Mémoire personnel — La récidive a des lieux d'élection. — Sa fréquence et sa rapidité relative après la première opération. — Causes de la récidive. — Discussion sur la nature de ces kystes et leur composition souvent complexe. — Mécanisme de la récidive. — Conclusions.

Quand nous opérons un kyste de l'ovaire et que nous pratiquons une ablation complète, il semble que toujours la malade doive être à l'abri d'une généralisation de cette tumeur, qui est ordinairement considérée comme étant de nature bénigne.

Mais avant d'aborder cette étude, je rappellerai que cette question de la récidive des kystes de l'ovaire est déjà ancienne, et qu'elle a préoccupé depuis longtemps les chirurgiens.

Déjà M. Panas, en 1874 devant la Société de chirurgie avait présenté l'histoire d'une malade qui, opérée en 1871, pour un kyste multiloculaire de l'ovaire, et guérie dans d'excellentes conditions, était morte dix-huit mois après d'une affection cancéreuse généralisée.

Je relève dans l'observation de cette malade les détails suivants : après l'opération, sa santé était devenue florissante, mais bientôt l'amaigrissement et la cachexie survinrent. Des douleurs vives se déclarèrent sur différents points du corps et ramenèrent quelque temps après, la malade à l'hôpital.

Rien n'était survenu du côté de l'appareil génital : vulve, vagin, ovaire restant, ligament large du même côté, tous ces organes étaient absolument sains. Par contre, les ganglions inguinaux, iléo-lombaires, ceux des aisselles et du cou, étaient devenus le siège d'une dégénérescence cancéreuse des plus manifestes. Enfin, les deux seins, les deux clavicules, les deux omoplates et divers points de la colonne vertébrale étaient envahis par les noyaux cancéreux.

En présence de ces faits, M. Panas n'hésita pas à faire de la tumeur ovarique le point de départ de la récidive consécutive à l'opération. Cependant le kyste enlevé dix-huit mois auparavant présentait les caractères ordinaires des kystes à contenu gélatineux et à parois proliférantes. Telle avait été l'opinion de MM. Boinet et Verneuil, qui avaient assisté à l'opération.

M. Panas cita encore l'histoire d'une autre malade qui, consécutivement à l'ablation d'un kyste multiloculaire, mourut d'une tumeur développée dans le col utérin.

Dans le cours de la discussion, M. Verneuil rappela qu'une malade, qu'il avait pu suivre pendant longtemps, mourut également de cancer généralisé, à la suite d'une ovariotomie pratiquée pour un kyste multiloculaire.

On signala enfin une malade de Boinet, à laquelle il avait enlevé un kyste multiloculaire à contenu gélatineux, et qui guérit rapidement dans de bonnes conditions. Mais quelque temps après, un énorme cancer se développa au niveau du pédicule.

Malgré cette discussion sur la généralisation rapide du cancer, succédant à la guérison de l'ovariotomie, le sujet n'a été en France l'objet d'aucun travail d'ensemble, malgré les quelques cas analogues aux précédents, qui ont été publiés.

Je puis encore signaler quelques indications éparses dans un article de M. Worms inséré dans la *Gazette hebdomadaire* où l'auteur parle de la récidive possible ou de la généralisation des kystes après guérison de l'ovariotomie.

Le professeur Olshausen a publié un article important sur ce sujet, dans le *Compendium de Pitha et Billroth*. Dans ce travail, l'auteur analyse un certain nombre d'observations et discute avec soin les causes probables de la récidive ou de l'extension, en s'appuyant sur les caractères histologiques de ces tumeurs et sur leur mode de développement.

Hégar et Kaltenbach (trad. franc., 1884, p. 243) s'expriment ainsi à propos des récidives des kystes de l'ovaire :

« Un très petit nombre des opérées, après des mois ou des années, sont atteintes de cancer des organes abdominaux...

« Dans ce cas, il s'agit simplement de la récidive de la tumeur maligne qui a été enlevée ; nous adoptons cette interprétation même pour les cas où le caractère malin de cette tumeur a été méconnu pendant l'opération et où des masses cancéreuses se trouvaient enveloppées par une coque qui a pu faire croire à l'existence d'un simple kyste de nature bénigne. »

On en trouve encore plusieurs exemples dans une série de statistiques intégrales dues aux gynécologistes américains, Mac Guyre et Goodell entre autres, et publiées dans l'*American Journal of Obstetric*. Tout récemment, Goodell est revenu sur ce sujet dans un article publié dans le *Medical News* de Philadelphie. C'est alors que je publiai sur ce sujet, *Récidives cancéreuses des kystes de l'ovaire*, un article assez complet en 1886. Dans cet article j'en fis l'historique aussi exact que possible.

Enfin un de mes élèves, le Dr Bourguelle, a pris, d'après mes conseils, pour sujet de thèse inaugurale l'histoire de ces récidives.

Nous étions arrivé à réunir un certain nombre de cas publiés par les principaux ovariotomistes, ce qui nous a permis d'établir une statistique assez complète dont je vous donnerai le résumé plus loin.

Malheureusement, la plupart des observations n'ont pas été prises à ce point de vue spécial. Aussi trouve-t-on la formation cancéreuse secondaire signalée sans autres commentaires et sans aucun détail. Il semble qu'il ne s'agisse là que d'un phénomène ultime, n'ayant qu'un rapport incertain avec la maladie de l'ovaire qui a nécessité l'opération. Cette remarque est surtout vraie pour les cas qui ne sont indiqués que par une notation brève dans un tableau de statistique ; ceci est particulier aux observations publiées par Péan, Spencer Wells et d'autres. J'ai dû me contenter de l'indication fournie par ces tableaux.

J'ajouterai que j'ai éliminé avec le plus grand soin les cas de récidives survenant dans l'autre ovaire, après ablation du premier: Il s'agit là, en effet, d'une simple prédisposition de deux organes semblables à l'envahissement par une même maladie. Cet envahissement n'est pas rare, car il arrive souvent qu'on enlève, dans le cours d'une opération, deux ovaires kystiques à des degrés différents. Il est assez fréquent également de voir après une première ovariotomie l'autre ovaire devenir kystique, et nécessiter à son tour une nouvelle opération. On ne peut donc pas donner à ces faits la qualification de récidive, dans l'acception ordinaire de ce mot, appliqué aux tumeurs malignes.

J'ai agi de même pour les cas dans lesquels il s'agit de tumeurs sarcomateuses ou cancéreuses et désignées comme telles dans les observations. Ces tumeurs, ordinairement presque entièrement solides, constituent une classe à part. Elles ont toujours été considérées comme des tumeurs malignes, et sont toujours sujettes à récidive.

On ne doit donc pas les confondre, au moins cliniquement, avec les kystes ou tumeurs kystiques, quels que soient les rapprochements que les travaux d'histologie moderne aient établis entre ces deux classes d'affection de l'ovaire.

Je n'ai en vue ici que les cas dans lesquels l'ovariotomie ayant été pratiquée pour un kyste de l'ovaire et l'opérateur étant resté bien persuadé, après l'opération, qu'il avait eu affaire à une tumeur non cancéreuse, la récidive était, malgré cela, survenue avec tous les caractères de malignité du cancer.

J'ai pu réunir ainsi quarante-six cas (mémoire déjà cité) dans lesquels, à la suite de l'ovariotomie, la mort est survenue, par le fait d'un cancer, après un intervalle de guérison apparente variant de quelques mois à plusieurs années. D'autres observations semblables ont été signalées, mais sans autre détail ; aussi je n'ai pu les faire figurer ici.

Ce tableau que j'ai dressé peut se résumer de la façon suivante :

Le siège de la récidive a été noté dans un assez grand nombre d'observations, mais cette notion manque dans plusieurs.

Ce qui frappe le plus, c'est la fréquence relative de la récidive dans la paroi abdominale, le péritoine et surtout le pédicule. Il semble qu'il y ait là une prédilection pour le voisinage immédiat de la tumeur primitive.

Dans d'autres cas, ce sont les organes plus ou moins éloignés qui deviennent le siège de cancers variés : utérus, estomac, plèvre, ganglions, etc., etc.

Nous aurons, du reste, à nous expliquer sur ces différents sièges de la reproduction cancéreuse : les régions le plus souvent indiquées comme siège du cancer récidivé sont :

Paroi abdominale et cicatrice. 4
Abdomen ou péritoine. 15
Pédicule. 2
Organes divers 10
Cancer vaguement indiqué ou diffus. . . . 14

Le péritoine et les organes de l'abdomen sont donc le plus souvent le siège de cette récidive.

Un des renseignements les plus précis que fournit ce relevé est relatif à l'espace de temps qui s'est écoulé depuis l'opération jusqu'à l'époque de la mort.

La survie a varié dans des limites assez restreintes, puisqu'elle n'a guère dépassé deux ans, dans le plus grand nombre des cas, ainsi que le prouve le résumé suivant :

Survie après l'opération.

Moins de six mois.	11
Moins d'un an	4
D'un an à deux ans.	20
Au-dessus de deux ans.	10

La survie la plus longue a été de cinq ans.

Sous ce rapport, la récidive semble se produire ici dans des conditions assez semblables à celles qu'on remarque dans les tumeurs cancéreuses en général.

Mais il ne faut pas oublier que la plupart des opérées n'ont pas été suivies au delà de quelques années, et que quelques-unes ont pu succomber par le fait d'une récidive cancéreuse, sans que le chirurgien qui l'avait opérée en ait eu connaissance.

L'âge des malades a varié dans les limites suivantes :

Avant trente ans	5
De trente à quarante ans	15
De quarante à soixante ans	13
De cinquante à soixante ans et au-dessus.	10

C'est donc dans l'âge moyen de la vie qu'on trouve le plus souvent notée la récidive cancéreuse à la suite de l'ovariotomie. Cela n'a rien d'étonnant, puisque c'est à cette même période de la vie que les femmes subissent le plus ordinairement cette opération.

Mais il est important d'insister sur ce détail, car les vraies tumeurs cancéreuses de l'ovaire, les sarcomes, sont d'après l'avis de la plupart des auteurs, plus fréquents dans le jeune âge (avant vingt-cinq ans).

Les renseignements fournis sur la nature exacte des kystes enlevés et sur la nature de la récidive, sont malheureusement incomplets. La désignation la plus ordinaire est simplement : kyste ovarique et cancer secondaire.

Dans quelques cas cependant, les observations donnent des indications plus nettes. Ainsi je trouve : onze kystes multiloculaires, quatre kystes proliférants, et deux tumeurs mixtes ou cystosarcomes.

Cependant, il est bon d'ajouter que, dans les faits que j'ai relevés, il s'agissait toujours de kystes plus ou moins compliqués, mais avec une désignation bien nette.

M. le Dr Poupinel dans sa thèse inaugurale, a pu se procurer l'indication de cent seize observations, qui lui ont fourni des chiffres assez comparables aux miens, ce qui n'est pas étonnant puisqu'il a compulsé en partie les mêmes observations, que j'avais analysées avant lui.

Cette remarque était nécessaire pour montrer que, quelle que fût la variété, il s'agissait bien de kystes ovariques et non pas de tumeurs franchement et manifestement cancéreuses.

J'ai essayé de me rendre compte, en compulsant les différentes publications sur les tumeurs ovariques, quelle pouvait être la proportion des cas de mort par cancer, avec le nombre total des ovariotomies dont le résultat a été publié. Mais j'ai dû y renoncer, car la plus grande quantité de malades n'a pas été suivie assez longtemps.

La plupart des observations sont publiées six mois, un an au plus après l'opération. Dans ces conditions, un certain nombre des malades ont pu mourir de cancer ou autres affections, sans que cette terminaison soit signalée dans les statistiques.

Causes de la récidive. — On doit se demander maintenant comment peut s'expliquer cette récidive succédant à l'ablation d'une tumeur qui est ordinairement considérée comme étant de nature bénigne.

Nous pourrons examiner également si tous les kystes de l'ovaire correspondent à la même structure anatomique, ou si au contraire cette structure varie dans certaines limites, enfin nous verrons si quelques variétés prédisposent particulièrement à la reproduction de la tumeur primitive.

Les connaissances que nous possédons actuellement sur la structure histologique des kystes de l'ovaire vont nous servir dans cette étude et nous permettre de nous rendre compte de la malignité réelle, mais heureusement très rare, de quelques-uns de ces kystes.

Si nous recherchons dans un travail récent de MM. Malassez et de Sinéty, publié dans les *Archives de physiologie* 1880, nous trouvons une théorie de l'évolution et de la structure des kystes ovariques, d'après laquelle ces tumeurs doivent rentrer dans la grande classe des *tumeurs épithéliales* : « D'après cette manière de voir, disent ces auteurs, les kystes ovariques ne présenteraient donc rien de spécial, au fond, et ne seraient qu'un des modes particuliers de néoformation épithéliale, mode commun à toutes les muqueuses en général, et dont le siège de la néoformation se rapproche extrêmement d'une muqueuse : de là le nom d'*épithélioma mucoïde ou kystique* proposé par l'un de nous. »

Ils sont donc très affirmatifs sur l'origine épithéliale des kystes ovariques, et, pour eux, leur structure est identique à celle d'un grand nombre de tumeurs malignes.

Non seulement ils admettent que certains kystes ovariques mélangés de parties solides peuvent présenter des particularités qui les avaient déjà fait considérer comme ayant un caractère douteux, mais ils généralisent cette proposition à tous les kystes ovariques quelle que soit leur apparence.

En effet, après avoir établi une distinction entre les *kystes proprement dits* dans lesquels existent une poche principale ou plusieurs poches, mais avec une faible quantité de stroma organisée, et les *tumeurs kystiques* dans lesquelles les kystes sont moins importants, mais où les parties solides prédominent, ils concluent à l'idendité presque absolue de ces deux sortes de production pathologique.

Les différences qui les séparent sont souvent peu sensibles d'une variété à l'autre et elles peuvent s'expliquer facilement par de légères modifications dans le processus de formation. « On conçoit facilement, disent-ils, que le stroma des kystes proprement dits prenne un développement plus considérable, et que le tissu conjonctif adulte qui le compose soit le point de départ de néoformations plus embryonnaires : sarcomateuses ou carcinomateuses (p. 267).

Pour MM. Malassez et de Sinéty, il n'y a donc pas à hésiter : tout kyste de l'ovaire, quelle que soit la complication de sa structure, présente toujours les caractères d'une tumeur épithéliale. Il peut même, par simple déviation des éléments qui servent à son développement, présenter par places les apparences et même la structure du sarcome ou du carcinome.

Mais ce n'est pas tout et cette dernière notion va nous servir à résoudre le problème que nous poursuivons. Il existe une variété de kystes sur laquelle ces auteurs appellent spécialement l'attention, comme étant par leur structure plus voisins des tumeurs malignes. Ils en donnent comme signe distinctif la fréquence des végétations en forme de papillomes qui se développent à leur surface ou apparaissent sur le péritoine voisin.

Ces petites tumeurs de voisinage peuvent siéger sur la surface péritonéale du kyste, sur l'utérus, sur les ligaments larges, le rectum ou l'épiploon, et on peut en rencontrer jusque dans la plèvre. La structure histologique de ces tumeurs secondaires est identique à celle des végétations qui occupent la surface interne des poches kystiques.

D'après MM. Malassy et de Sinety, on doit attacher une telle importance à cette propagation des végétations dans le voisinage que, lorsque ces tumeurs secondaires ont le caractère épithélial et en même temps sarcomateux ou carcinomateux, ils donnent à l'ensemble de la maladie un caractère particulièrement inquiétant :

« Il y a donc lieu de se méfier grandement des kystes de l'ovaire et des tumeurs kystiques dans lesquelles on trouve des néoformations carcinoïdes ou colloïdes, puisque ce sont ces tumeurs qui exposent le plus aux généralisations graves. Celles qui ne présentent que des productions adénoïdes semblent moins dangereuses. Quant aux kystes et tumeurs kystiques qui ne présentent aucune de ces néoformations, elles paraissent incapables de se généraliser et ne nuisent que par le développement qu'elles prennent par elles-mêmes (p. 892). »

L'opinion émise par MM. de Sinéty et Malassez sur la structure des kystes ovariques, a été également défendue par Hugo Coblentz (de Halle), qui a développé les mêmes idées dans un article paru dans les *Archives de Virchow*, t. 82, p. 268 à 316, 1880, sous le titre : *Anatomie pathologique et histogénèse des papillomes de l'ovaire*.

Voici un résumé des principales conclusions de ce travail :

« Les kystes papillaires, dits proliférants, ont un caractère malin et sont d'un pronostic défavorable.

« Les papillomes qui se développent à la surface, comme ceux qui prennent naissance et évoluent dans les kystes sont identiques aux papillomes muqueux vrais. Ils traversent facilement la paroi du kyste.

« Enfin ceux qui bourgeonnent librement dans l'espace parovarique prédisposent à la transplantation et à la récidive, à la transformation en la forme polypeuse de l'adénome cylindrique cellulaire, au développement carcinomateux.

« Ces productions déterminent facilement l'ascite par sécrétion d'un liquide ressemblant à celui du kyste.

« Quelquefois on trouve des tumeurs mixtes compliquées. »

Il est donc bien entendu, comme vous le voyez par ces opinions très nettes, que certains kystes à parois compliquées et surtout ceux qui portent des végétations, sont de véritables tumeurs malignes et sont capables de récidiver dans leur voisinage ou même au loin.

Cependant après avoir vu par cet exposé que tous les kystes ovariques les plus compliqués, peuvent par leur structure être considérés, comme susceptibles d'une certaine malignité, on peut se demander pourquoi la récidive n'est pas plus fréquente après leur extirpation ; en effet, ces kystes sont assez fréquents, et cependant nous ne connaissons que des cas rares de récidive.

Cette immunité relative nous échappe, mais cependant on peut faire à ce sujet quelques hypothèses rationnelles.

Il est certain que le pédicule étroit et mince qui sépare la tumeur kystique des autres organes doit être un obstacle à la propagation des éléments dangereux. Le kyste semble vivre d'une vie propre et indépendante ; n'étant relié aux autres régions que par des liens vasculaires relativement minimes pour sa masse, et qui ne semblent pas se multiplier proportionnellement à son développement. Les lymphatiques sont assez rares dans le pédicule.

Nous voyons donc qu'il s'agit là d'un véritable isolement, qui doit avoir pour la propagation de la maladie et pour sa récidive ultérieure une grande importance. En effet, il paraît probable que dans la plupart des cas, la tumeur étant enlevée, il ne reste rien dans le pédicule. Les ganglions eux-mêmes sont intacts, puisque la récidive ultérieure est rarement notée dans ces organes. Telle est, à n'en pas douter, la cause principale de la bénignité relative de la tumeur épithéliale, même compliquée de parties malignes.

Enfin, on peut ajouter que beaucoup de ces kystes ne présentent pas, pendant une période assez longue de leur existence, des parties transformées en éléments sarcomateux et carcinomateux, de nature plus grave que la tumeur primitive, ce qui fait que pendant cette période, leur innocuité est plus grande et peut être absolue, surtout si on les enlève.

Mécanisme de la récidive. — Nous avons vu, d'après le relevé des observations, que la formation .d'une tumeur cancéreuse secondaire succédant à l'ablation d'un kyste ovarique, pouvait se rencontrer dans des circonstances bien différentes. On peut diviser celles-ci en deux classes :

Dans la première, se trouveront les cas dans lesquels la récidive a eu lieu, soit au niveau du pédicule, soit dans la cicatrice de la paroi abdominale voisine, soit dans le péritoine ; en un mot dans une zone très voisine du kyste enlevé ;

Dans la seconde, on pourra ranger ceux dans lesquels une affection cancéreuse d'un organe plus ou moins éloigné, estomac, rectum, col de l'utérus, ganglions, s'est développée peu de temps après l'ablation du kyste et peut être considérée comme une récidive à distance.

Cette division est importante, car elle permet de montrer que dans la première classe il s'agit bien d'une récidive réelle, analogue à celle des autres tumeurs cancéreuses.

Dans la seconde, au contraire, on a plutôt la notion d'une généralisation, d'une prédisposition spéciale de la malade à faire du cancer dans différents points, que d'un rapport anatomique entre deux maladies éloignées.

Lorsque la récidive a lieu dans la zone voisine du kyste, les explications peuvent être facilement trouvées.

Il est certain que lorsque le péritoine voisin du kyste est couvert de végétations, ce qui se rencontre assez souvent, on peut s'attendre à voir ces productions secondaires se développer et donner lieu à un véritable cancer du péritoine, quel que soit le petit volume primitif de ces végétations. Ce développement ultérieur ne doit donc pas vous étonner, sans cependant être absolument fatal, car on connaît des cas dans lesquels, malgré leur présence bien constatée, ces petites végétations ne paraissent pas s'être développées d'une façon inquiétante.

La plupart des ovariotomistes prennent soin de les détruire et même de cautériser leur pédicule, dans le but d'éviter un développement ultérieur.

Lorsque ces productions secondaires, véritables semis épithéliaux, n'existent pas, si la récidive se produit au bout de quelque temps dans la cicatrice abdominale, le péritoine, etc..., on pourrait admettre qu'il s'agit là d'une véritable greffe et que certains éléments de la tumeur, détachés de sa surface pendant l'opération, auraient pu se fixer dans quelque point du voisinage et s'y développer ultérieurement.

Cette opinion est défendue par Olshausen dans l'article signalé plus haut; elle n'a rien d'invraisemblable. Nous savons, en effet, que plusieurs exemples de greffes cancéreuses, accidentellement pratiquées, se sont développées chez l'individu porteur d'un cancer primitif.

M. Nicaise, dans un travail paru dans la *Revue de chirurgie* 1883 (*De la greffe cancéreuse*), a montré plusieurs exemples de ces faits.

Un de ces cas, qui lui est personnel, nous apprend qu'à la suite d'une ponction dans un kyste de l'ovaire, il se fit un noyau de généralisation par greffe dans l'épaisseur de la paroi abdominale. Quelques cellules avaient été entraînées par le trocart et s'étaient arrêtées dans la paroi abdominale, où elles avaient pullulé.

Le même fait s'est produit chez une des vieilles malades de la Salpêtrière, qui se trouve actuellement dans notre service. A la suite de plusieurs ponctions, des nodosités cancéreuses se développèrent au niveau des cicatrices des piqûres produites par le trocart. On peut supposer que celui-ci a entraîné quelques parcelles de la tumeur dans la paroi abdominale, où elles se sont développées de façon à constituer une tumeur secondaire.

Rien n'empêche d'invoquer une cause semblable pour les récidives qui se produisent si fréquemment dans la cicatrice abdominale. La seule objection qu'on pourrait faire à cette hypothèse est tirée du temps assez long qui s'écoule depuis l'opération jusqu'au moment de la récidive. On pourrait y répondre par ce fait, que le développement très lent de la tumeur secondaire à son début, peut passer inaperçu dans une cicatrice profonde et épaisse.

Malgré le côté curieux de cette explication et les raisons qui peuvent l'appuyer, il est inutile d'y insister plus longuement, car il est difficile de l'étayer sur des preuves bien certaines.

Quant à la récidive dans le pédicule, elle n'a rien qui doive nous étonner si on a laissé dans ce dernier quelques débris de kystes ou quelques prolongements épithéliaux infiltrés dans son épaisseur. C'est là un fait qui n'a rien d'extraordinaire, car ces éléments peuvent s'infiltrer dans les espaces celluleux, le long des vaisseaux et surtout des lymphatiques jusqu'à une grande distance.

Dans la seconde catégorie, c'est-à-dire lorsqu'il survient un cancer dans un organe plus ou moins éloigné, la solution du problème est beaucoup plus délicate. Il est difficile, en effet, de voir dans le développement d'un épithélioma du col de l'utérus ou d'un cancer de l'estomac, à la suite de l'ablation d'un kyste ovarique plus ou moins compliqué, autre chose qu'une simple idiosincrasie. Ces organes n'ont, en effet, avec celui qui a été primitivement atteint, aucune connexion immédiate, souvent ils sont situés à une distance éloignée. Il faudrait supposer un transport des éléments par des voies détournées. Or, nous ne connaissons pas ces voies spéciales, à moins d'incriminer la circulation générale.

Nous nous trouvons ainsi en présence de cas assez semblables à ceux qu'on rencontre souvent, tels que : le cancer de la colonne vertébrale succédant au cancer du sein ; le cancer du poumon arrivant dans le cours du développement ou après l'ablation d'un ostéo-sarcome du fémur, ou autres cas semblables de généralisation de tumeurs malignes à des distances considérables.

Il est donc probable que dans les cas qui nous occupent, c'est-à-dire lorsque apparaît dans un organe éloigné, une tumeur cancéreuse chez une femme qui a subi l'ovariotomie, il s'agit d'une infection générale de l'économie.

Quant à savoir si les tumeurs secondaires sont semblables à la tumeur primitive de l'ovaire, cela n'est guère possible, car nous savons que, dans cette dernière, on peut rencontrer des parties présentant les éléments les plus variés, ce qui rend difficile la détermination exacte de sa nature.

D'après les idées exprimées par M. le professeur Verneuil, dans sa communication au Congrès de Copenhague, il s'agirait donc là d'une de ces prédispositions spéciales à certaines constitutions, pour le développement de plusieurs néoplasmes, sur différents points du corps; la nature de ces néoplasmes pouvant être absolument différente.

Je n'ai pas l'intention de discuter plus longuement ces questions, malgré le grand intérêt qu'elles présentent. Mon but principal était d'attirer l'attention sur ces faits curieux. Plus tard, des matériaux plus nombreux, recueillis avec soin et d'après une idée préconçue, basés sur des examens plus précis, permettront de donner des conclusions plus nettes. Ces matériaux permettront aussi de montrer quelles sont exactement les variétés de kystes ovariques qui doivent faire craindre le plus la récidive ou la dégénérescence cancéreuse généralisée. Les faits observés jusqu'à présent ne permettent pas de se prononcer d'une manière catégorique sur ce sujet, pas plus que sur la proportion de ces récidives par rapport au nombre des ovariotomies.

Conclusions. — Nous pouvons donc en terminant, tirer de cet aperçu sur les récidives des kystes de l'ovaire les conclusions suivantes :

On voit quelquefois, à la suite de l'ablation d'un kyste ovarique multiloculaire, après une période plus ou moins longue de guérison apparente, se développer une affection cancéreuse qui entraîne la mort par généralisation ou par action locale.

Cette production secondaire se montre dans deux circonstances assez distinctes.

Tantôt elle apparaît dans le voisinage de la zone d'opération : pédicule, péritoine, cicatrice abdominale.

Tantôt le cancer se développe dans un organe éloigné : estomac, rectum, col utérin, os et ganglions.

La récidive est facilement expliquée par la nature même des kystes. Il semble admis actuellement que les kystes proprement dits de l'ovaire ont une texture qui doit les faire considérer comme des épithéliomas susceptibles de se transformer en sarcomes, en carcinomes, etc... L'isolement du kyste, qui n'est relié aux parties voisines que par un mince pédicule, expliquerait l'absence ordinaire de récidive après l'ablation.

Certaines variétés de kystes, à parois sarcomateuses ou végétantes, semblent prédisposer plus spécialement à la récidive;

Il est impossible d'établir actuellement la proportion des

malades qui présentent ces tumeurs secondaires après l'ovariotomie; elle ne doit pas cependant dépasser 2 ou 3 p. 100. La durée moyenne de la vie, dans ce cas, ne dépasse pas un an ou deux.

Cette récidive paraît être plus fréquente chez les opérées de quarante à cinquante ans.

BIBLIOGRAPHIE

PANAS. — *Bull. et Mém., Soc. de Chir.*, 1874, p. 324.

WORMS. — *Gazette hebdomadaire*, Paris, 1860, p. 691.

OLSHAUSEN. — *Compendium de Pithas et Bilroth*. Vol. IV, 1ʳᵉ partie, p. 382.

GOODELL. — *Médical News. — Philadelphie*, 1883, p. 313.

TERRILLON. — *Des récidives cancéreuses après l'ablation de quelques kystes de l'ovaire. — Bull. Soc. Chirg.*, 1885, p. 255.

BOURGUELLE. — *Des suites éloignées de l'ovariotomie. — Dégénérescences cancéreuses consécutives à l'ovariotomie*. Th. Paris, 1884.

TERRIER. — *Obs. de tumeur polykystique de l'ovaire, récidivée et généralisée. — Bull. et Mém. — Soc. de Chirurgie*, 1885, p. 872.

HEGAR ET KALTENBACH. — *Gynécologie opératoire. — Trad. fr.*, p. 283.

POUPINEL. — *Généralisation des kystes et tumeurs épithéliales de l'ovaire. —* Th. Paris, 1886.

ASCITE DANS LES TUMEURS ABDOMINALES

Causes de l'ascite. — Caractères du liquide suivant les causes. — Caractères généraux. — Tumeurs s'accompagnant d'ascite. — Tumeurs végétantes. — Tumeurs malignes, sarcomes, carcinomes. — Myomes utérins. — Signes et diagnostic de l'ascite. — Ponction. — Examen du liquide. — Incision exploratrice. — Pronostic des opérations dans le cas d'ascite. — Drainage péritonéal.

Il n'est pas très rare de constater de l'ascite chez les malades atteintes de tumeurs abdominales. Or, il n'est aucune complication dont l'étude soit plus nécessaire et plus importante. Il suffit, en effet, que l'épanchement atteigne certaines proportions, pour que le diagnostic soit difficile, le pronostic aggravé dans une certaine mesure, les indications et les suites opératoires complètement modifiées. C'est vous dire assez la haute importance de ce phénomène.

Vous savez tous ce qu'est l'ascite. On nomme ainsi l'épanchement de liquide dans la cavité abdominale; cet épanchement peut se produire dans différentes conditions :

La circulation porte peut être *embarrassée*, soit directement, comme dans certaines variétés de cirrhose hépathique, soit immédiatement, comme dans les affections du cœur en menace d'asystolie; ou bien le péritoine est *enflammé*, et vous connaissez tous l'histoire des péritonites aiguës ou chroniques, que je n'ai pas à vous rappeler; enfin, la séreuse, au lieu de présenter les caractères de l'inflammation, semble avoir subi des modifications telles qu'elle laisse suinter à sa surface et accumuler dans son intérieur une certaine quantité de sérosité. C'est par ce dernier mécanisme, du reste fort mal expliqué, que les tumeurs abdominales produisent de l'ascite.

Il était tout naturel, vous le concevez, de rechercher si dans le liquide épanché existaient des différences correspondant à chacun de ces trois modes pathologiques, et c'est surtout depuis quelques années que ce point de diagnostic différentiel a été élucidé.

S'agit-il d'une ascite par gêne circulatoire, le liquide est limpide, fluide, ressemblant à de l'eau légèrement colorée : il contient peu d'albumine, point de fibrine, ne forme point de sédiments dans le verre où il est déposé, et, si l'on y cherche les éléments figurés, on ne rencontre que rarement des globules rouges, plus souvent quelques globules blancs assez petits. Enfin la quantité des matériaux solides trouvés dans ce liquide après évaporation est relativement faible, car pour un titre elle ne doit pas dépasser 50 ou 60 gr. (Méhu).

S'agit-il d'une inflammation péritonéale, le liquide est, d'ordinaire, un peu filant, jamais franchement transparent, toujours légèrement trouble. Vous rencontrerez encore dans cette variété d'épanchement, beaucoup d'albumine, de la fibrine, des sédiments abondants, beaucoup de globules rouges, davantage encore de globules blancs.

S'agit-il, enfin, d'une ascite par simple irritation péritonéale, le liquide est albumineux, fibrineux, limpide, mais ordinairement assez coloré : on dirait un mélange de bile dans l'eau. Dans les sédiments apparaissent des éléments figurés qui, par leur nombre et leur nature, acquièrent ici une importance toute particulière. Sans parler des hématies et des gros globules blancs pleins de granulations graisseuses très réfringentes, vous trouverez surtout des cellules irrégulières, possédant, autour d'un noyau central, des granulations nombreuses. La présence de ces cellules est le plus souvent un signe de tumeur maligne.

Cependant rappelez-vous que vous trouverez quelquefois le liquide ascétique mélangé avec d'autres substances, le plus souvent de la substance gélatineuse, qui est le résultat de la rupture d'un kyste. — Enfin exceptionnellement cette gélatine proviendra de la formation directe dans le péritoine de cette matière gélatineuse par des greffes secondaires de la tumeur qui se sont faites sur la séreuse. — Toutes ces causes de complications dans la nature du liquide m'entraîneraient trop loin, aussi je reviens au liquide ascite ordinaire.

Je ne vous parlerai aussi qu'en passant d'une variété d'ascite très rare, connue sous le nom d'*ascite chytiforme* étudiée par MM. Debove et Strauss et dont j'ai présenté un exemple curieux devant la Société de chirurgie (juillet 1888). Mais cette ascite d'aspect spécial, qui rappelle la couleur de café au lait, ne semble pas accompagner une tumeur abdominale, elle a une toute autre origine laquelle n'est pas encore bien établie.

Tels sont les caractères différentiels fondamentaux sur lesquels vous devez, avant tout, fonder votre diagnostic ; mais ce n'est pas tout.

M. Méhu a démontré que les différents liquides ascitiques n'avaient pas tous, au point de vue du résidu solide, un rendement égal : tandis que, par exemple, l'épanchement de la première variété ne donnera que vingt pour mille de résidu, vous en trouverez quarante pour ceux de la seconde et de la troisième variété. J'ajoute, entre parenthèse, que vous avez, dans cet examen chimique, un moyen de diagnostic ordinairement très utile entre une ascite simple et le liquide contenu dans un kyste ovarien ; en effet, dans ce dernier cas, vous verrez le chiffre du résidu solide du liquide monter jusqu'à soixante-quinze ou quatre-vingt pour mille. Cette question du diagnostic entre les liquides ascétiques et ceux contenus dans les kystes de l'ovaire est assez importante pour que je vous donne quelques détails complémentaires. — Grâce aux travaux de Méhu, repris ensuite et complétés par mon élève Dumouthier, voici à peu près les caractères différentiels entre ces deux liquides :

Les liquides des kystes de l'ovaire sont alcalins. Ordinairement ils contiennent plus de 70 grammes de matières fines. La présence de la paralbumine est pour ainsi dire caractéristique. L'urée s'y rencontre en quantité faible, 0,01 à 0,25.

Les liquides de l'ascite sont assez différents. Le résidu fixe est faible et ne dépasse pas celui du serum sanguin, c'est-à-dire 50 à 60 grammes. Les albuminoses sont en petite quantité. Et l'urée assez abondante représente souvent de 0,40 à 1 gr.

Cependant mettez-vous en garde contre une appréciation trop absolue ; en effet, si ce que je viens de vous dire constitue la règle ordinaire, rappelez-vous que dans quelques cas d'ascite simple cette quantité peut monter jusqu'à quatre-vingt et même plus, d'après M. Quenu.

Un dernier mot sur l'examen du liquide : de ce que vous rencontrerez du sang dans un épanchement, ne concluez pas fatalement à quelque cancer ou la tuberculose de la cavité abdominale. Certains auteurs ont voulu faire de la présence du sang dans le liquide de l'ascite un signe absolu de production maligne du péritoine. Cela est vrai dans un grand nombre de cas. Mais n'attachez pas une importance trop grande à ce signe, car vous verrez des ascites hématiques dans des cas tout autres, qu'il s'agisse d'inflammation ou tout simplement d'irritation péritonéales (2ᵉ et 3ᵉ variété de notre classification). Sachez aussi que le sang n'apparaît quelquefois jamais dans l'ascite symptomatique d'un carcimone de la séreuse abdominale. Je me rappelle une malade à laquelle je pratiquai une incision exploratrice après avoir fait deux ou trois ponctions donnant issue à un liquide ne contenant point de sang : cependant le péritoine était farci de granulations cancéreuses.

Tumeurs s'accompagnant d'ascite. — Maintenant, voyons quelles sont les tumeurs abdominales qui produisent le plus souvent l'ascite. Ici je ne puis poser que des lois générales, et je dois vous prévenir à l'avance que vous y trouverez quelques infractions. Il y a là, en effet, une question individuelle de susceptibilité péritonéale qui est considérable. Cela dit, et vous ne devrez pas l'oublier, sachez que l'ascite est rare dans les kystes de l'ovaire simples, qu'elle est fréquente dans les kystes végétants, que vous la rencontrerez quelquefois dans les tumeurs fibreuses de l'utérus et presque toujours dans les tumeurs malignes de l'abdomen, sarcomes et cancers de l'ovaire, du péritoine, de l'intestin, etc. Mais tout cela demande quelques explications.

Laissez-moi vous dire tout d'abord que, quand je parle d'ascite, je n'entends point cette petite quantité de liquide (un verre ou deux) qui sort quelquefois de l'abdomen pendant l'opération, et qui, sans importance pour le diagnostic, n'exerce aucune influence sur le pronostic, les indications thérapeutiques et les suites opératoires. C'est là, en clinique, une quantité négligeable.

Je vous parlais de kystes végétants: vous savez ce qu'ils sont : des papillomes, quelquefois microscopiques, naissent sur la paroi de la tumeur en dedans ou en dehors; ce sont ces papillomes externes qui semblent sécréter le liquide, lequel remplit plus ou moins le péritoine, et font naître ainsi l'ascite. Ce sont eux également qui, battus par le liquide, laisseront tomber leurs cellules superficielles, que vous trouverez sous le microscope dans l'examen des sédiments. Souvent aussi les végétations donnent lieu à des greffes secondaires qui recouvrent une partie de la surface péritonéale et intestinale ; celles-ci contribuent encore à augmenter la quantité de liquide.

Les myômes de l'utérus, surtout ces myômes peu volumineux, qui causent plutôt de la gêne que des douleurs, déterminent quelquefois la production d'une ascite ordinairement peu abondante : cette ascite est dans quelques cas la seule indication opératoire. Elle se développe par ce que le fibrone a subit quelque altération, une nécrobiose la plus souvent partielle, laquelle a gagné le péritoine. La séreuse altérée à ce niveau est la cause d'une production de liquide péritonéal.

Mais bien autrement fréquente et surtout bien autrement rapide est l'ascite des tumeurs malignes, si fréquentes dans l'abdomen. Rappelez-vous cette malade chez laquelle, grâce aux ponctions répétées qu'elle avait dû subir, nous avons vu diagnostiquer un sarcome ovarien, dont l'incision exploratrice nous a démontré l'existence ; en même temps cette incision nous a convaincus de l'impossibilité de toute opération. Faut-il vous rappeler que dans cette variété de liquide existent toujours du sang et des éléments figurés assez nombreux.

Le sarcome de l'ovaire, avec ou sans végétation, donne presque toujours lieu à de l'ascite.

Enfin il est une affection spéciale du péritoine, le *papillome bénin*, qui souvent tapisse tout le petit bassin et donne lieu à une ascite abondante. Péan [1] a insisté sur cette variété de papillomes bénins et a montré que leur ablation totale pouvait amener la guérison. J'ai opéré deux malades de ce genre qui se sont parfaitement rétablies.

Vous verrez aussi des petites kystes séreux pédiculés, parsemant le péritoine et accompagnant certains kystes ovariques et qui semblent jouer un certain rôle dans les productions de l'ascite.

A côté des tumeurs que nous venons de passer en revue, vous

---

[1] *Tumeurs végétantes du péritoine à forme collante ou myxomateuse. — Sem. Méd.* Paris, 1886, p. 237.

trouverez également quelques tumeurs lisses, sans végétations, sans malignité apparente et qui s'accompagneront d'ascite.

Mais regardez bien à leur surface, et vous trouverez presque toujours une partie de la paroi, malade, rugueuse et dénudée.

Le plus souvent cette partie altérée, quelquefois peu étendue, est en rapport avec une partie du kyste également malade ; on trouve à ce niveau une poche à contenu puriforme ou ayant subi la microbiose ; cette paroi altérée, jaune, de couleur feuilles mortes, est quelquefois couverte de petites fausses membranes ; c'est elle qui est la cause de l'ascite. J'ai vu quatre cas de cette variété.

De tout ce que je viens de vous dire, retenez la loi générale suivante, démontrée vraie depuis longtemps : Il n'y a aucun rapport entre le volume d'une tumeur et l'ascite ; mais il y a un singulier rapport entre l'ascite et la malignité de la tumeur. Une malade dont je vous parlais il y a un instant avait seize litres de liquide dans son péritoine, pour un papillome végétant de l'ovaire, gros comme le poing.

Etat du péritoine. — Dans les différentes variétés d'ascite, vous trouverez la surface du péritoine avec des aspects les plus divers, mais qui se rapportent à trois types différents : tantôt la séreuse est lisse, pâle, lavée pour ainsi dire ; c'est le cas le plus fréquent, celui dans lequel l'ascite est le résultat d'une gêne de la circulation ou d'une irritation légère. Tantôt, au contraire, le péritoine pariétal et surtout celui qui tapisse les intestins, est rouge, tomenteux, semblable à du velours. Il est vasculaire, saignant au moindre contact, et quelquefois à tel point que ces hémorrhagies spontanées colorent fortement le liquide de l'ascite. Enfin, pendant les opérations portant sur un péritoine ainsi altéré, on peut voir la perte de sang due au contact des éponges et des doigts devenir abondante et même inquiétante.

Généralement ces formes tomenteuses accompagnent les ascites symptomatiques de tumeurs végétantes, ou bien les ascites qui sont le résultat de l'inflammation ou de la mortification d'un kyste. La rupture des kystes gélatineux avec épanchement abondant dans la cavité du péritoine est aussi une cause fréquente de cette forme. M. Terrier, qui a examiné ces formes tomenteuses, a trouvé une altération de l'épithélium avec bourgeonnement de la surface péritonéale.

Enfin, dans une troisième variété, vous verrez aussi des séreuses couvertes de petites membranes filandreuses jaunâtres, assez adhérentes, et formées à la surface de l'uretère ou du mesentère. Elles paraissent être le résultat d'un dépôt fibrineux.

Pronostic. — Il me reste à vous dire quelques mots de la valeur de l'ascite au point de vue du pronostic.

Ainsi que nous l'avons vu dans le cours de cette leçon, l'ascite accompagnant une tumeur abdominale quelconque indique un caractère plus ou moins malin du kyste ou une altération de sa paroi. Les kystes de l'ovaire végétants et accompagnés d'ascite sont plus sujets à cette complication que les autres.

A plus forte raison, elle devient plus fréqnente, quand il s'agit de sarcomes, de kysto-sarcomes, etc., tumeurs qui, outre l'ascite, donnent souvent des noyaux secondaires dans le péritoine et l'épiploon.

Le papillome simple et bénin s'accompagne toujours d'ascite ; cependant celle-ci ne constitue qu'un phénomène secondaire qui disparaît avec la cause, en ne constituant qu'un phénomène peu important.

Depuis trois ans, j'ai opéré plus de dix tumeurs ovariques compliquées d'ascite sans avoir un cas de mort. Je crois cependant que l'ascite prédispose davantage à l'infection du péritoine, à cause des contacts prolongés avec les ovaires et les instruments au moment de l'opération, mais si on prend des précautions antiseptiques absolues, et si, au besoin, on pratique un drainage, suivant les préceptes que je vous indiquais plus haut, la présence de ce liquide n'a que peu d'importance.

Enfin je terminerai en rappelant que lorsque la tumeur végétante ou autre qui est cause de l'ascite est enlevée en entier, ainsi que les petites tumeurs secondaires croissant souvent sur le péritoine, l'ascite ordinairement ne reparaît pas. Ce qui prouve bien que ces végétations ou les altérations siégeant à la surface du kyste sont les causes de sa production.

Au point de vue des résultats opératoires immédiats, j'ai cru pendant longtemps que l'ascite augmentait beaucoup la gravité de l'opération. Mais, comme le prouve ma statistique, je suis revenu à d'autres idées et il me semble que la présence de l'ascite n'ajoute quelque chose à la gravité de l'intervention.

Diagnostic. — Vos livres classiques vous ont appris les signes au moyen desquels vous pouvez diagnostiquer une ascite : je ne m'y arrêterai pas.

Ce ventre volumineux dont la saillie existe surtout dans les flancs, cette matité à concavité supérieure, cette sensation si nette de flot, ces changements de zones mates et sonores dans les différents décubitus de la malade : vous connaissez tous ces signes.

Il est cependant deux symptômes, peu décrits, ét que je vous conseille de rechercher toujours. C'est d'abord la matité de la région lombaire que vous constaterez presque constamment dans les ascites un peu volumineuses ; ensuite l'abaissement, l'efface-ment des culs-de-sac vaginaux, que votre doigt peut repousser, car ils sont remplis de liquide qui se déplace sous la pression.

Ces deux signes ont une toute autre valeur que celle d'une pure curiosité. Quelquefois vous n'aurez qu'eux pour différencier, sans ponction, une ascite d'un kyste de l'ovaire.

Après avoir reconnu la présence d'une ascite, vous devez pousser plus loin vos recherches. En effet, il faut vous demander : Qu'y a-t-il derrière ce liquide ? Quelle tumeur a irrité le péritoine ?

Eh bien, il y a pour vous trois moyens de trouver la réponse : examiner l'abdomen d'abord, faire la ponction exploratrice et l'analyse du liquide ensuite ; enfin, quand vous avez échoué ou que pour d'autres motifs vous pouvez agir plus activement, prati-quez l'incision exploratrice.

Lorsque votre malade a dans l'abdomen beaucoup de liquide et une petite tumeur, ne comptez point sur l'examen physique : sa valeur est nulle, car vous ne pourrez atteindre la partie dure que vous cherchez et qui est complètement masquée par le liquide. Si, au contraire, il y a peu de liquide et une grosse tumeur, quelques signes pourront vous mettre sur la voie, mais il y en a peu.

Quelquefois, en déprimant violemment la paroi abdominale, les doigts rencontrent la tumeur qui forme un plan résistant sur lequel ils viennent butter après avoir déplacé une couche de liquide.

Dans d'autres cas, vous constaterez un véritable ballottement ; et ce signe a une grande valeur, soit qu'il soit perçu par la malade, qui le compare à celui de la grossesse, soit qu'il soit provoqué et constaté par la main du chirurgien.

Vous voyez que c'est une symptomatologie bien pauvre, et souvent il vous faudra avoir recours à la *ponction*. Celle-ci est soumise à trois règles dont il ne faut jamais vous départir : Nécessité absolue de l'asepsie du trocart d'abord, de la paroi abdominale ensuite ; piqûre de la paroi de l'abdomen sur la ligne médiane, afin d'éviter toute chance de blesser un vaisseau important, à moins d'indication spéciale ; circonspection dans la profondeur à laquelle on fait pénétrer l'instrument.

Il ne vous est pas permis de commettre la plus petite négligence vis-à-vis de la première loi. Je tiens moins à la seconde ; mais j'insiste beaucoup sur la troisième.

Je me rappelle avoir vu autrefois, quand j'étais interne, un cas de ponction abdominale pratiquée avec un trocart assez volumineux par lequel sortit d'abord un jet de sang pur ; la canule du trocart ayant été légèrement retirée, ramena ensuite du liquide ascitique teinté en rouge.

La malade mourut rapidement : à l'autopsie, nous trouvâmes une perforation d'une de ces grosses veines qui rampent si souvent à la surface des myomes utérins. Des faits semblables ont été plusieurs fois observés.

Evitez donc d'enfoncer trop le trocart et ne dépassez pas cinq ou six centimètres.

Quoi qu'il en soit, après l'issue du liquide, les parois souples et molles se laisseront déprimer, et il vous sera presque toujours facile d'acquérir sur la forme, le siège et le volume de la tumeur des notions très précises. Enfin l'analyse du liquide telle que je vous l'ai indiquée plus haut vous sera d'un grand secours.

J'arrive au troisième mode de diagnostic, l'*incision exploratrice*. Il pourrait vous sembler étrange, au premier abord, que dans le simple but de se renseigner sur la nature d'une maladie douteuse, on jouât ainsi avec le traumatisme du péritoine, et qu'on fît pour cela seul courir à une malade les chances d'une opération, autrefois considérée comme si grave. Vous auriez raison, si tels étaient les éléments du problème : mais vous allez voir qu'il n'en est rien.

Une malade atteinte d'ascite est, par cela seul, en grand danger : celle-ci la tuera par son abondance, si vous n'enlevez pas le liquide ; d'autre part, si vous vous contentez d'évacuer le liquide, il se reproduira incessamment, et sa reproduction même, cause incessante de pertes d'albumine, affaiblira rapidement votre malade qui succombera bientôt.

En sorte que vous vous trouvez fatalement en présence du dilemme suivant : ou ne rien faire, ce que conseillent quelques chirurgiens; ou tout tenter, c'est-à-dire faire tout ce qui est possible pour enlever la tumeur, cause de l'ascite.

Si vous pouviez diagnostiquer à coup sûr quels cas sont opérables et quels cas ne le sont pas, vous ne seriez guère embarrassés : mais malheureusement cela est impossible; et vous n'avez aucune raison pour affirmer que votre malade ne pourra pas bénéficier d'une intervention chirurgicale.

Cette intervention, il faut la tenter; et cette tentative, c'est l'*incision exploratrice*. L'opération est-elle possible, vous la pratiquez aussitôt; est-elle impossible, vous refermez la cavité abdominale.

Ainsi comprise, l'incision exploratrice n'est plus seulement un moyen téméraire d'éclairer un diagnostic; c'est le premier temps d'une opération qu'on termine ou non. C'est une intervention logique, toute chirurgicale, qui a permis, permet et permettra bien des guérisons qu'on ne pouvait point prévoir par le seul examen extérieur.

Je comprendrais encore qu'on hésitât si elle cachait en elle quelque danger, mais n'avez-vous pas vu guérir toutes nos malades, et ne savez-vous pas que les précautions antiseptiques assurent la bénignité absolue de cette opération élémentaire?

Telle est ma profession de foi chirurgicale : essayer toujours, quand il n'est pas téméraire d'essayer.

Lors donc que, vous étant ainsi conduits, vous rencontrez une tumeur que vous enlèverez, ne croyez pas que votre œuvre soit finie : il vous reste encore la partie la plus délicate de votre tâche. Ici, vous avez autre chose qu'une tumeur à enlever : vous avez un épanchement qui impose à votre traitement des obligations toutes particulières.

Le péritoine sain possède, ainsi que je vous l'ai expliqué en vous parlant des propriétés de cette séreuse, une merveilleuse faculté d'absorption : on peut laisser du liquide dans la cavité, il sera vite résorbé. Mais il s'agit de savoir s'il n'en est pas autrement dans les cas d'ascite : la séreuse peut-elle résorber après l'opération le liquide qu'elle a fourni ou qu'elle fournira?

Sur ce point spécial, les chirurgiens se partagent en deux camps : les uns conseillent de refermer la cavité abdominale comme dans les cas ordinaires, et de compter sur l'absorption par le péritoine ; les autres, craignant la rétention et la septicémie, croient qu'il est plus prudent de drainer pour permettre l'issue des liquides.

Sans entrer dans une discussion qui serait trop longue, permettez-moi de vous donner mon opinion, qui résulte des faits que j'ai observés.

Si, même avec une ascite considérable, vous avez affaire à une tumeur facile à enlever, dont l'extirpation ne laissera qu'une petite plaie péritonéale, ne faites point de drainage : tentez la réunion et soyez certains que le péritoine résorbera tout le liquide qu'il pourra produire encore.

Mais s'il s'agit d'une tumeur à ablation difficile ; si vous êtes obligés de rompre des adhérences, de décortiquer la production morbide, d'établir plusieurs pédicules, de constituer en définitive, une vaste surface saignante dont les produits se mêlent au liquide ascitique, n'hésitez pas à drainer : sans cela vous avez à craindre l'apparition d'accidents septicémiques qui emporteront votre malade.

J'ai perdu, il y a quelques années, une opérée que j'aurais sauvée, j'en ai la conviction, si j'avais drainé la cavité péritonéale. C'était une femme qui portait, depuis plusieurs mois, une tumeur abdominale, accompagnée d'une ascite énorme ayant déjà nécessité plusieurs ponctions. Je pratiquai l'incision exploratrice : et après avoir examiné avec soin, je procédai à l'opération ; malgré des difficultés assez considérables, je pus débarrasser la malade d'un kyste multiloculaire végétant de l'ovaire. Mais ce résultat n'avait pu être obtenu qu'au prix d'un traumatisme assez étendu et de désordres péritonéaux sérieux : néanmoins, après la toilette du péritoine, toutes les parties me parurent en assez bon état, pour que je n'eusse rien à craindre de la septicémie. Je refermai la cavité abdominale dans toute son étendue.

Pendant dix jours tout se passa pour le mieux : la malade était en bonne voie, et j'espérais sa guérison, quand éclatèrent des phénomènes septiques bizarres dus, sans nul doute, à l'altération des liquides abdominaux et qui emportèrent rapidement l'opérée.

Il y a donc des cas où la nécessité du drainage s'impose à vous. Étudions maintenant comment vous pourrez le pratiquer.

Quand vous établissez un tube qui, partant du fond du cul-de-sac de Douglas, sort par la partie inférieure de l'incision cutanée, c'est le *drainage abdominal*.

Il est nécessaire que vous vous serviez d'un drain assez volumineux, dont les parois soient résistantes, et qui, perforé à ses deux extrémités, ne portera que quelques ouvertures latérales. Quelques chirurgiens (Kœberlé) emploient un drain en verre qui réunit toutes les conditions désirables : d'autres, le drain en

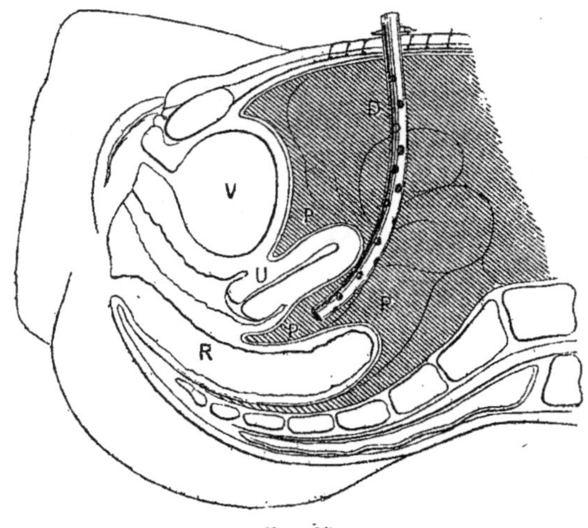

Fig. 25.

D, Tube à drainage. P, Péritoine. U, Utérus. V, Vessie. R, Rectum.

caoutchouc vulcanisé. Mais avec l'un comme avec l'autre, le grand point est d'empêcher la communication de l'air avec le liquide péritonéal, de mettre obstacle à tout accès des microbes dans l'abdomen, et par des moyens divers de s'opposer à l'altération de la sérosité abdominale. Ce but, recherché par tous, peut être atteint facilement; il consiste tout simplement à appliquer sur l'orifice extérieur du tube à drainage un paquet de gaze iodoformée souvent renouvelé.

Quelques chirurgiens ont proposé de faire d'une façon méthodique l'aspiration des liquides; mais je ne vois aucune utilité à employer ce moyen ; la gaze iodoformée dont on peut introduire une petite mèche dans le tube à drainage, remplit, grâce à sa capillarité, le rôle que vous désirez.

Mais je vous dois une explication à propos de la façon dont fonctionne ce drainage. Vous vous demandez peut-être comment le liquide peut s'écouler puisque l'extrémité *interne* du tube étant située plus bas que l'extrémité externe, votre drainage va à l'encontre des lois de l'hydrostatique. Vous auriez raison si la cavité abdominale ne contenait que des organes fixes, immobiles dans une situation donnée ; mais elle contient toutes les anses intestinales, et ce sont ces organes qui, par l'élasticité des gaz qu'ils renferment, viennent eux-mêmes comprimer le liquide accumulé dans les culs-de-sac de Douglas et le forcer à sortir par la seule issue qui lui soit laissée, la lumière du drain.

On a proposé un autre mode de drainage, passant par le cul-de-sac vaginal et la vulve ; mais je ne vous engage point à vous en servir : les germes extérieurs montent avec une facilité remarquable à travers ce tube passant par le vagin, que vous ne pouvez pas protéger par un pansement, et infectent bientôt le péritoine.

BIBLIOGRAPHIE

Méhu. — *Etude sur les liquides pathologiques de la cavité péritonéale.* — In *Arch. gén. de Méd.* — 1877, t. II, p. 513.

Bessinard. — *Ascite hémorrhagique.* Th. Paris, 1882.

Ferdinand Veil. — *Etude sur la pathogénie des ascites chyliformes*, Th. Paris, 1882.

Terrillon. — *L'ascite dans les tumeurs abdominales.* — *Semaine médicale*, p. 335. Oct. 1885.

Terrier. — Rapport sur une communication de M. Quenu, intitulée : *Tumeurs végétantes des deux ovaires.* — *Corps fibreux de l'utérus.* — *Hystéro-ovariotomie.* — *De l'ascite dans les tumeurs de l'abdomen.* — Soc. de chir., 1885, p. 120.

Terrillon. — *Kyste de l'ovaire sans végétations extérieures, mais avec productions végétantes internes.* — *Ascite abondante.* — *Ablation du kyste sans drainage du péritoine.* — *Guérison* — Bull. Soc. de ch., 1885, p. 751.

Dumouthier. — *Recherches sur quelques liquides pathologiques de la cavité abdominale.* — Paris, 1886.

Gundelach. — *Ascite symptomatique des tumeurs ovariques.* — Th. 1887.

LAPAROTOMIE EXPLORATRICE

Définition. — Exemples personnels. — Historique. — Distinction entre les incisions exploratrices et les opérations incomplètes. — Opinion des chirurgiens. — Manuel opératoire. — Accidents. — Indications et contre-indications. — Suites. — Conclusions.

Devant les obscurités souvent insurmontables du diagnostic des tumeurs abdominales, l'idée de l'incision exploratrice, permettant de fournir des renseignements précis sur leur nature et leurs connexions, a dû naître souvent dans l'esprit des chirurgiens. Mais la crainte inspirée par les suites ordinairement graves des plaies du péritoine, les a longtemps empêchés de mettre cette idée à exécution.

Depuis les progrès de la chirurgie abdominale, et surtout depuis qu'on connaît l'importance de certaines précautions spéciales, l'incision exploratrice est entrée peu ·à peu dans la pratique et devient actuellement une opération plus usuelle.

Ayant déjà fait devant vous un nombre assez considérable d'incisions abdominales dans des cas de diagnostic douteux, je me propose d'étudier rapidement en quoi consiste cette opération, quelles sont ses indications et les résultats qu'elle a donnés. Je terminerai en indiquant ce qu'on peut espérer de l'incision exploratrice.

Les observations de quelques-unes des malades chez lesquelles j'ai pratiqué dernièrement ce mode d'investigation chirurgicale serviront d'introduction.

En effet, les trois cas dans lesquels j'ai dû pratiquer l'incision exploratrice démontrent nettement que certains diagnostics ne peuvent être établis que grâce à ce mode d'investigation.

Dans la première observation, il s'agissait d'une femme de 52 ans chez laquelle nous avons reconnu, après l'incision, l'existence d'un cancer généralisé du péritoine. Et cependant, nous n'avions pas trouvé cliniquement les signes ordinaires de cette affection, c'est-à-dire l'ascite hémorrhagique et la cachexie. En outre, on sentait dans le flanc droit plusieurs masses arrondies, dont une plus proéminente correspondait à la région de l'ovaire. J'ajouterai que le liquide retiré par la ponction contenait de la paralbumine.

Il était donc nécessaire en présence de ces signes de faire une incision exploratrice pour se rendre compte de la nature de la tumeur et des chances opératoires qu'elle pourrait donner.

Les suites de l'opération ne furent marquées par aucun accident ; la malade mourut un mois après, emportée par les progrès de la maladie.

La deuxième observation est aussi intéressante : la malade, femme de 46 ans, avait été ponctionnée, avant son entrée à l'hôpital ; l'évacuation du liquide avait été suivie de l'injection d'une certaine quantité de liquide iodé.

Lorsque j'examinai la malade je constatai l'existence d'une assez grande quantité de liquide qui se déplaçait difficilement et semblait enkysté dans la cavité abdominale, mais sans ligne de démarcation bien nette. Une ponction, pratiquée quelques jours après, donna issue à 4 litres de liquide citrin qui ne contenait pas de paralbumine et laissait 65 grammes de résidu solide. L'examen de l'abdomen pratiqué après la ponction ne fit constater aucune tumeur.

Le liquide se reproduisit rapidement et vu l'incertitude du diagnostic je me décidai à faire une incision exploratrice, espérant trouver un kyste para-ovarien se reproduisant rapidement et dans lequel on avait fait une injection iodée. L'incision montra qu'il s'agissait d'une ascite dont la cause resta inconnue. Elle démontra aussi l'erreur du diagnostic commise par celui qui avait le premier ponctionné l'abdomen et injecté de l'iode dans le péritoine. Cette injection avait provoqué des adhérences intestinales et épiploïques qui enkystaient en partie le liquide et rendaient le diagnostic impossible.

Enfin, ma troisième observation a trait à une femme de 27 ans, atteinte manifestement d'une tumeur kystique masquée par de l'ascite ; celle-ci se reproduisait rapidement et épuisait la malade. L'incision exploratrice était justifiée en permettant, le cas échéant, de donner à la malade les bénéfices d'une extirpation totale qui fut pratiquée avec succès. J'ai eu deux fois encore, dans le courant de cette année, l'occasion de pratiquer une incision que je supposais devoir être simplement exploratrice, et grâce à elle j'ai pu enlever deux kystes végétants compliqués d'ascite.

Je pourrais multiplier l'histoire des observations qui me sont personnelles, mais je préfère entrer de suite dans l'étude de l'historique, du manuel opératoire, des indications, des contre-indications et enfin des résultats de l'incision exploratrice.

Historique. — La pratique de l'incision exploratrice de l'abdomen est d'origine relativement récente puisqu'elle ne date que du milieu de ce siècle. En effet, si elle avait déjà été employée accidentellement, par suite d'erreurs de diagnostic et à de rares intervalles, elle fut seulement recommandée et pratiquée de propos délibéré vers 1842.

Ce fut Walne qui, le premier, proposa nettement cette opération. Il la faisait peu étendue et permettant seulement l'introduction d'un ou deux doigts. Le but qu'il se proposait était probablement de reconnaître seulement la présence des adhérences ; celles-ci étaient alors considérées comme une contre-indication presque absolue à l'opération.

En 1844, Philips et plus tard Atlee, pour ne citer que les principaux chirurgiens, recommandèrent chaudement ce genre d'exploration qu'ils considéraient comme peu dangereux.

Les chirurgiens américains pratiquèrent hardiment et fréquemment l'incision exploratrice et même, d'après Kœberlé, ils semblent avoir abusé de ce genre d'investigation. Mais ils en montrèrent les côtés avantageux et firent voir qu'en réalité elle est peu dangereuse, lorsqu'elle est pratiquée avec discernement.

La plupart des chirurgiens anglais la considèrent également comme une opération qui a été trop décriée, nous en trouvons le témoignage dans les nombreux faits publiés par Bird, Baker-Brown, et surtout Spencer Wells.

Nous verrons plus loin quelles sont les opinions de ces auteurs à propos de l'incision exploratrice.

Chez les chirurgiens allemands, nous voyons une plus grande réserve, et si nous consultons les faits publiés par Olshausen, dans sa statistique des chirurgiens allemands, nous voyons qu'il ne signale qu'un nombre assez limité d'incisions exploratrices.

En France, un petit nombre de faits semblables ont été publiés. On trouve dans la statistique de Péan quatre cas d'incisions exploratrices. M. Terrier en a signalé quelques-uns dans ses statistiques de l'hôpital Bichat.

Ordinairement les auteurs ne comprennent sous le nom d'*incision exploratrice* que celle qui permet de faire une exploration dans l'abdomen en vue d'établir le diagnostic. Ils ont soin de laisser en dehors de ce cadre toute tentative d'extirpation inachevée, toute opération incomplète, qui vient dénaturer le caractère propre de l'opération purement exploratrice. Une exception est faite pour les cas dans lesquels, pendant l'exploration, une ponction est pratiquée dans une poche kystique et l'orifice ensuite obturé avec soin, en laissant les choses en place. Ceci n'est plus une manœuvre opératoire, et constitue seulement une manœuvre de diagnostic

Je me conformerai donc à cette distinction établie par la plupart de ceux qui ont publié des observations, distinction nécessaire, car on sait combien sont graves les opérations incomplètes.

Manuel opératoire. — Le manuel opératoire de l'incision exploratrice est des plus simples. L'incision est presque toujours pratiquée sur la ligne médiane ; on évite ainsi les vaisseaux importants de la paroi abdominale.

Elle peut varier de quatre centimètres à douze ou quinze. Anciennement on la faisait très courte, mais elle ne permettait qu'une exploration assez superficielle ; on se préoccupait surtout des adhérences des kystes ovariques. Aussi voyons-nous Peaslee proposer l'usage d'un stylet spécial qui, introduit dans l'abdomen, devait faire le tour de la tumeur et rendre compte ainsi des adhérences qu'elle présentait.

Actuellement cette pratique est abandonnée. Tous les chirurgiens conseillent de commencer par faire une incision assez courte, de cinq centimètres environ, qui est augmentée suivant les circonstances, mais qui doit, le plus souvent, permettre l'introduction de la main.

On peut ainsi explorer la cavité abdominale dans toute son étendue, tourner autour de la tumeur quand elle existe et se rendre compte de ses connexions avec les organes voisins. Ceci est surtout utile pour les tumeurs qui plongent dans le bassin.

Il est vrai que ces manipulations sont plus dangereuses que l'incision simple. Mais il est bon d'ajouter qu'elles sont souvent indispensables, car, sans elles, l'incision ne donnerait que des renseignements insuffisants ou inutiles.

Outre les explorations manuelles, il est souvent utile d'explorer avec la vue, et, quand cela sera nécessaire, il sera bon de ne pas négliger ce moyen de diagnostic et d'agrandir au besoin l'incision. En effet, l'aspect et la couleur de certaines tumeurs permettront de les différencier de celles qui leur ressemblent sous d'autres rapports.

Rien n'est plus caractéristique que l'aspect foncé, sombre et congestionné d'une tumeur fibro-kystique de l'utérus. Il y a un grand contraste entre cette teinte et celle des kystes de l'ovaire qui ont un aspect clair, perlé. Cependant cette apparence peut tromper quelquefois dans le cas de kyste multiloculaire à circulation veineuse très developpée.

Dans un grand nombre d'occasions on pourra faire un diagnostic précis avec l'exploration manuelle combinée avec la vue.

Je crois que, sans se préoccuper de la longueur de l'incision et des manœuvres manuelles, il faut avoir recours à tous les moyens possibles pour éclairer un diagnostic aussi important; car le résultat ultérieur de l'incision n'en est pas beaucoup compromis. Comme je l'ai dit plus haut, plusieurs chirurgiens n'ont pas craint de ponctionner un ou plusieurs kystes pour pouvoir, après l'évacuation de leur contenu, porter plus exactement le diagnostic. La plaie faite à la paroi kystique a été fermée avec des sutures pratiquées au moyen de catgut fin, quand cela était nécessaire. Mais avec les trocarts capillaires munis d'aspirateurs, la petite plaie ne demande ordinairement aucun soin spécial.

Philipps ponctionna ainsi un kyste de l'épiploon, sutura la plaie ; la malade guérit sans accidents. Dans un autre cas, il fit une petite incision qu'il obtura de même, et la guérison eut lieu.

Atlee rapporte un cas assez semblable à celui que je publie plus loin, et dans lequel cette ponction ne paraît pas avoir influencé la terminaison fatale. Il s'agit d'une incision exploratrice, qui donna issue à huit litres de liquide ascitique. On trouva une tumeur inopérable qui fut ponctionnée.

La mort survint huit jours après, par reproduction rapide de l'ascite et épuisement, sans que l'opération parût hâter la mort de la malade, qui était considérée comme très proche avant l'opération.

Du reste Spencer Wells, après avoir publié un certain nombre de cas d'incision exploratrice suivie de guérison, ajoute :

« Ce qui ressort clairement de ce tableau est que, si la paroi abdo« minale est seule divisée, le liquide ascitique évacué, un kyste « ovarique même ponctionné et la partie solide restée en place, les « risques de l'opération sont très minimes. »

L'évacuation de l'ascite qui se fait par la plaie abdominale ne présente qu'un phénomène banal et peu inquiétant. Cependant, dans quelques cas, le liquide se reproduit rapidement et peut amener un affaiblissement rapide comme dans le cas d'Atlee et le mien, après la fermeture de la plaie.

En dehors de ces causes, que je considère comme purement mécaniques, je n'ai pas trouvé dans les observations publiées que l'ascite constituât un grand danger, même dans le cas d'incision exploratrice avec manipulations. Il est seulement nécessaire alors de prendre des précautions de propreté aussi minutieuses que possible, pour ainsi dire exagérées, dans la crainte d'introduire dans ce liquide quelque ferment nuisible. J'ai publié encore dernièrement devant la société de chirurgie (1888), un cas d'*ascite chyleuse* dans laquelle une incision exploratrice ne produisit aucun ennui.

On a rarement signalé des accidents pendant le cours d'une incision exploratrice. Cependant Neale a publié un cas dans lequel la vessie adhérente à la paroi fut ouverte. Il s'aperçut après l'opération que l'urine passait au niveau de la suture, et il constata avec une sonde introduite dans la vessie qu'il s'agissait d'une fistule due à une plaie vésicale. Cette fistule dura une quinzaine de jours et guérit complètement.

Spencer Wells ouvrit, en incisant la paroi abdominale, les veines volumineuses qui garnissaient un gros corps fibreux utérin. Il y eut une hémorrhagie abondante qui, arrêtée avec soin, n'entrava aucunement la guérison.

Indications et avantages. — Je ne m'étendrai pas longuement sur les avantages bien connus de l'incision exploratrice. On peut considérer, en général, l'incision abdominale comme n'étant que le premier temps d'une opération plus complète. Aussi, même quand on pratique une incision qui ne doit être, dans l'esprit du chirurgien, que purement exploratrice, il est toujours prudent de se tenir préparé à continuer une opération si on la juge favorable.

Beaucoup de malades ont donc bénéficié à ce point de vue de l'incision, celle-ci ayant montré que les obstacles qu'on redoutait n'existaient pas ou étaient moins à craindre qu'on ne le supposait. Ces avantages sont très fréquents et je pourrais vous citer plusieurs cas dans lesquels cette pratique m'a permis d'enlever des tumeurs que j'aurais abandonnées sans opération, si je n'avais pas eu la ressource de l'incision exploratrice.

Mais le but principal de cette opération est de lever les doutes qui existent encore, quand les autres moyens de diagnostic ont échoué.

Envisagée à ce point de vue elle permet non seulement de se rendre compte de toutes les connexions et adhérences d'une tumeur, mais aussi de la différencier des tumeurs qui pourraient siéger sur les organes voisins : par exemple les tumeurs ovariques, des tumeurs fibreuses utérines molles ou kystiques. Or, on sait quelle est la différence qui existe pour le pronostic à la suite de l'ablation de l'une ou l'autre de ces deux variétés de tumeurs ; de là l'importance d'un diagnostic précis entre elles. Grâce à elle aussi, on pourra se rendre compte de l'avantage qu'on peut retirer de l'ablation des deux ovaires (oophrectomie), comparativement à l'ablation d'une tumeur fibreuse. On sait, en effet, que l'*oophrectomie* peut arrêter les hémorrhagies utérines, inquiétantes pour la vie de la malade, qui accompagnent les fibromes volumineux, sans avoir recours à l'opération redoutable de l'hystérectomie.

Je ne suivrai pas les auteurs qui considèrent l'incision simple

comme étant plus inoffensive que la ponction ; mais je suis de leur
avis sur l'utilité beaucoup plus grande de l'incision au point de
vue de la précision du diagnostic. Ce dernier fait, du reste, n'est
pas discutable.

Quant à la première affirmation, elle est admise par Palmer,
qui s'exprime ainsi : « Elle peut, vu son peu de danger, supplan-
« ter, plus fréquemment qu'on ne l'a fait jusqu'ici, quelques autres
« méthodes d'exploration, la ponction surtout. »

Engelmann la déclare moins dangereuse que la ponction dans
le cas de kystes multiloculaires gélatineux.

Baker-Brown affirme qu'elle est peu grave, et Gaillard Thomas
dit qu'il s'agit là d'une opération inoffensive ordinairement, à
moins que l'on pratique des manipulations trop étendues.

Nous rappellerons aussi l'opinion de Spencer Wells, qui considère l'incision exploratrice comme indispensable pour reconnaître
exactement les rapports anatomiques de la tumeur. Elle permet
ainsi d'opérer des cas désespérés, ou de contre-indiquer une opération qu'on pourrait croire possible.

Contre-indications. — Les *contre-indications* à l'opération
sont complexes et ne se prêtent pas à des conclusions précises,
chaque chirurgien pouvant avoir des raisons spéciales pour
user largement de ce moyen de diagnostic, ou au contraire
être très réservé dans son emploi. Cependant l'affaiblissement
extrême de la malade doit être une contre-indication absolue,
car, dans plusieurs observations dans lesquelles la mort est
survenue quelques heures ou un ou deux jours après cette
opération, il semble certain que le choc opératoire ait été la
seule cause occasionnelle de la mort.

Je ne vous conseillerai pas de faire d'incision exploratrice, dans
le cas de tumeur végétante du bassin et de l'abdomen, surtout
quand la tumeur est adhérente à l'utérus et aux organes accessibles par le toucher vaginal.

Dans ces cas, le diagnostic de la nature et des connexions de
la maladie sont assez nets pour que l'incision ne soit nullement
nécessaire.

On en pourrait dire autant de la présence d'une ascite énorme,
se renouvelant souvent, réclamant des ponctions répétées et faisant
craindre une reproduction rapide du liquide après l'opération.

Dans tous les autres cas, l'incision n'est nullement contre-indiquée et peut toujours rendre des services, soit en faisant connaître nettement une impossibilité opératoire déjà soupçonnée, soit, dans les cas heureux, en permettant de faire une opération totale réputée impossible auparavant.

Résultats. — Il nous faut maintenant passer en revue les résultats de l'incision exploratrice. Dans un travail que j'ai publié en 1885, dans les *Archives de gynécologie*, j'ai dressé un tableau de 179 incisions exploratrices pratiquées par différents auteurs et ces 179 incisions ont donné les résultats suivants : 140 guérisons et 39 morts, ce qui fait une proportion de 79 p. 100 de guérisons.

Cette proportion de guérisons serait beaucoup augmentée, si on tenait compte d'une statistique récente publiée par Lawson Tait, dans le *British. med. Journ.* 1885.

Il fit 94 incisions exploratrices, qui ne donnèrent que deux cas de mort. Aussi, semble-t-il préférer l'incision à la ponction.

Enfin, nous trouvons encore une statistique des chirurgiens allemands, donnée par le professeur Olshausen, et dans laquelle les résultats furent très bons.

J'ai fait actuellement 21 incisions exploratrices, sans opération consécutive, dont vous pouvez voir les détails dans les tableaux où sont consignées les observations de notre service. Vous verrez que, dans aucun cas, on ne peut incriminer l'opération comme cause immédiate de la mort.

La *guérison*, à la suite de l'opération, ne peut être envisagée qu'à un seul point de vue, qui est le retour de la malade à son état antérieur. La plaie abdominale est bientôt réunie par première intention et l'opérée, sauf la dépression des premiers jours, n'a présenté aucun symptôme inquiétant.

Plus tard, la maladie continue son cours et elle peut entraîner la mort à une époque plus ou moins éloignée.

Quand la mort est le résultat de l'opération, elle survient à des époques variables : depuis quelques heures, jusqu'à plusieurs jours après l'opération. Le choc opératoire, l'épuisement, la péritonite, etc., ont été les causes principales de cette terminaison. Mais il faut savoir que certaines malades sont mortes vers le huitième jour ou le dixième jour, sans avoir présenté, comme je l'ai déjà signalé plus haut, aucun symptôme grave ni du côté de l'abdomen, ni du côté de la plaie. Elles ont succombé étouffées et affaiblies par une ascite rapide qui déjà avant l'opération menaçait la vie en se reproduisant très rapidement.

Dans ces cas, l'opération semble avoir été une simple cause d'affaiblissement, qui n'a avancé que de quelques jours l'issue fatale. Aussi ne saurait-on raisonnablement incriminer dans ces cas l'incision exploratrice, qui n'a par elle-même provoqué aucun accident grave.

Les différentes tumeurs qui ont été trouvées dans les incisions exploratrices, telles qu'elles ont été indiquées dans les observations, sont résumées dans un tableau que j'ai annexé à mon mémoire publié dans les annales de gynécologie.

Ce tableau montre que la mortalité a été d'autant plus grande qu'on avait affaire à des cas plus sérieux, ou à des tumeurs plus malignes.

On peut donc dire que, ordinairement l'incision est relativement bénigne dans les affections qui, par elles-mêmes, ne menacent pas rapidement la vie des malades ; ce qui ne peut être qu'un encouragement pour la pratiquer.

Dans ces statistiques, j'ai désiré me restreindre à l'étude des incisions exploratrices principalement pour les tumeurs qui prennent leur origine aux dépens des organes de l'abdomen et surtout de celles qui se développent dans les organes du petit bassin chez la femme. Mais il est certain que cette même opération a été pratiquée un assez grand nombre de fois pour d'autres affections de l'abdomen qui sont du ressort de la chirurgie ordinaire.

Dans l'étranglement interne de cause inconnue, la laparotomie est presque toujours, au début, une incision exploratrice. Elle permet de rechercher l'obstacle au cours des matières intestinales. Lorsque celui-ci est reconnu, alors seulement commence l'opération véritable qui consiste à détruire ou à lever cet obstacle.

On pourrait en dire autant de certaines tumeurs cancéreuses du pylore et de l'estomac qui ont été enlevées dans ces dernières années ; ici l'incision exploratrice a seule permis d'entreprendre l'ablation lorsqu'elle a montré que l'obstacle n'était pas insurmontable.

M. Verneuil n'a-t-il pas pratiqué une incision exploratrice quand il a tenté d'enlever un gros carcinome du pylore qu'il trouva inopérable. (*Semaine médicale*, 1883.)

J'ajouterai également que ces années dernières le Dr Mura et le professeur W. Keen, de Philadelphie, dans un article sur la cholécystotomie, ont déclaré que l'incision exploratrice, pratiquée pour reconnaître les affections de la vésicule biliaire, était une opération rationnelle et qui, pratiquée avec soin, n'avait donné aucun fâcheux résultat. (*London med. Record*, 1884, page 527.)

Enfin, ne voyons-nous pas d'autres tentatives qui tendent à généraliser l'emploi des incisions exploratrices. Thompson explore maintenant la vessie en introduisant le doigt dans sa cavité au moyen d'une boutonnière périnéale. (Thompson, *Leçons sur les tumeurs de la vessie*. Trad. française, 1885.) D'autres chirurgiens proposent même de profiter pour cet examen d'une incision sus-pubienne, comme pour la taille.

En résumé, depuis que les opérations chirurgicales donnent des résultats plus certains et font courir aux malades des risques moins grands qu'autrefois, on ne craint plus d'aller par des voies artificielles, reconnaître la nature de certaines maladies qu'il était impossible de diagnostiquer.

Ce mouvement, qui s'est peu à peu étendu en France a pris à l'étranger un grand essor, et permet d'augmenter considérablement le rôle de la chirurgie abdominale. Il est certain aussi que nos moyens de diagnostic vont se perfectionnant, mais ce perfectionnement n'empêche pas de rencontrer des obscurités telles que l'incision exploratrice permet seule de les éclaircir.

Conclusion. — Après vous avoir montré par cette statistique et par les exemples que vous avez eus sous les yeux à la Salpêtrière, que l'incision exploratrice est une opération moins redoutable que les chirurgiens ne l'ont cru pendant longtemps, je terminerai en vous donnant sur cette opération mon opinion personnelle, que je résumerai de la façon suivante.

L'incision exploratrice abdominale doit avoir un but unique, éclairer le diagnostic afin de permettre une opération radicale. On peut donc dire que, dans l'esprit du chirurgien qui l'entreprend, elle est le premier temps d'une laparotomie, laquelle laisse derrière elle une inconnue qu'il s'agit de découvrir, avant de passer outre. Cependant, l'expression d'*incision exploratrice* doit lui être conservée, car souvent c'est de parti pris que le chirurgien; qui a devant lui un diagnostic obscur et qui prévoit des obstacles difficiles ou insurmontables, cherche à faire bénéficier la malade des découvertes qu'il fera en explorant l'abdomen.

Aussi, je ne crois pas qu'aucun chirurgien ait fait une incision dans l'unique but d'affirmer un diagnostic douteux et sans avoir aucun espoir de plus pour sa malade. Toujours il est ou doit être dominé par cette idée que si, par hasard ou d'après des prévisions suffisamment probantes, il découvre la possibilité d'une opération radicale, il aura la chance, en la faisant, de débarrasser la malade d'une infirmité sérieuse ou d'une affection mortelle à brève échéance.

Une autre considération, qui doit entrer en ligne de compte, consiste à examiner quels sont les risques que l'opération fait courir à la malade. Ceci est un point délicat, et nous connaissons à ce sujet l'opinion d'un grand nombre de chirurgiens qui la considèrent comme assez inoffensive.

D'un autre côté, les statistiques publiées nous montrent qu'en moyenne il y a une mortalité très faible. Je parle en ce moment de la mortalité qui est le résultat de l'opération elle-même et des accidents qui lui sont inhérents. Ce résultat est des plus encourageants, d'après les affirmations de la plupart des auteurs. Quand même le résultat serait moins avantageux il ne faut pas voir, de parti pris, exclusivement le côté défectueux des statistiques, dont la brutalité ne répond pas toujours aux indications réelles. Il faut aussi penser aux bénéfices que peut, dans un grand nombre de cas, donner une opération.

On ne saura jamais quel est le nombre des malades regardées comme inopérables et qui n'ont été débarrassées de leur tumeur que grâce à l'incision exploratrice, celle-ci ayant permis de reconnaître que les difficultés prévues étaient souvent insignifiantes. Le nombre doit en être très grand et je vous ai indiqué que j'ai plusieurs fois obtenu ce bénéfice.

Il faut bien considérer aussi que cette exploration n'est faite que pour des cas graves par eux-mêmes et que, si on augmente volontairement les chances de mort immédiate, ces mauvaises chances seront en partie compensées par l'espoir qu'on aura de trouver des conditions favorables à la réussite d'une opération totale et souvent couronnée de succès.

L'incision exploratrice est malheureusement et trop souvent pratiquée tardivement sur des malades affaiblies, ce qui augmente ses dangers.

Aussi peut-on affirmer sans crainte que l'incision doit être pratiquée de bonne heure et aussitôt que le chirurgien, hésitant sur la nature et les rapports de l'affection abdominale, et ayant épuisé tous les moyens ordinaires de diagnostic, a jugé qu'il était nécessaire de s'éclairer complètement, avant d'entreprendre une opération radicale.

Je conclus donc que c'est là une opération rationnelle, si elle est faite sans excès et avec discernement.

Malgré la conviction que j'ai acquise de voir cette exploration, prudemment exécutée, rendre des services considérables à la chirurgie abdominale, je ne pourrais partager l'opinion de quelques chirurgiens qui semblent préférer l'incision exploratrice à la ponction. Cette opinion me semble exagérée et peu admissible.

La ponction, pratiquée avec précaution, nous rend journellement des services signalés et éclaire souvent des diagnostics obscurs, soit par la connaissance exacte du liquide extrait, soit en permettant de palper plus profondément et plus minutieusement l'abdomen après l'évacuation d'une ascite abondante. Aussi doit-elle passer avant l'incision, qui sera réservée aux cas compliqués, difficiles et relativement restreints, dans lesquels le chirurgien ne peut se décider à prendre un parti définitif qu'après avoir vu de près les obstacles qu'il aura à surmonter.

BIBLIOGRAPHIE

PHILLIPS. — *Med. ch. trans.* 1884, vol. XXVII, p. 468.

KIVISCH. — *Clin. sur les maladies des femmes*, 1857. (Statistique de plusieurs chirurgiens.)

PENSLÉE. — *Ovarian tumors.* 1873, p. 177.

OLSHAUSEN. — *Die Krankheiten des ovarien. in Handbuch der chir. von Pitha et Billeroth.* 1877, Bid. IV, Abth. I. Liep. 6, p. 225.

TERRILLON. — *Note à propos de trente-trois ovariotomies. Bull. Soc. de chir.*, 1884, page 659.

TERRILLON. — *Bull. Soc. de chir.* — *De l'incision exploratrice dans les tumeurs abdominales vraies ou simulées*, 1885. Séance du 18 mars, p. 168.

TERRILLON. — *De l'incision exploratrice dans les tumeurs abdominales vraies ou simulées.* — *Annales de gynécologie*, mai et juin 1885.

CARILLAN. — *De l'incision exploratrice dans les tumeurs abdominales.* Th. Paris, 1885.

KYSTES PARA-OVARIENS

L'obscurité qui a régné pendant si longtemps sur l'origine exacte, la marche, le diagnostic différentiel et le pronostic opératoire des tumeurs liquides de l'abdomen, a été la cause principale de l'incertitude qui a accompagné leurs indications thérapeutiques, et de la lenteur des progrès accomplis dans leur traitement.

Parmi ces tumeurs, on peut certainement placer en première ligne, les kystes *para-ovariques*, dont l'histoire n'a été étudiée avec soin que dans ces derniers temps et sur laquelle j'appelle toute votre attention.

Origine. — Depuis Lieutaud, Velpeau on avait décrit comme tels de petits kystes rudimentaires, extra-ovariques; Cazeaux, en 1844, en signale quelques-uns d'un volume assez considérable, difficiles à différencier de ceux qui prenaient naissance dans l'ovaire et qui ne lui semblaient pas présenter les mêmes indications thérapeutiques.

Follin (1850), puis Broca (1851) et M. Verneuil (1852), démontrèrent que les petits kystes du ligament large étaient des dilatations kystiques des canaux de Rosenmüller, vestiges du corps de Wolff.

Mais Bird (1851) fut un des premiers qui ait publié des observations de kystes du ligament large, assez considérables pour être traités chirurgicalement et dont il étudia plus spécialement le contenu.

Tandis que Boinet affirme que le diagnostic différentiel de ces tumeurs est impossible ou inutile, d'autres chirurgiens, Kœberlé, Spencer Wells, Spiegelberg, Bantock, etc., en ayant observé un certain nombre de cas, cherchent à en assurer le diagnostic et la cure radicale.

C'est alors que M. Panas (1875) et peu après M. Duplay, soit par ses travaux (1879), soit par ceux de ses élèves, Lesavre (thèse de 1879) et Castane day Triana (thèse 1882), étudient tout spécialement la question de la curbabité des kystes par la ponction simple en même temps que Méhu analyse minutieusement le liquide para-ovarique.

Malgré ces nombreux travaux, l'accord est loin d'être fait sur tous ces points. Presque tous les auteurs professent que ces kystes sont des productions des tubes de Rosenmüller; mais tandis que les uns, avec M. Verneuil, n'attribuent aux kystes proprement dits qu'une seule et même origine, l'élément tubulaire, débris du corps de Wolff; les autres, avec Virchow, pensent qu'ils peuvent naître de divers éléments du ligament large ou encore, avec Sp. Wells, ils admettent que des ovules qui se sont égarés dans le tissu cellulaire peuvent leur donner naissance. — Nous trouvons même dans le traité de de Sinéty fait jouer un rôle aux ovaires surnuméraires.

Variétés. — Avant d'étudier la structure de ces kystes d'une façon complète, rappelons d'abord comment les définissent la plupart des auteurs. Ce sont « des kystes uniloculaires, situés au voisinage de l'ovaire, mais toujours indépendants de cet organe, et caractérisés : 1° par un liquide clair et limpide comme de l'eau de roche, d'une faible densité et contenant peu ou pas d'albumine; 2° par des parois minces, transparentes et peu vasculaires; 3° par leur bénignité et la facilité avec laquelle ils guérissent après une simple ponction. »

Pour ma part, dans un travail publié dans les Bulletins et mémoires de la Société de chirurgie (1887) *Note sur une variété de kystes para-ovariens et ses rapports avec les kystes de l'ovaire*, j'avais essayé de montrer que la structure des parois des kystes para-ovariens, leur origine et surtout leur pronostic, étaient bien différents de ce qu'on avait cru et enseigné jusqu'à cette époque.

On avait admis jusqu'à présent qu'ils étaient absolument différents des kystes nés dans l'ovaire, par leur structure et leur contenu.

Il s'agissait de démontrer que les kystes nés dans le ligament large et indépendants de l'ovaire, étaient peu éloignés par leur structure des kystes développés dans l'intérieur et aux dépens de cet organe.

On trouve en effet parmi les kystes du ligament large et indépendants de l'ovaire deux variétés apparentes. Dans une première variété qui, du reste, est plus fréquente, la structure de la paroi et le liquide contenu correspondent à la disposition ordinairement admise pour les kystes para-ovariens. La paroi, en général, est mince, d'une structure simple, l'épithélium est peu varié ; enfin la surface interne ordinairement lisse ne présente pas de végétations. Le liquide limpide et incolore contient peu ou pas d'albumine, mais sans paralbumine.

Dans la deuxième variété, nous trouvons des particularités intéressantes. La texture des parois de ces kystes ne semble pas différer beaucoup de la texture des kystes para-ovariques ordinaires. On trouve d'abord une enveloppe péritonéale ordinairement amincie. Au-dessous d'elle, une membrane propre plus ou moins adhérente à la précédente, mais ordinairement séparée de celle-ci par une couche mince de tissu lâche et facile à déchirer, qui rend souvent facile la séparation des deux membranes, et la décortication de la tumeur.

Cette membrane propre est ordinairement peu épaisse et assez uniforme dans toute son étendue. Elle est lisse et unie à sa face interne, au moins dans la plus grande partie de sa surface.

Mais un premier caractère qui la différencie de la membrane qui limite les kystes para-ovariens les plus simples, est la présence de petites verrucosités, de saillies peu accentuées, disposées en plaques, ainsi que cela est noté dans deux de mes observations.

Ces petites élevures sont une dépendance de la membrane limitante, puisqu'elles ont la même structure histologique, constituée par du tissu conjonctif. Elles indiquent cependant que la structure de la paroi est déjà légèrement végétante, et par conséquent, plus compliquée que celle des kystes tout à fait simples.

Ces végétations rudimentaires avaient déjà été signalées dans certains kystes du ligament large par Fischel, Malassez et de Sinéty. Ces derniers auteurs ont trouvé également dans ces kystes de petites cavités secondaires situées dans l'épaisseur de la paroi, et indiquant déjà la tendance qu'ils ont à se rapprocher de la texture des kystes multiloculaires. Ces petits kystes secondaires ont été aussi notés dans une de mes observations.

L'épithélium qui tapisse la surface interne de la poche devient alors bien différent de celui qu'on trouve dans les kystes simples, il se rapproche beaucoup de celui qu'on rencontre à la surface des kystes ovariques multiloculaires (épithéliomas mucoïdes). C'est un épithélioma polymorphe : épithélium cylindrique, simple ou à cils vibratiles, épithélium caliciforme, etc.

Le liquide contenu dans ces kystes présente des caratères assez variables ; tantôt transparent et incolore, il est d'autres fois légèrement jaunâtre ou verdâtre et même d'un brun plus ou moins foncé, comme celui des kystes ovariques proprement dits.

Sa viscosité est variable, tantôt très faible, d'autres fois au contraire assez prononcée. Dans la plupart des cas, il contient une certaine quantité d'albumine unie à une quantité variable de paralbumine ; celle-ci est caractérisée par ce fait qu'après précipitation par l'acide nitrique, elle se redissout dans l'acide acétique.

Si nous résumons maintenant les détails fournis par l'examen de la paroi et l'analyse du liquide, nous voyons que la plupart de ces caractères unis à ceux de l'épithélium qui tapisse la paroi interne, montrent que ces kystes sont assez anologues à ceux développés dans l'ovaire lui-même et appartiennent comme eux à la classe des épithéliomas mucoïdes.

Mais n'oublions pas que ces kystes du ligament large à liquide albumineux et paralbumineux, avec épithélium polymorphe, ne diffèrent cependant que très peu par leur structure de ceux plus simples dont le contenu ne contient pas de paralbumine et dont la paroi est mince et fibreuse sans apparence de végétations. Aussi doit-on se demander s'il ne faut pas considérer ces deux variétés de kystes comme ayant une même origine et ne différant que par des caractères peu accentués, mais indiquant une composition de plus en plus compliquée.

Cette opinion, d'après laquelle il n'y aurait pas une différenciation absolue entre ces deux variétés de kystes, a été admise en principe par Malassez et de Sinéty. En effet, ces auteurs confondent dans la même description ces deux espèces de kystes para-ovariens. Pour eux, la différence de composition dans les liquides serait due seulement à la variété de l'épithélium qui prédomine à la surface de ces kystes. Quand celui-ci est simple, cubique, comme cela existe dans les kystes uniloculaires les plus rudimentaires, le liquide est transparent, incolore, peu albumineux et ne contient pas de paralbumine.

Si, au contraire, cet épithélium devient plus compliqué et surtout s'il est polymorphe et contient beaucoup de cellules caliciformes ou mucoïdes, le liquide sera coloré, l'albumine sera plus abondante et enfin il contiendra de la paralbumine sécrétée probablement par ces cellules spéciales.

Ceux-ci seraient les moins fréquents.

Un auteur anglais est plus affirmatif sur ce point. Lawson Tait, dans son *Traité des maladies de l'ovaire* (1886, p. 220, trad. franç.), les considère comme ayant une même origine. Pour lui, l'épithélium se modifierait et subirait invariablement des altérations analogues à celles décrites dans les kystes de l'ovaire proprement dits; car on y trouve, ajoute-t-il, le même épithélium. Il les considère comme une affection maligne, mais à évolution plus lente.

Ainsi donc, il n'y aurait entre les grands kystes para-ovariens développés dans le ligament large, quelle que soit la nature de leur liquide et la texture de leur paroi, que des différences assez minimes et variables d'une manière insensible d'une variété à l'autre. Telle est l'opinion que j'ai cherché à défendre dans le mémoire dont je vous ai parlé plus haut et qui s'appuyait sur plusieurs observations personnelles.

Mais alors si nous poursuivons la comparaison il sera facile d'arriver à cette conclusion que ces kystes seraient des épithéliomas mucoïdes au même titre que ceux développés dans l'ovaire lui-même; ils n'en différeraient que par une moindre complication dans leurs éléments, une tendance presque nulle ou rare à former des végétations et des kystes secondaires.

Cette dernière proposition nous semble tellement vraie que nous trouvons une observation très curieuse d'Olshausen, citée par West et Duncan. Cet auteur a trouvé un kyste para-ovarien (indépendant de l'ovaire) qui proliférait par sa face interne comme un kyste ovarique ordinaire et était « d'un caractère malin ».

On voit donc qu'en rapprochant ce fait et d'autres analogues, de ceux dans lesquels on a constaté des végétations rudimentaires, comme dans les cas que j'ai observé moi-même, on trouve tous les intermédiaires entre les kystes les plus simples et les plus compliqués.

Ces derniers sont toujours beaucoup plus rares, ce qui explique qu'ils aient passé inaperçus pendant longtemps.

Il est inutile d'insister sur la portée de cette remarque générale qui montre que tous les kystes développés aux dépens de l'ovaire ou dans son voisinage ne sont que des variétés de la même production primitive.

Par ces détails anatomiques, on comprend combien les variations des liquides contenus dans ces kystes doivent être grandes puisque ce liquide doit changer avec la nature même de l'épithélium de revêtement; ces cellules épithéliales étant ordinairement les producteurs des substances contenues dans le liquide.

Ainsi on s'explique comment la ponction simple, dans le cas où le liquide est le moins albumineux, donne une guérison apparente plus ou moins prolongée, mais on comprend aussi pourquoi le liquide se reproduit presque toujours au bout de quelques mois, de quelques années et même 7 ou 8 ans, ainsi que j'ai essayé de le démontrer dans un mémoire lu devant la Société de chirurgie en 1885.

Pendant toute cette période, les kystes ainsi vidés ne se remplissent pas, mais restent à l'état de poche virtuelle ; tel est ce cas cité par Spencer Wells, dans lequel un kyste fut vidé une première fois ; quelques mois après, la malade vint à mourir accidentellement ; l'autopsie démontra qu'il existait dans le ligament large une poche vide, à parois minces, et qui n'était autre chose que le kyste préalablement vidé, mais prêt à se remplir de nouveau. D'autres exemples semblables ont été publiés.

Pour en finir avec les caractères des kystes du ligament large disons encore que leur volume, assez petit en général, peut acquérir de grandes dimensions, leur contenance étant souvent de 7 à 9 litres, et atteignant parfois 20 à 25 litres ; — leur forme est généralement arrondie ; — ils sont sessiles et rarement pédi-

culés, mais alors le pédicule est généralement court et large, se
confondant avec le ligament large, ce signe distingue ces tumeurs
de celles de l'ovaire, bien que dans quelques cas rares le pédicule
ait été assez long et grêle pour pouvoir se tordre plusieurs fois sur
lui-même ; — les parois remarquables en général par leur minceur papyracée, mesurent rarement 4 à 5 millimètres d'épaisseur ;
enfin elles sont transparentes et peu vasculaires.

Rapports. — Les rapports du kyste avec les organes voisins,
très importants à connaître pour pratiquer l'énucléation de la
tumeur, ont été bien décrits par Castaneda y Triana,

« Ces kystes, le plus souvent sessiles, se développent, dit-il,
entre les feuillets du ligament large ; quand la tumeur a déplissé
l'aileron de la trompe, ses parois touchent le hile et la tumeur
continuant à se développer, porte l'ovaire sur un des côtés.
Parfois l'ovaire est séparé du kyste par une étendue de 4 à 5 centimètres. Dans le premier cas, l'ovaire est séparé de la paroi
externe du kyste par du tissu cellulo-fibreux.

Les rapports du kyste avec la trompe ont été surtout étudiés
par Bantock. La tumeur qui est née dans l'aileron l'écarte progressivement, arrive sur la trompe, l'englobe, et comme celle-ci
va subir une distension continue par le développement successif du
kyste, elle s'allonge, s'hypertrophie et apparaît à la surface à la
manière d'une bride, tantôt sur la partie antérieure, plus souvent
en arrière de la tumeur. Dans ces conditions la trompe a mesuré
parfois jusqu'à 25 centimètres.

Si le kyste se développe du côté de l'utérus, il arrive à se
mettre en contact avec cet organe, et l'immobilise, disposition
que Spencer Wells et Olshausen ont utilisée pour le diagnostic.
Dans des cas plus rares, la tumeur se dirigeant en arrière et
décollant le péritoine, est venue se mettre immédiatement en
contact avec l'S iliaque, compliquant l'extirpation qui, quelquefois, fut impossible ; parfois aussi, se dirigeant en avant, elle arrive
au contact de la paroi abdominale, devenant ainsi, extrapérito-
néale dans une partie de sa surface. Meredith publie un cas semblable opéré par Thornton.

Les intestins sont ici, comme dans le cas de kystes ovariques,
repoussés sur les côtés et en arrière.

L'uretère du côté affecté est parfois aplati à la surface du kyste, et si intimement uni à sa paroi, qu'il peut être déchiré pendant les manœuvres d'ablation du kyste. Je vous en ai signalé un exemple personnel (*Soc. de chir.*, 1884, p. 212). Une portion de l'S iliaque, du côté gauche, de même que l'appendice vermiculaire ou le cæcum du côté droit peuvent recouvrir le kyste et lui adhérer assez étroitement.

Dans un autre cas, le kyste, situé à droite, était muni de deux prolongements tubuleux en forme de cul-de-sac, dont l'un remontait sous le cæcum, où sa paroi très mince paraissait se confondre avec le tissu connectif voisin. (Kœberlé).

Souvent on a trouvé l'ovaire altéré, quelquefois hypertrophié; parfois, au contraire, atrophié. Dans les cas que j'ai observés, l'ovaire d'apparence normale était situé sur les côtés du kyste, mais on pouvait le séparer facilement. Dans trois observations, j'ai noté que l'ovaire était éloigné du kyste et comme pédiculé. Souvent il est le siège de petites productions kystiques.

On peut enfin rencontrer des kystes du ligament large simultanément des deux côtés.

Nous dirons peu de chose de l'*étiologie* de ces kystes. Ils se développent de préférence chez les jeunes femmes encore dans la phase d'activité génitale; on en a cependant observé chez des femmes d'un âge avancé. Le plus souvent, c'est de 20 à 50 ans que l'on rencontre ces tumeurs; la malade la moins âgée était celle de M. Kœberlé, qui n'avait que 15 ans.

Fréquence. — Ces kystes, moins fréquents que ceux de l'ovaire, sont à ceux-ci dans la proportion de 4 à 7 p. 100. Toutefois, on ne saurait affirmer l'exactitude de ces chiffres; car il est évident que maintes fois les kystes des ligaments larges ont été décrits comme des kystes uniloculaires de l'ovaire, alors qu'on ne connaissait pas bien ces grosses tumeurs extra-ovariques, ou qu'on les croyait très rares.

Sur les cent soixante ovariotomies que j'ai pratiquées jusqu'à ce jour, j'en ai observé dix-sept, ce qui donne une proportion plus considérable que celle indiquée jusqu'ici.

Ni la grossesse, ni les fonctions sexuelles ne paraissent avoir une inflence marquée sur leur développement.

Le diagnostic avec les kystes de l'ovaire n'est pas très facile. On a dit que les kystes du ligament large donnaient une fluctuation plus nette que ceux de l'ovaire, que le ventre était plus régulièrement arrondi, la paroi de la tumeur plus lisse, les douleurs nulles, les troubles fonctionnels à peine accusés, enfin que la santé générale restait bonne dans le premier cas ; mais il n'en est pas toujours ainsi. Quelques-uns de ces caractères sont des signes de probabilité plus ou moins grande, mais aucun d'eux n'est absolument pathognomonique.

Cependant j'ai pu, plusieurs fois, diagnostiquer un kyste para-ovarien du ligament large, à cause de la flascidité de la poche et surtout de la présence de la tumeur appliquée contre l'utérus et refoulant le cul-de-sac vaginal. C'est là le meilleur signe, quand la tumeur est incluse dans le ligament.

L'examen du liquide lui-même ne constitue pas un signe de certitude, puisque certains kystes du ligament large contiennent de la paralbumine.

En résumé, il est impossible dans l'état actuel de nos connaissances de différencier cliniquement certains kystes du ligament large des kystes de l'ovaire. Cependant, lorsqu'on se trouve en présence d'un kyste uniloculaire, d'une faible tension, développé lentement chez une femme bien portante, que le liquide obtenu par la ponction sera clair, limpide, non filant, d'une faible densité, contenant peu d'albumine et beaucoup de chlorures, dans ce cas, on aura le droit de croire à un kyste para-ovarique.

Le pronostic est, en général, bénin, puisque le développement de ces kystes est lent, et que l'état général reste bon, les symptômes graves étant ordinairement rares. Quelquefois, après une ponction, le liquide peut ne pas se reproduire. Il est utile de rappeler que la nature du liquide semble indiquer dans beaucoup de cas les chances de la récidive après la ponction. En effet, les kystes dont le liquide ne contient pas de paralbumine et est très limpide, se remplissent moins rapidement après la ponction, ce qui donne l'apparence d'une guérison radicale, ordinairement trompeuse. Ceux, au contraire, qui contiennent de la paralbumine et dont le liquide est coloré, récidivent et se remplissent plus rapidement, quelquefois en quelques mois. Je vous en ai montré plusieurs exemples dans notre service.

Au point de vue du pronostic opératoire, lorsque le kyste est dans le ligament large, ce qui se présente assez souvent, l'énucléation est souvent difficile, quelquefois même l'extirpation totale est impossible.

Notons enfin, comme complications possibles, mais rares, la rupture du kyste dans l'abdomen. Celle-ci se produit brusquement, et le liquide résorbé est éliminé par l'urine. Cet accident ne produit ordinairement aucun inconvénient sérieux. Le kyste peut se remplir de nouveau quelquefois longtemps après l'accident (Nepveu).

On a noté aussi quelquefois la torsion du pédicule avec ses signes ordinaires, que nous étudierons plus loin dans un chapitre spécial.

La vie, cependant, peut-être compromise lentement par le volume du kyste et la gêne qu'il produit dans l'abdomen. Aussi, les malades désirent toutes en être débarrassées, surtout quand, après une première ponction, le kyste se remplit. Nous discuterons dans la prochaine leçon quel est le meilleur moyen de faire disparaître cette tumeur.

Après cet exposé, permettez-moi de vous résumer la discussion que nous venons d'entreprendre et d'en tirer les conclusions suivantes :

1° Dans le ligament large on peut trouver deux variétés de grands kystes para-ovariens (indépendants de l'ovaire).

2° Les uns sont uniloculaires, à parois simples, avec épithélium cubique ; leur contenu est incolore, peu albumineux et ne contient pas de paralbumine.

3° Les autres, ordinairement uniloculaires, ont une paroi plus complexe, quelquefois légèrement végétante par places. L'épithélium qui tapisse cette paroi est polymorphe. Le liquide, plus ou moins coloré, contient de l'albumine et souvent de la paralbumine. Ceux-ci se rapprochent donc par leur structure des véritables kystes ovariques (épithéliomas mucoïdes) ; ils semblent être rares.

4° Malgré la différence apparente due à la structure et au contenu de ces deux variétés de kystes para-ovariens, celle-ci n'est pas assez nettement établie pour qu'on puisse les considérer comme deux variétés distinctes au point de vue de leur origine.

5° Quelques auteurs modernes ne sont pas éloignés d'admettre qu'il s'agit là d'une affection unique, mais présentant des variantes nombreuses, allant depuis le kyste le plus simple avec contenu semblable à de l'eau, jusqu'aux kystes à parois plus compliquées qui, par leur situation et leur contenu, sont à peu près semblables aux kystes ovariques proprement dits.

6° L'origine de ces kystes est pour beaucoup d'auteurs, soit le corps de Rosenmüller, ou le parovaire de His, soit des morceaux d'ovaire surnuméraires perdus dans le ligament large.

7° Ainsi serait expliquée la reproduction presque fatale du liquide après la ponction ; reproduction qui se fait à échéance variable suivant la nature de la paroi, et surtout suivant la nature de l'épithélium.

L'espace de temps qui sépare l'évacuation par la ponction de la récidive, simule une guérison complète et a trompé souvent ceux qui ont publié leurs observations trop rapidement.

Il est difficile d'établir la proportion exacte de la récidive du kyste, mais elle est la règle ordinaire.

Quelques exemples bien nets permettent cependant d'affirmer la guérison, après une ou plusieurs ponctions, mais ils sont rares.

BIBLIOGRAPHIE

FOLLIN. — *Recherches sur le corps de Wolff*. Thèse, Paris, 1850.

VERNEUIL. — *Recherche sur les kystes de l'organe de Wolff dans les deux sexes Mémoires de la Soc. de chir.* 1857.

DUPLAY. — *Des kystes du ligament large. Progrès médical*, page 57, Janvier 1879.

DUPLAY. — *Indications et contre-indications de l'ovariotomie. Arch. gén. de méd.* 1879.

MALASSEZ ET DE SINÉTY. — *Archives de physiologie*, 1878-1881.

SCHRODER. — Berlin. *Klin. Wochens*, 1880, p. 68 et *Zeitschn. f. Geburtsh, n. gyn.*, t. II, p. 365.

MÉHU. — *Arch. gén. de méd.,* 1881.

CASTANEDAS Y TRIANA. — *Des kystes du ligament large*. Thèse, Paris, 1882.

TERRILLON. — *Kyste ovarique infiltré dans le ligament large avec adhérences à l'utérus et à l'uretère. — Hydromphrise commençante, Bull. Soc. de chir.*, 1884; p. 212.

TRAITEMENT DES KYSTES PARA-OVARIENS

Traitement de la ponction simple. — Ponctions répétées. — Ablation. — Décortication complète, incomplète. — Méthodes pour traiter la plaie produite par la décortication. — Drainage du kyste qui ne peut être enlevé.

Les kystes para-ovariques ayant été longtemps confondus avec les kystes ovariques simples, à contenu séreux, ont été justiciables des mêmes méthodes thérapeutiques. On a essayé contre eux le traitement médical et le traitement chirurgical.

Le premier n'a dans l'espèce aucune importance, car on ne peut lui attribuer un seul cas de guérison.

Le traitement chirurgical peut être palliatif ou curatif. Dans le premier but on a employé la ponction simple, qui paraît avoir très rarement amené une guérison définitive ; dans le second, la ponction suivie d'une injection iodée, et enfin la laparotomie avec ablation totale du kyste. Nous allons examiner successivement la valeur de ces diverses méthodes.

Ponction simple. — Bird est un des premiers qui aient préconisé ce traitement : « La marche de ces kystes, dit-il, ne justifie pas l'ovariotomie et il n'est pas toujours nécessaire de répéter la ponction. » A l'appui de cette assertion, il cite quatre cas dans lesquels la guérison a eu lieu, trois fois après la première ponction ; cependant dans le quatrième, la récidive s'est faite au bout de six ans. Son opinion fut cependant généralement admise. On crut pendant longtemps que la ponction simple suffisait pour obtenir la guérison de ces kystes, et réciproquement, il semblait prouvé que les kystes de la région pelvienne, que la ponction simple parvenait à guérir, étaient des kystes para-ovariques.

En 1875, M. Panas concluait même, dans une communication à l'Académie de médecine, que le traitement de ces kystes était bien autrement simple que celui de l'hydrocèle, puisque qu'une simple ponction avec le trocart de trousse lui avait suffi, dans tous les cas qu'il avait observés, pour obtenir après l'évacuation complète du liquide une guérison définitive.

En France, on s'appuyait sur l'opinion de M. Panas, à laquelle s'était rallié M. Duplay qui, avec de nouvelles observations, avait admis que les kystes para-ovariques disparaissaient à jamais après une ou plusieurs ponctions simples.

On pourrait donc se laisser influencer par ces résultats, surtout si on tient compte des affirmations de chirurgiens tels que MM. Panas, Duplay et Spiegelberg. Mais en lisant ces observations, on voit qu'il existe dans l'appréciation des résultats une cause d'erreur considérable. Cette cause d'erreur est le court espace de temps après lequel la malade a été déclarée guérie à la suite de la ponction. Un grand nombre de ces observations indiquent que la malade est guérie un mois et demi, cinq mois, un an et rarement plus, après la ponction.

Ces indications et ces affirmations semblent d'autant plus aventurées, que nous savons depuis longtemps déjà que ces kystes récidivent, lentement il est vrai, mais assez souvent, ainsi que l'indique Kœberlé. C'est, en particulier, ce qui est survenu chez les malades que nous avons observées personnellement, et qu'on aurait pu déclarer guéries si nous n'avions pu les revoir au bout d'un certain temps. Or, en présence des récidives qui ont lieu à des époques variables, le plus souvent une année, mais aussi plus tard et même après huit et onze ans, comment peut-on affirmer la guérison après quelques mois seulement ? Dans certains cas, en effet la guérison était donnée comme définitive, et cependant le liquide se reproduisait quelques mois plus tard. Des faits de ce genre ont été publiés par MM. Lawson Tait et Kœberlé. Ces auteurs ont alors déclaré que la ponction simple ne pouvait donner qu'une guérison temporaire, et qu'il fallait pratiquer l'ovariotomie.

L'attention étant attirée de ce côté, par une communication que j'avais faite devant la Société de chirurgie, 1885, MM. Lucas-Championnière, Terrier, Polaillon, etc., ont présenté à la Société de chirurgie des faits analogues, démontrant que la ponction pouvait amener, dans des cas de kystes para-ovariens, un résultat favorable qu'on pouvait considérer comme une guérison apparente pendant un temps plus ou moins long, mais que la récidive n'en survenait pas moins comme dans les kystes ovariques, et qu'il fallait avoir recours alors à une opération radicale.

J'ai, de mon côté, recueilli des observations du même genre au nombre de 8 qui ont été communiquées à la Société de chirurgie. Pour toutes mes malades une première ponction fut suivie de guérison apparente pendant plusieurs mois. Chez elles, la nature des kystes ne pouvait être douteuse, puisque l'analyse des liquides, pratiquée avec soin, en a toujours démontré la composition caractéristique : densité faible ; petite quantité d'albumine, absence de paralbumine ; proportion assez élevée de chlorure de sodium ; poids très faible de matériaux solides après disseccation ; enfin transparence parfaite, avec coloration nulle ou peu marquée.

J'ai pu recueillir dans ce mémoire 68 cas, publiés par d'autres chirurgiens et dans lesquels la reproduction du liquide avait eu lieu après une ou plusieurs ponctions (17 fois on avait pratiqué 2 ou 3 ponctions successives).

En considérant donc les 68 observations de guérison mentionnées plus haut comme parfaitement confirmées, la récidive se serait faite dans la proportion de 38 fois sur 106 kystes traités par la ponction, soit 1 fois sur 3 environ. Nous voilà bien loin déjà de la règle absolue de la cure radicale après une ponction, professée par la plupart des chirurgiens.

On peut donc se demander combien de temps après une ponction on peut se croire à l'abri de la récidive. J'ai essayé de fixer ce point par l'étude des observations qui me sont personnelles ou que j'ai réunies dans différentes publications.

L'intervalle entre la ponction et la récidive variait entre trois mois, six mois ou plus, et même onze ans.

Dans un cas, le kyste a été ponctionné 2 fois en moins de onze mois (de janvier en décembre) ; une autre fois la seconde ponction a été faite au bout de cinq mois. — Dans le fait cité par M. Terrier, le liquide s'est reproduit 4 fois de suite et la ponction a été répétée 3 fois à sept mois d'intervalle. — Huit et neuf mois sont ensuite les intervalles les plus rapprochés entre la première et la seconde intervention. Le plus souvent dans 14 cas sur 21 à propos desquels nous avons quelques détails et dont les dates nous sont connues, un an, un an et demi, deux, trois, six, sept, même onze ans ont pu s'écouler sans que les malades jugeassent nécessaire de recourir de nouveau aux soins du chirurgien. Dans 3 cas seulement le liquide semble ne s'être pas reproduit.

On peut donc conclure, en général, qu'on ne saurait se prononcer avant de longs mois, et qu'il faut même, après des années, s'attendre encore à la réapparition de l'affection.

Cette longue période de guérison apparente semble spéciale à ce genre de kyste, car dans les kystes ovariques les plus simples, la reproduction du liquide a presque toujours lieu très peu de temps après la ponction.

En somme, il est extrêmement difficile, sinon impossible, d'affirmer la non-récidive de ces kystes, même après plusieurs années. Il n'existe dans les faits publiés que dix ou douze cas qui, après vérification suffisamment longue, peuvent être considérés comme guéris définitivement.

Si donc on tient compte de ces deux facteurs : d'une part le temps insuffisant qui a séparé la ponction de la déclaration de guérison définitive dans un grand nombre de cas ; d'autre part la facilité de la récidive constatée plusieurs fois, surtout quand le liquide est légèrement albumineux, nous pourrons conclure que la guérison après une simple ponction est l'exception et que la récidive est la règle.

Des statistiques plus nombreuses et plus complètes permettront d'arriver bientôt à ce résultat. Jusqu'à présent cette proportion est très minime dans les cas suivis assez longtemps, pour qu'on puisse connaître le résultat définitif de la ponction. On ne peut donc considérer la guérison, que comme une exception rare.

Ponction et injection iodée. — L'injection iodée, qui n'a plus guère aujourd'hui de partisans, quand il s'agit du traitement des kystes ovariques, n'en a pas davantage quand il s'agit de celui des kystes para-ovariques ; une récente discussion à la Société de chirurgie a donné la preuve de cette réprobation (1884), à propos d'un cas publié par M. Jannel dans lequel une injection iodée pratiquée dans un kyste para-ovarien avait provoqué des accidents graves.

Extirpation. — Cette opération étant indiquée primitivement ou bien en cas d'insuccès à la suite de la ponction, il nous faut d'abord examiner si elle donne des résultats analogues à l'extirpation des kystes ovariques.

L'opinion des auteurs est partagée à cet égard ; mais il faut dire qu'ils ont confondu, en général, dans leurs statistiques, toutes les tumeurs kystiques trouvées dans les replis péritonéaux, en particulier les kystes ovariques vrais ou multiloculaires inclus dans les ligaments larges. Les uns la trouvent dangereuse à cause de la difficulté de pédiculiser le kyste (Duplay, Kœberlé) ; d'autres, au contraire, trouvent que le défaut d'adhérences la rend plus facile, mais cela n'est vrai que lorsque le kyste est pédiculé. Kœberlé a eu de bons résultats après l'extirpation avec réunion immédiate ou avec un tube à drainage (mortalité, 1 sur 12, ou 8,5 pour 100).

Lawson Tait, sur 1,000 cas de gastrotomie, a fait 65 fois cette opération pour des kystes para-ovariques et n'a perdu que deux malades. Th. Savage l'a pratiquée 4 fois, toujours avec succès.

Bon nombre d'autres extirpations de kystes para-ovariques ont été faites en Angleterre, en France et en Allemagne, et avec beaucoup de succès.

Mais il est nécessaire d'établir une distinction suivant les cas. D'après ces observations, quand le kyste était pédiculé, le succès a été la règle et l'opération facile. Quand le kyste était dans le ligament large et qu'on était obligé de le décortiquer ou de le laisser en place, l'opération était plus grave ; cependant on peut, même dans ce cas, éviter souvent les accidents.

En relevant mes statistiques, je trouve que sur 17 kystes du ligament large, j'ai rencontré 6 kystes pédiculés, 7 inclus dans les ligaments qui furent enlevés par décortication et 4 furent laissés en place et drainés par le vagin. Toutes les malades guérirent, sauf une qui après guérison d'un kyste drainé, eut une reproduction par végétation de son kyste dont la paroi était complexe. Cette observation a été publiée dans les *Ann. de Gyn.* 1887, p. 201.

L'opération dans le cas de kyste pédiculé ne présente rien de spécial et est en tout semblable à l'ovariotomie telle que nous l'avons étudié déjà. Mais il en est tout autrement quand le kyste est inclus dans le ligament large. Aussi nous allons nous occuper exclusivement des moyens employés pour traiter cette variété de kyste. L'opération comprend deux procédés distincts : la *dé-*

cortication, si la chose est possible, le *drainage du kyste*, quand on ne peut l'enlever entièrement.

Méthode de décortication. — Pour enlever un kyste dont la totalité ou une grande partie est incluse dans le ligament large, il est nécessaire de s'orienter et de se rendre compte de la disposition du péritoine par rapport à la tumeur.

L'aspect des membranes, la motilité relative du péritoine sur le kyste indiquent assez bien pour un œil exercé, le point où la tumeur est coiffée par la séreuse.

On doit, autant que possible, se rendre compte, avant de commencer la décortication, de la région où cette zone au niveau de laquelle la séreuse épaissie vient se confondre avec la tumeur, va lui adhérer entièrement.

La décortication, en effet, est toujours précédée par un premier temps, qui est la section ou l'ouverture de la séreuse. Il est nécessaire de pratiquer dans celle-ci une véritable fenêtre, qui a pour but de reconnaître les limites profondes de la tumeur, et de juger du degré d'adhérence qui l'unit à son enveloppe péritonéale. Cette première ouverture doit être faite avec soin et avec prudence, car c'est d'elle que dépendra souvent la réussite de l'opération. Grâce à elle, le chirurgien aura déjà des données assez précises sur l'intimité des adhérences qui unissent les deux surfaces, et sur les difficultés qu'il éprouvera pour les séparer.

Ordinairement cette section ouvre des vaisseaux veineux et artériels dilatés, contenus dans l'épaisseur du ligament large; des pinces à forci-pressure servirent à arrêter immédiatement la perte sanguine.

Une fois l'ouverture faite, et je la suppose suffisante pour pouvoir reconnaître exactement les rapports des parties, il est bon de l'agrandir. Pour cela on suit, sur la surface de la tumeur incluse, la direction ordinairement transversale de l'incision première et on donne à cette nouvelle section une étendue aussi considérable que possible, en tournant autour d'un des pôles de la tumeur.

Souvent même, avant d'entreprendre aucune manœuvre de décortication, il sera utile de faire parcourir à l'incision toute la circonférence de la tumeur, de façon à détacher le péritoine sur un segment entier du kyste.

Cette manœuvre facilite beaucoup la décortication, car elle permet de s'orienter facilement, de changer quand on veut le sens de la dissection et de la reprendre là où on l'a abandonnée un peu auparavant. Cependant, malgré ces avantages, il n'est pas toujours nécessaire de la pratiquer d'emblée sur toute la circonférence de la tumeur, car on peut être arrêté par la disposition de cette dernière ou par d'autres considérations qui font qu'on préférera ouvrir la séreuse à mesure que le travail de séparation progressera.

Dans ce genre de décortication il se passe quelque chose d'analogue à ce que je vous ai décrit à propos des adhérences inflammatoires ; on agit avec d'autant plus de facilité que la tumeur est plus tendue, et plus solidement fixée.

Aussi, à moins de nécessité absolue, je vous conseille de ne pas ponctionner ou ne pas vider complètement le kyste de son contenu, et de laisser une petite quantité de liquide qui servira de point d'appui aux manœuvres de séparation.

Mais il est une précaution essentielle qu'il ne faut pas oublier, c'est de ne pas craindre de saisir la paroi du kyste avec un grand nombre de pinces, de façon à pouvoir la maintenir et la tendre continuellement et avec force. Cette précaution, en donnant à la main qui tient le kyste, une grande puissance et une grande sécurité, facilite beaucoup l'extraction ; d'autant plus qu'en tirant ainsi fortement sur la paroi on la décolle des parties environnantes et on détruit les adhérences qui l'unissent aux ligaments larges. Ces pinces, ainsi disposées en collerette sur les lambeaux du ligament large séparés du kyste, ont encore un autre avantage, c'est d'empêcher ces lambeaux de se rétracter, grâce à leur grande élasticité, et de se perdre dans la profondeur du bassin, où ils sont souvent difficiles à retrouver, surtout quand ils sont le siège d'une hémorrhagie.

Pour séparer les parties enveloppantes, le meilleur instrument est l'extrémité des doigts, qui agissent de proche en proche en déchirant et décollant les tractus fibreux servant de lien d'union entre la tumeur et le péritoine épaissi.

On a proposé d'employer des spatules, mais ces instruments sont trop aveugles et peuvent faire des échappées qui produisent des déchirures soit du kyste, soit du péritoine ; ils sont ainsi la cause d'accidents plus ou moins sérieux.

Il ne faut pas oublier en effet, et nous verrons plus tard
l'utilité de ce précepte, qu'on doit autant que possible conserver intacte la paroi péritonéale qui entoure le kyste. L'intégrité de cette membrane permet, quand la cavité résultant de la
décortication est trop étendue, de la maintenir séparée de la
grande séreuse péritonéale. Dans ces conditions elle peut se combler lentement après un drainage approprié et sans provoquer
d'accidents du côté du péritoine.

Au lieu de spatules, lorsque les doigts ne suffisent pas, je
préfère couper quelques adhérences avec des ciseaux courbes et
mousses, en suivant bien exactement et bien prudemment la
paroi du kyste.

Kœberlé[1] se sert pour obtenir la décortication d'un artifice
spécial; il saisit la poche avec une serviette en tissu souple, qui
lui permet de retenir plus facilement le kyste entre les doigts.
Puis il use d'une autre serviette pour tirailler les adhérences et
les détacher avec soin de l'enveloppe fibreuse appartenant au
ligament large.

Pendant cette décortication il arrive souvent, ce sont les cas
faciles, que vous ne rencontrez qu'une petite quantité de vaisseaux; l'ablation totale est alors simple, parfaite, sans une
perte de sang considérable. Quelquefois au contraire, l'adhérence est plus intime et on déchire de grosses veines situées
profondément du côté de l'utérus et du vagin. Leur ligature est
souvent difficile et périlleuse.

Sans vouloir insister ici sur le procédé opératoire, je crois
pouvoir dire que le plus souvent la cavité qui succède à la décortication, si elle n'est pas trop étendue, doit être abandonnée dans
le ventre après avoir assuré l'hémostase par des ligatures sur les
lambeaux. Ou bien, ceci est encore préférable, vous pouvez réunir
ces lambeaux en un paquet sur lequel est appliquée une double
ligature analogue à celle des pédicules kystiques. Vous aurez soin
de réséquer les parties antérieures à cette ligature et le moignon
ainsi constitué sera abandonné dans l'abdomen.

Lorsque, au contraire, la tumeur plonge dans la base du ligament large et vient se mettre en rapport profondément avec le
vagin en refoulant même la paroi de cet organe, on se trouve

---

[1] Congrès français de chirurgie, 1886, p. 536..

après la décortication, en présence d'une véritable poche anfractueuse et saignante, présentant une grande surface où s'accumuleront les liquides.

Dans ce cas, vous aurez beau réséquer des lambeaux du ligament large hypertrophié qui constituent les parois de cette cavité,
celle-ci sera seulement rétrécie, mais elle ne sera pas comblée
toujours, la partie déclive existera et formera un cul-de-sac dangereux.

C'est alors qu'il semble plus prudent de ne pas mettre cette
partie en communication avec le péritoine, mais au contraire de
l'en séparer complètement, et de la traiter en dehors de cette
séreuse.

Le moyen le plus rationnel qui se présente à l'esprit est de
souder les bords de cette poche à la paroi abdominale, de façon
à former une véritable bourse dont l'ouverture est située supé-
rieurement et communique avec l'extérieur.

Mais cette séparation une fois obtenue, vous ne pourrez abandonner cette poche à fond déclive à elle-même, car les parois n'ont
pas une tendance à s'agglutiner rapidement et les liquides s'accumulant dans son intérieur pourraient se putréfier ou suppurer. Il
est donc de toute nécessité de veiller à l'antisepsie de cette cavité
et de permettre son oblitération progressive, en se mettant à l'abri
des accidents dus à la suppuration et à la résorption des liquides.

Deux moyens se présentent à nous.

L'un qui consiste à drainer le fond de cette cavité du côté du
vagin, de façon à permettre l'écoulement facile des liquides, et
de pratiquer des lavages répétés dans la poche : *drainage vaginal*.

L'autre qui a pour but d'empêcher toute septicité de la poche,
et de favoriser sa fermeture par la cicatrisation allant du fond
vers l'ouverture supérieure, mais sans faire une ouverture dans la
partie déclive : ceci constitue le *drainage abdominal*.

J'ai employé ces deux moyens dans des circonstances à peu
près semblables et tous deux m'ont fourni des succès. Mais je
donne la préférence à la seconde méthode qui consiste à remplir la
cavité avec des bandelettes de gaze iodoformée, sans trop distendre la cavité dont les parois tendent à se rapprocher les unes
des autres ; les bandelettes doivent seulement remplir le vide qui
reste entre elles. Cette gaze iodoformée très poreuse constitue un
moyen de drainage puissant qui amène au dehors le liquide

sécrété par la poche ; en même temps elle empêche toute infection de ces produits. Bientôt la poche ne tarde pas à se rétrécir de bas en haut et vous verrez des cavités qui étaient très étendues et occupant une partie du petit bassin, entièrement comblées dans l'espace de vingt à vingt-cinq jours.

Il ne reste plus alors qu'à obtenir l'obturation de la plaie abdominale, qui a été maintenue béante tant que la cicatrisation profonde n'était pas établie, ceci demande cinq à huit jours encore.

Vous trouverez tous les détails de ce traitement des cavités anfractueuses, laissées à la suite des décortications des kystes de ligament large, dans un article, que j'ai publié dans les *Ann. de Gyn.* 1887, et intitulé : *Kystes inclus dans le ligament large, traitement consécutif après leur ablation.*

Drainage du kyste. — Quand le kyste inopérable est laissé en place, à cause de l'union intime de ses parois avec les feuillets du ligament large, le meilleur moyen de traitement est le drainage *abdomino-vaginal* de la poche kystique.

C'est ce mode de traitement que nous allons examiner.

Il m'est arrivé, dans quelques cas, de ne pouvoir enlever aucune portion de la poche, qui était adhérente sur toute sa surface. Mais souvent il est possible de décortiquer une partie de cette cavité, et d'en réséquer une portion assez importante avant de rencontrer des obstacles tels qu'on doive renoncer à l'ablation du reste du kyste. Ordinairement cet obstacle se rencontre vers les parties profondément incluses dans le bassin, au voisinage de l'utérus et de la vessie. L'adhérence est souvent très intime avec ces organes ; elle est surtout fréquente dans les kystes anciens.

Dans ces conditions je vous conseille de réséquer la plus grande partie du kyste que vous pourrez atteindre, mais en ayant soin d'en laisser une portion suffisante pour qu'elle puisse être soudée à l'ouverture de la paroi abdominale et former ainsi une cavité complètement isolée du péritoine.

En effet pour fixer à la paroi abdominale cette poche qui doit rester dans le bassin, il est nécessaire qu'elle soit indépendante de la cavité péritonéale.

Au moyen d'un nombre suffisant de sutures avec le crin de Florence, les bords de la poche sont unis avec les lèvres de la plaie abdominale, de façon à adosser les séreuses. On obtient ainsi une cavité dont l'orifice, situé à l'extérieur, est largement ouvert et dont le fond malheureusement déclive, plonge dans le bassin. Il s'agit maintenant de drainer cette poche, et de lui permettre de se rétrécir ou de se combler petit à petit par un travail de bourgeonnement interne et de rétraction progressive.

On pourrait employer ici le procédé indiqué plus haut pour les poches saignantes formées par les débris du ligament large, c'est-à-dire le drainage simple ou aussi le drainage avec la gaze iodoformée. Mais je préfère, à cause de la simplicité des parois de la poche et de son oblitération rapide, le moyen suivant qui m'a donné dans cinq cas des résultats rapides et sûrs, c'est le *drainage abdomino-vaginal*.

Mais rappelez-vous que ce procédé doit être réservé pour les cas où le kyste inclus largement dans le ligament large, descend très bas dans le bassin et se met intimement en contact avec le cul-de-sac vaginal. Dans ces conditions on n'a pas à craindre de perforer les vaisseaux volumineux du bassin en passant le tube à drainage, car la paroi du kyste est voisine du vagin.

Pour pratiquer ce drainage, vous introduisez par le vagin un long trocart de Chassaignac qui fera saillie vers le fond du kyste. Après avoir perforé celui-ci et pénétré dans sa cavité, vous adaptez à l'extrémité du trocart un gros tube à drainage qui est fixé par un fort cordonnet de soie et est ensuite entraîné par le trocart du côté du vagin. Ainsi se trouve constitué un drainage en anse dont les deux extrémités correspondent, l'une au vagin, l'autre à la plaie abdominale.

Ce drainage suffit si le tube est assez volumineux. D'abord incomplet au début, car le caoutchouc est étranglé au niveau de son passage dans la cloison vaginale; il fonctionne bien après deux ou trois jours.

Vous pouvez alors faire des injections passant par le tube et lavant exactement la poche drainée. Il est bon de le protéger contre l'infection, en mettant dans le vagin des tampons de gaze iodoformée.

Dans les kystes simples ce drainage doit rester en place pendant quinze à vingt jours au maximum, suivant l'abondance de l'écoulement. Il est ensuite retiré et bientôt le trajet se tarit.

Deux fois, ne jugeant pas la poche suffisamment oblitérée et craignant de laisser une partie intermédiaire aux deux orifices encore sécrétants, j'ai remplacé le tube par un gros cordonnet de soie que j'ai laissé en place pendant cinq ou six jours.

J'ai employé cette méthode cinq fois pour des kystes para-ovariens inclus dans le ligament et qu'il m'avait été impossible d'enlever.

Chez quatre malades les choses se sont passées comme je viens de l'indiquer. Elles ont guéri rapidement, et depuis leur guérison qui date de deux ou trois ans, elles n'eurent aucun accident.

Chez la cinquième malade, il s'agissait d'un kyste para-ovarien uniloculaire, inclus et adhérent, mais dont la surface interne présentait par places de petites végétations. Le liquide contenait un peu de paralbumine. Il rentrait donc dans la classe des kystes para-ovariens complexes que j'ai étudiés plus haut et qui se rapprochent des kystes mucoïdes ordinaires venant de l'ovaire. Le drainage de ce kyste que je laissai en place, réussit bien au début ; le trajet s'oblitéra presque entièrement après cinq semaines. Malheureusement ce que j'avais prévu se présenta. Bientôt la malade revint me voir après huit mois, avec une récidive évidente et une répullulation manifeste de son kyste, la fistule s'était ouverte de nouveau et donnait du liquide séro-sanguinolent. Cette malade opérée depuis deux ans et demi vit encore malgré la récidive de son kyste [1].

Conclusions. — De toute cette discussion on peut donc conclure que les kystes para-ovariens doivent être enlevés par la laparotomie, comme tout kyste de l'ovaire, dès le début de son développement ou après une première ponction.

Quand ils sont pédiculés plus ou moins nettement, leur ablation est semblable à celle des kystes ovariques. Lorsqu'ils sont inclus plus ou moins complètement dans le ligament large, il est nécessaire de pratiquer la *décortication.* Celle-ci est souvent facile et complète pour les petits kystes.

Quand elle est incomplète ou impossible, il faut traiter la poche qui reste par le drainage, qui amène la guérison rapide, quand le kyste est simple.

[1] Observation publiée dans les *Ann. de gyn.*, 1888, p. 124.

Je termine en vous disant que, tous les préceptes que je viens de vous donner à propos des kystes para-ovariens inclus dans le ligament large, peuvent s'appliquer aux kystes de l'ovaire proprement dits qui accidentellement se développent entre les deux feuillets de ce ligament, ainsi que cela se présente quelquefois. Vous trouverez tous ces détails dans un travail que j'ai présenté devant la Société de chirurgie en 1883 et intitulé : *Kystes de l'ovaire inclus dans le ligament large* (p. 544, 581, 605).

La méthode est la même, la seule différence consiste dans ce fait, que les kystes multiloculaires sont plus graves, car si on ne peut les enlever, le drainage ne leur est pas applicable ou ne donne que des résultats passagers comme dans toutes les ovariotomies incomplètes (Terrier).

BIBLIOGRAPHIE

PANAS. — *Bulletin de l'Académie de médecine*, 1875.

LASAVRE. — *Contribution à l'étude des kystes para-ovariques.* Thèse Paris, 1879.

GAUTREZ. — *De la valeur de la ponction simple et des injections iodées dans les kystes séreux du ligament large.* Thèse Paris, 1885.

BACON. — *Traitement des kystes ovariens par la ponction.* Th. Paris, 1883.

TERRILLON. — *Du traitement des kystes para-ovariens, leur traitement après la ponction simple, Bulletin et Mém. de la Soc. de chirurgie.* 1885, p. 551.

TERRILLON. — *Note sur la récidive des kystes para-ovariens après la ponction simple. Ann. de gynécologie*, 1887, t. II, p. 201.

TERRILLON. — *Note sur les kystes para-ovariques et leur traitement. Annales de gynécol.* 1885, t. I, p. 426.

TERRILLON. — *Sur une variété de kystes para-ovariens et ses rapports avec les kystes de l'ovaire. Bull. Soc. de chir.* 1887. Séance du 13 Juillet, p. 460.

TERRILLON. — *Structure et pronostic des kystes ovariens. Ann. de gynécologie*, février 1888, p. 117.

SALPINGITE. — OVARITE

INFLAMMATION DE LA TROMPE UTÉRINE ET DE L'OVAIRE

Historique. — Anatomie pathologique : Salpingite simple : Pyosalpingite : Hémato-salpingite : Hydro-salpingite. — Propagation au péritoine. — Pelvi-péritonite. — Ovarite. — Etiologie. — Pathogénie. — Symptômes. — Diagnostic.

Je vais étudier avec vous une affection fort intéressante, mais dont la pathogénie et la fréquence sont encore très discutées. Il s'agit de l'inflammation des annexes de l'utérus, ou, pour préciser davantage, de l'inflammation de la trompe (salpingite) unie à celle de l'ovaire (ovarite). Vous en avez vu plusieurs exemples dans notre service.

Si vous lisez les livres classiques, vous verrez que l'histoire de cette affection n'est qu'ébauchée et que, dans la plupart des cas, elle a été confondue avec la pelvipéritonite ou autres inflammations péri-utérines, qui n'en sont que la conséquence.

Cependant, vous trouverez dans les travaux de Aran, de Siredey et de leurs élèves, et surtout dans la thèse de Seuvre (1874), et dans le traité de gynécologie de Sinéty, des notions déjà très exactes sur cette affection et sur ses rapports avec les inflammations de l'ovaire, du péritoine et de l'utérus.

L'inflammation des annexes de l'utérus est mieux connue et mieux appréciée au point de vue chirurgical et surtout au point de vue de l'anatomie pathologique, depuis que les chirurgiens, principalement L. Tait, ont proposé d'enlever les organes atteints par l'inflammation pour guérir les malades.

L'étude des parties altérées, extraites de l'abdomen par la laparotomie, a permis de mieux connaître la nature des lésions, leur importance et leur pathogénie.

J'ai moi-même pratiqué plusieurs opérations de laparotomie dans lesquelles j'ai enlevé des trompes et des ovaires présentant des lésions variées.

Ces organes altérés ont été examinés au point de vue histologique par M. Cornil, j'en ai fait l'objet de deux communications à l'Académie de médecine (31 mai et 27 septembre 1887). M. Cornil a bien voulu, à propos de ces deux communications, lire un rapport au mois de décembre 1887.

Enfin, M. Cornil et moi avons fait paraître un travail sur ce sujet, dans les archives de physiologie du 15 novembre 1887.

Quelques autres observations ont été publiées en France par MM. Bouilly, Trélat et Terrier, Lucas-Championnière et Pozzi. C'est en utilisant les faits que j'ai pu observer et surtout en empruntant aux nombreux travaux étrangers, que je pourrai vous faire l'esquisse rapide de cette maladie qui joue un si grand rôle dans la pathologie de la femme.

Anatomie pathologique. — L'inflammation de la trompe ou *salpingite* est une affection très fréquente ; presque toujours, je devrais dire toujours, elle est consécutive à l'inflammation de la muqueuse utérine.

L'inflammation tubaire se présente sous plusieurs aspects qui permettent d'établir la division suivante : 1° inflammation simple, *salpingite catarrhale;* 2° inflammation purulente, *pyo-salpingite;* 3° inflammation simple avec épanchement de sang dans l'intérieur de la trompe, *hémato-salpingite;* 4° accumulations dans l'intérieur de la trompe d'un liquide séreux, qui peut être légèrement trouble, *hydro-salpingite.*

Cette division établie, voyons quelles sont les lésions des trompes atteintes de salpingite.

Lorsqu'on examine à l'œil nu les lésions d'une trompe enflammée (salpingite aiguë simple), on constate qu'elle a augmenté de volume ; elles atteignent la grosseur d'un petit doigt ou du pouce et même un volume plus considérable (fig. 26).

Cette augmentation de volume s'accentue de l'utérus vers l'ovaire, le maximum répondant au pavillon, de sorte que l'organe présente la forme d'une poire dont la queue se continue avec la corne utérine.

La trompe est, en outre, déformée ; elle présente des bosselures très accentuées qui la rendent extrêmement tortueuse et lui donnent l'aspect des circonvolutions cérébrales.

Enfin, elle se recourbe souvent autour de l'ovaire qu'elle embrasse, formant ainsi une sorte de courbe à la concavité inférieure.

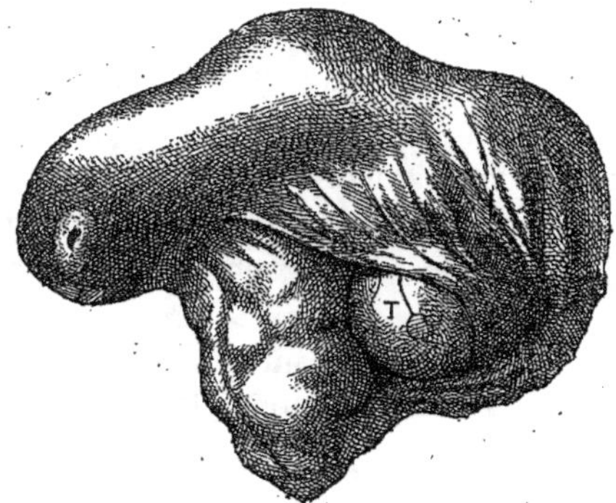

Fig. 26.

Trompe remplie de liquide oblitérée embrassant l'ovaire dans sa concavité.

Sur une coupe de l'organe on constate très nettement que sa cavité est plus rouge, plus colorée que celle de la trompe normale ; le pavillon est rouge, tomenteux et très vasculaire. Les deux parois qui la constituent participent à l'augmentation du volume, mais d'une façon inégale ; c'est surtout la muqueuse qui contribue à l'épaississement, son développement est souvent plus considérable que celui de la tunique musculaire.

Il existe cependant des cas anciens dans lesquels la tunique musculaire devient très épaisse, dure, rigide, et donne à la trompe un aspect particulier et une consistance spéciale.

Vous savez qu'à l'état normal les franges de la muqueuse tubaire sont peu prononcées ; dans les cas d'inflammation, au contraire, elles sont considérablement hypertrophiées et divisées à l'infini en franges secondaires. Dans un cas où l'examen histologique a été pratiqué par M. Cornil, des franges multipliées et enchevêtrées oblitéraient complètement la cavité de la trompe.

Ce n'est pas tout ; l'inflammation de la trompe amène l'oblitération des orifices, oblitération qui peut se faire au niveau de la corne utérine ou au niveau du pavillon ; le plus souvent l'oblitération siège au niveau de l'orifice péritonéal.

Dans ces conditions la trompe se remplit de liquide et peut se rompre, mais l'ouverture la plus dangereuse est celle qui se fait par rupture brusque, dans le péritoine, comme j'en ai observé un cas. La péritonite qui succède à cet accident est presque toujours mortelle.

Lorsque le liquide séjourne pendant très longtemps dans la trompe et qu'il n'est pas purulent, il se transforme, se décolore et on est en présence de l'*hydro-salpingite*. Celle-ci n'est probablement qu'un reliquat d'une ancienne inflammation catarrhale, dans laquelle le liquide muco-purulent se liquéfie davantage et prend un caractère séreux. Les exemples de cette affection sont assez rares.

Enfin, dans quelques cas, le contenu de la trompe est caséeux et alors il s'agit d'une lésion tuberculeuse (salpingite tuberculeuse) ; des faits de ce genre ont été signalés par plusieurs auteurs.

Avant de quitter la trompe, revenons encore sur les lésions de la muqueuse.

Cette membrane subit des modifications spéciales, suivant les différents états inflammatoires et aussi suivant la nature de la maladie et du liquide contenu,

Quand la trompe contient du sang en abondance, les franges sont aplaties ; cette disposition doit être attribuée à la rétention du liquide qui exerce une pression excentrique sur les franges et les repousse contre la paroi de la trompe. Cependant, dans le cas de la malade que j'avais ponctionnée plusieurs fois et opérée ensuite, et dont je vous parlerai plus loin, M. Cornil a trouvé à la surface, des masses végétantes qui n'étaient autres que des villosités hypertrophiées et devenues arborescentes (fig. 28).

Qu'est devenu l'épithélium dans ces différents cas ? Vous savez que l'épithélium tubulaire est un épithélium cylindrique à cils vibratiles. Cet épithélium est conservé en grande partie dans la salpingite simple catarrhale, mais dans les autres variétés, il peut être presque complètement détruit. En se détachant de la surface des villosités de la trompe, il tombe dans le liquide qui s'accumule dans la cavité ; aussi, lorsqu'on examine au microscope le contenu de la trompe, on trouve facilement et en grand nombre des cils vibratiles. Cet examen a une réelle importance pour le diagnostic de la salpingite et de cette variété spéciale, ainsi que Fergusson l'a démontré.

J'ajouterai encore, que des auteurs ont signalé dans certains cas, à la suite de salpingites, principalement de celle qui reconnaît pour cause la blennorrhagie, une hypertrophie considérable de la trompe due à l'épaississement de sa tunique

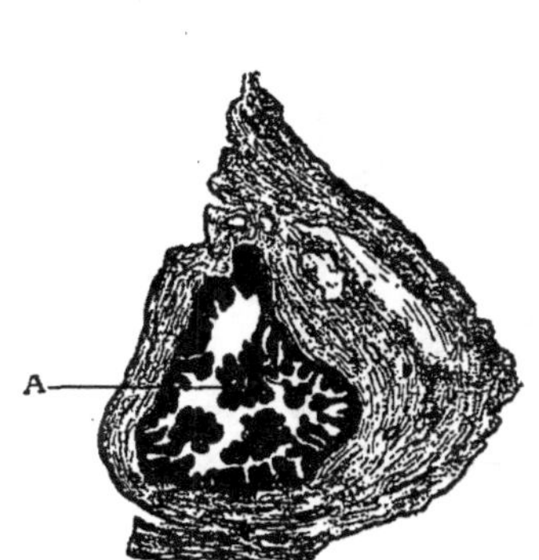

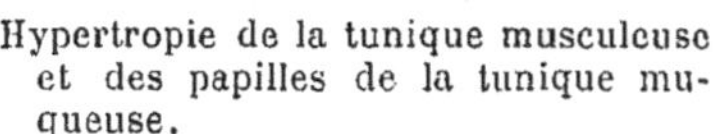

Fig. 27.

Hypertropie de la tunique musculeuse et des papilles de la tunique muqueuse.

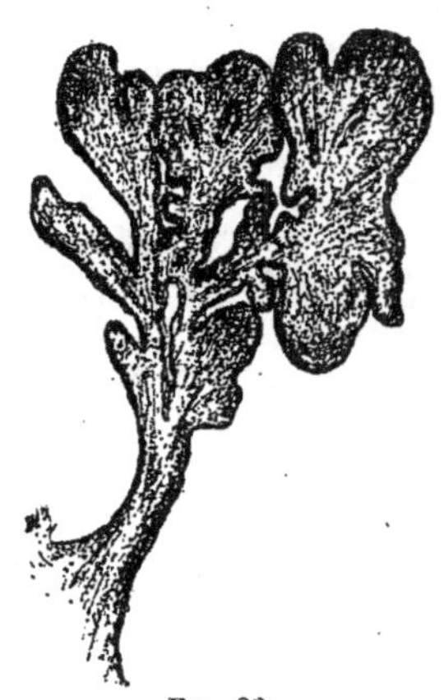

Fig. 28.

Frange hypertrophiée.

musculaire (Kaltenbach) (fig. 27). Le pavillon de la trompe est, par le fait de l'inflammation, presque toujours oblitéré, ainsi que je vous l'ai déjà annoncé. Cette disposition est facile à comprendre : elle est due à l'adhérence des franges du pavillon de la trompe. Dans ce cas l'apparence de l'oblitération peut présenter deux variétés : ou bien les franges adhèrent entre elles par leurs bords et leurs extrémités et le pavillon se termine en un véritable cul-de-sac arrondi, ou bien les extrémités des franges restent seules libres (fig. 29) et l'ouverture de la trompe s'oblitère en formant une cicatrice assez visible.

En même temps on trouve dans la cavité du muco-pus qui tapisse la muqueuse et lui adhère.

Telle est, esquissée rapidement, l'anatomie pathologique de la salpingite simple. Mais vous pouvez comprendre combien ces lésions peuvent varier; aussi nous allons insister sur certains désordres spéciaux.

Propagation aux parties voisines. — Pelvi-péritonite. — Je vous ai décrit les lésions de la salpingite ; malheureusement, l'in-

flammation de la trompe reste rarement localisée à cet organe,
elle tend à déborder sur les parties voisines en communication
avec elle. Il est rare qu'elle ne gagne pas le péritoine avec lequel
se continue la muqueuse et n'y produise pas des désordres variables par leur intensité et par leur étendue. Ces lésions secondaires sont quelquefois tellement prédominantes qu'elles ont

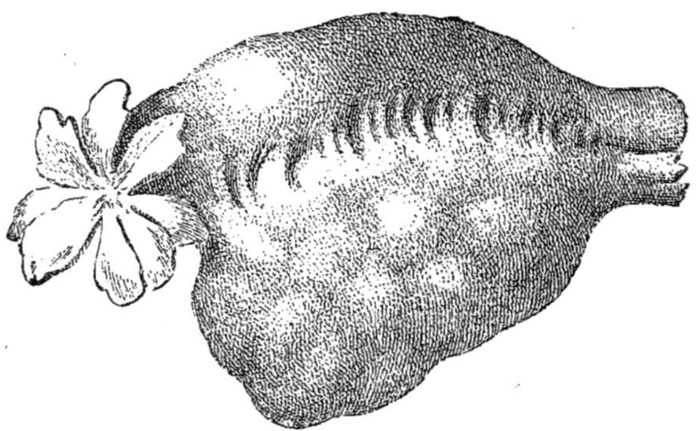

Fig. 29. — Trompe oblitérée avec frange des pavillons hypertrophiés,
adhérente à l'ovaire.

été prises pour la maladie principale (*pelvi-péritonite*), alors qu'on
méconnaissait leur origine, qui était toujours une inflammation primitive de la trompe. Nous insisterons sur cette extension de l'inflammation et sur ses conséquences à propos des
complications.

Ovarite. — Le premier organe atteint après le péritoine est
l'ovaire ; il se forme autour de lui, principalement au niveau du
pavillon de la trompe, un foyer de péritonite localisée. La séreuse
devient rouge, tomenteuse ; et des tractus fibro-vasculaires de
formation nouvelle, ne tardent pas à faire adhérer la trompe avec
l'ovaire. Nous sommes alors en présence de la pelvi-péritonite et
de la pelvi-ovarite.

Par le fait de ces désordres dus à l'inflammation, l'ovaire et les
trompes augmentés de volume et réunis par des adhérences,
éprouvent des changements de rapports importants à connaître.

La trompe devenue plus lourde, au lieu de flotter dans la
cavité du bassin entre les anses intestinales, tombe dans le cul-de-

sac de Douglas et y est bientôt fixée par des adhérences souvent
très étendues.

D'autres fois, la trompe et l'ovaire surpris par l'inflammation
à leur hauteur normale, sont appliqués et collés, pour ainsi dire,
derrière la branche horizontale du pubis ou près du trou obtura-

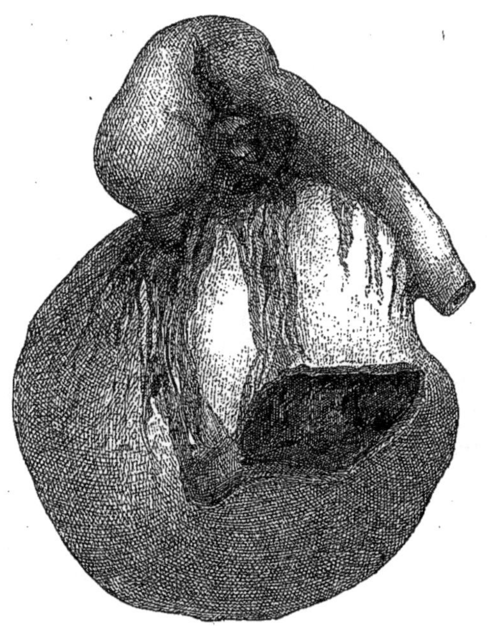

Fig. 30. — Trompe enflammée et oblitérée adhérente à un ovaire transformé
en un vaste kyste sanguin.

teur. Enfin, ils peuvent se porter aussi du côté de l'utérus, dont
ils se rapprochent plus ou moins, quelle que soit la position qu'ils
prennent.

Comme la maladie occupe presque toujours les deux trompes
et les deux ovaires, il arrive souvent que ces organes ne sont
pas placés dans des régions symétriques, ceux d'un côté étant
dans le cul-de-sac de Douglas, les autres derrière le pubis. Ce
fait qui a été souvent constaté, est utile à connaître, car souvent
vous ne trouverez pas les deux organes dans la même position,
soit pendant l'examen clinique, soit au cours de l'opération.

Nous venons de voir que l'ovaire participe à l'inflammation venue de la trompe ; il s'agit de savoir dans quelle proportion.

Dans quelques circonstances, l'ovaire n'est pas atteint profondément, c'est-à-dire que le parenchyme est intact ; c'est là un point important à signaler à propos de la question si controversée de la pathogénie de l'ovarite ; mais presque toujours sa surface est plus ou moins altérée par des fausses membranes. D'autres fois il offre des altérations secondaires et dues à la rupture des vésicules de Graff, celle-ci ne se fait plus dans des conditions normales, puisque le sang ne peut s'échapper au dehors, à cause de la présence des adhérences superficielles.

Ainsi sont constitués les kystes sanguins que l'on constate si souvent dans ces ovaires (fig. 30).

On y trouve quelquefois de petits abcès dans le cas de pyosalpingite. Les gros abcès, occupant exclusivement l'ovaire, sont plus rares.

Enfin, après avoir été chroniquement enflammé et emprisonné pendant longtemps dans ces fausses membranes, l'ovaire finit par s'atrophier et se scléroser. Il se trouve réduit à une petite masse fibreuse, dure et bosselée, couverte de tractus très adhérents au péritoine.

Hémato-salpingite. — L'accumulation de liquide dans la cavité de la trompe est une conséquence assez ordinaire de l'oblitération des orifices tubaires. Ce liquide peut être du sang.

En effet, le sang qui au moment des règles, vient de la muqueuse de ce conduit, ne trouvant pas d'issue s'y accumule, ce qui constitue une tumeur par rétention, c'est l'*hémato-salpingite.* Quand on a ouvert cette poche sanguine, on trouve dans l'intérieur du sang noir, de consistance sirupeuse, quelquefois accompagné de fibrine durcie ou de dépôts d'hématine en cristaux.

La quantité de sang ainsi accumulé est fort variable : 10 à 30 grammes en moyenne. Chez une de mes malades, j'ai trouvé 450 grammes de sang ; chez une autre il y avait 300 grammes de sang noir et liquide et 200 grammes d'hématine, formant une masse granuleuse au fond de la poche.

On a signalé des quantités bien plus considérables, par exemple un demi-litre.

La tumeur qui constitue l'hémato-salpingite augmente de

volume à chaque période menstruelle, ou bien elle se reproduit
à ce moment si elle a été évacuée par des ponctions.

J'ai publié l'observation d'une femme atteinte d'hémato-salpingite, qui était malade depuis huit ans. A chaque époque menstruelle elle ne rendait que peu de sang par le vagin; par contre,
sa trompe se remplissait de sang et se dilatait.

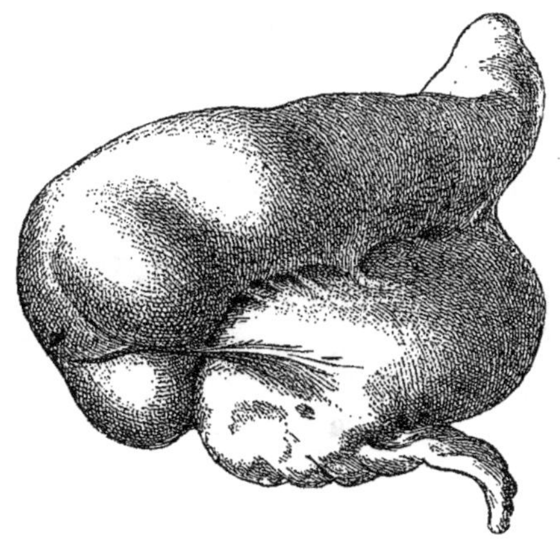

Fig. 31. — Hémato-salpingite. — Trompe oblitérée remplie de sang et adhérente
à l'ovaire qui est situé au-dessus d'elle.

J'ai ponctionné cette malade une quinzaine de fois, et cette
ponction a donné la première fois 450 grammes de sang noir,
sirupeux; dans les autres ponctions, j'ai retiré des quantités
variables, entre 150 et 300 grammes.

Elle a été opérée le 15 novembre 1887, et j'ai pu enlever
par la laparotomie cette trompe dilatée remplie de sang et de
caillots, dans sa totalité; la malade est actuellement parfaitement
guérie. Les règles se sont rétablies.

Quelquefois l'orifice utérin persiste, et la poche sanguine se
vide par cette voie d'une manière intermittente ou continue;
généralement le sang ainsi rendu est noir et sirupeux. Cette variété avait déjà été décrite par Nonat sous le nom de *dysménorrhée distillante.*

Ce que je viens de vous dire pour le sang s'applique également
au pus et au muco-pus, qui peuvent être retenus dans la trompe
dilatée.

J'ai vu une malade, qui de temps en temps avait, par la voie vaginale, une véritable décharge, rapide et momentanée de liquide muco-purulent depuis plusieurs mois. Cette perte de liquide était précédée de douleurs vives dans le bas-ventre. Quand je l'opérai par la laparotomie, je constatai qu'il s'agissait d'une trompe dilatée du volume d'une petite mandarine, qui communiquait avec l'utérus par l'orifice correspondant de la trompe très petit, lequel ne devait donner passage aux liquides que lorsque la tension dans l'intérieur de la poche était suffisante pour forcer le passage.

Pyo-salpingite. — La *pyo-salpingite* est fréquente surtout par le fait de la blennorrhagie ou à la suite d'une métrite puerpérale. La tuberculose des trompes peut aussi lui donner naissance, mais alors on trouve dans le pus ou dans les parois de la trompe des parties caséeuses et surtout des bacilles caractéristiques. Souvent l'abcès de la trompe est peu volumineux, la trompe tortueuse ayant acquis le volume du pouce et étant remplie de pus.

Mais, d'autres fois, la trompe est distendue davantage; elle perd sa forme cylindrique, s'allonge et constitue une poche purulente, ayant un aspect piriforme irrégulier, contenant plusieurs centaines de grammes de liquide. Une trompe enlevée par M. Lucas-Championnière, contenait près d'un litre de pus. Lawson Tait en a signalé une contenant 800 grammes. Sur une de mes opérées, j'ai trouvé 500 grammes de pus.

Souvent même, si l'ovaire a participé à l'inflammation purulente, il peut y avoir formation de plusieurs abcès dans son intérieur; ceux-ci communiquent avec la trompe et constituent alors des poches anfractueuses très étendues.

Ces abcès très adhérents à l'utérus, au rectum et à la face postérieure du ligament large, proéminent dans le petit bassin; aussi une portion de leur paroi est en grande partie libre dans le péritoine. Ainsi constitués, ces volumineux abcès ont le plus souvent été confondus avec les pelvi-péritonites suppurées, ou avec ce qu'on a appelé : *phlegmons du ligament large*. Mais les travaux modernes, facilités surtout par l'intervention chirurgicale directe, qui permet quelquefois de les enlever en totalité en détachant leurs adhérences au péritoine, nous ont montré que la plupart de ces abcès avaient pour origine la trompe et l'ovaire.

Un chirurgien américain Gil-Wilre, qui s'est particulièrement occupé de cette question, a pu démontrer que les quatre cinquièmes des abcès pelviens avaient la trompe pour origine. Tous les cas que j'ai pu étudier et toutes les opérations que j'ai pratiquées, m'ont fait adopter également cette opinion.

Par le fait de leur situation spéciale, les salpingites suppurées ont une tendance à s'ouvrir dans les organes creux situés dans leur voisinage. L'ouverture se fait le plus souvent dans le rectum, auquel la tumeur est ordinairement accollée, dans l'utérus, dans le vagin et la vessie. Cet organe est rarement le siège de la perforation, cependant j'en ai observé un cas. Enfin, ils peuvent se porter du côté des parois du bassin, et venir s'ouvrir au dehors au-dessus du pubis, ou vers la fosse iliaque.

En résumé, je ne pourrais trop vous répéter cette loi qui s'impose dans l'histoire de l'anatomie pathologique des salpingites : il s'agit ici d'une inflammation qui partie de la muqueuse utérine gagne la trompe et déborde sur le péritoine et l'ovaire. C'est ce que nous allons étudier en parlant des causes de cette maladie.

Etiologie. — Les causes de la salpingite sont multiples ; en principe, on peut dire que toute inflammation de la muqueuse utérine, quelle qu'en soit la cause, peut donner lieu à l'inflammation de la trompe ; ce n'est pas à dire pour cela que les inflammations de la muqueuse utérine se propagent toujours à la trompe.

Les causes de la salpingite sont donc les mêmes que celles de la métrite.

En première ligne se place la blennorrhagie ; viennent ensuite les accouchements et surtout les avortements, qui sont si souvent la cause de l'inflammation plus ou moins septique de la muqueuse utérine. Trois de mes malades ont vu apparaître les premiers accidents de salpingite à la suite d'une fausse couche.

Dans cette catégorie, nous devons mettre également les manœuvres pratiquées sur l'utérus, telles que sondages intempestifs, dilacération du col, etc... qui agissent par le même mécanisme, qui est l'infection locale.

A côté de ces causes locales et spéciales, nous voyons aussi la maladie naître sous l'influence d'une affection générale, telle que la tuberculose. Ici la maladie peut se développer primitivement dans la trompe, ou venir de l'utérus. Mais cette question du mécanisme de la contagion de la tuberculose est encore tellement obscure, que je ne voudrais pas discuter avec vous ce mode d'envahissement encore inconnu ou au moins controversé.

Je ne vous parlerai qu'en passant de certaines variétés de salpingite survenues à la suite d'autres maladies générales, la variole, la scarlatine, qui ont quelquefois exercé leur influence sur la trompe et l'ovaire, de même qu'elles l'exercent sur la glande spermatique ; il doit en être de même des oreillons. Mais toutes ces causes s'attaquant à l'état général et à la constitution tout entière, ne rentrent pas dans le cadre des salpingites que j'étudie ici.

J'ajoute pour terminer cette énumération des causes, qu'il n'est pas rare de trouver une affection des trompes, salpingite et pyo ou hémato-salpingite, dans les cas de fibrômes ou de kystes de l'ovaire. (Gil Wilre). J'en ai vu plusieurs exemples, mais je ne vois dans ces cas qu'une cause de la maladie, c'est l'inflammation concomitante, de la muqueuse utérine.

Symptômes. — Les symptômes de l'inflammation de la trompe sont souvent assez nets et caractéristiques.

Quelquefois le mode de début permet de faire le diagnostic avant même d'examiner la malade. Il s'agit de femmes qui, à la suite d'une fausse couche ont eu des métrorrhagies, des douleurs vives et persistantes dans le bas-ventre et surtout dans la région des ovaires, ainsi que des règles douloureuses et chez lesquelles des accidents de péritonite localisée ont été marqués par les symptômes bien connus de cette complication. Ou bien, ce sont des femmes atteintes de blennorrhagie depuis un certain temps, se plaignant de douleurs dans le bas-ventre, douleurs surtout intenses du côté droit, et qui, un beau jour, à la suite d'imprudence, voient survenir des accidents plus sérieux du côté du péritoine.

La période d'état est surtout caractérisée par les douleurs. Celles-ci exaspérées par la marche, par le cahot de la voiture, par la défécation, par le coït, sont rapportées par les malades à la partie latérale et inférieure de l'hypogastre. Elles sont particulièrement tenaces et ne cèdent que partiellement aux moyens ordinairement employés pour les soulager.

Elles ont souvent un caractère spécial qui simule un battement douloureux au niveau de l'aine (Hégar), et présentent des irradiations vers les cuisses et la région lombaire, s'exaspérant sans cause appréciable au commencement et à la fin des règles.

Les malades se plaignent en outre d'un état nauséeux presque continu ; la miction est quelquefois douloureuse, la constipation opiniâtre.

Des pertes sanguines plus ou moins abondantes accompagnent souvent cet état, surtout au début, elles sont notées dans la plupart des observations et dues à l'excitation de la muqueuse utérine produite par la lésion de la trompe. Plus tard les règles peuvent diminuer beaucoup.

Pendant quelque temps les femmes jouissent d'une bonne santé apparente, mais bientôt, celle-ci s'altérant, elles deviennent pâles, maigres et présentent tous les signes d'une anémie assez profonde, avec des accidents nerveux prédominants chez celles qui sont prédisposées. On a signalé chez certaines malades des phénomènes nerveux bizarres, tels que des paraplégies trompeuses, des accidents du côté de l'estomac et même des phénomènes cérébraux.

L'examen local fournit des renseignements de la plus haute importance et qu'il ne faut jamais négliger de recueillir avec le plus grand soin et souvent plusieurs fois, à quelques jours d'intervalle.

Avant de vous parler de l'examen local, qui consiste surtout dans le toucher vaginal, le toucher rectal et la palpation abdominale combinée avec ces deux moyens d'exploration, il est utile de vous donner un aperçu général des sensations que vous devrez rencontrer. En effet, par cette exploration, vous devez acquérir la notion que, à côté de l'utérus, rarement derrière cet organe, vous sentirez une tuméfaction de volume variable, depuis une petite noix jusqu'au volume d'une petite orange ou du poing, séparée par un sillon manifeste du globe utérin, et ordinairement non adhérent au cul-de-sac vaginal qu'il faut déprimer plus ou moins pour atteindre la tuméfaction.

Si elle est située dans le cul-de-sac recto-utérin, ordinairement latéralement, vous la sentirez facilement par le toucher rectal, à la distance de 7 ou 8 centimètres, où elle déprime parfois la paroi antérieure de l'intestin. Quand elle est située plus haut, la main aplatissant la paroi abdominale au-dessus du pubis de chaque côté de la partie médiane la percevra mieux.

L'utérus est généralement un peu douloureux, immobilisé en

partie et assez volumineux, phénomènes qui sont dus à la métrite concomitante. Il est souvent dévié latéralement ou appliqué derrière le pubis, quand l'inflammation des annexes forme une tuméfaction appréciable qui a pour résultat de le déplacer.

Le doigt enfoncé profondément détermine une douleur très vive au niveau des culs-de-sac latéraux, le plus souvent du côté droit, car c'est de ce côté que la lésion est la plus fréquente ou la plus accentuée. Souvent le doigt est arrêté en déprimant le cul-de-sac, par une masse dure, immobile, particulièrement douloureuse, qui n'est autre chose que l'ovaire et la trompe, situés plus ou moins bas et adhérents.

Lorsque les organes malades sont fixés vers la partie supérieure de l'utérus, le doigt ne peut pas les atteindre par le vagin ; c'est par le palper abdominal seulement que l'on constate la présence de la tumeur tubo-ovarienne.

Enfin, si vous combinez le palper abdominal et le toucher vaginal, vous sentirez entre les doigts de chaque main un corps plus ou moins bosselé et douloureux à la pression, mais indépendant de l'utérus cependant accolé à lui et plus ou moins séparé par un sillon. Pour pratiquer cet examen, surtout quand la femme est grasse ou que les parois abdominales sont tendues (cela est dû souvent à la douleur éprouvée par la malade), il est utile d'endormir la malade et de profiter de la résolution complète, pour pratiquer l'examen bi-manuel qui seul donnera des renseignements précis. Cette précaution est le plus souvent indispensable avant de décider une intervention, à moins d'un diagnostic très évident.

Il va sans dire que les adhérences anormales de l'ovaire et de la trompe, et que l'épaisseur des parois abdominales rendent quelquefois l'examen local extrêmement difficile.

Vous ne devez pas oublier que ces caractères varient d'un cas à l'autre suivant le volume des parties malades, les adhérences qui les entourent et la place qu'elles occupent dans le bassin; il est donc difficile de donner des signes plus précis.

Diagnostic. — Le diagnostic des maladies de la trompe est souvent délicat, car on peut confondre ces affections avec un certain nombre d'altérations utérines ou péri-utérines.

Le kyste de l'ovaire de petit volume se reconnaîtra toujours par l'absence de douleurs et par la marche de la tumeur. Cependant un kyste du ligament large peut simuler un abcès ou une hématome de la trompe, ainsi que j'en ai vu deux exemples.

C'est surtout avec les corps fibreux que la confusion pourra exister, à cause des hémorragies utérines si fréquentes dans ces deux affections et aussi par le fait du voisinage de la salpingite avec l'utérus auquel elle est le plus souvent accolée.

Certains symptômes mettent cependant sur la voie du diagnostic. Les douleurs du fibrome n'ont ni le même caractère, ni la même intensité; de plus, au moment des règles, elles s'aggravent toujours dans les cas de salpingite. Dans le fibrome, la malade ne maigrit pas et conserve son appétit, surtout au début, pendant les premières années; ici, au contraire, on trouvera plus fréquemment de l'amaigrissement, des nausées et des troubles digestifs.

Quand il s'agit d'un fibrome, la tumeur augmente sensiblement, au moins par périodes; dans la salpingite, elle reste stationnaire, à moins qu'il n'y ait du sang ou du pus en abondance; dans ce cas, la fluctuation permettra de faire le diagnostic différentiel.

On ne constate presque jamais pendant l'évolution du fibrome utérin l'élévation de la température; dans la salpingite, le pouls s'accélère et la température s'élève surtout le soir.

Enfin, la tumeur fibreuse est à peine sensible à la palpation; ici, au contraire, la sensibilité est très intense et caractéristique, surtout à la moindre pression.

Dans les inflammations de la trompe, les malades accusent fréquemment un phénomène que j'ai noté plusieurs fois dans mes observations; c'est l'écoulement brusque d'une certaine quantité de liquide muco-purulent par l'utérus, succédant à une période de douleurs et de tuméfactions du côté du bassin, ordinairement unilatérale. Ce phénomène est dû à la réplétion de la trompe dont le pavillon est oblitéré, mais dont l'orifice utérin resté imperméable, laisse échapper le liquide contenu, d'une façon intermittente.

Quant à établir le diagnostic entre les affections de la trompe et les inflammations connues sous le nom de phlegmon du ligament large ou pelvi-péritonite simple, nous n'avons pas à nous en préoccuper. En effet, le phlegmon, primitivement développé dans le ligament large, n'existe que rarement et a été jusqu'ici confondu avec l'inflammation de la trompe.

Pour ce qui est de la pelvi-péritonite, quand elle existe, elle ne constitue qu'un phénomène secondaire à la salpingite et augmentant plus ou moins les désordres produits par la maladie de la trompe. Aussi son apparition doit encore aider à la reconnaissance de la maladie primitive. On ne doit donc pas chercher à la différencier de celle-ci.

D'ailleurs, la marche de l'affection, l'examen minutieux pratiqué sous le chloroforme, dans certains cas où la rigidité des parois abdominales ne permet pas l'examen de la profondeur du bassin, ne laisseront plus de place au doute.

J'ajouterai même, d'après mon expérience personnelle, que souvent le diagnostic sera basé principalement sur la marche et l'évolution de l'affection, ainsi que sur le siège des souffrances éprouvées par la malade ; la constatation de la tuméfaction caractéristique étant souvent délicate et difficile, quand son volume n'est pas considérable. Cependant je crois qu'avant d'agir chirurgicalement, comme je vous l'indiquerai plus loin, il est utile de reconnaître par l'exploration directe la lésion caractéristique.

SALPINGITE

PRONOSTIC ET TRAITEMENT

Accidents. — Pelvi-péritonites à répétition. — Rupture. — Ouverture dans un organe voisin. — Stérilité. — Pronostic. — Traitement médical. — Traitement chirurgical. — Extirpation totale par la laparotomie. — Drainage par laparotomie. — Soins consécutifs. — Résultats.

Ce qui domine l'histoire de la salpingo-ovarite, ce sont les nombreux accidents qui peuvent se montrer au cours de cette maladie et qui constituent autant de complications sérieuses.

Je vous ai déjà dit, à propos de l'*anatomie pathologique*, que l'inflammation tubaire déborde au niveau du pavillon sur l'ovaire et le péritoine voisin. Dans certains cas de salpingite blennorrhagique ou septique, l'inflammation péritonéale s'étend avec une grande rapidité et englobe les intestins dans un court espace de temps ; on se trouve alors en présence d'une pelvi-péritonite à marche très aiguë.

On a même signalé des cas de ce genre dans lesquels les malades ont été rapidement emportées par une péritonite généralisée.

D'autres fois, la péritonite, quoique présentant une marche aiguë, reste localisée ; les phénomènes graves durent quelques jours pour s'atténuer ensuite et disparaître, c'est la pelvi-péritonite classique, celle que vous voyez survenir à la suite des avortements, par exemple, ou chez certaines femmes dans le cas d'une vaginite aiguë.

A côté de ces deux formes aiguës, on observe quelquefois une forme plus lente, s'accompagnant à peine d'une légère réaction inflammatoire, c'est la péritonite localisée chronique.

Il existe enfin une autre variété de péritonite consécutive à l'inflammation de la trompe, c'est celle qui s'installe presque sans bruit, d'une façon pour ainsi dire latente et qui se révèle seulement à l'autopsie ou pendant le cours de l'opération, par la présence de brides et d'adhérences englobant la trompe, l'ovaire et le péritoine voisin : cette variété doit être de beaucoup la plus fréquente, cependant elle est ordinairement méconnue.

Mais ce qui domine dans l'histoire de ces poussées de péritonite localisée, c'est leur répétition, leurs rechutes si fréquentes qui épuisent les malades. Ces péritonites localisées entraînent à leur suite des conséquences sérieuses, car les fausses membranes agglutinant la trompe et l'ovaire, déterminent des tiraillements et des douleurs qui tourmentent beaucoup les malades et contre lesquelles la thérapeutique médicale est ordinairement impuissante.

De plus, ces péritonites localisées ne se bornent pas de former des fausses membranes ; on trouve quelquefois du pus dans l'interstice des tractus fibreux. Cette suppuration est sous la dépendance de la cause même de la salpingite, car on ne l'observe guère que dans les salpingites qui reconnaissent pour origine la blennorrhagie et surtout les affections puerpérales.

Les accidents dus à la présence d'une collection purulente dans l'intérieur de la trompe et dans l'ovaire sont encore plus sérieux.

Cette collection souvent volumineuse peut se rompre dans le péritoine, comme vous en avez vu un exemple à la Salpêtrière. Cette malade est morte de péritonite purulente rapide. J'ai publié cette observation dans les Bulletins de la Société de chirurgie, 1887, p. 367.

Heureusement cette rupture dans le péritoine est rare, car l'inflammation détermine la formation de fausses membranes autour de l'abcès tubaire et ses parois s'épaississent au point de rendre la poche très résistante.

Le plus souvent cet abcès s'ouvre, après quelque temps, dans les organes creux du petit bassin, utérus, vessie, vagin, rectum, après avoir contracté des adhérences avec eux.

C'est surtout avec le rectum que l'abcès offre des connexions intimes, c'est principalement dans cet organe qu'il tend à se vider. Lorsqu'il s'ouvre dans cette portion du gros intestin, le pus irrite la muqueuse rectale et donne lieu très souvent à une affection particulière sur laquelle Nonat a beaucoup insisté, l'*entérite glaireuse;* cette entérite est une affection symptomatique ; c'est dire qu'il faut toujours en chercher la cause.

L'ouverture de l'abcès dans les organes voisins peut être un mode de guérison de la salpingo-ovarite suppurée ; mais quelquefois le pus se vide mal, le trajet reste fistuleux, et la malade est exposée aux graves accidents de la septicémie ou de l'épuisement par suppuration prolongée. D'autres fois sa cavité se vide et se remplit d'une façon intermittente, à des intervalles variables et irréguliers, mais sans avoir de tendance à se guérir spontanément.

Tels sont les dangers de la suppuration de la trompe et de l'ovaire. Passons maintenant aux accidents de l'hémato-salpingite, qui constituent un des chapitres les plus intéressants des complications de cette maladie.

Nous avons déjà vu, Messieurs, que lorsque la trompe contient du sang, la réplétion se fait surtout au moment des règles. Si l'orifice utéro-tubaire n'est pas oblitéré, la déplétion de la poche sanguine se fait d'une façon lente sous forme d'une perte de sang noir et sirupeux, par l'intermédiaire de l'utérus et du vagin, constituant ainsi ce que Aran avait appelé l'*aménorrhée distillante.*

Quelquefois même l'hématome tubaire persiste longtemps à l'état de tumeur, sans diminuer d'une façon sensible.

Mais, dans certains cas et sous les influences les plus variables la trompe, dilatée par une collection sanguine, peut se rompre et donner ainsi lieu à des accidents dont vous devinez toute la gravité.

Cette rupture survient le plus souvent au moment des règles, ce qui est facile à comprendre, puisque, à ce moment, la muqueuse tubaire fortement congestionnée, laisse échapper une certaine quantité du sang qui vient augmenter subitement la tension de la collection sanguine préexistante.

Souvent, une simple manœuvre d'exploration, le toucher vaginal par exemple, ou le cahot de la voiture, suffisent pour amener la rupture de la poche.

Presque aussitôt, la femme est prise de phénomènes alarmants qui ne sont autres que le début d'une péritonite aiguë.

Le sang provenant de la rupture de la trompe s'épanche dans la partie la plus déclive du petit bassin, c'est-à-dire dans le cul-de-sac recto-utérin, et devient le point de départ d'une *hémato-cèle rétro-utérine.*

Cette étiologie de l'hématocèle est très réelle et très fréquente, et vous trouverez notamment dans la thèse de Seuvre des indications très précises à ce sujet.

A côté de cette rupture, complication toujours sérieuse, se place un quatrième groupe tout à fait spécial; il s'agit d'une série d'accidents qui désespèrent et surprennent le médecin par leur brusquerie. En voici un exemple : une femme, éprouvant depuis un certain temps des troubles du côté de l'utérus et de ses annexes, va consulter un médecin; celui-ci, voulant se livrer à un examen complet, pratique le toucher vaginal, le palper abdominal et le cathétérisme utérin; la malade est prise presque aussitôt après l'examen de douleurs péritonitiques extrêmement violentes s'accompagnant d'un état général grave. Parfois même la scène se termine par la mort.

Que se passe-t-il donc dans ces cas? Il s'agit de femmes chez lesquelles les manœuvres précédentes ont déterminé le réveil d'une salpingite latente — qui aurait longtemps persisté à l'état chronique sans cette cause occasionnelle — ou bien la rupture d'une trompe dilatée par du liquide.

Ceci est important à connaître en médecine légale, car il n'est pas rare que l'autopsie montre cette cause d'une mort rapide, qui paraît avoir succédé simplement à un traumatisme léger ou à toute autre cause. Souvent on a cru, à cause de la soudaineté des accidents, à un véritable empoisonnement. Il faut que vous sachiez que, dans ces cas, il y a bien eu réellement des causes déterminantes, mais que la malade portait auparavant et à l'état latent une lésion des trompes capable de produire rapidement l'éclosion des accidents.

J'ajoute en terminant qu'une conséquence inévitable de la salpingo-ovarite, c'est la *stérilité.* Je dirai même que cette affection en est la cause la plus fréquente, peut-être la seule vraie, si nous exceptons bien entendu les malformations congénitales.

En effet, les lésions du corps et du col de l'utérus n'empêchent pas d'une façon absolue le passage des spermatozoïdes; mais, par contre, si la trompe est malade, il existe alors des obstacles qui s'opposent réellement à la rencontre des deux éléments. Il suffit de vous reporter aux notions d'anatomie pathologique que nous

avons étudiées dans la leçon précédente pour comprendre que
cette rencontre est impossible. Rappelons brièvement ces
notions : des fausses membranes enveloppent la trompe et
l'ovaire ; celui-ci est atrophié, ou kystique ; le pavillon de la
trompe déformé, tiraillé par des adhérences, n'est plus en rapport
avec l'ovaire ; la cavité de la trompe est remplie par des franges
hypertrophiées, quelquefois distendue par une collection purulente
ou sanguine ; enfin, et surtout, les orifices tubaires sont oblitérés.
Dans ces conditions il n'y a pas d'ovulation normale ni de fécondation possible.

Pronostic. — Les lésions de la salpingite sont rarement gué-
rissables, même quand elles sont peu accentuées, ou bien elles
laissent toujours, après la disparition des phénomènes inflammatoires, quelque reliquat constitué surtout par l'imperméabilité du
conduit, cause de la stérilité ; celle-ci est presque inévitable à
cause de la dualité ordinaire de la maladie.

Dans les cas plus sérieux la maladie ne peut guérir spontanément, les symptômes s'accentuent de jour en jour et, outre les
désordres du côté de la menstruation, on voit se développer des
troubles du côté du péritoine, de la vessie, du rectum, du tube
digestif.

Alors surviennent des désordres généraux : l'affaiblissement,
la pâleur, l'inappétence, les palpitations, en un mot, tous les
signes de l'anémie avec son cortège de phénomènes nerveux à
forme hystérique ; bientôt même des symptômes d'hecticité progressive avec frissons et sueurs passagères.

Après ce long exposé des dangers que court la malade atteinte
de salpingo-ovarite, nous pouvons logiquement conclure que
c'est là pour les femmes une affection très sérieuse qui les menace perpétuellement. Ainsi se trouve expliquée la tendance de la
chirurgie actuelle à les débarrasser de cette maladie, même au
prix d'une intervention radicale.

Traitement. — Jusqu'à ces dernières années, le traitement de
la salpingo-ovarite était purement médical ; au lieu d'agir directement sur la trompe et l'ovaire, on se contentait de soigner la
métrite concomitante, car c'était là l'affection la plus facile à
reconnaître et qui attirait surtout l'attention. Toutes les malades

que j'ai opérées jusqu'à ce jour, au nombre de vingt-cinq, ont toutes été traitées pendant plusieurs années pour des métrites.

Les nombreuses ressources de la thérapeutique médicale étaient successivement mises à contribution : on appliquait des vésicatoires sur le ventre; on donnait les opiacés en lavements, en potions, en injections sous-cutanées, pour calmer les douleurs. Les malades étaient envoyées aux eaux minérales réputées bienfaisantes pour les affections utérines et tous les soins étaient prodigués à leur état général. Tout se bornait donc à la thérapeutique des symptômes, en donnant une large part à l'hygiène.

Ces malades étaient soulagées par le traitement médical, mais en somme, ce soulagement n'était dû qu'aux précautions dont elles s'entouraient pour éviter toute cause d'inflammation ou de rechute. Vous pouvez juger combien ces moyens, ayant quelque utilité pour les femmes de la classe riche, devenaient insuffisants chez les femmes du peuple, obligées de gagner leur existence.

Depuis quelques années, la chirurgie est heureusement intervenue pour obtenir la guérison radicale de cette maladie quand elle menace de se prolonger ou de compromettre l'existence.

Les chirurgiens anglais et surtout Lawson Tait ont, les premiers, eu l'idée d'ouvrir l'abdomen et d'enlever la trompe et l'ovaire malades, de même que l'on enlève un kyste ovarique ordinaire.

Cette opération a déjà été pratiquée un grand nombre de fois, surtout à l'étranger. Je vous ai déjà cité un certain nombre de chirurgiens français qui ont accepté cette méthode d'intervention. Je vous rappellerai que j'en ai fait vingt-cinq, la plupart sous vos yeux; elles m'ont donné toutes des résultats assez heureux pour que cela m'encourage à vous la recommander.

Procédé opératoire. — L'intervention chirurgicale comprend deux grandes méthodes : l'extirpation totale des parties malades; le drainage des trompes, remplies de sang ou de pus, quand l'extirpation est reconnue impossible.

Ablation des annexes. — L'opération qui consiste à extirper la trompe et l'ovaire enflammés est relativement simple, mais cependant assez délicate.

Le premier temps consiste dans une simple laparotomie

médiane au-dessus du pubis que l'on pratique d'après les règles classiques ; l'incision doit être petite, il suffit qu'elle permette l'introduction de trois doigts dans la cavité abdominale ; j'ai même fait plusieurs opérations avec deux doigts seulement.

Je parle ici des cas de salpingite dans lesquels les organes sont peu volumineux, ce sont les plus ordinaires. Lorsqu'il s'agit de grosses trompes remplies de pus ou de sang, l'incision doit être proportionnée à leur volume, pour pouvoir les extraire en entier.

La reconnaissance de la trompe et de l'ovaire malades constitue le deuxième temps, dont on a beaucoup exagéré la difficulté ; cette recherche est, en effet, plus facile qu'on ne le croit généralement.

Il suffit de trouver le fond de l'utérus, point de repère important et de suivre le ligament large de dedans en dehors à partir de la corne utérine. Il est alors facile de reconnaître nettement la trompe sous la forme d'un gros tube bosselé et tortueux, accolé à l'ovaire, et dont la forme et le volume ont quelquefois subi de notables modifications.

Avant de procéder à la recherche de ces organes, il est souvent utile de refouler en haut, avec une grosse éponge antiseptique, l'épiploon et les intestins qui gênent l'opérateur et pourraient être blessés. Ces parties étant souvent adhérentes aux organes profonds à la suite de péritonites antérieures, vous aurez la précaution de les détacher doucement et patiemment, afin de pouvoir pénétrer profondément. — Ce décollement des adhérences épiploïques et intestinales est souvent délicat et demande quelques précautions.

Le troisième temps consiste dans l'ablation des parties malades, préalablement détachées du péritoine, auquel elles adhèrent.

Si les adhérences ne sont pas très anciennes, l'ablation de la trompe et de l'ovaire est chose relativement simple ; il suffit d'insinuer les doigts de proche en proche, avec précaution, entre la tumeur et les organes voisins en déchirant les adhérences qui sont assez saignantes. Bientôt l'opérateur arrive à saisir entre les doigts la tumeur complètement énucléée et ne tenant plus que par un pédicule, il fait saillir la tumeur au dehors, à travers la plaie abdominale, et il ne reste plus qu'à l'enlever, après avoir posé une ligature sur le pédicule.

Comme celui-ci est le plus souvent court et assez épais, deux ligatures en chaîne pratiquées comme pour l'ablation des kystes de l'ovaire peuvent suffire ; mais souvent il est prudent de consolider cette double ligature par une troisième ligature totale, qui empêche le glissement des parties étranglées et met ainsi plus sûrement à l'abri de l'hémorragie.

La section de la trompe doit être faite avec le thermo-cautère pour assurer l'aseptie du moignon.

Après avoir pratiqué l'ablation des parties malades d'un côté, on procède à la même opération, sur les organes du côté opposé, qui sont presque toujours altérés.

Il va sans dire que l'on fera un nettoyage parfait du péritoine après l'opération, nettoyage destiné surtout à enlever le sang qui résulte de la déchirure des adhérences et qui serait tombé dans le petit bassin. Ce nettoyage se fait, soit avec des éponges montées soit au moyen du lavage du péritoine pratiqué avec de l'eau filtrée, bouillie et assez chaude, d'après les préceptes que je vous ai indiqués plus haut. J'insisterai surtout sur la nécessité de ce nettoyage, lorsque la trompe remplie de pus ou de sang s'est rompue dans le péritoine pendant l'extraction, accident qu'on ne peut pas toujours éviter à cause de la friabilité des parois.

Lorsque vous vous trouverez en présence de nombreuses adhérences nécessitant des manœuvres longues et laborieuses, vous aurez à craindre un suintement sanguin intra-péritonéal, même après la fermeture de l'abdomen. Aussi, je vous conseille alors de pratiquer le drainage du bassin au moyen de deux gros tubes de caoutchouc que vous laisserez dans la cavité abdominale pendant vingt-quatre ou quarante-huit heures ; ils favorisent l'écoulement des liquides. J'ai eu cinq fois recours à ce drainage dans des opérations longues et pénibles, en laissant les drains en place pendant vingt-quatre heures, et mes malades ont guéri sans accident.

Le quatrième temps, que l'on retrouve dans toute laparotomie, comprend la suture de la paroi abdominale qui est faite comme à la suite de l'ovariotomie avec des crins de Florence.

Tel est le manuel opératoire dans les cas ordinaires ; mais dans quelques cas, lorsque la trompe volumineuse est remplie de sang ou lorsqu'un abcès s'est formé aux dépens de ce conduit ou aux dépens de l'ovaire, il devient très difficile, impossible même, d'enlever la poche devenue trop adhérente aux parties voisines à cause de l'ancienneté de l'inflammation.

Dans ces cas, il faut, après avoir ouvert le péritoine, reconnu la tumeur et s'être assuré par quelques tentatives que la collection ne peut être enlevée, l'ouvrir largement et établir un drainage.

Drainage. — Pour cela, il est utile de la vider au préalable du contenu de la cavité au moyen de l'aspirateur de Potain. Les parois sont alors attirées au dehors de la plaie abdominale ouvertes largement et soudées à celle-ci par des points de suture en collerette.

La poche, vide de son contenu (sang ou pus) est nettoyée soigneusement avec des liquides antiseptiques. Pendant toute cette manœuvre vous aurez soin de préserver le péritoine de toute souillure, soit en attirant la poche le plus possible au dehors, soit en employant des éponges en quantité suffisante.

Un ou deux gros drains assurent l'écoulement des liquides et le lavage ultérieur de la poche. Celle-ci se rétracte lentement et finit par s'oblitérer, mais ce travail dure plusieurs mois, ainsi que je l'ai noté dans trois observations personnelles. (*Bull. Soc. de chir.*, 1887, p. 367.)

Un fait curieux, qui se présente souvent dans ce mode de traitement appliqué aux inflammations de la trompe et surtout aux hémato-salpingites, c'est la persistance d'un trajet, véritable fistule, reliquat de la poche tubaire, d'un écoulement de sang au moment des règles. Cet écoulement est cause de la durée quelquefois longue de la fistule abdominale que j'ai signalée plus haut.

Chez une de mes malades, opérée par le drainage depuis le mois de juin 1887 pour une vaste hémato-salpingite, chaque époque menstruelle était marquée par un écoulement sanguin durant de deux à trois jours, mais en petite quantité; la fistule ne s'est pas encore obturée. Cependant l'état général de cette malade est parfait et elle a pu reprendre ses occupations de cuisinière.

Des faits analogues ont été signalés par d'autres chirurgiens. Ils montrent que cette opération incomplète (ouverture de la tumeur et drainage) est bien inférieure à l'ablation totale de la poche ; aussi je vous conseille de tenter dans tous les cas cette décortication, malgré les difficultés qu'elle peut présenter, et de n'y renoncer que s'il y a une impossibilité absolue. Je considère que quels que soient les désordres produits dans le bassin par la décortication méthodique de la poche, cette pratique est supérieure au drainage simple, surtout au point de vue de la guérison radicale.

Résultats. — Permettez-moi donc de revenir sur l'opération radicale ou extirpation totale que j'ai surtout à vous recommander.

Les suites ordinaires de cette opération, assez semblables à celles de l'ovariotomie, demandent la même surveillance ; généralement les malades sont guéries vers le quinzième jour.

Un certain nombre de ces opérées sont immédiatement soulagées et guéries complètement par le fait de l'opération. Mais vous vous rappellerez qu'il en est un petit nombre chez lesquelles persistent soit des phénomènes douloureux qui sont dus à une métrite persistante que vous aurez à soigner plus tard, soit à des adhérences péritonéales provoquant des tiraillements pénibles.

En effet, le traitement de la salpingo-ovarite ne se borne pas toujours à l'acte opératoire ; il faut ensuite soigner l'état général, calmer quelques souffrances dues aux tiraillements des cicatrices, et même traiter la métrite quand celle-ci persiste. Cependant il ne faut pas se hâter d'agir sur l'utérus, car souvent cette inflammation qui existait depuis longtemps, se calme d'elle-même petit à petit et tend à disparaître après l'opération ; en effet, en supprimant la trompe et l'ovaire, on fait disparaître les causes de congestion du côté de l'utérus.

Si l'extirpation des annexes utérines dans le cas de salpingo-ovarite a donné des résultats très encourageants, ceux-ci dépendent beaucoup de l'époque à laquelle l'opération est pratiquée : c'est ainsi que toute malade opérée de bonne heure guérit facilement, tandis que celles qui sont opérées plus tard, alors qu'elles sont affaiblies, et qu'il existe de nombreuses adhérences difficiles à détruire, guérissent d'une façon plus lente et moins régulière.

Conclusions. — Il me reste à discuter la valeur et l'opportunité de cette opération, et à résumer mon opinion. Lorsque L. Tait publia le résultat de ses premiers succès, il fut sévèrement blâmé par quelques chirurgiens qui l'accusèrent de vouloir castrer impunément un grand nombre de femmes. Il y avait beaucoup d'exagération dans cette opinion par trop exclusive, sur laquelle d'ailleurs on est revenu aujourd'hui. Actuellement, tous les chirurgiens admettent qu'il y a des circonstances où cette opération présente des indications aussi précises que d'autres interventions réputées vulgaires.

En effet, tout organe doit être enlevé lorsqu'il est reconnu inutile et dangereux, c'est-à-dire lorsqu'il compromet l'existence.

Or, ces deux conditions se trouvent réalisées dans la salpingo-ovarite ; les organes sont devenus inutiles, puisqu'ils ne remplissent plus leurs fonctions, et ils sont devenus dangereux à cause des nombreuses complications auxquelles ils exposent les femmes pendant toute la période, ordinairement très longue, que dure leur maladie. J'ai insisté longuement devant vous sur ces accidents.

Il est donc rationnel d'extraire la trompe et l'ovaire comme on enlève tout autre organe malade, devenu inutile et qui n'est pas indispensable à l'existence. Mais j'ajouterai que cette opération ne doit être conseillée qu'à une condition, qui est de ne pas faire courir trop de danger à la malade. Or, l'expérience a déjà démontré que cette opération est relativement bénigne ; sur vingt-cinq opérées, je n'ai eu aucun accident mortel, et vous en trouverez rarement dans les observations des autres chirurgiens.

Aussi je n'hésite pas à la proposer et à la pratiquer hardiment, lorsque les conditions indiquées plus haut se rencontrent. Je suis persuadé que c'est une opération des plus utiles et des plus rationnelles, si elle est faite toujours après mûre réflexion et un examen approfondi.

BIBLIOGRAPHIE

SIREDEY. — *Fréquence des altérations des annexes*. Th. Paris, 1860.

LOWSON TAIT. — *Traité des maladies des ovaires*. 1886.

TRELAT et TERRIER. — *Arch. de Tocologie*. Sept. 1886.

GUGGANOS. — *Pyo-salpingite et son traitement chir*. Th. Paris, 1885.

TERRILLON. — *Quatre cas de salpingite*. — Ac. de M. Mai 1887.

 — *Kyste hématique ou hémato-salpingite*. — Bul. Soc. Arc. 1887.

 — *Trois cas de salpingite*.

 — *Salpingite et ovarite*. — Sem. méd., 1888. — Ann. de Gyn. Nov. 1887.

 — *Trois cas de salpingo-ovarites opérés par la laparotomie et suivis de guérison*. — Ann. de Gyn., août 1888.

CORNIL et TERRILLON. — *Arch. de Physiol*. 1887. (Avec planches.)

BOUILLY. — *Bull. de la Soc*. 1887.

LAVIE. — *Des salpingites*. Th. Paris, 1887.

GUEMER. — *De l'hémato-salpingite*. Th. Paris, 1888.

MONTPROFIT. — *Salpingites et ovarites*. Th. Paris, 1888.

ABLATION DES OVAIRES; — OPÉRATION DE BATTEY

Nous devons étudier aujourd'hui une opération encore nouvelle,
mais qui a fait grand bruit il y a quelques années. Je veux parler
de l'ablation des ovaires. Cette opération a reçu différents noms :
c'est ainsi qu'elle a été désignée sous les noms : d'*oophrectomie*,
d'*ovariotomie normale;* elle est connue aussi sous le nom d'*o-
pération d'Hégar et de Battey*, les deux chirurgiens qui l'ont proposée et pratiquée les *premiers*. Lowson Tait a modifié l'opération en proposant d'enlever avec l'ovaire la trompe utérine, car
celle-ci joue un rôle dans les phénomènes de la menstruation.

Avant de passer en revue les détails et les indications de cette
opération, je vais vous rapporter l'histoire de la malade qui fait
le sujet de cette leçon et que vous avez vu opérer dernièrement.
Elle présentait un type très net d'une des principales indications :
l'ablation des ovaires pour corps fibreux hémorrhagiques.

C'est une femme de trente-neuf ans, qui, depuis deux ans, avait
des pertes presque continuelles et éprouvait des douleurs violentes
dans les reins et le bas-ventre, avec des envies très fréquentes
d'uriner. Par le toucher vaginal, je constatai la présence d'une
masse dure, du volume d'une pomme sur la face postérieure de
l'utérus, et une seconde tumeur plus grosse que le poing, semblable à la précédente, sur la partie supérieure et antérieure du
corps de l'utérus.

L'hystéromètre indiquait que la cavité de l'utérus avait 15 centimètres et que tout l'organe était hypertrophié. La malade se
plaignait d'une constipation opiniâtre ; elle était anémiée et très
affaiblie.

En présence des phénomènes douloureux et des métrorrhagies que ne pouvaient arrêter ni l'ergot, ni les autres moyens médicaux mis en usage en pareil cas ; eu égard aussi à l'âge de la malade (et c'est là un point important sur lequel nous aurons l'occasion de revenir bientôt), je résolus d'enlever les deux trompes et les deux ovaires.

L'opération fut pratiquée le 10 mai 1887, et je dois dire qu'elle fut relativement pénible. Après avoir incisé sur la ligne médiane la paroi abdominale et le péritoine, je fis l'ablation des annexes des deux côtés. L'ovaire droit fut difficile à trouver ; après quelques recherches, je le rencontrai derrière l'utérus, au milieu des intestins et coiffé par le grand épiploon, qui le dérobait à mes recherches. Il fut enlevé avec la trompe correspondante. Celui du côté gauche fut trouvé assez facilement, mais le pédicule qui l'unissait ainsi que la trompe au ligament large était épais et nécessita trois ligatures.

Avant de suturer la paroi, je constatai que le pédicule du côté gauche était le siège d'une petite hémorrhagie due à la blessure d'une veine assez volumineuse par la broche porte-fil. Une ligature supplémentaire placée sur le point saignant arrêta l'hémorrhagie.

Les suites de l'opération furent simples, et bientôt les hémorrhagies cessèrent. Aujourd'hui la malade va très bien ; elle est débarrassée de ses douleurs et surtout des hémorrhagies, tout en conservant sa tumeur qui n'a pas diminué, ainsi que je l'ai constaté dernièrement.

Ce résultat est ici particulièrement intéressant, car l'abondance et la continuité de l'hémorrhagie, ainsi que l'agrandissement de la cavité utérine, indiquaient que la vie de cette malade était menacée.

Nous sommes ainsi conduits à rechercher comment les chirurgiens ont été amenés à extirper les ovaires pour combattre les métrorrhagies qui se produisent dans l'utérus.

De tout temps, les médecins avaient fait cette remarque, qu'à un certain âge les règles s'arrêtaient. De plus, on avait noté qu'avec la ménopause coïncidait l'atrophie des ovaires, des trompes et de l'utérus ; si on examinait ces organes chez une femme âgée, on les trouvait diminués de volume et sclérosés. Ces notions, aujourd'hui devenues classiques, indiquaient nettement que l'ovaire jouait un rôle manifeste dans la congestion utérine.

Nous savons également que, si pour une raison quelconque, on enlève les ovaires, l'hémorrhagie menstruelle disparaît bientôt. Enfin il existe encore deux autres phénomènes bien élucidés par l'observation : des métrorrhagies provoquées par la présence du fibrome chez des femmes jeunes, diminuent souvent et disparaissent à l'époque de la ménopause : à cette époque on voit aussi les tumeurs fibreuses elles-mêmes diminuer et même disparaître considérablement.

De ces différentes remarques, à l'idée de pratiquer l'ablation des annexes et de détruire ainsi la cause probable des pertes, il n'y avait qu'un pas. Il semblait donc logique de songer à extirper les ovaires pour provoquer une ménopause prématurée, dans le but de faire bénéficier la femme des avantages qu'elle aurait tirés plus tard de la ménopause normale et physiologique. C'est ce qu'ont fait les premiers Hégar et Battey.

Leur exemple fut suivi par un grand nombre de chirurgiens étrangers. En France, ce fut le professeur Duplay qui le premier pratiqua cette opération.

Inutile de vous dire que cette question ne s'est résolue que grâce aux progrès de la chirurgie abdominale, les ovariotomies très nombreuses et généralement couronnées de succès, ayant montré qu'on peut impunément enlever les ovaires. La castration prit, bientôt après ces essais, une extension considérable, quelques-uns prétendent même exagérée, et c'est alors qu'on put classer d'une façon méthodique les indications de la castration telles que nous allons les étudier.

Indications. — Les maladies pour lesquelles on a pratiqué la castration sont nombreuses, mais nous ne signalerons que les principales. On peut les ranger dans quatre classes que nous passerons en revue dans des paragraphes distincts :

1° Les corps fibreux hémorrhagiques; ici on se propose un double but : arrêter les hémorrhagies et faire diminuer la tumeur, dont le volume est cause de douleurs vives ou d'accidents ;

2° Les hémorrhagies utérines incoercibles, quelle que soit leur cause, pourvu que l'utérus ne soit pas malade d'une façon évidente ;

3° Les névralgies ovariennes avec retentissement sur le système nerveux général, en y comprenant certains cas d'hystérie, d'épilepsie, de folie ;

4° La dysménorrhée ; de causes diverses et surtout quand elle est le resultat d'imperfections congénitales des organes génitaux qui empêchent le sang de s'écouler au dehors.

Fibromes. — Nous venons de voir que les fibromes hémorrhagiques constituent une des meilleures indications de la castration.

Cette opération n'est pas grave ordinairement, surtout avec les nouvelles méthodes antiseptiques ; je n'oserais pas affirmer, avec L. Tait, qu'on ne devrait pas perdre une malade sur cent ; mais les résultats sont des plus encourageants et la mortalité est très faible. Voici une statistique prise dans la thèse de Tissier (1885) : sur 146 cas, on a noté sept fois seulement le retour des hémorrhagies, après un arrêt momentané ; trois fois il y eut retour des hémorrhagies, mais, très atténuées, et, sur ce nombre, deux fois on n'avait enlevé qu'un ovaire, ou bien on n'avait fait que la ligature. Dans d'autres cas, il est spécifié qué du tissu ovarien était resté dans le pédicule. Vingt-neuf fois il y eut quelques pertes de sang, sans régularité ni gravité pendant les premières semaines ou les premiers mois ; mais, en fin de compte, la ménopause s'établit. Vingt-six fois on ne parle pas de l'état de la menstruation, on se contente de la mention : guérison. Dans tous les autres cas, la cessation des hémorrhagies est indiquée. Tels sont les résultats relatifs aux hémorrhagies ; vous voyez qu'ils sont très remarquables, surtout quand on tient compte du caractère particulièrement rebelle de ces hémorrhagies.

Des résultats semblables ont été signalés par moi dans une communication faite en 1888 à la Société de Gynécologie, sur six de mes malades. Depuis cette époque, j'ai obtenu quatre succès dans des cas semblables. Enfin, M. Segond, dans une communication faite à la Société de Chirurgie, en 1888, signala des succès semblables.

Passons maintenant en revue ceux qui se rapportent au volume de la tumeur : sur les 146 cas, trois fois on a noté que la tumeur n'avait pas diminué de volume ou avait augmenté ; soixante-six fois il est nettement indiqué qu'il y a eu une diminution rapide de la tumeur ; dans 74 cas, on a noté simplement la guérison et l'état satisfaisant de la malade.

Je ne veux pas insister sur ces questions de statistique, et surtout sur la diminution de volume souvent trompeuse et intermittente, mais je retiens avec vous l'effet utile produit sur les hémorrhagies.

La castration appliquée aux fibromes a trouvé des adversaires. Certains chirurgiens l'accusent d'être inutile, car, disent-ils, les hémorrhagies continuent quelquefois après l'opération. En outre, ajoutent-ils, dans le cas de fibrome polypeux intra-utérin, le sang provient directement de la muqueuse utérine irritée par la présence du fibrome ; l'opération ne peut donc avoir aucun résultat.

Enfin, la difficulté que l'on éprouve quelquefois à trouver les annexes a encore servi d'argument aux adversaires de la castration.

Je ne m'arrêterai pas à réfuter ces objections qui ont contre elles les nombreux succès obtenus depuis quelques années. Permettez-moi d'insister sur la valeur réelle de cette opération, mais en ajoutant qu'il est nécessaire de choisir les cas favorables qui sont principalement les fibromes encore peu volumineux, avec cavité utérine augmentée d'étendue et saignante, mais sans que la tumeur fasse une saillie prononcée dans son intérieur.

Hémorrhagies incoercibles. — Pour les hémorrhagies utérines, la castration est chose bien établie ; les femmes qui ont des pertes continuelles et inquiétantes doivent être traitées par ce moyen, lorsque le raclage de la cavité utérine ou les cautérisations énergiques ont échoué.

Je vous signalerai comme exemple un cas que j'ai observé l'année dernière. M. Joffroy, médecin de cet hôpital, me présenta une femme de quarante-cinq ans, qui avait des métrorrhagies considérables accompagnées de douleurs ovariennes. Ces phénomènes avaient retenti sur l'état général et la malade était pâle, amaigrie. L'examen de l'utérus fut négatif. Tous les traitements intra-utérins avaient échoué. Je proposai la castration qui fut acceptée par la malade : je pratiquai donc l'ablation des annexes de l'utérus qui étaient sains. L'opération réussit pleinement, les pertes et les douleurs ont disparu ; depuis, la malade a toujours joui d'une excellente santé.

C'est là un exemple bien net de l'influence heureuse de la castration sur les métrorrhagies de cause inconnue. Je pourrais vous en citer plusieurs autres. Une de mes opérées est cette jeune femme dont je vous ai parlé à propos des métrites hémorrhagiques.

Soulagée par le curage et le tamponnement intra-utérin, elle eut une rechute grave. Malgré ma répugnance pour la castration chez une femme jeune, je pratiquai l'ablation des annexes, ce qui arrêta complètement les hémorrhagies. Actuellement elle est parfaitement guérie depuis deux ans.

Si les pertes de sang reconnaissent pour cause une métrite hémorrhagique, on n'aura recours à la castration qu'après avoir essayé tous les autres moyens.

Mais il faut nous hâter d'ajouter que ce traitement énergique ne sera conseillé que dans les cas graves, menaçant la vie, et que plus la femme sera jeune, plus on devra se montrer circonspect.

Je ne discuterai pas le mécanisme de l'action produite par la castration ; je rappellerai seulement que quelques auteurs croient que cette action est le résultat de la ligature des artères et veines de l'ovaire, plutôt que le fait de l'ablation de l'organe.

Névralgies : phénomènes nerveux. — Les indications de la castration sont moins nettes lorsqu'il s'agit de névralgies ovariennes ou d'accès hystériques, paraissant avoir l'ovaire pour origine, etc... C'est sur ces cas que porte la discussion, et cette question est devenue aujourd'hui pleine d'intérêt.

Vous pourrez observer des femmes qui ont au niveau de l'ovaire des névralgies rebelles et semblables à celles qu'on observe dans d'autres régions ; elles peuvent être guéries par l'oophrectomie.

J'ai, pour ma part, rapporté à la Société de chirurgie, en 1885, l'observation d'une femme dont l'utérus était sain, chez laquelle il n'y avait pas de métrorrhagies, mais qui se plaignait de douleurs intolérables au niveau des ovaires. Je pratiquai la castration et la malade guérit. MM. Terrier, Pozzi et Lucas-Championnière ont signalé des faits semblables.

Mais les cas vraiment intéressants sont ceux dans lesquels l'ovaire paraît être le point de départ d'une affection nerveuse, par exemple l'hystérie à point de départ ovarien, avec *aura ova-rien*, si je puis m'exprimer ainsi. Vous avez tous vu des malades chez lesquelles la compression de la région ovarienne déterminait une attaque d'hystérie ; vous savez, par contre, que cette même compression arrête souvent l'attaque commencée.

La castration a donc été pratiquée dans ces cas, et les chirurgiens ont beaucoup discuté cette indication de l'opération ; quelques-uns voulaient même opérer la plupart des hystériques. Je ne m'étendrai pas sur cette discussion ; ce que je veux vous faire comprendre avant tout, c'est que l'opération est indiquée dans quelques cas et qu'elle peut donner de bons résultats.

Olshausen a fait quatre fois l'opération pour des troubles nerveux ; dans un cas seulement il obtint un résultat satisfaisant.

Jourdan l'a pratiquée six fois dans des faits de dysménorrhée accompagnée de douleurs ovariennes et de crises hystériques ; douleurs et crises ont promptement disparu après l'opération.

Priestley a vu chez une malade les douleurs et les crises nerveuses augmenter après l'opération et dégénérer en folie.

Ainsi donc, à côté de cas favorables, on en trouve qui ne sont pas faits pour encourager le chirurgien. Il est donc impossible de poser une loi générale, parce que ces cas sont très complexes. Je ne fais que vous signaler ce point sans le résoudre complètement. Cependant, mon opinion est que, si le point de départ ovarien est bien net, vous serez autorisés à intervenir. Ainsi que cela s'est présenté chez mes opérées, vous aurez un résultat heureux quand l'ovaire est le point de départ des troubles nerveux. Au contraire, vous échouerez quand la cause sera d'origine centrale, ce qui est difficile à diagnostiquer.

La castration dans l'épilepsie a donné quelques résultats favorables. L. Tait a signalé des cas d'épilepsie dont les accidents coïncidaient avec les règles et qui ont été guéris par la castration. Mais ici encore, la question reste indécise.

Il en est de même pour la folie. Spencer Wells a fait quatre ovariotomies chez des folles ; deux fois la folie s'est améliorée, et deux fois il y eut aggravation.

Je puis vous citer aussi un fait heureux qui m'est personnel. Une femme s'aperçoit un jour que son ventre augmente de volume ; elle va consulter un médecin qui diagnostique une tumeur intra-abdominale et conseille l'opération. Impressionnée par cette idée d'opération, la malade est prise de manie aiguë. Elle est envoyée, après quelques semaines, à la Salpêtrière, dans le service de M. A. Voisin, qui me présente la malade. Lorsque je l'examine, je constate l'existence d'un kyste de l'ovaire. Après avoir enlevé le kyste, je pratique la castration du côté sain,

avril 1887, dans le but d'agir sur le système génital d'une façon
plus complète. Les premiers jours qui suivirent l'opération, il
y eut une amélioration très nette qui se termina par la guérison.
Actuellement la malade est sortie de la Salpêtrière depuis un an;
elle a repris ses occupations ordinaires et est complètement
guérie, ainsi que l'a constaté M. Voisin (1er mars 1888). Lawson
Tait a rapporté également quelques cas favorables de castration
chez des folles.

Dysménorrhée. — Je ne fais que vous signaler l'intervention
dans la dysménorrhée et les imperfections des organes génitaux capables de gêner la sortie du sang et de produire des phénomènes de rétention souvent graves. En ayant recours à la
castration on prend un biais pour combattre ces accidents, c'est-
à-dire qu'on supprime la source des hémorrhagies.

J'ai terminé avec cette esquisse très rapide des cas dans lesquels la castration a été pratiquée. Permettez-moi maintenant de
vous rapporter les faits qui me sont personnels, et qui me permettront de discuter avec vous l'opportunité de cette opération.
J'ai pratiqué actuellement neuf ablations des ovaires et des
trompes, pour des cas variables, qui m'ont donné les résultats
suivants :

Huit fois pour des fibromes volumineux et saignants. L'opération a amené une amélioration dans l'état général des malades et
a arrêté les hémorrhagies presque complètement.

Trois opérations ont été pratiquées dans le but d'arrêter des
hémorrhagies de causes inconnues, mais rebelles. L'une chez
une femme de quarante-cinq ans, l'autre sur une femme de
vingt-cinq ans, qui succombait à des métrorrhagies abondantes
et continues, que ni le curage répété, ni le tamponnement intra-
utérin ne pouvaient arrêter. Les pertes cessèrent aussitôt après
l'opération dans ces deux cas. Dans un troisième cas, le résultat
fut le même ; il s'agissait d'une malade chez laquelle l'ovaire droit
était atteint de sarcome au début.

Deux fois l'opération a été faite pour des phénomènes douloureux de l'ovaire avec accidents nerveux ; il y a eu amélioration
réelle et complète chez l'une d'elles, opérée actuellement depuis
un an et demi ; le soulagement ne s'est pas maintenu chez
l'autre ; mais il faut ajouter que chez cette malade le siège de la

névralgie était complexe, car elle souffrait dans la région des ovaires, dans la vessie et le rectum ; actuellement elle souffre encore dans la vessie. J'ajouterai que l'indication provenant des phénomènes douloureux doit être très rare et très restreinte.

Tel est le bilan des malades que j'ai eu à traiter ; il me semble assez encourageant, car il montre qu'on peut, dans des cas spéciaux et bien choisis, obtenir d'excellents résultats. Je me sens donc encouragé à tirer de ces faits, malgré leur petit nombre, cette conclusion : que l'opération de Battey peut rendre de grands services, soit en agissant sur un élément douloureux, grave et persistant, soit surtout en diminuant ou abolissant complètement des métrorrhagies rebelles, graves et ayant résisté à la plupart des moyens employés en pareil cas.

Opération. — Etudions maintenant l'opération avec toutes ses particularités.

Pour l'extirpation des ovaires deux méthodes sont en présence : la méthode vaginale et la méthode abdominale.

La première ne serait indiquée que dans les cas où l'ovaire proémine nettement dans le cul-de-sac de Douglas. En dehors de cette circonstance la méthode n'est que rarement recommandée.

Je l'ai employée avec succès sur une malade chez laquelle l'ovaire, tombé dans le cul-de-sac de Douglas, était le point de départ d'une irritation constante et très douloureuse au moment des règles. Mais je n'ai enlevé que l'ovaire gauche ; l'autre n'était pas altéré ou au moins n'était pas douloureux ; la malade guérit. Cependant ici il ne s'agissait pas d'une castration véritable ; aussi je n'insiste pas.

L'opération classique consiste à aller à la recherche des ovaires par la voie abdominale, c'est-à-dire en pratiquant la laparotomie. Elle comprend plusieurs temps : 1° incision de la paroi abdominale et du péritoine ; 2° recherche des ovaires ; 3° ligature et ablation ; 4° fermeture de la plaie abdominale et pansement.

L'incision abdominale n'a pas toujours été pratiquée sur le même point : certains chirurgiens ont proposé de la faire au-dessus de l'arcade de Fallope, au niveau de la région ovarique tantôt d'un seul côté, tantôt des deux côtés ; cette double incision serait destinée à faciliter la recherche des ovaires. Mais il est actuellement une règle générale, c'est qu'on doit faire l'incision sur la ligne médiane, dans l'interstice des deux muscles droits, comme dans l'ovariotomie. Cette incision est au début aussi petite que possible ; mais si vous êtes gêné par la présence d'un corps fibreux ou par la rigidité de la paroi abdominale, n'hésitez pas à l'agrandir vers la partie supérieure, du côté de l'ombilic.

La paroi abdominale et le péritoine étant incisés, commence la recherche des ovaires. Ayez soin, avant de procéder à cette recherche, de repousser les intestins en haut avec une grosse éponge, afin d'être sûr de ne pas les blesser ou les contusionner.

La recherche des ovaires est, vous le savez, facile ou extrêmement difficile. Voici comment on procède : prenez d'abord pour guide la corne utérine que vous rencontrez, en portant les doigts derrière la symphise des pubis en vous dirigeant toujours vers la partie externe, c'est-à-dire vers l'ovaire ; si celui-ci se trouve dans des conditions normales, vous sentez bientôt un petit corps dur qui donne une sensation spéciale que vous reconnaîtrez avec un peu d'habitude, ce corps n'est autre chose que l'ovaire. Cet organe, saisi fortement entre deux doigts, est attiré doucement et sans tiraillement dans l'ouverture de la plaie abdominale.

Il s'agit maintenant de placer une ligature et d'extirper l'ovaire. Ici s'élève une discussion : faut-il n'enlever que l'ovaire ou vaut-il mieux enlever en même temps la trompe ? En un mot, l'ablation des annexes en entier, proposée par L. Tait, est-elle préférable à la simple castration ? Pour ma part, je crois qu'on doit imiter la conduite de L. Tait, car la trompe joue un rôle parallèle à celui de l'ovaire dans les phénomènes de la menstruation. En tout cas, cette ablation de la trompe ne complique pas l'opération d'une façon notable ; aussi cette pratique devient une tendance générale chez la plupart des opérateurs.

Un fil double est indispensable pour la ligature du pédicule. Au moyen d'une aiguille mousse munie d'un chas et garnie d'un cordonnet de soie aseptique, le chirurgien transperce le pédicule et ramène le fil double ; chacun de ces chefs est entrecroisé avec l'autre comme les anneaux d'une chaîne ; chaque anse est ensuite serrée et nouée avec soin.

Hégar recommande, en outre, d'appliquer toujours une seconde ligature simple, mais embrassant tout le pédicule, au-dessous de la précédente. C'est ce que j'ai toujours fait depuis quelque temps, car il m'est arrivé deux fois de rencontrer des pédicules assez gros, avec une trompe volumineuse, qui donnaient un léger suintement sanguin après l'application de la ligature double. La troisième ligature supplémentaire suffit pour assurer l'hémostase parfaite. J'emploie aussi la ligature de L. Tait avec avantage.

Lorsque la ligature est faite et bien serrée, vous sectionnez au-dessus d'elle en ayant bien soin de ne pas laisser une parcelle d'ovaire dans le pédicule. Cette dernière recommandation est très importante, car la moindre parcelle d'ovaire qui resterait pourrait entretenir un état fluxionnaire qui occasionnerait le retour des hémorrhagies. Si après la section vous remarquez une parcelle de l'ovaire restant dans le pédicule, vous aurez soin de l'enlever entièrement et au besoin, de faire une autre ligature plus bas que la première pour ne laisser aucune portion de tissu ovarien. La cautérisation de ces parcelles, proposée par certains auteurs, est inutile ou illusoire, car on ne sait à quelle distance porte la destruction, on risque donc de laisser quelques morceaux intacts sous l'escarre.

La même opération est pratiquée ensuite du côté opposé.

Avant de suturer la paroi, vous faites avec grand soin la toilette du péritoine avec des éponges, qui suffisent le plus souvent, car la quantité de sang fournie par l'opération a été presque nulle ; le lavage est rarement indiqué.

Cette opération est ordinairement assez simple, mais rappelez-vous que dans certaines circonstances la castration n'est pas toujours une opération facile. Aussi permettez-moi d'insister sur quelques détails spéciaux. Tantôt la présence du volumineux fibrome déjà gêne l'opérateur ou change les rapports des ovaires ; tantôt l'ovaire est difficile à péduliser et l'on est obligé de tirailler le ligament large, de l'extraire lentement et par des tractions douces et modérées en faisant, pour ainsi dire, un pédicule artificiel ; enfin il peut arriver quelquefois que l'ovaire est introuvable ou bien qu'il adhère de telle façon à l'utérus qu'il est impossible de l'atteindre car il est caché vers la partie postérieure de la tumeur. Dans ce cas, il vaut mieux ne pas insister, car on s'exposerait à des hémorrhagies graves par déchirure des vaisseaux.

Rappelez-vous cependant qu'il ne faut jamais se décourager : souvent, au début de l'opération, vous serez d'abord persuadés que l'ablation est impossible, mais avec de la patience, en tirant

doucement, vous constaterez que l'ovaire se détache petit à petit
du fond du bassin et que bientôt il se pédiculise et devient abor-
dable ; c'est là un point de pratique que je vous signale et qui a
son importance.

Faite avec toutes les précautions désirables, l'ablation des
annexes est une opération relativement inoffensive. Elle est
moins dangereuse, pratiquée dans ces conditions, que certaines
opérations réputées bénignes par nos maîtres et pratiquées autrefois sans antisepsie.

Conclusions. — En résumé, la castration, adoptée surtout
pour les fibromes hémorrhagiques, est une opération dont les
indications, laissées aujourd'hui à la discrétion des chirurgiens,
se classeront, plus tard, nettes et précises. En effet, deux facteurs
règlent ces indications : non seulement l'opération n'est pas dangereuse ordinairement, mais encore elle rend la vie supportable
à des femmes continuellement tourmentées par des métrorrhagies et des douleurs violentes. Ces bienfaits de l'opération doivent
surtout entrer en ligne de compte lorsqu'il s'agit de femmes de la
classe pauvre, car chez ces malades les pertes et les douleurs rendent tout travail impossible.

BIBLIOGRAPHIE

TISSIER. — *De la castration de la femme en chirurgie.* Thèse Paris, 1885.

TERRILLON. — *Bull. et mém. Soc. de ch.,* 1886, p. 509.

SCHWATZ. — Art. *Utérus. Dict. de méd. et de chirurgie pratique.*

TERRIER. — *Bull. et mém. Soc. de ch.,* 1884, p. 235.

    —   *Bull. et mém. Soc. de ch.,* 1884, p. 489.

MAGNIN. — *Castration chez la femme contre un moyen urectif des troubles nerveux.* Thèse Paris, 1886.

TERRILLON. — Congrès français de chirurgie, 1888.

SEGOND. — *Castration pour myomes de l'utérus. Bull. Soc. de chir.,* mai 1888.

TRAITEMENT CHIRURGICAL

DES SUPPURATIONS DU BASSIN CHEZ LA FEMME

Division des abcès du bassin. — Symptômes et signes. — Diagnostic. — Ponction
exploratrice. — Méthode d'ouverture. — Pâte de Vienne. — Thermo-cautère.
— Instrument tranchant. — Précautions spéciales. — Drainage, son importance.
— Lavage. — Pansement. — L'hématocèle doit souvent être traitée comme les
abcès du bassin.

Les suppurations péri-utérines comprennent trois variétés importantes :

1° Les abcès de la trompe et de l'ovaire ;

2° Les suppurations qui se font dans le voisinage de ces organes, et peut-être dans le ligament large ;

3° Les suppurations consécutives à la pelvi-péritonite ; ou l'hématocèle retro-utérine, ou épanchement de sang dans les culs-de-sac péritonéaux derrière l'utérus.

Nous commencerons par étudier l'intervention dans les affections purement inflammatoires quelle qu'en soit la cause et le point de départ, que je n'ai pas l'intention de discuter ici.

Ces phlegmons qui ont souvent une tendance à suppurer sont ordinairement consécutifs à une inflammation utéro-ovarienne de voisinage. Ce foyer inflammatoire, plus ou moins étendu, se reconnaît par le palper abdominal et le toucher vaginal. La tumeur ainsi constituée peut, au bout d'un certain temps, se résoudre complètement ou laisser persister à l'état chronique une masse indurée, un véritable empâtement de la région. Il n'y a dans ces conditions aucune intervention chirurgicale à tenter.

Mais souvent, et ce sont les cas qui nous intéressent plus particulièrement, la suppuration envahit ces foyers inflammatoires, et bientôt apparaissent des phénomènes qui rendent indispensable l'intervention active.

En effet, lorsque ces foyers suppurent, le pus a une tendance à peu près constante à fuser en divers sens, dans le petit bassin, vers la fosse iliaque, à s'ouvrir dans le rectum ou la vessie et à produire ainsi des désordres considérables, souvent mortels. Ils peuvent aussi se rompre dans la cavité péritonéale et donner lieu à une péritonite aiguë rapidement mortelle.

Pendant longtemps les chirurgiens ont assisté impuissants à tous ces désordres, car on n'avait pas de lois générales, pas de méthodes sûres qui permissent de lutter contre les fusées purulentes, ni contre les fistules intarissables qui se produisent dans ces cas. On ne connaissait point les procédés multiples et minutieux de l'antisepsie, qui facilitent et rendent presque innocente l'intervention chirurgicale dans ces régions. Aussi, pouvons-nous aujourd'hui nous montrer hardis, sans compromettre en rien l'existence des malades, obtenir des guérisons qui étonneraient, à coup sûr, les anciens chirurgiens.

Mais avant d'aborder le côté pratique de cette intervention, je tiens à vous donner les indications précises qui vous permettront d'en juger l'opportunité.

Dans le phlegmon du bassin, vous constatez sur un des côtés de l'utérus, une masse plus ou moins volumineuse qui proémine dans le cul-de-sac vaginal latéral du côté malade et refoule l'utérus du côté opposé. Supposons un phlegmon du côté gauche. Dans ce cas, vous sentirez par le toucher vaginal, une tumeur molle et résistante qui sera située à gauche du col de l'utérus, qu'il englobe latéralement et qu'il refoule du côté droit. Vous aurez également par le toucher la sensation d'un sillon qui sépare le col de la masse phlegmoneuse.

De plus, lorsque l'abcès sera volumineux, vous percevrez, en déprimant la paroi abdominale au-dessus de l'arcade de Fallope et sur les côtés du petit bassin, le prolongement arrondi et résistant de la masse inflammatoire contenue dans le bassin.

Dans d'autres cas, lorsque l'abcès fuse en dehors et envahit le tissu cellulaire de la fosse iliaque interne, vous pourrez sentir un plastron empâté situé immédiatement en arrière du ligament de Fallope, et qui se prolonge profondément dans le ventre. Quelquefois-enfin, mais rarement, le pus fuse vers la cuisse, traverse l'arcade de Fallope et vient se collecter à la base du triangle de Scarpa. Telles sont les diverses régions où le pus devient accessible au chirurgien.

Dans la pelvi-péritonite, la tumeur est plus nettement médiane. Par le toucher, vous reconnaîtrez en arrière, dans le cul-de-sac postérieur, une masse plus ou moins rénitente qui englobe l'utérus en arrière et le refoule en avant. Par le palper abdominal, vous sentirez, derrière le pubis et la paroi abdominale, une tumeur qui remonte plus ou moins haut dans l'abdomen. On peut, en déprimant la paroi abdominale, sentir un sillon demi-circulaire intermédiaire à la tumeur et au pubis.

Par les signes que je viens d'énumérer, vous pourrez constater la présence, dans le petit bassin à côté de l'utérus, d'une tumeur dont il vous reste à déterminer la nature. Il s'agit, en effet, de savoir si cette tumeur inflammatoire est formée ou non par du pus collecté.

C'est alors qu'il faut chercher avec tout le soin nécessaire la *fluctuation*, phénomène en général facile à percevoir pour un doigt exercé, mais bien difficile dans le cas contraire.

Derrière l'arcade de Fallope ou dans le triangle de Scarpa, l'abcès est facile à sentir, mais quand la tumeur est profonde, le cas est plus difficile.

Pour arriver à ce résultat, un doigt étant introduit dans le vagin, vous placez une main sur la tumeur abdominale, et, en pressant doucement la tumeur dans les deux sens, il est en général facile de percevoir nettement la sensation de fluctuation. C'est ce qu'on appelle la fluctuation à distance. Quelquefois, un seul doigt introduit dans le vagin suffit pour obtenir ce signe. En pressant alors doucement avec le bout du doigt sur la tumeur vaginale, on éprouve cette sensation de mollesse et d'élasticité que donne une tumeur fluctuante.

Dans quelques cas cependant, la recherche de la fluctuation est rendue fort difficile ici, par la constitution anatomique de la tumeur, lorsque par exemple il existe de nombreuses brides, des masses volumineuses de fausses membranes, ou encore que les parois du kyste purulent sont fort épaisses et aussi lorsque le pus est relativement peu abondant. Mais d'autres signes tirés de l'état général vous viendront en aide.

Les malades, en effet, sont prises presque journellement de

petits frissons suivis de chaleur et de transpirations plus ou moins abondantes; la température, surtout le soir, oscille entre 38°5 et 39°5; il existe, en un mot, de la fièvre remittente. De plus, les malades maigrissent notablement et éprouvent dans la tumeur, d'une façon passagère, de petits élancements douloureux qui ne trompent guère. Le toucher vaginal et le palper abdominal sont douloureux. Ajoutez encore un certain degré d'œdème de la paroi abdominale ou de la paroi vaginale, qui accompagne ordinairement les suppurations profondes et s'étend souvent à quelque distance. Tous ces phénomènes, se produisant à la suite d'une maladie inflammatoire du petit bassin, qui dure depuis quelques jours, ne permettent pas de douter de la présence du pus.

Enfin, il existe encore un excellent moyen de diagnostic qui, entouré de précautions, donne des résultats certains, je veux parler de la ponction exploratrice. J'ai pu dans ces derniers temps, rendre évidents plusieurs diagnostics indécis, sans le moindre inconvénient. Vous m'avez vu, aujourd'hui même, dans un cas de tumeur douteuse de la région rénale, vous montrer grâce à la ponction, qu'il s'agissait d'un abcès péri-néphrétique et retirer plus de 200 grammes de pus.

Pour que cette ponction exploratrice soit innocente, deux conditions sont indispensables : l'asepsie absolue de l'instrument; une intervention hardie. Pour remplir la première condition, il faut flamber la canule ou la plonger dans l'eau bouillante, et avoir soin de savonner avec précautions la peau de la région qui doit être perforée. Dans ces conditions, la ponction est innocente.

Vous devez ponctionner hardiment au centre de la tumeur, sinon vous n'obtiendrez aucun résultat. Si vous ne plongez pas le trocart assez loin, vous risquez de ne pas traverser la paroi souvent épaissé qui limite l'abcès.

Il est encore une précaution sur laquelle je ne saurais trop insister. Au début de votre carrière médicale, vous prendrez par timidité un trocart trop petit, aucun liquide ne sortira. Il faut au contraire se servir d'un trocart moyen, le n° 3 de l'appareil Potain, sinon le pus épais et grumeleux bouche la canule et la ponction est inutile.

Maintenant que nous supposons le diagnostic assuré, comment devons-nous intervenir? Ici nous avons plusieurs points à discuter. Où doit-on inciser et comment faut-il opérer?

Le premier point est assez délicat à déterminer et je ne puis vous donner ici que des indications générales. La logique veut tout d'abord qu'on incise dans le point qui proémine le plus, et qu'on choisisse ensuite la partie la plus déclive de la région, pour permettre au pus de s'écouler facilement. Si, par exemple, la tumeur est plus saillante dans le vagin et proémine peu du côté de l'abdomen, il faut choisir l'incision vaginale ; les conditions d'écoulement sont parfaites et le pus s'écoule facilement.

Il y a cependant à cette loi générale de nombreuses exceptions. Pour mon compte, je préfère le plus souvent ouvrir par la paroi abdominale, quand l'abcès n'est pas trop éloigné, car l'incision vaginale est difficile à bien faire ; du côté de la paroi abdominale, au contraire, on opère à ciel ouvert, et l'antisepsie est plus facile à réaliser que dans le vagin. Autrefois on craignait le péritoine ; cela explique pourquoi on n'osait ouvrir de ce côté.

Il existe cependant deux points où vous agirez sans crainte. Tout d'abord, vous pouvez inciser parallèlement et au-dessus de l'arcade de Fallope. Si vous avez soin de ne pas remonter au delà de un travers de doigt au-dessus de ce ligament, jamais vous ne blesserez le péritoine lorsque la tuméfaction proémine à ce niveau.

Si vous avez quelque crainte, vous pouvez atteindre indirectement le foyer. Vous faites, dans ce cas, une incision oblique partant de l'épine iliaque antérieure et supérieure, dirigée comme l'incision recommandée dans la ligature de l'artère iliaque externe. Après avoir sectionné lentement les couches musculaires, vous arrivez sur l'aponévrose profonde, puis sur le tissu cellulaire sous-péritonéal et alors avec le doigt vous décollez le péritoine jusqu'à ce que vous arriviez sur la face externe de la tumeur. Il est alors facile de ponctionner ou d'inciser directement la poche purulente.

Cette méthode qui consiste à aller par une voie détournée à la recherche de l'abcès sans ouvrir la cavité péritonéale a été préconisée par Hégar en 1881 et vulgarisée en France par M. Pozzi en 1886.

Rappelez-vous aussi qu'il ne faut pas attacher une importance exagérée au péritoine. En effet, si vous êtes obligés de le traverser pour arriver sur une poche purulente, ouvrez celle-ci avec précaution en ayant soin de ne laisser tomber aucune goutte de liquide dans la séreuse, et ensuite fixez les bords de l'abcès à la plaie abdominale avec des sutures. Je vous indiquerai ces détails à propos des abcès développés dans la trompe et qu'on doit ouvrir par la laparotomie; vous les trouverez dans la prochaine leçon.

Lorsque vous vous décidez à ouvrir par le vagin, il est nécessaire d'inciser le plus près possible du col de l'utérus, après avoir éclairé autant que possible le fond du vagin avec un spéculum; c'est du reste là que le foyer est ordinairement le plus proéminent.

Je suppose donc que le diagnostic est établi, et que le lieu d'élection pour l'incision est choisi, comment faut-il opérer?

Nous sommes ici en présence de deux procédés : l'un lent, l'autre rapide.

Longtemps les chirurgiens, arrêtés par la crainte de complications, ont essayé d'ouvrir l'abcès avec la pâte de Vienne. Ils fendaient la première eschare, puis appliquaient de nouveau de la pâte; cette seconde eschare était incisée jusqu'au tissu sain, et ainsi de suite, afin que toutes les couches de la paroi abdominale fussent détruites et qu'on pût atteindre la collection liquide. Mais c'est là un procédé long, qui souvent fait perdre un temps précieux. Malgré cette lenteur, on n'était point à l'abri d'accidents; aussi aujourd'hui il est à peu près abandonné.

L'ouverture rapide de l'abcès est maintenant préférée par la plupart des chirurgiens, et se pratique soit avec le thermocautère, soit avec le bistouri.

Je ne suis certainement point l'ennemi du thermo-cautère, mais je lui préfère le bistouri. Il est vrai qu'avec le thermocautère on voit peu de sang, mais vous savez qu'on peut éviter avec les pinces hémostatiques, l'hémorrhagie dans les plaies faites avec le couteau. Les eschares produites par le fer rouge sont longues à tomber; la plaie suppure, il est difficile de faire exactement l'antisepsie, et la réunion devient impossible. Toutes ces raisons me font préférer l'incision au bistouri; avec lui, on peut disséquer couche par couche, et réunir une partie de la plaie; mes préférences sont donc justifiées.

Ceci dit, comment devons-nous inciser? Usez d'une propreté minutieuse; il s'agit, en effet d'un vieil abcès, le pus est souvent fétide et vous devez éviter les accidents de septicémie. Vous laverez tout d'abord la peau avec une éponge et du savon, puis avec la liqueur van Swieten. Ensuite vous inciserez métho=

diquement la peau, le tissu cellulaire, l'aponévrose; vous section-
nerez les muscles, l'aponévrose profonde, à ce moment vous
quitterez le bistouri; le reste doit se faire avec le doigt et la
sonde canulée, sauf cependant si. vous tombez sur une coque
fibreuse, épaisse et résistante.

Quelquefois la tumeur est très profonde et, même avec une
grande habitude, vous hésitez à ouvrir largement. Aussi je vous
engage à toujours avoir un trocart fin à votre disposition, et à
faire une ponction exploratrice avant d'ouvrir. Le trocart vous
servira de guide pour pratiquer l'incision complète.

Le foyer est enfin ouvert, ; à ce propos, je ne saurais trop
vous recommander de faire une incision assez large. En effet,
deux cas peuvent se présenter : Ou bien il s'agit d'une poche
unique, et alors elle se vide facilement ; ou bien il s'agit de
poches anfractueuses, avec des brides, des cloaques, et alors vous
pouvez avec le doigt décoller, briser les adhérences pour faciliter
le lavage parfait; une ouverture étroite ne vous permettrait pas
ce résultat.

Lorsque l'abcès est vidé, quelle doit être notre conduite? Il
y a quelques années encore, Lister se contentait de drainer.
C'est là, à mon avis, une pratique insuffisante ; je crois qu'il est
nécessaire de nettoyer et laver à outrance, en faisant passer dans
cette poche plusieurs litres de liquide antiseptique pour entraîner
le pus, les fausses membranes, etc.

Quant au liquide antiseptique à employer, vous pouvez choisir entre l'eau phéniquée ou la liqueur de van Swieten, mais
coupée de moitié d'eau. Cette dernière est préférable. Avec la
solution phéniquée, on produit facilement de l'intoxication. Dans
un cas que j'ai observé dernièrement, six heures après un
lavage à l'eau phéniquée, est survenue une anurie presque complète avec des accidents assez sérieux; l'urine était devenue
complètement noire. La liqueur de van Swieten a moins d'inconvénients, surtout en la dédoublant; il est vrai qu'il faut
surveiller aussi la susceptibilité spéciale de certaines malades,
qui ont facilement de la salivation. Aujourd'hui j'emploie volontiers et presque exclusivement de l'eau bouillie, aseptique, avec
laquelle on peut faire des irrigations abondantes sans crainte
d'accidents.

Après le lavage, vous aurez à pratiquer le drainage. Ici certains détails de pratique sont importants à connaître. Vous ferez usage de gros drains, du volume du petit doigt et à parois épaisses ; avec de petits drains à parois molles, l'écoulement des liquides se fait mal et plus d'une fois j'ai vu des accidents qui reconnaissaient uniquement cette cause. N'employez pas les drains ordinaires perforés sur toute leur longueur ; il est préférable d'user des tubes que vous perforerez vous-mêmes, seulement à leur extrémité, sinon les bourgeons charnus s'infiltrent dans les orifices trop nombreux et chaque fois qu'on les retire on provoque un peu d'hémorrhagie. Ordinairement je mets deux drains parallèles, qui forment siphon.

Le drain plongeant dans la plaie ne doit pas dépasser l'orifice extérieur ; il faut aussi éviter son contact immédiat avec le fond de l'abcès, pour cela il est coupé un peu court, mais il doit être maintenu avec une épingle, au niveau de la plaie.

J'insiste sur tous ces petits détails, car la chirurgie moderne et l'antisepsie doivent être faites avec ces mille précautions qui seules en assurent le succès.

Voyons maintenant quel pansement nous allons appliquer. Dans ce cas le mieux est, après avoir protégé les bords de la plaie, de la recouvrir de gaze iodoformée, puis de ouate hydrophile. Même pour une petite plaie, vous aurez soin de toujours mettre beaucoup de ouate, surtout s'il doit s'écouler une grande quantité de liquide dans l'intervalle des pansements. Il est indispensable, en effet, que tout le liquide qui sort soit absorbé par les pièces profondes et ne subisse aucun contact avec l'air. Ce pansement doit être renouvelé fréquemment au début : après quarante-huit heures, cela devient ordinairement nécessaire à cause de l'abondance de l'écoulement qui se fait dès les premières heures. Cette perte de liquide disparaît presque complètement les jours suivants.

Dans les cas où l'incision sur le cul-de-sac vaginal est indiquée, vous opérerez de la façon suivante : Introduisez doucement un spéculum, éclairez de votre mieux la partie saillante de la tumeur, faites une ponction exploratrice, et sur le trocart guidez-vous pour faire l'incision au bistouri. Le pus s'écoule alors abondamment, mais une légère pression sur le ventre active sa sortie.

Dans cette région, le drainage est difficile. Cependant vous pouvez l'établir au moyen de deux drains, de la grosseur du petit doigt, accolés à la façon de deux canons de fusil. On les introduit avec une grande pince utérine, après avoir fixé deux fils à leur extrémité libre. La poche purulente est ensuite lavée ; mais ici le lavage est moins indispensable que dans les cas d'ouverture abdominale, car les liquides s'écoulent facilement. Enfin vous aurez soin de prendre une précaution antiseptique indispensable qui consiste à remplir le vagin de petits tampons de gaze iodoformée pour éviter l'infection de la cavité de l'abcès.

Il me reste maintenant à discuter un dernier mode d'intervention employé autrefois : je veux parler du drainage de la poche de part en part. Il consistait à passer une anse de drain à travers l'abcès et allant du vagin à l'hypogastre. D'après les faits que j'ai observés, le drainage complet me semble rarement indiqué et les divers procédés que je vous ai décrits suffisent largement.

Vous me demanderez peut-être quel est le temps nécessaire pour guérir les malades ainsi opérées? En moyenne il faut de vingt à trente jours. Je puis, vous citer un exemple que j'ai observé récemment et qui vous indiquera la marche ordinaire.

Il s'agit d'une jeune femme atteinte, depuis deux ans et demi, de pelvi-péritonite, compliquée depuis deux mois de suppuration évidente. Lorsque je la vis, je constatai l'existence d'une énorme tumeur qui proéminait dans le cul-de-sac vaginal, et remontait à deux travers de doigt au-dessus de l'ombilic. Par une incision faite au-dessus de l'arcade de Fallope j'arrivai sur une poche épaisse, résistante ; j'ouvris avec le bistouri et la sonde canulée ; il s'écoula plus de deux litres et demi de liquide purulent. La poche fut lavée avec sept à huit litres de solution faible de sublimé. Dès le quatrième jour, c'est à peine si cette cavité donnait encore une cuillerée à café de pus, et, le vingt-cinquième jour, la malade était guérie, sans avoir présenté aucun phénomène important. Cette observation rédigée par M. le Dʳ Bruchet a été publiée dans les *Ann. de Gyn.* 1887. (t. I. P. 129.)

Un mot encore, et je termine. Cette méthode thérapeutique doit être mise en usage non seulement dans les cas de suppurations évidentes, mais aussi dans les cas douteux, alors qu'on est obligé d'aller à la recherche du foyer par une opération préliminaire. Elle rend de grands services également dans les cas où le foyer s'est ouvert en un ou plusieurs points et lorsque des fistules multiples persistent. Dans ces cas, prenez ordinairement

comme guide le trajet fistuleux, n'hésitez point à ouvrir largement le foyer, puis drainez après avoir nettoyé la poche avec
une curette et lavé abondamment. Vous obtiendrez ainsi des
guérisons sur lesquelles, sans intervention, il serait impossible
de compter.

Il y a quelques années, je fus appelé auprès d'une malade
qui, depuis plusieurs mois, souffrait d'une suppuration du petit
bassin; le foyer s'était ouvert à la fois dans la vessie et le vagin,
et les fistules étaient intarissables; j'ouvris le foyer, je le nettoyai avec la curette, et, après avoir placé deux gros tubes à
drainage, je fis de fréquentes injections antiseptiques. Après
quatre semaines, la guérison était complète.

Je vous rappellerai cependant que, dans ces cas, il ne faut pas
toujours se hâter trop. On sait, en effet, que souvent ces ouver-
vertures spontanées constituent un mode de guérison. Mais il
faut que celle-ci soit rapide. Plus tard les fistules sont presque
intarissables. Vous devez donc intervenir surtout lorsque des
symptômes d'hecticité ou de septicémie deviennent inquiétants,
ou encore quand la maladie s'éternise.

En résumé, je vous ai montré, dans le cours de cette leçon, que
nous pouvions actuellement combattre avec efficacité, ces suppurations du bassin avec fusées purulentes, fistules, etc., affections
contre lesquelles, il y a peu de temps encore, nous ne pouvions
opposer que des moyens ordinairement inefficaces. Mais vous
n'obtiendrez ces heureux résultats qu'à deux conditions : d'abord,
en intervenant hâtivement; ensuite, en vous entourant pendant
l'opération de toutes les précautions minutieuses de l'antisepsie.

Hématocèles. — Les mêmes considérations pourraient s'appliquer au traitement des hématocèles rétro-utérines. Mais à ce
propos, il faut faire une distinction qui, je crois, a une grande
importance. Cette affection en effet, se présente au chirurgien
dans deux conditions spéciales.

Au début, le sang épanché est libre dans la cavité péritonéale,
il repousse les intestins qui bientôt, en s'agglutinant, lui forment
comme une paroi irrégulière. En même temps des symptômes
de péritonite se produisent, plus ou moins violents et plus ou
moins étendus.

Cette période dure un temps variable, ordinairement de dix à quinze jours. C'est la période d'épanchement et d'inflammation périphérique. Puis lui succède une période de calme, la tumeur s'enkyste, se durcit, elle diminue peu à peu surtout au début. Enfin, dans un grand nombre de cas, toute la masse disparaît ou s'atrophie tellement par résolution, qu'il n'en reste plus que des traces insignifiantes, sorte de reliquats fibreux, colorés par de l'hématine.

Lorsque les choses se passent ainsi, que tout semble se calmer et se terminer par la résolution, je crois qu'une intervention chirurgicale est absolument inutile.

Ce n'est que dans les cas où on soupçonne une transformation purulente de l'épanchement sanguin, ou bien lorsque celui-ci persiste trop longtemps et semble devoir rester stationnaire, que le chirurgien est autorisé à évacuer la cavité. Il peut ainsi, par une intervention prompte et sûre, guérir des malades destinées soit à avoir des accidents graves et rapides, soit à courir les risques d'une santé longtemps chancelante et précaire.

Vous avez pu voir dernièrement, dans notre service à la Salpêtrière, un fait fort curieux, dans lequel une expectation prudente permit une guérison complète en moins de six semaines.

Il s'agissait d'une femme de vingt-huit ans qui fut prise, au moment de ses règles, d'une douleur violente dans le ventre, avec affaiblissement et tendance à la syncope. Elle se mit au lit aussitôt. Des symptômes abdominaux éclatèrent, mais furent modérés; seuls les vomissements furent plus abondants. Le surlendemain, on trouvait tous les signes d'une hématocèle rétro-utérine très volumineuse. La tumeur abdominale, inclinée à gauche, remontait jusqu'au voisinage de l'ombilic. Une constipation tenace, due à la compression du rectum, le ballonnement du ventre, une rétention d'urine qui nécessita le cathétérisme pendant huit jours, fatiguèrent beaucoup la malade.

La température, d'abord peu élevée, monta progressivement jusqu'à 39°, le huitième jour.

J'avais fait tous les préparatifs pour ouvrir cette collection, si les symptômes généraux s'aggravaient. Mais les jours suivants, la température s'abaissa lentement et progressivement, le danger semblait s'éloigner. La tumeur abdominale diminua rapidement sous nos yeux, et bientôt la malade sortit guérie de l'hôpital; on ne sentait plus alors dans le cul-de-sac postérieur qu'une masse peu volumineuse, indurée et peu douloureuse.

Je pourrais vous citer des cas analogues. J'en ai observé plusieurs, et vous en trouverez de nombreux exemples dans vos ouvrages classiques. Mais, à côté des malades qui ne réclament que des soins médicaux et pour lesquels le chirurgien ne doit pas faire courir les risques même minimes d'une opération, il en est d'autres qu'il ne doit pas hésiter à opérer.

Déjà deux fois, dans le courant de l'année dernière, j'ai eu à intervenir dans des cas semblables, et je me félicite de l'avoir fait. L'un et l'autre sont également instructifs, aussi je vais vous parler de ces deux faits avec quelques détails, car l'opération fut différente dans les deux cas.

Dans le premier, c'était une jeune femme de vingt-quatre ans, qui présentait depuis vingt jours les signes évidents d'une volumineuse hématocèle péri-utérine, développée surtout du côté droit.

Dès le huitième jour après le début de la maladie, l'état général s'était aggravé, la température avait plusieurs fois dépassé 40°; des frissons légers mais répétés, indiquaient la formation d'un abcès. La malade était tellement affaiblie que l'opération était urgente. Comme la tuméfaction semblait très nette au niveau du bord supérieur de l'arcade de Fallope, j'allai à la recherche du liquide, directement à travers la paroi abdominale, sans décoller le péritoine à ce niveau.

Je tombai dans une poche remplie de sang à demi purulent ; elle en contenait au moins 700 grammes. Cette cavité était limitée par les anses intestinales agglutinées entre elles et formant des bosselures manifestes en haut et en arrière. Elle fut lavée largement avec le sublimé au 1/2000. Je plaçai dans sa partie déclive deux gros tubes à drainage.

La malade fut complètement guérie après trente-deux jours.

Dans le second fait, qui ressemble beaucoup au précédent, j'ai utilisé la méthode que je vous ai indiquée plus haut.

Au lieu d'inciser directement sur la partie saillante de la tuméfaction, au-dessus de l'arcade de Fallope, je fis une ouverture en dedans de l'épine iliaque. Evitant d'ouvrir le péritoine, je le décollai du tissu cellulaire sous-jacent ; passant ensuite au-dessus et en dedans des vaisseaux iliaques, j'arrivai ainsi sur le tissu épais qui entourait la collection sanguine. J'attaquais donc celle-ci par son côté externe.

Ce tissu induré qui lui servait d'enveloppe était reconnaissable à sa teinte noirâtre. La cavité fut ouverte avec soin, après une ponction exploratrice, et je tombai dans une poche anfractueuse remplie de sang épais, sirupeux, et tapissée de fausses membranes noires, tomenteuses irrégulières, L'ouverture était assez large pour laisser passer deux doigts. Avec des éponges, je nettoyai avec soin cette cavité, en râclant et en essuyant fortement ses parois tomenteuses, après les avoir lavées abondamment.

Deux gros tubes permirent l'écoulement des liquides; une partie de la plaie fut suturée. Quarante-quatre jours suffirent pour amener une guérison complète de cette hématocèle. La malade avait été légèrement infectée, vers le douzième jour, par une faute commise dans le pansement.

Vous voyez, par ces exemples, que les hématocèles doivent être traitées comme les abcès phlegmoneux, mais avec cette différence qu'il faut avoir la sagesse d'attendre avant de les ouvrir largement, que les moyens médicaux et le repos aient paru insuffisants pour les faire résorber, ainsi que cela arrive souvent.

Je termine ici cette leçon en vous rappelant qu'à côté des collections purulentes et sanguines dont nous venons d'étudier le traitement chirurgical, il en existe une autre variété assez rare. Celles-ci sont situées plus profondément, elles proéminent dans la cavité péritonéale, et sont souvent inaccessibles aux moyens que je viens de vous indiquer : leur traitement chirurgical doit débuter par une laparotomie. Ces collections purulentes ou sanguines feront le sujet de la prochaine leçon.

OUVERTURE DES ABCÈS PROFONDS DU BASSIN

PAR LA LAPAROTOMIE

Historique. — Distinction entre les abcès sous-péritonéaux, intra-péritonéaux ou profonds du bassin. — Abcès intra-péritonéaux : leur origine ordinaire est la trompe et l'ovaire. — Abcès fistuleux et non fistuleux. — Indications de l'ouverture par la laparotomie. — Description de l'opération. — Traitement et soins consécutifs. — Résultats. — Fistule persistante. — Observations. — Ouverture des hématomes du bassin par la laparatomie.

Nous avons étudié dans la précédente leçon le traitement chirurgical ordinairement employé contre les abcès et hématomes du bassin.

Telle était la conduite ordinaire des chirurgiens en présence des suppurations pelviennes chez la femme lorsque en 1881, un chirurgien anglais Lawson Tait, eut l'idée d'attaquer par la laparotomie certains abcès pelviens profonds qu'il était impossible d'atteindre directement par la paroi abdominale ou par le vagin.

Depuis cette époque. un assez grand nombre d'observations ont été publiées à l'étranger ; cette opération me semble avoir acquis quelque faveur auprès des chirurgiens américains et d'autres chirurgiens étrangers.

Le traitement des abcès pelviens par la laparotomie est peu connu en France et je crois l'avoir employé le premier, car je n'ai pas connaissance d'observations semblables publiées dans notre pays.

Avant d'étudier ensemble ce nouveau mode d'intervention nous devons d'abord nous demander dans quel cas on doit avoir recours à lui ? Pour répondre nettement à cette question, il est indispensable d'établir une distinction importante. En effet, au point de vue chirurgical, les abcès du bassin chez la femme peuvent être divisés en deux grandes variétés qui permettent d'établir les indications opératoires : la première variété comprend les abcès qu'on peut appeler *abcès sous-péritonéaux*, la deuxième correspond aux abcès *intra-péritonéaux*.

Les premiers, développés autour de l'utérus, à la base des ligaments larges, ont une tendance à se porter au dehors par des voies diverses en décollant et soulevant le péritoine. Tantôt ils fusent vers la région pubienne et viennent former cet empâtement connu en clinique sous le nom de *plastron ;* tantôt, ils se portent vers la fosse iliaque ou bien vers le vagin. Tels sont les trois principaux modes de propagation des abcès sous-péritonéaux ; dans quelques cas, le pus se fait jour à l'extérieur en passant par la gaine des vaisseaux fémoraux.

Quelle que soit la direction qu'ils prennent, le chirurgien peut ouvrir ces abcès en respectant le péritoine qui se trouve situé au-dessus de la tumeur et repoussé par elle du côté de la cavité abdominale. Quand ils ne viennent pas se montrer franchement vers un point superficiel du pourtour du bassin, on peut employer au besoin le procédé imaginé par Hégar et dont je vous ai parlé dans la leçon précédente, qui consiste à inciser la paroi abdominale puis à refouler le péritoine ou le décoller de façon à pouvoir atteindre profondément la poche purulente, sans intéresser la séreuse.

Je ne m'occuperai pas ici de cette première variété d'abcès pelviens, dont nous avons parlé longuement déjà, et qui viennent le plus souvent proéminer vers les régions facilement accessibles. J'arrive immédiatement à la deuxième variété, qui doit seule nous intéresser en ce moment.

Vous verrez quelquefois des collections purulentes prendre naissance sur les côtés de l'utérus aux dépens des ovaires et de la trompe. Elles ont la forme d'une gourde dont le goulot est adhérent à la matrice et aux ligaments larges et dont le fond est libre dans la cavité du bassin. Cette partie libre dans l'abdomen est en contact immédiat avec les anses intestinales qui la recouvrent et l'entourent. Ces abcès sont éloignés de la symphyse pubienne et de la paroi abdominale ; ils n'ont de connexion directe qu'avec le rectum, l'utérus ou la vessie.

En augmentant de volume, ils se développent plutôt latéralement en repoussant l'utérus du côté opposé. Quelquefois leur volume est tel que la tumeur remonte jusqu'au voisinage de l'ombilic ;

dans certains cas, la poche peut renfermer jusqu'à 700 ou 800 gr. de pus. Mais jamais elle n'entre en connexion avec la paroi antérieure de l'abdomen dont elle est toujours séparée par des anses intestinales.

Dans cette variété, le pus n'a aucune tendance à se porter vers les parties extérieures accessibles au chirurgien, il s'échappe toujours par l'utérus, la vessie, le rectum ou s'épanche dans le péritoine par rupture.

Si l'abcès s'ouvre dans la vessie, la malade rend immédiatement une certaine quantité de pus par l'urèthre et cette évacuation est suivie d'un grand soulagement; lorsque l'abcès est vidé, il existe entre la vessie et la poche un orifice de communication qui peut s'oblitérer spontanément ou rester fistuleux. Cette dernière condition est défavorable, car elle peut être le point de départ d'une cystite grave ou d'accidents septiques.

L'ouverture dans le rectum offre les mêmes inconvénients; la fistule établie, l'abcès se vide continuellement ou d'une façon intermittente. Une de mes malades rendait chaque jour un verre de pus par l'anus; une autre en rendait seulement tous les quatre à cinq jours; chez cette dernière malade, l'abcès se remplissait surtout au moment des règles, pour se vider ensuite petit à petit.

Si l'abcès se rompt dans le péritoine, une inflammation purulente et aiguë entraîne rapidement la mort.

Permettez-moi, à ce propos, de vous raconter brièvement un fait fort instructif et qui s'est passé dernièrement sous vos yeux, dans notre service de la Salpêtrière.

Le 19 mars de cette année, je fus appelé par mon confrère le Dʳ Lecoconier, auprès d'une malade âgée de 23 ans, chez laquelle les premiers symptômes de l'affection remontaient à deux ans. Une fausse couche cachée par la jeune fille semble avoir été le point de départ de ces accidents. Elle eut à ce moment une perte qui se prolongea pendant plusieurs mois, avec douleurs dans le ventre et règles douloureuses.

Cet état dura près de vingt mois avec des alternatives de rémission légère et d'exacerbation. Un jour, le Dʳ Lecoconier constata dans l'abdomen, la présence d'une tuméfaction profondément située du côté droit de l'utérus. Cette masse inflammatoire lui parut être constituée par un abcès; il me pria d'examiner la malade avec lui.

Je constatai par le palper abdominal une tumeur arrondie, douloureuse, siégeant dans le bassin et développée du côté droit. Le toucher vaginal m'indiqua que l'utérus était refoulé en avant et à gauche ; en déprimant le cul-de-sac vaginal droit, je constatai également la tumeur indiquée plus haut. Elle était douloureuse, fluctuante, mais éloignée de la paroi vaginale et appliquée contre la paroi rectale à laquelle elle adhérait dans une assez grande étendue. Par le toucher rectal cette connexion avec l'intestin était rendue plus manifeste.

La malade se plaignait de douleurs continuelles dans le bas-ventre et d'envies fréquentes d'uriner. Elle était amaigrie et présentait un faciès grippé très accentué. Je la décidai à entrer à la Salpêtrière pour y subir une opération ; j'avais l'intention d'ouvrir cet abcès par la laparotomie.

Pendant le trajet, elle fut fortement secouée dans la voiture et éprouva des douleurs violentes et subites dans le ventre. Une péritonite suraiguë se déclara. Malheureusement, par une série de circonstances spéciales, je ne pus voir la malade que 30 heures après l'accident.

Je n'hésitai pas à pratiquer aussitôt la laparotomie ; je trouvai l'abcès rompu, avec du pus et des fausses membranes recouvrant la partie inférieure de l'intestin et remplissant le bassin. La poche purulente qui était constituée par la trompe rompue, fut enlevée par lambeaux, le bassin et les intestins furent lavés avec soin. Immédiatement après cette intervention, vous avez pu remarquer une amélioration considérable dans l'état de la malade ; les vomissements et la fièvre avaient cessé.

Malheureusement notre espoir fut de courte durée et après trente-six heures, la mort survint par l'apparition de nouveaux accidents. La nécropsie nous montra que toutes les parties que j'avais nettoyées et drainées pendant l'opération étaient saines et ne contenaient plus de pus, mais la péritonite purulente avait gagné les régions supérieures de l'abdomen, car le nettoyage n'avait pas été complet, malgré tous mes soins.

Cet exemple montre que la laparotomie, si elle avait pu être faite à temps, c'est-à-dire avant la rupture de l'abcès dans le péritoine, aurait à mon avis sauvé la malade.

Voici les principaux détails de cette opération.

Qu'il s'agisse de collections récentes et formées ou de collections anciennes et en communication avec un organe voisin, les règles à suivre sont à peu près les mêmes.

Jusqu'en 1881, on laissait ces abcès s'ouvrir dans la vessie ou le rectum, puis on traitait la fistule vésicale ou rectale. Dans le premier cas, il était d'usage de pratiquer la taille hypogastrique ou la dilatation du col vésical, de manière à pouvoir drainer l'abcès à travers la vessie. Ce moyen défectueux donnait rarement de bons résultats.

Dans le cas de fistule rectale, un chirurgien américain M. Byford, n'a pas craint de dilater le rectum, afin de pouvoir ouvrir largement l'orifice fistuleux et pratiquer le drainage de la poche purulente au moyen d'un tube qui passait par l'anus; ce procédé lui a donné un succès.

D'autres chirurgiens ont proposé de pratiquer une incision à travers le vagin et de drainer à ce niveau.

Frappé des inconvénients que présentaient ces méthodes, surtout au point de vue de l'antisepsie, L. Tait songea à traiter directement ces abcès par la laparotomie, c'est-à-dire par une ouverture large du péritoine permettant d'atteindre les parois de la poche.

Voici rapidement esquissé le manuel opératoire recommandé par cet auteur et tel que je l'ai employé déjà sur sept malades différentes. Dans un premier temps, j'incise la paroi abdominale jusqu'au péritoine; celui-ci n'étant ouvert qu'après une hémostase parfaite des parties qui le recouvrent. L'incision doit être pratiquée sur la ligne médiane, car, malgré que l'abcès se développe primitivement sur les parties latérales de l'utérus, il tend à empiéter sur la ligne médiane, lorsqu'il a pris un certain développement.

Le deuxième temps est un temps d'exploration; pour agir facilement, il faut avoir soin de repousser en haut les intestins et l'épiploon quelquefois adhérents qui se trouvent en avant de la tumeur et de les maintenir avec une éponge. Un détail qui m'a toujours frappé, c'est que la tumeur est tout à fait libre vers la partie supérieure; on peut la contourner comme s'il s'agissait du fond de l'utérus et le doigt n'est arrêté qu'en bas, au niveau de sa partie rétrécie qui adhère au ligament large et à l'utérus. L'adhérence à ces organes et surtout au rectum est très grande, de là vient la fixité de la tumeur et la difficulté qu'on éprouve pour l'attirer au dehors.

Le troisième temps consiste à vider et à ouvrir l'abcès. L'évacuation se fait facilement au moyen de l'aspirateur de Potain, mais il faut se servir d'un assez gros trocart. Lorsque le liquide que contient la poche est évacué, celle-ci est saisie avec des pinces et attirée autant que possible dans la plaie abdominale. C'est alors seulement, et quand on est certain de préserver à coup sûr le péritoine, qu'il faut procéder à l'ouverture large de la collection avec le bistouri, ou mieux avec des ciseaux; quelques chirurgiens préfèrent le thermo-cautère.

Quel que soit l'instrument qu'on emploie, il est nécessaire à ce moment, de s'entourer de toutes les précautions nécessaires pour empêcher le pus de tomber dans la cavité péritonéale. Aussi, certains opérateurs ont-ils conseillé de fixer au préalable la poche à la paroi abdominale et de l'inciser ensuite. Cette précaution me semble inutile. Il est préférable de saisir la paroi de l'abcès avec des pinces et de protéger le péritoine au moyen d'éponges aseptiques, pendant l'écoulement du liquide, et au moment où le trocart est retiré.

Cette poche a des parois épaisses, friables, très vasculaires et contient souvent des artères volumineuses. Sa surface interne est tapissée d'une membrane molle, épaisse, saignante, en contact avec le pus. Dans la plupart des cas elle est constituée par la trompe hypertrophiée unie à l'ovaire, qui contient aussi du pus. Nous avons déjà étudié ensemble ces différentes lésions à propos de la salpingite.

Il ne reste plus, pour terminer l'opération, qu'à fixer l'ouverture de la poche purulente à la paroi abdominale; pour cela, on établit une collerette de sutures, en ayant bien soin d'adosser les deux surfaces séreuses, ce qui constitue une condition favorable pour la réunion. Enfin, lorsque l'opération elle-même est terminée, vous procédez au nettoyage de la poche. Quelques chirurgiens conseillent de curer la surface interne de cette cavité; et pratiquent un véritable grattage. Cette conduite est rationnelle: la surface interne tomenteuse, baignée par le pus, est ordinairement constituée par la muqueuse de la trompe hypertrophiée et couverte de villosités saillantes. Mais cette pratique présente un danger réel, qui est la perforation de la poche avec la curette.

Pour ma part, je me contente de laver largement avec de l'eau bouillie et de faire un nettoyage minutieux avec des éponges montées sur des pinces.

Introduisez ensuite deux gros tubes à drainage allant jusqu'au fond de l'abcès et sortant par l'orifice pratiqué dans la paroi abdominale. L'opération est terminée en recouvrant la plaie avec un pansement extérieur antiseptique et absorbant.

On peut se demander ce que devient la fistule rectale lorsque l'abcès est ainsi traité? Je crois qu'elle doit s'oblitérer rapidement. En général l'orifice fistuleux est petit; ainsi, l'une de mes malades ne rendait du pus que tous les quatre ou cinq jours, ce qui indique l'étroitesse de l'ouverture de l'abcès. Ce petit orifice doit donc tendre naturellement à se fermer dès que l'abcès est vidé et qu'il n'est plus soumis à une pression capable de chasser le pus à travers la fistule.

Dans mes observations la fistule rectale a toujours disparu rapidement sans laisser de trace.

Le traitement consécutif à l'ouverture et au drainage de ces suppurations de la trompe est simple, il consiste à empêcher toute trace d'altération des liquides contenus dans la poche dont le fond est malheureusement déclive et se vide difficilement, car toute infection pourrait avoir des conséquences terribles pour la malade. Aussi faut-il faire un pansement antiseptique très soigné et garnir l'orifice avec la gaze iodoformée. Des lavages journaliers seront pratiqués par les gros tubes à drainage, avec de l'eau aseptique ou contenant une petite quantité d'acide phénique, de sublimé ou de chloral. Les drains seront raccourcis lentement et progressivement, car la poche ne se rétracte qu'assez lentement.

Après trois semaines ou un mois elle sera presque entièrement comblée. Mais il est bon de vous rappeler que souvent on voit persister une fistulette profonde qui retarde un peu la guérison définitive. Ce fait n'a rien qui doive vous étonner, car la paroi interne de la poche est constituée par la muqueuse de la trompe. Or vous savez que les muqueuses n'ont pas de tendance à se réunir comme les tissus avivés, à cause de la présence de leur épithélium de revêtement.

Je vais maintenant, Messieurs, vous résumer les observations des deux malades chez lesquelles j'ai pratiqué ce mode d'intervention pour des abcès fistuleux remontant à plusieurs mois ou même à plusieurs années et qui ont parfaitement guéri [1].

Dans le premier cas, il s'agit d'une femme de vingt-trois ans et demi. Mariée à seize ans, elle fit une fausse couche le 8 mai 1880. Celle-ci fut suivie de symptômes assez graves du côté du péritoine, ceux-ci persistèrent quelque temps. En 1883, elle fut prise assez brusquement de symptômes de pelvi-péritonite avec accidents sérieux. Un abcès développé profondément dans le bassin s'ouvrit dans le rectum, à plusieurs reprises différentes, puis il reparut en mai 1886. Depuis ce temps la malade perdait de temps en temps une certaine quantité de pus par le rectum, et souffrait continuellement.

La laparotomie fut pratiquée le 22 avril 1887. Une ouverture de six centimètres sur la ligne médiane donna accès dans la cavité abdominale. Les intestins et l'épiploon légèrement adhérents à la surface de la tumeur, située profondément dans l'abdomen, furent écartés. Je constatai alors la présence d'une poche fluctuante, libre dans le bassin, mais accolée au bord droit de l'utérus et à la face postérieure du ligament large. Je retirai par une ponction capillaire 250 gr. de pus odorant. La paroi épaisse et saignante fut ouverte, et les lèvres de l'ouverture furent soudées par 12 sutures à l'orifice abdominal. Après un nettoyage soigné de cette cavité, je pratiquai un drainage avec deux gros tubes allant jusque dans sa partie la plus déclive, au fond du bassin, au voisinage du rectum. Les pansements et lavages furent surveillés avec soin. La malade est actuellement guérie, et la plaie cicatrisée complètement depuis le mois de juillet. Jamais la fistule stercorale n'a reparu, mais malheureusement, la fistule abdominale a persisté pendant plusieurs mois.

La deuxième observation est assez semblable à la première; cette femme de trente-cinq ans, mariée à vingt-trois ans, eut un enfant 15 mois après. En 1876, elle fit une fausse couche qui fut suivie d'accidents et de métrorrhagies. En 1877, eurent lieu deux nouvelles fausses couches. En 1883, une perte abondante et subite fut suivie d'accidents de péritonite grave; la malade entra alors à l'Hôtel-Dieu pendant trois mois. Enfin

[1] Ces observations ont été publiées *in extenso* dans les Mémoires de la Société de chirurgie, 1887, p. 367.

en 1886, une poussée nouvelle de péritonite, du côté droit, mit en danger la vie de la malade et se termina par la formation d'une tuméfaction persistante qui donna lieu à un abcès qui s'ouvrit dans le rectum; depuis cette époque, 200 gr. de pus s'écoulaient chaque jour par l'anus.

Bientôt elle maigrit, devint cachectique, et se décida à entrer à la Salpêtrière le 12 mai. En l'examinant, je perçus une grosse tumeur fluctuante dans le côté droit du bassin, refoulant l'utérus à gauche et englobant la paroi antérieure du rectum, auquel elle adhérait intimement. Cet abcès ne proéminait nullement vers les parois du bassin.

Une laparotomie fut pratiquée le 19 mai 1887. Par une incision médiane, on put reconnaître les limites de cette tumeur volumineuse recouverte par les intestins : une ponction aspiratrice donna 500 grammes de pus. La poche fut ouverte et vidée complètement; et les bords de l'ouverture soudés à la plaie abdominale par 14 points de suture; je drainai avec deux gros tubes, après avoir lavé la poche.

Grâce à des pansements et à des lavages journaliers, la malade n'eut pas de fièvre et la cavité se combla rapidement. Actuellement tout est terminé depuis le mois d'août; la malade a engraissé et a repris ses occupations.

Ouverture des hématomes de la trompe. — Nous avons étudié dans la leçon précédente le moyen de donner issue au sang contenu dans le bassin et constituant une hématocèle, lorsque celui-ci vient se mettre en contact avec les parties accessibles de la paroi abdominale. Mais, lorsque la poche sanguine est *intrapéritonéale* et éloignée des parois du bassin, la laparotomie est indispensable pour arriver à l'ouvrir et à la vider.

J'ai employé cette méthode, devant vous, chez une malade il y a quelques jours. Voici en résumé l'histoire de notre opérée, dont vous trouverez l'observation complète consignée dans un mémoire que j'ai publié dans le *Bull. gén. de thérapeutique*, 1888.

Cette jeune fille, âgée de vingt-deux ans, fut réglée à seize ans; à partir de cette époque, elle sentit dans le ventre des douleurs vives.

En 1884 elle éprouva des douleurs encore plus intenses et s'aperçut qu'elle portait une tumeur dans le côté droit du ventre. M. le Dr Budin l'engagea à entrer à la Salpêtrière, 23 juin 1887.

Quand je l'examine, la paroi antérieure de l'abdomen est soulevée du côté droit par une masse arrondie.

La palpation permet de limiter nettement une tumeur ovoïde, assez régulière, située au-dessus de l'arcade crurale droite, mais empiétant un peu sur la ligne médiane. Dans le sens vertical, elle remonte presque jusqu'à l'ombilic. Le volume de cette tumeur est un peu plus gros que celui de deux poings. Quoique tendue, elle est nettement fluctuante.

Par le toucher vaginal, on trouve l'utérus repoussé à gauche en totalité ; il est immobile et presque insensible à la pression. Le col est petit, conique, à ouverture très étroite. Les culs-de-sac, postérieur et latéral gauche, sont libres. Mais en déprimant le cul-de-sac droit, on sent une masse arrondie, résistante, assez douloureuse. Le palper bimanuel permettait de reconnaître à droite la continuité de la tumeur vaginale et de la tumeur abdominale et même de percevoir la fluctuation entre le doigt qui pratiquait le toucher vaginal et la main qui palpait l'abdomen. Mais il fallait pour cela repousser le cul-de-sac vaginal aussi haut que possible. Cette exploration était très douloureuse. Par le toucher rectal je sens que cette masse refoule la paroi antérieure du rectum, surtout vers la droite, et lui adhérer vraisemblablement.

En présence de ces symptômes : jeune âge de la malade, développement lent, tension de la poche au moment des règles, je pensai à une rétention de sang dans la trompe, mais sans porter de diagnostic plus précis, et je proposai à la malade une opération radicale, qu'elle accepta aussitôt.

L'opération fut pratiquée avec l'aide de M. le Dr Routier, le 17 juillet 1887.

Une incision sur la ligne médiane, commençant un peu au-dessus du pubis et qui fut prolongée jusqu'au-dessous de l'ombilic, permet d'ouvrir l'abdomen. Le péritoine étant incisé, je trouve l'épiploon épais vasculaire et adhérent très intimement à la tumeur située dans le bassin. Il est détaché avec soin ; une bride plus volumineuse est coupée entre deux pinces. J'introduis alors les doigts dans la plaie abdominale et je peux reconnaître une tumeur fluctuante, violacée, irrégulière, soudée à l'utérus et adhérente dans le fond du bassin, mais n'ayant aucune connexion avec le pubis ou avec parois pelviennes latérales. Deux anses de l'intestin sont intimement unies à sa partie postérieure. En contournant la tumeur qui occupe surtout le côté droit, il est facile d'en faire le tour, mais le doigt est arrêté vers la partie inférieure de sa grande circonférence par des adhérences solides.

La tumeur bosselée, irrégulière, ayant la forme et l'aspect d'un intestin rempli de sang, se continue avec la corne utérine. Il est évident qu'on se trouve en présence de la trompe droite considérablement dilatée.

Une ponction, pratiquée avec un gros trocart de l'appareil Potain, donne issue à 500 grammes de sang noir, épais, sirupeux, sans odeur.

La poche étant vidée de son liquide, je fais des tentatives de décortication. Les deux anses d'intestin grêle sont détachées avec peine et donnent une hémorrhagie abondante. Arrivé plus profondément, je trouve la base de la tumeur tellement adhérente au fond du petit bassin, que toute tentative de décortication doit être abandonnée. Cette poche volumineuse qui adhère au fond du petit bassin ne peut être extraite sans déchirures et sans faire courir de trop grands risques à la malade.

Je me décide alors à ouvrir largement cette trompe, à parois épaisses mais friables, en protégeant autant que possible le péritoine et en attirant les parois entre les lèvres de la plaie abdominale. Cette ouverture large permet de reconnaître une cavité anfractueuse occupant le fond du bassin et située derrière l'utérus en empiétant du côté gauche.

Elle est en partie remplie par une substance noire, dure, adhérente, constituée par de l'hématine et déposée dans le fond. Cette substance est enlevée lentement avec des tampons de ouate hydrophile fixés sur des pinces. Après une demi-heure, je parviens à extraire environ 200 grammes de cette matière formée par du sang desséché.

Le nettoyage étant assez complet et les parois ayant peu saigné, j'enlève encore des masses de fibrine organisée tapissant la poche par place. Un raclage énergique achève de la débarrasser de tous ces débris.

Je termine l'opération en soudant les bords de cette poche, après en avoir réséqué une partie, aux lèvres de la plaie abdominale, au moyen de quinze points de suture.

Des précautions spéciales sont prises pour ne pas déchirer sa paroi supérieure, du côté de la cavité abdominale, car elle est mince et friable.

La cavité est ensuite lavée à grande eau, puis essuyée avec de la ouate imbibée de liqueur de van Swieten. Je la soupoudre de poudre d'iodoforme et la remplis de gaze iodoformée, sans mettre de drain. Un pansement extérieur avec de la ouate sublimée complète l'opération. Celle-ci avait duré une heure trois quarts.

Avant de terminer l'opération, j'avais exploré avec le doigt le côté gauche du bassin, où j'avais rencontré l'ovaire et la trompe unis par de fausses membranes anciennes, mais aplatis, adhérents, et de volume normal. Je ne jugeai pas à propos de faire l'ablation de ces parties.

Grâce à des lavages répétés, la guérison se fit rapidement. Mais vous voyez persister encore chez la malade une fistule assez étroite, qui donne peu de liquide. Notez également ce phénomène curieux : à chaque époque menstruelle cette fistule laisse écouler un peu de sang, pendant deux ou trois jours, ce qui prouve bien qu'il s'agissait de la trompe, laquelle fournit encore du sang au moment de la congestion produite par les règles.

Ici encore il y a persistance d'une fistule comme dans l'observation que je vous ai signalée au début de cette leçon, parce que les muqueuses qui tapissent la trompe ne peuvent s'adosser. Vous vous rappellerez cet inconvénient sur lequel nous nous expliquerons plus tard.

Conclusions. — En résumé, les abcès pelviens chez la femme, quelle que soit leur origine, doivent au point de vue de l'intervention être divisés en deux grandes classes : les abcès sous-péritonéaux et les abcès intra-péritonéaux.

Les premiers, qui ont une tendance à fuser du côté du vagin, de l'arcade pubienne ou vers la fosse iliaque, peuvent être attaqués directement soit par la cavité vaginale, soit par la paroi abdominale antérieure ; ce sont ces abcès dont nous nous sommes occupés dans la leçon précédente.

Quant aux abcès intra-péritonéaux, véritables kystes purulents du petit bassin ne présentant aucune connexion avec les parois de la cavité pelvienne, et développés aux dépens de la trompe (salpingite purulente) ou de l'ovaire, ils doivent être traités par la laparotomie.

Ce mode d'intervention, appliqué aux abcès profonds intra-péritonéaux en voie de formation ou devenus fistuleux, me semble préférable à tout autre. Vous pourrez l'appliquer également aux collections sanguines de la trompe, quand celle-ci ne peut être enlevée en totalité.

J'insiste sur les avantages que cette opération procure et sur la sécurité qu'elle donne quand le péritoine est mis à l'abri de toute souillure. Elle doit donc entrer dans la pratique chirurgicale au même titre que la cholécystotomie, l'ouverture par la laparotomie des kystes hydatiques du foie, ou toute autre opération acceptée aujourd'hui par la plupart des chirurgiens et qui a pour principe l'ouverture du péritoine comme premier temps d'une opération plus profonde et plus complète.

BIBLIOGRAPHIE

Martin. — *Arch. fur gyn*. 1881, p. 463. *Also Virchow-Hirsch Jahresber fur* 1882, Bd. II, p. 531.

Byford. — *American gyn. association Philadelphia*. Sept. 1883. — Medical Record. 1883.

Hégar et Kaltenbach. — *Gynécologie opératoire*. Paris 1885, p. 311.

Christian Fenger. — *Americ. Journ. of obst*. 1886. Discussion à la Société gyn. de Chicago.

L. Tait. — *Traité des maladies des ovaires*, 1886, p. 463. Trat. Frani.

Terrillon. — *Traitement chirurgical des suppurations pelviennes chez la femme. (Semaine méd.* 4 août 1886.)

Terrillon. — *Ouverture des abcès intra-péritonéaux et profonds du bassin par la laparotomie. (Bullet. de la Soc. de chir.* 1887, p. 367.)

Terrillon. — *Ouverture par la laparotomie des abcès pelviens intra-péritonéaux et profonds chez la femme. (Progrès méd.* 24 décembre 1887.)

De Malherbe. — *Des avantages de la laparotomie pour l'ouverture de certains abcès profonds du bassin.* (Thèse de Paris, 1887.)

FIBRO-MYOMES DE L'UTÉRUS

VARIÉTÉS, SYMPTÔMES, ACCIDENTS

Myomes ou corps fibreux de l'utérus. — Variétés: interstitiels, sous-péritonéaux, sous-muqueux. — Importance de distinguer la région de l'utérus dans laquelle ils se développent : segment supérieur; segment moyen; segment inférieur. — Accidents et complications : hémorrhagies : compressions de la vessie, des intestins, des nerfs. — Développement de la tumeur. Age ordinaire de la femme. — Etat stationnaire. — Augmentation et diminution de volume. — Altérations: Transformation œdémateuse et kystique. — Nécrobiose. — Transformation calcaire. — Indications opératoires.

Il existe, en chirurgie abdominale, une affection fréquente, d'un diagnostic quelquefois difficile et d'un traitement souvent embarrassant; je veux parler des *myomes utérins* qu'on désigne également sous le nom de *Fibromes*.

L'histoire de ces tumeurs serait trop longue à faire, si je voulais la reconstituer complète devant vous.

Nous limiterons donc notre étude à celle de leurs caractères les plus intéressants, et nous verrons ensemble quelles sont leurs variétés, leurs accidents, leur évolution et leur traitement; vous trouverez dans vos livres classiques des renseignements suffisants sur toute autre partie de leur histoire.

Les myomes de l'utérus, sont, comme je vous le disais, une maladie fréquente : on exagère à coup sûr quand on dit que vingt femmes sur cent en sont atteintes; mais il est certain qn'il en est beaucoup plus qu'on ne le pourrait croire; cela est dû à ce que les myomes ne constituent souvent qu'un embarras de peu d'importance, très compatible avec une longue vie, des occupations même fatigantes, et une santé d'ailleurs excellente.

En effet, le corps fibreux par lui-même n'est pas toujours un ennemi mortel : quand il devient dangereux, il ne l'est que par l'intermédiaire de quelque autre organe et surtout de l'utérus.

Les accidents qu'il provoque ne sont ordinairement que des accidents de voisinage ; ils dépendent ordinairement de son volume et de sa situation par rapport aux diverses régions de l'utérus.

Vous savez quelle est la composition d'un fibro-myome : c'est une hypertrophie partielle du tissu musculaire, développé dans un point quelconque de l'utérus, mais conservant vis-à-vis de lui une certaine indépendance et vivant de sa vie propre. Suivant l'endroit où il s'y développe, on l'appelle : *interstitiel*, quand il siège dans l'épaisseur des parois ; *sous-péritonéal* s'il prend naissance superficiellement sous le péritoine ; *sous-muqueux*, s'il habite profondément, recouvert par toute l'épaisseur des fibres utérines et en rapport avec la muqueuse.

Etudions ces différentes variétés.

Variétés. — A proprement parler, il n'existe pas de véritable myome sous-péritonéal : c'est là une expression chirurgicale et qui ne répond point à la réalité anatomique : au-dessus du fibrome existe toujours une coque formée par du tissu utérin, très mince d'ordinaire, mais qui acquiert cependant dans quelques cas une certaine épaisseur. Ces myomes sous-péritonéaux ont comme caractère général de pouvoir être énucléés de l'utérus. Il en existe, du reste, plusieurs variétés ; celles-ci répondent le plus souvent à des phases différentes de l'évolution de la tumeur.

Ce sont d'abord les *myomes sessiles* accolés à l'utérus par une large base et donnant à cet organe une forme des plus irrégulières et des plus bizarres s'ils sont multiples : viennent ensuite les *myomes pédiculés* qui adhèrent à la matrice par le moyen d'une portion plus étroite, véritable pédicule pouvant acquérir quelquefois assez de longueur pour permettre au chirurgien d'enlever la tumeur comme un vrai kyste de l'ovaire (fig. 32).

Je vous ai montré il y a un instant une malade aujourd'hui guérie que nous avons débarrassée d'un fibrome de l'utérus ainsi pédiculisé au niveau de la corne de cet organe. Enfin nous trouvons quelquefois des *myomes complètement détachés*, tumeurs indépendantes, ne tenant plus à l'utérus et devenues complètement mobiles flottant dans la cavité abdominale.

Le mécanisme de cette énucléation est facile à saisir : le fibrome adhérent à l'utérus par un pédicule mince finit par rompre ce dernier grâce aux déplacements étendus qu'il peut subir dans l'abdomen.

Pendant toute la période de pédiculisation, le myome vit par sa vitalité propre : il augmente quelquefois de volume et peut atteindre le poids énorme de trente ou quarante livres ; mais d'ordinaire, plus la tumeur se pédiculise plus ses connexions avec l'utérus diminuent, plus sa vascularisation est compromise et c'est ainsi, par cette privation des éléments nutritifs, que vous devez vous expliquer l'état stationnaire, la rétrocession, et la dégénération graisseuse de quelques myomes.

Des corps fibreux interstitiels, je vous dirai peu de choses : leur développement est semblable à celui des précédents : ils en dif-

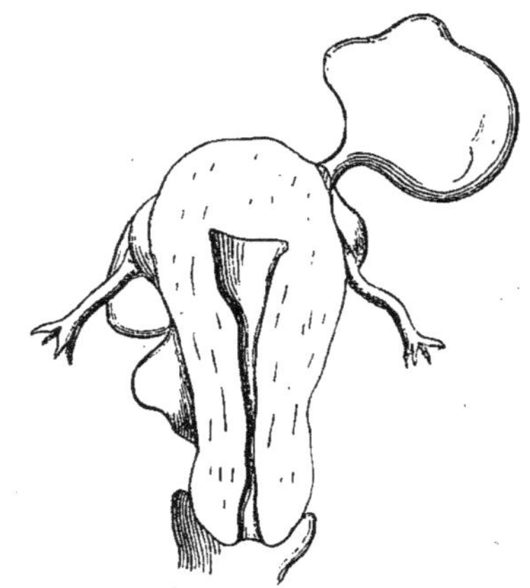

Fig. 32. — Fibrome sous-péritonéal pédiculé.

fèrent en ce sens qu'ils hypertrophient l'utérus en masse, dans sa totalité et provoquent souvent un agrandissement considérable de la cavité utérine.

Les myomes sous-muqueux sont semblables, mais avec une disposition inverse, aux myomes sous-péritonéaux : ils provoquent de la part de l'utérus, les mêmes contractions qui tendent à les expulser. Il n'y a pour les uns et pour les autres qu'un seul et même mécanisme semblable dans son action, mais diffèrent dans ses conséquences (fig. 33). Ici, en effet, le fibrome se coiffe de la muqueuse, augmente ainsi considérablement la capacité utérine. A son tour, la muqueuse s'hypertrophie, se vascularise et saigne. Plus le myome vieillit, plus il a de la tendance à se pédiculiser pour se transformer en polype. Il arrive même un moment où le pédicule s'amincissant graduellement la tumeur ne forme plus dans la cavité utérine qu'un corps étranger qui, expulsé par de nouvelles contractions, fera bientôt saillie au delà du col, dans le vagin, et jusqu'à la vulve.

Ainsi donc, Messieurs, les corps fibreux de l'utérus peuvent être sous-péritonéaux, interstitiels ou sous-muqueux : mais ce n'est pas tout. Vous comprenez très bien qu'il importe peu pour les derniers qu'ils occupent un point ou l'autre de l'utérus. Qu'ils siègent vers le fond de l'organe ou vers le col, ils n'en restent pas moins toujours sous-muqueux, et c'est là clinique-

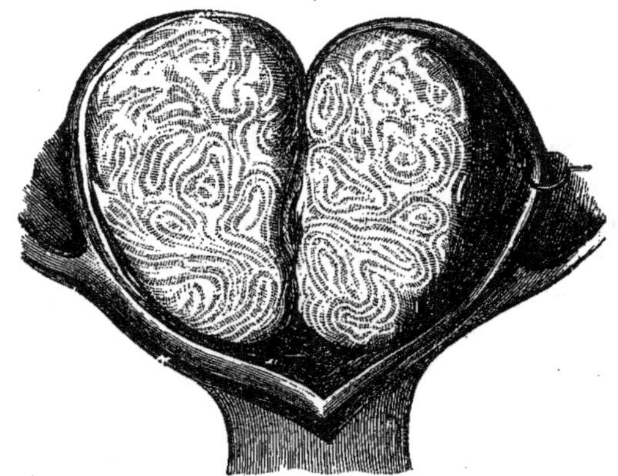

Fig. 33. — Coupe longitudinale d'un fibro-myome remplissant la cavité utérine (d'après Cruveilher).

ment, le point qui domine toute leur histoire. Mais il en est tout autrement des premiers et des seconds. Ici, le siège de la tumeur est de la plus haute importance, car c'est de lui que dépend cette variabilité si considérable dans la séméiologie des myomes utérins.

L'utérus peut être, au point de vue chirurgical, divisé en trois régions : le segment supérieur, le segment moyen, et le col. Voyons quelle va être l'évolution du corps fibreux, suivant qu'il se sera développé dans l'un ou l'autre de ces segments.

Est-il dans le segment supérieur ? Il émerge du petit bassin et s'installe dans l'abdomen, entraînant avec lui le fond de l'utérus, mais laissant à peu près complètement libre les segments inférieurs. Puis, arrivé au-dessus du bassin, il se développe plus tard dans toutes les directions possibles : il pourra augmenter considérablement de volume. Ce qui nous intéresse alors, c'est qu'il n'est plus dans le petit bassin : voilà le point important. Vous devinez, quelles sont les conséquences de cette évolution naturelle du corps fibreux. L'utérus est non seulement remonté mais aussi allongé et une partie du col devient à peu près indépendante de la tumeur, d'où la possibilité de faire un pédicule portant sur le segment inférieur. Enfin, cette tumeur libre et mobile dans la cavité abdominale est d'une énucléation facile.

Le fibrome s'est-il développé dans la région moyenne ? Le myome peut, à la rigueur, s'il occupe la face postérieure de l'utérus, se développer vers l'abdomen et y prendre place : mais d'ordinaire il s'enclave dans le petit bassin, repousse l'utérus en avant, tend à se porter vers le sacrum en arrière et augmente de volume sur place.

Si au contraire, il naît sur la face antérieure ou sur les bords de l'utérus, il rencontre les ligaments larges qui se dédoublent pour le recevoir : il s'en coiffe, s'y infiltre et perd toute mobilité en prenant avec les organes voisins les connexions les plus intimes. Vous verrez plus tard quels accidents peuvent être causés par cette disposition et combien devient difficile le traitement de cette variété de tumeurs incluses dans le ligament large.

Enfin, si la tumeur naît dans le segment inférieur, le myome s'infiltre encore plus sûrement dans le ligament large ; il contracte des rapports intimes avec la vessie, le rectum, les culs-de-sac vaginaux ; c'est alors que l'opération radicale qui pourrait en débarrasser les malades devient une opération des plus graves et souvent mortelle. Ce résultat est le fait des désordres qu'elle nécessite et aussi de l'impossibilité qu'on éprouve à constituer un pédicule et à mobiliser la tumeur qui est enclavée entre les os du bassin.

Telles sont, Messieurs, les différentes modalités du développement des myomes utérins et les conséquences qui peuvent en résulter.

Voyons maintenant les troubles qu'ils peuvent apporter à la santé des femmes qui en sont atteintes et comment ils peuvent même compromettre leur vie.

Accidents et complications. — La description que je vous ai donnée est certainement schématique ; mais elle vous prouve cependant combien ces tumeurs, toujours de même nature, peuvent différer entre elles par leurs symptômes, par leurs accidents et par leur gravité. Aussi ne portez jamais le diagnostic de myome utérin, sans vous enquérir ensuite de sa variété, et sachez que les unes et les autres doivent bénéficier d'une intervention chirurgicale souvent toute différente.

Parmi les accidents que peuvent déterminer les corps fibreux de l'utérus, il en est peu qui dépendent de ces productions, au sens propre du mot : l'*hémorrhagie* elle-même est un trouble de voisinage, puisque c'est la muqueuse utérine qui saigne et non la tumeur. On la décrit cependant comme une des complications propres du myome, réservant à tous les symptômes de compression le nom de *troubles de voisinage.*

Passons en revue ces principales complications.

L'*hémorrhagie* se manifeste sous des formes bien différentes. Quelquefois les règles deviennent plus abondantes, et augmentent de durée; ailleurs, elles devancent chaque mois leur époque normale; souvent, entre deux périodes menstruelles, la malade perd une quantité plus ou moins considérable de sang ; enfin, dans certains cas, nous voyons des malades chez lesquelles le sang coule sans cesse, en petite quantité il est vrai, mais avec des recrudescences de temps à autre. Ménorrhagie, métrorrhagie menstruelle, hémorrhagie intermenstruelle; toutes ces variétés de pertes utérines sont possibles et souvent s'associent entre elles. Il y a autant de cas que de malades, et il vous suffira d'en interroger quelques-unes pour vous convaincre de cette vérité. Ce qu'il y a de certain c'est que, de quelque façon que se fasse l'hémorrhagie, elle devient d'autant plus abondante que la tumeur augmente davantage et qu'elle tend à se pédiculiser du côté de la cavité utérine ; la perte de sang est parallèle à l'évolution du myome vers la forme polypeuse.

Vous trouverez cependant des exceptions à cette loi générale. J'ai pratiqué devant vous, il y a quelque temps, une hystérectomie suivie de succès chez une malade qui était profondément anémiée par des ménorrhagies abondantes ; elle ne portait cependant qu'un corps fibreux interstitiel, sans tendance à la pédicularisation, mais qui excitait assez la muqueuse pour produire ces pertes redoutables. Ici la cavité utérine était beaucoup augmentée d'étendue.

Compressions. — Tel est, Messieurs, avec les réserves que je vous ai indiquées, l'accident principal produit par le myome. Tous les autres dépendent de la compression qu'il exerce, et cette compression a quelque chose qui lui est spécial. Elle n'est pas comparable à celle du kyste ovarique, dont les parois plus souples s'affaissent ou cèdent devant la résistance des organes. Le corps fibreux au contraire, est une tumeur dure, solide, à développement lent : la compression ne s'exerce qu'à la longue, mais elle est énergique, tenace et inexorable. Elle peut porter sur les organes urinaires, le tube digestif, l'utérus lui-même et aussi les nerfs du bassin.

Quand un myome comprime la vessie, il peut déterminer des troubles très variables de la miction. L'organe s'aplatit et disparaît, pour ainsi dire, derrière le pubis; d'où le besoin fréquent d'uriner. La compression des nerfs vésicaux produit la laxité du sphincter du col : d'où l'incontinence. Enfin, soit par un obstacle mécanique, soit par impossibilité de la contraction, le réservoir de l'urine ne peut plus se débarrasser du liquide qu'il contient et la rétention d'urine, souvent précédée de mictions fréquentes et peu abondantes, est constituée. Le cathétérisme lui-même devient quelquefois impossible. Vous connaissez suffisamment les conséquences des rétentions d'urine pour que je n'insiste pas davantage : la dilatation des uretères et des bassinets, l'hydronéphrose, la disparition du rein par compression, et tous les accidents dus à l'urémie

Il faut que vous sachiez que la vessie, quand elle a atteint un certain degré de réplétion, peut se vider de son trop plein goutte à goutte ou par petites mictions successives qui constituent ce qu'on appelle les *mictions par regorgement.* Cet état peut vous tromper en simulant l'état normal.

Ailleurs, la compression porte sur l'uretère : celui-ci, suivant en cela la loi générale à laquelle obéissent tous les organes creux, se dilate en amont de l'obstacle et peut acquérir un volume énorme : c'est en l'aplatissant contre les parois du bassin que le myome oblitère sa lumière. Ici encore, mêmes accidents consécutifs vers les bassinets et le rein; mais surtout apparitions de phénomènes généraux graves, à l'ensemble desquels on a donné le nom d'*empoisonnement urémique*. Cet empoisonnement urémique peut se manifester, sous deux formes dont l'une succède ordinairement à l'autre : la forme aiguë et la forme chronique. Cette dernière est la plus intéressante, car elle n'est que l'avant-coureur des symptômes alarmants de la première. Soyez donc sur vos gardes, quand une malade que vous savez atteinte d'un myome utérin se plaint de troubles gastriques, de vomissements, de diarrhée persistante ; ou bien quand elle souffre d'une céphalée habituelle, de vertiges, de quelques troubles oculaires vagues, de diminution de l'intelligence ou de la mémoire. Vous verrez même les accidents débuter par des symptômes moins sérieux tels que des modifications légères de la respiration ; celle-ci se trouble de temps à autre, la malade est essoufflée, et se plaint d'étouffements, de véritables petites attaques d'asthme, dont elle n'avait pas souffert autrefois. Tout cela, messieurs, c'est de l'urémie, de l'urémie lente ; vous la verriez encore bien plus fréquente s'il n'arrivait par bonheur, qu'un seul uretère étant ordinairement comprimé, le rein du côté sain supplée à l'autre.

Le gros intestin est assez fréquemment victime de cette compression de voisinage : la lumière du rectum est effacée, l'S iliaque se dilate, la constipation est habituelle ; les gaz euxmêmes passent difficilement et de temps à autre l'intestin se débarrasse par une véritable débâcle. L'inappétence habituelle est la conséquence de tous ces phénomènes ; la mauvaise nutrition ajoute son action à celle du myome et la malade s'affaiblit de plus en plus.

Quelquefois même, l'occlusion peut devenir complète, si l'on ne se rend maître des accidents par des douches ascendantes, l'électricité, et surtout des purgatifs énergiques, la mort peut survenir au milieu des symptômes de l'étranglement interne. Nous avons ainsi récemment perdu une de nos malades ; quelque temps après avoir subi l'opération de Battey, que nous avions pratiquée sur elle pour un myome douloureux avec hémorrhagies, elle succomba avec tous les signes de l'obstruction intestinale. Il est possible que dans ce cas la castration ait produit une congestion passagère du corps fibreux, celui-ci, en augmentant de volume, aurait accru la compression exercée sur les organes voisins.

Vous voyez, Messieurs, de quelle haute importance sont ces troubles urinaires et intestinaux. Eh bien ! ce ne sont pas encore les principaux. Les plus fréquents, les plus tenaces, les plus pénibles pour les malades, et ceux qui vous détermineront le plus souvent à agir, ce sont ceux qui portent sur le système nerveux. C'est à eux que sont dues les douleurs continuelles, à exaspération menstruelle, siégeant dans les lombes, l'abdomen et la cuisse ; tourment perpétuel pour toutes les femmes qui, menant une existence précaire, sont obligées de travailler pour vivre. En effet, la marche, l'exercice, tout ce qui peut congestionner le petit bassin augmentent singulièrement l'intensité de ces souffrances. Tout travail devient bientôt impossible ; un état maladif perpétuel s'installe ; la vie devient insupportable pour ces malades qu'il est difficile, j'allais dire impossible, de soulager.

Dans quelques cas même, il semble que ces troubles purement locaux réagissent sur le système nerveux central ; il n'est pas très rare d'observer des phénomènes bizarres de névrosisme général, dont l'interprétation nous échappe et qui consistent, suivant les sujets, en symptômes d'hypocondrie, fausses attaques d'épilepsie, phénomènes d'incoordination motrice sans tabes, paraplégies anormales, hyperesthésies locales de la région abdominale, etc...

A côté de ces troubles nerveux vous verrez aussi apparaître des crises de douleurs spéciales. Ce sont des douleurs expulsives que la malade compare à celles de l'accouchement. Elles reviennent par intervalles, sont très souvent violentes, excessives et durent quelquefois très longtemps.

J'ai vu des cas dans lesquels ces crises douloureuses étaient telles qu'on aurait pu croire à des accidents de péritonite ou d'étranglement, à cause du facies grippé, des vomissements et de troubles intestinaux graves tels que, constipation opiniâtre, émission de gaz impossible, absence des gaz par l'anus.

J'ai opéré dernièrement une femme atteinte depuis plusieurs années de fibromes volumineux, bosselés, intra-péritonéaux, qui pendant longtemps n'avaient donné aucun phénomène sérieux.

Brusquement elle fut prise de douleurs violentes, avec vomissements, anxiété, facies grippé, et phénomènes d'occlusion intestinale.

Quant je l'examinai, je trouvai un énorme fibrome situé à gauche, occupant une partie de l'abdomen et très douloureux. Par le toucher vaginal. il était facile de sentir le col effacé, mais entr'ouvert avec des bords minces et laissant introduire le bout du doigt; on pouvait alors sentir un fibrome occupant la cavité utérine.

Il s'agissait donc bien là de contractions expulsives douloureuses et persistantes.

La malade fut endormie et j'essayai d'enlever ce fibrome intrautérin par l'ouverture du col, mais sous l'influence du chloroforme, le col reprit aussitôt sa forme conique, allongée et ses deux orifices se fermèrent avec violence.

Je dus fendre le col dans toute sa hauteur, le dilater avec force et agir de même sur l'orifice interne. Trouvant alors un gros fibrome du volume du poing, proéminant à moitié dans la cavité de l'utérus mais englobé dans sa paroi postérieure, je fendis avec un long bistouri la muqueuse qui le recouvrait. Manœuvrant ensuite avec les doigts et de fortes pinces, je morcelai le fibrome et pus l'extraire en entier. La malade guérit et n'a plus eu aucun accident.

Cet exemple prouve que les contractions utérines violentes provoquées par la présence de fibromes interstitiels ou sousmuqueux peuvent donner lieu à des accidents sérieux et à des symptômes graves.

Vous comprenez aisément que si une tumeur de l'utérus est susceptible de déterminer sur les organes voisins une série d'accidents tels que ceux que je vous ai énumérés, elle est bien capable de troubler au moins pour une part égale les fonctions de l'utérus lui-même. Ces fonctions, vous le savez, se résument dans la gestation et l'accouchement. L'un et l'autre deviennent difficiles ou impossibles.

Bien des femmes sont stériles parce qu'elles portent un myome utérin : la greffe ovulaire se fait mal sur cette muqueuse irritée et saignante. Quand elle se fait, l'avortement est fréquent.

Enfin, quand le fœtus peut arriver à terme, la tumeur, par son volume, gêne ou empêche l'accouchement et devient une des causes les plus intéressantes de dystocie.

Marche et développement. — Maintenant que vous connaissez les principaux accidents des myomes utérins, il nous reste à étudier les conditions de leur développement ; cette étude comprend tout naturellement celle de leur origine, de leur évolution, et de leur terminaison.

Les corps fibreux sont essentiellement une maladie de la femme adulte : ils ne se développent pour ainsi dire jamais avant 24 ou 25 ans. Retenez bien cette notion étiologique, elle vous empêchera peut-être de commettre des erreurs de diagnostic.

S'il vous en fallait une preuve personnelle, je vous conterais le fait dont j'ai été témoin durant mon internat chez mon maître M. le professeur Verneuil. Une jeune fille âgée de 18 ans portait une tumeur dure, assez volumineuse, située dans le bassin et en continuité à peu près absolue avec l'utérus. La malade avait des métrorrhagies. On diagnostiqua un myome utérin. M. Verneuil voulut employer contre lui les injections interstitielles d'ergotine, traitement autour duquel on faisait alors quelque bruit. Je fus chargé en qualité d'interne, de pratiquer à l'aide d'une seringue de Pravaz cette petite opération. Tout se passa sans difficulté ; mais quelques heures après éclatèrent des symptômes non douteux de péritonite suraiguë, et la malade mourut presque foudroyée après 24 heures. A l'autopsie nous trouvâmes une tumeur sarcomateuse de l'ovaire qui s'était déchirée sous la seule influence de la ponction capillaire, la matière contenue dans l'épaisseur de ses trabécules s'était épanchée dans le péritoine.

M. Verneuil eut raison de nous faire observer alors qu'il aurait dû éviter pareille erreur s'il avait surtout consulté l'âge de la malade, il nous rappela que le myome ne se développe pas d'aussi bonne heure.

Quoi qu'il en soit, messieurs, quand le corps fibreux a pris naissance dans l'utérus, il s'y développe, s'y accroît, mais prend suivant les cas des proportions très variables. Quelquefois il n'acquiert que le volume d'une noix, puis reste stationnaire. Vous savez qu'il n'est pas rare de rencontrer dans les autopsies, sur la surface externe ou dans l'épaisseur de l'utérus, de petites tumeurs dures du volume d'une amande, d'une noix, ou même d'une petite orange ; ces tumeurs sont de petits myomes.

Dans d'autres circonstances, le myome prend un volume considérable et peut atteindre le poids de 25, 30, 35, 40 kilos. Suivant l'âge auquel il se développe, il évolue d'une façon diffférente vers ces proportions considérables ; chez une femme jeune, il acquiert vite ces dimensions, souvent en quelques années. Au

contraire chez la femme plus âgée, il ne croît que progressivement et atteint du reste rarement un poids aussi énorme.

Quoi qu'il en soit, quand ces corps fibreux sont constitués
définitivement, et qu'ils ont terminé, si vous voulez, la période
ascendante de leur évolution, que deviennent-ils? Eh bien! rien
n'est plus variable que cette seconde partie de leur existence.

Les uns restent stationnaires, ne subissant aucune modification
dans leur volume, dans leurs symptômes ou dans leurs accidents
et se comportant vis-à-vis de la malade après la ménopause comme
avant. D'autres subissent une véritable rétrocession après l'arrêt des règles; c'est là une loi générale du développement des
corps fibreux, à savoir que la ménopause réduit souvent leurs
dimensions, atténue leurs complications et quelquefois même
entraîne leur disparition.

Je crois cependant qu'on a singulièrement exagéré ce bénéfice
de l'âge mûr, et je vous mets en garde contre cette erreur trop
souvent commise qui consiste à attendre de la seule nature la
guérison des myomes utérins. J'ai vu des hémorrhagies dues à
des corps fibreux durer jusqu'à 72 ans. Je connais une femme
qui, tous les deux ans, malgré son âge avancé, est alitée par
des métrorrhagies graves dues à la même cause; une de mes
malades, âgée de 70 ans et portant un myome utérin, a des
pertes de sang continuelles.

Je vous rappelle tous ces faits, pour bien vous montrer que
vous ne devez avoir qu'une médiocre confiance dans les bénéfices
assurés par la ménopause aux corps fibreux des malades que
vous examinerez. Quelquefois même, ces corps fibreux se développent après elle, et déterminent du côté de la muqueuse
utérine, comme une recrudescence d'irritation qui devient l'origine de nouvelles pertes et cela plusieurs années après la disparition des règles.

Il ne faudrait cependant pas tomber d'un excès dans l'autre et
généraliser les exceptions. Il est certain que dans un grand
nombre de cas les malades sont singulièrement soulagées après
la ménopause; ceci est si vrai, qu'une de nos meilleures opérations est précisément celle qui, pour lutter contre les accidents
des corps fibreux utérins, produit la ménopause artificielle ou
hâtive : je veux parler de l'opération de Battey, ou castration de
la femme.

Etat stationnaire et rétrocession, tels sont donc, messieurs, les deux modes évolutifs du fibrome qui ne modifie pas sa structure et qui ne tend pas à produire de graves complications.

Dans d'autres circonstances, au contraire, le myome subit des changements importants : son tissu se transforme et ces transformations sont de plusieurs ordres.

Transformation œdémateuse. — Vous rencontrerez quelquefois des myomes volumineux, qui même sur la table d'autopsie, sont tellement mous qu'ils donnent à la palpation une véritable fluctuation, presque analogue à celle des kystes de l'ovaire à contenu gélatineux. Si vous pratiquez une coupe, il en sort une grande quantité de liquide ; mais celui-ci n'est point contenu dans des cavités plus ou moins grandes, cloisonnées ou non : on le voit sourdre de tous les points, logé qu'il est dans les cavités lymphatiques qui occupent toute l'épaisseur de la tumeur. Cette disposition vous explique pourquoi, même avec une fluctuation très nette, il est cependant impossible de percevoir en palpant ces corps fibreux, une sensation de flot manifeste. Ce caractère vous empêchera de les confondre avec un kyste.

Cet œdème est donc un œdème trompeur : c'est à lui que vous devrez une bonne part des erreurs de diagnostic que vous commettrez : c'est grâce à lui qu'on a pratiqué les premières hystérectomies, alors qu'on ouvrait l'abdomen avec la conviction de rencontrer un kyste ovarien.

Je me suis mépris une fois dans un cas semblable. Une malade portait une tumeur dépendante de l'utérus, tellement fluctuante que je n'hésitai pas à diagnostiquer un kyste de l'ovaire, croyant que la tension du liquide m'avait empêché de percevoir le flot caractéristique. Je reconnus aussitôt après l'incision du péritoine, à la simple inspection, qu'il s'agissait d'un myome utérin. La tumeur était si molle que je fis cependant une ponction, mais il ne sortit point de liquide. Je n'hésitai pas cependant à pratiquer l'hystérectomie, en pédiculisant l'utérus au-dessus du col. Je rentrai le pédicule après avoir soigneusement suturé les deux lèvres de la section, d'après la méthode de Schrœder ; la malade guérit rapidement.

Transformation kystique. — Quelquefois, il se produit dans l'épaisseur du myome, des kystes plus ou moins volumineux ;

ceux-ci sont de deux sortes. Tantôt ce sont de véritables poches avec une membrane limitante distincte et contenant du liquide qui est le même pour toutes les cavités ; tantôt il s'agit de cavités irrégulières, à parois anfractueuses, sans membrane limitante, contenant une substance molle, demi-solide et variant d'aspect et de nature (fig. 34).

Les premières cavités sont des kystes, au sens propre du mot, semblables à ceux qui se développent dans l'intérieur de beaucoup d'autres tumeurs. Les secondes sont dues à un ramollissement

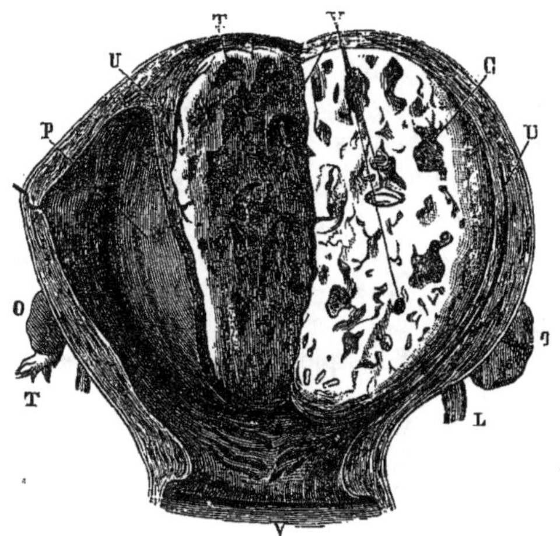

FIG. 34. — Tumeur fibreuse contenant des cavités (géodes), d'après Cruveilher.
U U, parois utérines. — P, surface de la tumeur. — C C, cavités kystiques. — V, vaisseaux sanguins. — O O, ovaires. — T, trompe. — L, ligament rond. — V, vagin.

d'une partie de la tumeur, dont le tissu d'une faible vitalité se désagrège et forme une sorte de bouillie.

Quoi qu'il en soit, messieurs, la quantité de liquide contenue dans ces kystes ou pseudo-kystes est très variable ; on a trouvé de quelques grammes jusqu'à dix litres, et vous comprenez avec quelle facilité on peut confondre les tumeurs ainsi modifiées avec des kystes de l'ovaire.

Nous avons commis dernièrement cette erreur. La malade que je vous ai montrée il y a quelques instants dans la salle Lallemand et qui est aujourd'hui guérie, portait une *tumeur fibro-kystique* de l'utérus. La fluctuation manifeste, l'indépendance apparente avec l'utérus, l'absence de tout phénomène hémorrhagique et de toute compression, avaient fait pencher d'abord mon diagnostic vers l'hypothèse d'un kyste ovarien. La position latérale de la tumeur me laissait cependant quelques doutes. Nous pratiquâmes alors une ponction exploratrice; comme elle donna issue à une certaine quantité de liquide gluant, visqueux, de couleur chocolat, je ne songeai même pas à en faire pratiquer l'examen histologique, et j'affirmai mon diagnostic « *kyste ovarique multiloculaire* ».

C'était une erreur : elle n'a été d'aucun préjudice pour la malade à qui, vous le savez, nous avons pratiqué avec succès l'hystérectomie abdominale. Mais ce fait doit rester gravé dans votre mémoire, et quelque caractéristique que vous paraisse à la simple inspection le liquide que vous obtiendrez par la ponction, examinez-le toujours avec soin : vous pourrez y rencontrer des débris épithéliaux ou de la paralbumine qui éclaireront singulièrement votre diagnostic.

Transformation graisseuse. — Je vous ai déjà dit, messieurs, que les corps fibreux de l'utérus étaient des tumeurs incomplètement nourries, vivant par simple imbibition de voisinage et contenant en elles-mêmes une petite quantité de vaisseaux. Or, dans ces conditions, si le fibrome s'encapsule complètement, il s'isole de plus en plus, ses moyens de nutrition diminuent en raison de son indépendance, et c'est ainsi, sans nul doute, que s'opère la dégénération graisseuse, beaucoup plus fréquente pour les variétés sous-péritonéales et sous-muqueuses que pour la variété interstitielle.

Cette *transformation graisseuse* amène quelquefois la guérison. Ainsi dégénérée la tumeur devient un corps étranger. Sous son influence la muqueuse utérine s'altère, s'amincit, se perfore, et le myome dégénéré s'élimine peu à peu, par morceaux assez gros ou en parcelles de petite dimension.

J'étais interne dans le service de M. Guérin, en 1873, quand j'observai pour la première fois un cas de ce genre. Il s'agissait d'une femme de 68 ans, pâle, cachectique, qui était entrée à l'Hôtel-Dieu, perdant continuellement par la vulve un liquide jaunâtre semblable à une émulsion savonneuse. Une oblitération par cloisonnement sénile du vagin empêchait de toucher le col. On connaissait mal alors ces transformations des corps fibreux; le diagnostic exact ne put être porté. La malade, qui était dans un état d'épuisement considérable, mourut après quelques semaines. Je fus étonné de trouver, à l'autopsie, un corps fibreux du volume de la tête, faisant saillie dans la cavité utérine, et à moitié détruit par décomposition et par dégénérescence graisseuse.

Messieurs, ce fait était resté gravé dans ma mémoire, quand, il y a trois ans, je fus appelé en consultation par mon élève, le Dr Thomas, auprès d'une femme qui avait des pertes semblables à mon ancienne malade, et chez laquelle on avait déjà porté le diagnostic de cancer utérin. Tel ne fut point mon avis : j'affirmai l'existence d'un myome sous-muqueux en dégénérescence graisseuse, et donnai à la famille l'assurance que la guérison de malade était possible. Sept mois après, les événements avaient confirmé mon pronostic. Le fibrome s'était éliminé par petites parcelles et sans accidents, grâce à des lavages antiseptiques pratiqués avec soin.

L'année dernière, je fis chez une jeune femme et en me basant sur les mêmes symptômes, un diagnostic semblable : ici encore j'eus le plaisir d'assister à la guérison que j'avais annoncée comme probable.

Ces cas sont les plus favorables : il en est malheureusement d'autres qui deviennent plus ou moins rapidement mortels. Des malades sont tuées par la septicémie, due à l'altération des liquides; celle-ci, il faut en convenir, survient trop souvent à la suite d'interventions néfastes, de cathétérismes septiques, de touchers vaginaux pratiqués sans précautions, etc... Peut-être, sans ces causes d'infection, la guérison serait-elle plus souvent la règle.

Enfin, les corps fibreux de l'utérus subissent quelquefois un dernier mode de transformation, C'est la *transformation calcaire*. Mais celle-ci n'est jamais complète : elle n'envahit point toute l'épaisseur de la tumeur et forme seulement quelques plaques dures disséminées à la surface ou dans l'épaisseur de la tumeur.

Pronostic. — Ces corps fibreux dont vous connaissez les accidents et l'évolution ne sont pas envisagés ordinairement comme des tumeurs très graves par elles-mêmes. Ceci demande quelques explications.

En dehors des hémorrhagies, des compressions importantes et de la phlébite quelquefois dangereuse, le myome lui-même n'altère pas beaucoup la santé générale... Il y a même, à cet égard, une singulière différence entre lui et le kyste de l'ovaire. Si, toutes choses étant égales, vous placiez l'une à côté de l'autre deux malades dont l'une aurait un corps fibreux de l'utérus et l'autre de l'ovaire kyste ; la première vous apparaîtrait grasse, avec des parois abdominales épaisses, quelquefois pâle, mais jamais cachectique, ayant conservé presque tout son embonpoint d'autrefois ; la seconde, maigre, avec des traits effilés, des jambes grêles, des bras émaciés, présenterait cet ensemble demi-cachectique de la figure, qu'on a désigné sous le nom de *facies ovarien*.

C'est qu'en effet, le myome est un parasite tolérant ; il ne serait guère à craindre, s'il ne prenait parfois une grande importance par le fait de ses complications et des phénomènes de voisinage plus ou moins graves provoqués par sa présence. Nous verrons que ce sont ces phénomènes de voisinage qui commandent l'intervention, soit qu'ils menacent l'existence, soit que par les douleurs qu'ils occasionnent ils condamnent les malades à une impotence absolue.

Indications opératoires. — Vous connaissez maintenant l'histoire des myomes ou fibromes utérins, voyons quelles sont les indications opératoires que nous fournissent ces tumeurs.

Ici, messieurs, deux cas peuvent se présenter : si le myome s'accompagne d'accidents d'hémorrhagie, d'occlusion intestinale, d'obstruction des uretères, etc., le doute n'est pas permis ; il faut débarrasser la malade pour faire cesser les accidents.

Si au contraire cette tumeur détermine seulement un certain degré d'impotence, sans complications redoutables à brève échéance, l'hésitation est permise.

Je vous avouerai qu'ici nous touchons à une question des plus délicates de la chirurgie, et pour arriver à une solution définitive, les opinions sont encore bien variables et bien différentes.

Les uns opèrent toutes les tumeurs volumineuses : les autres déclarent qu'on doit toujours respecter cette variété de myomes sans accidents ; d'autres enfin tournent la difficulté en pratiquant la castration lorsque le myome occasionne des hémorrhagies. Je suis convaincu qu'il y a dans ce dernier moyen de grandes ressources pour l'avenir.

Se décider entre l'intervention radicale, l'opération palliative de Battey et la non-intervention, est souvent difficile : il est même impossible de poser à cet égard des règles bien générales. Chaque variété impose pour ainsi dire son traitement et ce n'est qu'après l'examen sévère de toutes les qualités du myome, qu'il est permis de choisir entre l'une et l'autre méthodes.

Quand, pour des raisons quelconques, vous êtes obligés de renoncer à l'intervention chirurgicale, ne vous croyez pas pour cela absolument désarmé. Vous trouverez dans l'arsenal thérapeutique des médicaments quelquefois héroïques. Bien des malades sont singulièrement soulagées par l'emploi de l'ergotine. Contre le myome lui-même elle peut agir en provoquant son expulsion, par son action sur les fibres utérines. Contre les hémorrhagies, et par le même procédé, elle est un agent puissant d'hémostase.

Comme vous voyez, ce seraient là de grands bénéfices s'ils étaient assurés dans tous les cas ; mais ils sont rares, et surtout passagers ; aussi je ne vous engage pas à fonder sur l'emploi de l'ergotine, non plus que sur celui de tout autre médicament, un espoir sans réserve.

Quelquefois même, je n'en sais point au juste la raison, vous observerez à la suite de ce traitement une augmentation des hémorrhagies. Ce n'est pas le cas ordinaire, et cette complication doit être attribuée sans nul doute à la disposition anatomique de la tumeur.

Il est des malades chez lesquelles une saison aux eaux salines, telles que celles de Salis (de Béarn) ou de Salins (Jura) a produit des effets merveilleux. Je me rappelle l'histoire d'une femme ayant des hémorrhagies abondantes, des douleurs vives, une série d'accidents graves provoqués par un myome et qui fut tellement soulagée par l'usage de ces eaux, que l'on peut considérer cette cure comme merveilleuse.

Malheureusement c'est encore là un traitement infidèle ; et auquel on peut faire le reproche principal, de n'être pas à la portée de toutes les malades.

On a fait un certain bruit, depuis quelque temps, autour des avantages énormes qu'aurait, sur les myomes utérins, le traitement électrique. Je n'ai pas besoin de développer devant vous son mode d'action théorique. Eh bien ! les résultats qu'il a fournis sont extrêmement variables. Je ne crois pas encore arrivé le moment de porter un jugement définitif; l'expérience doit être continuée longuement, patiemment et honnêtement. Mais il faut surtout savoir qu'il y a là souvent un trompe-l'œil évident, les hémorrhagies d'abord enrayées reparaissent souvent aussi abondantes. Quant au volume de la tumeur, on se demande encore s'il est réellement influencé par le traitement.

C'est surtout chez les femmes du monde que ce traitement, dont la durée est longue et minutieuse, peut être employé. Ces malades bénéficient alors, de leur situation sociale, du repos qu'elles peuvent prendre, de l'absence de tout travail fatigant. On met ainsi à l'actif des courants électriques, bien des améliorations qui n'ont d'autre facteur que l'éloignement de toute fatigue et des douleurs qui en sont la conséquence.

Il résulte de tout cela que la question du traitement des myomes utérins est encore à l'étude, et que celui-ci a encore bien des progrès à faire. Mais il est, cependant, un fait évident; c'est que de jour en jour, la chirurgien s'empare davantage de ces tumeurs, soit par l'hystérectomie, soit par l'opération de Battey. L'avenir, il me semble, est de ce côté et pas ailleurs. Je crois surtout et fermement, que l'hystérectomie n'a pas dit son dernier mot. Quand nous saurons mieux choisir les cas vraiment opérables (et ces cas sont ceux où la pédiculisation est possible), quand enfin nous connaîtrons mieux le meilleur mode de traitement du pédicule et les règles exactes de l'application de cette méthode, nous serons puissamment armés contre les corps fibreux.

Pour le moment il faut bien savoir que toutes choses égales d'ailleurs, tel myome qui est justiciable de l'intervention au point de vue exclusivement chirurgical, ne saurait l'être dans tous les cas. Il faut tenir grand compte de l'état social, des conditions de vie de vos malades, de leurs obligations et des avantages que peut procurer le seul repos associé aux règles de l'hygiène. La nécessité absolue du travail, pour des malades que la présence d'un corps fibreux rend impotentes, sera quelquefois la seule excuse de votre intervention.

BIBLIOGRAPHIE

TERRILLON. — *Fibrome kystique volumineux de l'utérus.* — *Hystérectomie.* — *Guérison.* — *Bull. acad. de Méd.* 29 juin 1886 et *Revue de chir.* 1886, p. 664.

GÉRARD. — *Myomes utérins.* — *Traitement par les injections d'ergotine.* Th. Paris, 1879.

BASTARD. — *Thrombose veineuse dans les tumeurs fibreuses de l'utérus.* Th Paris, 1882.

BOISSARD. — *Troubles de la miction dans les maladies de l'utérus.* Th. Paris. 1883.

MERNER. — *Fibromes intra-utérins, terminés par la gangrène.* Th. Paris, 1883.

POURRAT. — *Troubles urinaires compliquant les corps fibreux de l'utérus.* Th. Paris, 1884.

ROBERT. — *Accidents septiques dans les corps fibreux de l'utérus.* Th. Paris, 1885.

HYSTÉRECTOMIE ABDOMINALE

MYOMECTOMIE SUS-VAGINALE

Opération ne portant que sur les fibromes qu'on peut atteindre par la voie abdominale. — Précautions antiseptiques spéciales. — Ouverture de l'abdomen. —
Extraction de la tumeur par la plaie, en totalité. — Fibromes pédiculés sous-
péritonéaux. — Fibromes non pédiculés; formation du pédicule, section des
ligaments larges. — Ligature provisoire du pédicule avec une anse de caoutchouc. — Section de la tumeur. — Traitement du pédicule : méthode intra-
péritonéale; Schrœder, Olshausen. — Méthode extra-péritonéale ; Hégar. —
Méthode mixte. — Conclusions et résultats.

L'ablation des corps fibreux par la voie abdominale, la seule
dont nous nous occuperons ici, est une opération souvent difficile et dangereuse, ainsi que le prouvent la plupart des statistiques. Elle a déjà passé par plusieurs phases et subi de nombreuses modifications ; cependant certains points de la technique
opératoire sont encore loin d'être absolument fixés.

Comme j'ai pratiqué devant vous, depuis six ans, un nombre
déjà notable de ces opérations, dans des circonstances diverses
et par des procédés variés, je crois qu'il me sera possible de vous
faire connaître ces derniers dans tous leurs détails, afin que vous
jugiez leur utilité et leurs indications spéciales. Nous verrons
ensuite quelles sont les conclusions que nous pourrons en tirer
pour le traitement chirurgical des myomes accessibles seulement
par la voie abdominale.

Vous avez pu voir quelles sont les précautions toutes particulières que je prends pour cette opération, à la suite de laquelle la
septicémie et la péritonite sont plus à redouter qu'à la suite de
l'ovariotomie. La multiplicité et la variété des instruments, ainsi
que la complication des manœuvres qu'on doit faire dans le bassin
nécessitent ici des soins spéciaux. Tout, depuis les mains de
l'opérateur et de ses aides, jusqu'au moindre instrument doit
être d'une propreté et d'une asepsie irréprochables.

Pour vous prouver la nécessité de ces précautions, permettez-moi de vous rappeler que j'ai eu dans ma pratique deux phases assez distinctes ; l'une de succès rares, puisqu'ils atteignent tout au plus les deux tiers du nombre de mes opérées ; l'autre de succès presque constants. Or, il me semble que je peux expliquer cette différence radicale dans mes résultats par ce fait, que dans la deuxième période, j'ai été beaucoup plus scrupuleux pour l'asepsie de tous mes instruments, de mes éponges et de tous les objets pouvant être une cause d'infection quelconque. Je crois avoir éliminé ainsi presque toutes les causes d'insuccès ; les résultats que j'ai obtenus me le font espérer.

Quelques jours avant l'opération la peau de l'abdomen doit être savonnée avec soin, le vagin lavé avec une solution faible de sublimé et sa cavité remplie de gaze iodoformée.

Passons maintenant aux détails de l'opération.

Le premier temps consiste dans une incision sur la ligne médiane, qu'on doit faire d'emblée assez grande, de huit à dix centimètres au moins, car il s'agit d'extraire une grosse tumeur ou au moins de l'explorer avec soin.

Cette partie de l'opération ne diffère en rien du premier temps d'une ovariotomie, aussi je vous renvoie à la description que je vous ai déjà donnée dans une leçon spéciale.

Extraction de la tumeur. — Le *second temps* consiste à extraire la tumeur de l'abdomen ; comme elle est ordinairement volumineuse, il est nécessaire de faire une incision assez longue pour permettre à la totalité du myome de sortir par l'ouverture.

Quelques chirurgiens ont proposé, au lieu d'agrandir cette incision dans des proportions souvent considérables, de morceler la tumeur pour la diminuer et l'extraire sans exagérer l'ouverture abdominale. Je considère cette pratique comme dangereuse, longue et pénible, et je ne crois pas que l'étendue même de l'incision ait une aussi grande importance qu'on l'a dit sur le résultat final. Quand les intestins sont préservés avec soin du contact de l'air pendant l'opération et surtout après l'extraction de la tumeur, il n'y a aucun accident à craindre. Tous les faits que j'ai observés me prouvent qu'il ne faut pas hésiter à faire une grande incision quand celle-ci est nécessaire.

Lorsque la tumeur est sortie de l'abdomen, prenez toutes les précautions possibles pour empêcher les intestins de sortir au dehors, car ils se précipitent souvent par la plaie abdominale béante. Une ou deux grosses éponges et la main d'un aide suffisent le plus souvent.

Formation du pédicule. — Après avoir dégagé la tumeur il faut la pédiculiser, de façon à pouvoir la sectionner dans le point le plus étroit.

Deux cas assez distincts peuvent se présenter; ils donnent lieu à des indications bien différentes. Aussi devons-nous les étudier séparément, en nous rappelant cependant que nous prenons des types simples, bien séparés les uns des autres, mais qu'il peut y avoir des types intermédiaires nombreux sur lesquels nous ne pourrons insister.

La première variété comprend les fibromes pédiculés qui ne tiennent à l'utérus que par un morceau de tissu de volume variable. Généralement ces tumeurs n'ont aucune connexion avec les ligaments larges, elles font saillie librement dans l'abdomen où elles sont mobiles.

Dans ces conditions, la section de leur pédicule ne nécessitera pas l'ouverture de la cavité utérine et le moignon qui restera sera composé de tissu fibro-musculaire avec quelques gros vaisseaux.

Une ligature simple faite avec du cordonnet de soie ou avec un fil de caoutchouc suffira pour assurer l'hémostase.

Si vous trouvez cette ligature simple insuffisante, vous pourrez vous servir d'un double cordonnet de soie, passé par transfixion au travers du pédicule, il sera facile de faire ainsi deux ligatures pour étreindre chacune de ses moitiés. Les deux anses entrecroisées à la façon des anneaux d'une chaîne deviennent ainsi solidaires l'une de l'autre et l'entrecroisement au centre du pédicule les empêche de glisser.

En général lorsque le pédicule est mince et ne dépasse guère le volume du pouce, une constriction énergique avec une ligature simple ou double sera suffisante pour empêcher une hémorrhagie consécutive. Dans ces cas j'ai remarqué qu'on ne voyait aucun vaisseau volumineux sur la surface de section. Il est donc probable que la pédiculisation du fibrome ne présente dans ces conditions aucune différence au point de vue du résultat avec un gros pédicule de kyste ovarique.

Sur cinq fibromes dont le pédicule ne dépassait pas beaucoup le volume du pouce et que j'ai enlevés ces années dernières, je me suis contenté de cette ligature double avec de la soie ou avec du caoutchouc. Les malades ont guéri sans accidents.

Il s'agissait dans trois cas, de fibromes sous-péritonéaux, volumineux, bosselés, du poids de 1 kil. 1/2 à 4 kil. Leur mobilité dans l'abdomen était telle, qu'on pouvait les déplacer facilement dans tous les sens. Mais ils provoquaient, grâce à ce déplacement permanent, des douleurs violentes et intolérables dans l'abdomen, ce qui décida les malades à subir l'opération. Deux d'entre eux avaient contracté des adhérences avec l'épiploon et étaient le siège de douleurs particulièrement vives.

Chez deux autres malades, les fibromes plus volumineux, 8 kil. et 10 kil. et demi, étaient unis à l'utérus par un pédicule du volume du poignet. Craignant que la constriction avec les cordonnets de soie fût insuffisante, je plaçai une ligature formée par un fil de caoutchouc enroulé deux fois sur lui-même et lié avec un fil de soie. Ce lien élastique assura l'hémostase, le pédicule fut abandonné dans l'abdomen. Les malades guérirent facilement et le caoutchouc s'enkysta dans l'abdomen.

Nous retrouverons plus loin tous les détails relatifs à l'application du lien de caoutchouc pour des opérations plus complexes.

La seconde variété de beaucoup la plus fréquente, est celle dans laquelle le fibrome interstitiel, a produit par sa présence une hypertrophie considérable du corps de l'utérus, en ne laissant souvent en dehors de lui qu'une portion très faible du col simplement augmentée de volume.

Les deux points essentiels à étudier dans cette disposition du fibrome interstitiel volumineux sont : d'une part les rapports de l'utérus avec les ligaments larges, d'autre part les rapports de la tumeur avec le col de l'utérus. Nous verrons que ces deux conditions différentes vont nous guider dans le choix de la méthode opératoire qui doit être préférée.

Lorsque l'utérus augmente de volume en contenant dans son épaisseur un fibrome, il entraîne à sa surface les deux ligaments larges qui s'hypertrophient et deviennent plus vasculaires. Aussi lorsqu'il a acquis un certain développement, tout son segment inférieur est, pour ainsi dire, caché par les deux feuillets du ligament, ceux-ci recouvrent alors l'utérus plus ou moins complètement. La partie supérieure est seule libre dans l'abdomen.

Il est facile de comprendre que, dans ces conditions, on ne peut arriver d'emblée sur la partie la plus étroite de l'utérus c'est-à-dire la portion sus-vaginale du col, sans couper les ligaments larges de chaque côté. C'est donc là un des détails les plus importants de l'hystérectomie sus-vaginale.

Cette section des ligaments larges doit être pratiquée avec le plus grand soin, car les vaisseaux qui sont dans leur intérieur sont énormes, et la moindre hémorrhagie serait difficile à arrêter, à cause de la profondeur de la région.

Pour les sectionner et pratiquer des ligatures qui doivent assurer l'hémostase d'une façon parfaite, vous pourrez user de deux procédés, qui sont voisins l'un de l'autre, mais qui doivent être choisis suivant les circonstances.

Lorsque les ligaments sont épais, membraneux et facilement accessibles de chaque côté de l'utérus extrait de l'abdomen, il suffit de placer deux ligatures en cordonnet de soie, disposées en chaîne et prenant toute l'épaisseur du ligament, en ayant soin d'atteindre jusqu'au niveau de la partie la plus étroite du col (fig. 35). Quand les ligatures sont parfaitement serrées, vous n'avez qu'à couper les tissus compris entre elles et l'utérus. Mais il faut avoir soin de placer un clamp très serré sur la partie du ligament qui est adhérente à cet organe, car au moment de la section une grande quantité de sang s'écoulerait par les grosses veines qui rampent à la surface du fibrome ; or vous devez éviter autant que possible toute perte de sang chez ces opérées déjà épuisées et souvent anémiques.

La même disposition est prise du côté opposé. Quand la partie de l'utérus se continuant avec la portion rétrécie du col située au-dessus des culs-de-sac vaginaux, se trouve ainsi accessible et dénudée, il ne vous reste qu'à pratiquer le temps le plus essentiel de l'opération c'est-à-dire la ligature du pédicule.

Lorsque au contraire le ligament est volumineux, épais, très vasculaire et relativement fort peu accessible surtout du côté du col, je vous conseille d'employer un autre procédé.

Il consiste à placer de chaque côté de l'utérus deux grandes pinces à clamp, l'une rasant le corps de l'utérus, l'autre au contraire embrassant largement le ligament en dehors de la trompe et des ovaires (fig. 35). — Le sommet des pinces doit aller jusqu'au contact du col de l'utérus.

Souvent deux pinces de chaque côté et échelonnées en hauteur, sont nécessaires pour embrasser tout le ligament large.

Quand ces pinces sont bien disposées et suffisamment serrées, ce qui est essentiel à cause du volume et de l'importance des vaisseaux, on coupe la partie du ligament large intermédiaire avec de forts ciseaux (fig. 35, côté droit).

La même manœuvre est pratiquée du côté opposé; alors

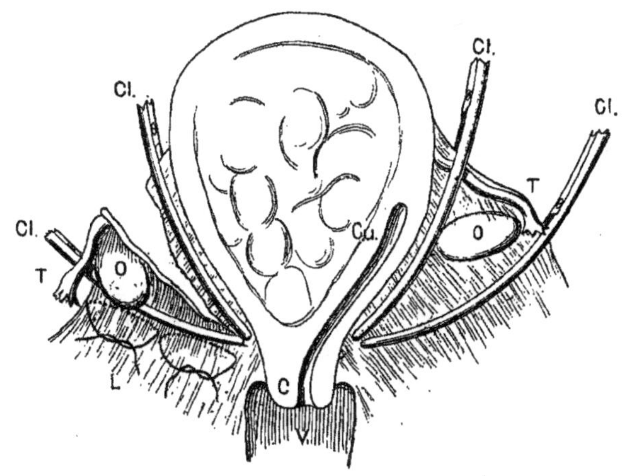

Fig. 35.

L, ligature. — Cl, clamp. — Cu, cavité de l'utérus. — C, col utérin. — O, ovaire. — T, trompe. — V, vagin.

l'utérus est libre et ne tient plus que par le col qui constituera le futur pédicule.

Si le volume de la tumeur est très gênant, il est préférable de ne pratiquer les ligatures du ligament large au-dessous du clamp qui le maintient, que lorsque la tumeur est enlevée en totalité; la liberté des manœuvres est ainsi plus grande. Mais pendant cette manœuvre vous devez surveiller avec soin l'hémostase, car les clamps peuvent se déplacer, les tissus pris dans leurs mors sont susceptibles de glisser, et la ligature immédiate devient alors nécessaire.

Cette ligature est faite en transperçant le ligament large au-dessous du clamp, vers son milieu, tout en évitant les grosses veines, au moyen d'une aiguille mousse munie d'un fort cordonnet de soie qui doit être double.

Il est facile, avec ce double lien, de disposer deux anses qui, réunies en chaîne, embrassent les tissus emprisonnés par le clamp ; vous pouvez aussi, et je préfère ce moyen, faire un nœud d'après la méthode de Lawson Tait, comme pour le pédicule des kystes de l'ovaire.

A ce moment, je ne saurais trop vous recommander de ne pas enlever le clamp avant que le fil soit déjà suffisamment serré, sans cela les lambeaux s'échapperaient et il serait difficile de les saisir de nouveau dans les profondeurs du bassin.

Ligature du pédicule. — Je suppose que la tumeur est hors de l'abdomen et séparée de ses attaches ligamenteuses, je sup-

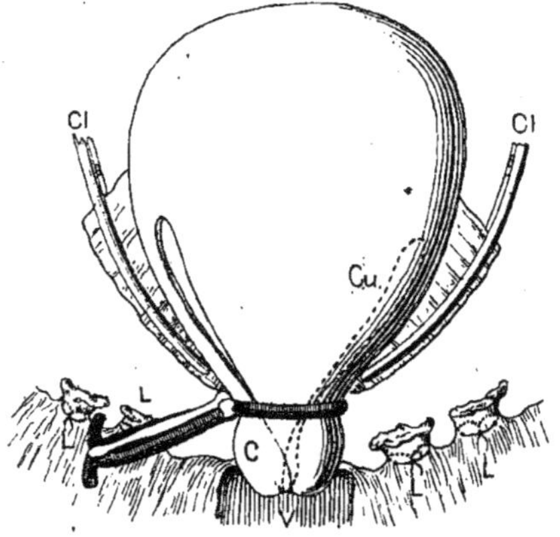

Fig. 36.

Cl, clamp. — C, col de l'utérus. — L, ligatures. — V, vagin. — Cu, cavité utérine.

pose également que la partie qui doit former le pédicule est mise à nu et qu'on peut en faire le tour avec facilité ; nous arrivons à la formation du pédicule (fig. 36).

Ordinairement quand tout est préparé, ainsi que je l'ai indiqué précédemment, il suffit d'enrouler une ou deux fois autour de la partie rétrécie un fil de caoutchouc de quatre à cinq millimètres de diamètre. Si vous prenez la précaution d'allonger ce fil, en le plaçant ainsi autour du pédicule, il exercera une constriction énergique et circulaire, proportionnelle à la tension du caoutchouc. Quand les deux chefs du fil seront arrêtés par une forte ligature en soie, cette constriction suffira à étrangler le pédicule et à aplatir tous les vaisseaux ; aussi l'hémostase sera assurée immédiatement. On peut même dire que l'hémostase sera assurée pour toujours, car si la partie ainsi étranglée diminue de volume sous l'influence de la constriction du lien de caoutchouc, celui-ci, grâce à son élasticité, suivra toujours le retrait des tissus en maintenant une pression circulaire.

Pour arrêter provisoirement le cordon de caoutchouc, avant de le fixer définitivement (ce qui serait gênant tant que la tumeur est en place), je me sers d'un petit instrument en métal. Cet instrument est simple et facile à nettoyer ; en quelques secondes

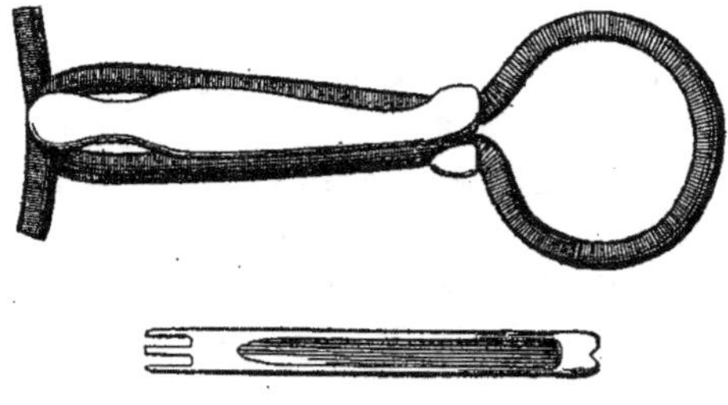

Fig. 37.

il permet de fixer solidement le lien de caoutchouc, soit provisoirement, soit définitivement dans le cas où l'on veut traiter le pédicule par la méthode externe.

La figure 37 en donnera une idée bien nette et montrera aussi quel en est le mode d'emploi.

Aussitôt que le caoutchouc est ainsi assujetti, il se creuse un sillon sur le pédicule, ce qui l'empêche de glisser et donne ainsi beaucoup de sécurité contre son déplacement.

Il ne vous reste plus alors qu'à sectionner la tumeur avec un couteau mousse, mais en ayant soin de passer à plusieurs centimètres du lien pédiculaire, afin d'éviter toute échappée du moignon. Plus tard il vous sera toujours possible, alors que le lien bien assuré sera resté en place pendant quelque temps, d'enlever la partie du pédicule qui semble exubérante et de traiter celui-ci suivant la méthode que vous aurez choisie.

Fixation du pédicule. — Le pédicule étant lié solidement et l'hémostase assurée pour le moment et pour l'avenir, vous devez songer à le fixer dans une position définitive, et à prendre toutes les précautions possibles pour qu'il ne donne lieu à aucun accident.

C'est là la partie la plus importante de l'histoire de l'hystérectomie. Elle comprend elle-même deux solutions. Doit-on fixer le pédicule au dehors, de façon à laisser éliminer par mortification la partie extérieure à la ligature, en ayant soin de surveiller l'hémorrhagie et la possibilité de l'infection de cette plaie? Doit-on au contraire l'abandonner dans l'abdomen, après avoir assuré son hémostase et son asepsie complète; le pédicule utérin devenant alors semblable à un pédicule de kyste de l'ovaire, qui s'enkyste par formation de fausses membranes et est ultérieurement très bien toléré par les organes du bassin? Telles sont les deux méthodes principales.

Nous allons les étudier successivement en insistant sur les points principaux qui sont : le procédé de traitement du pédicule; les causes qui militent pour ce procédé ; enfin ses avantages et ses inconvénients.

Pédicule rentré. — Nous avons déjà dit que l'opération idéale consisterait dans la rentrée intégrale du moignon utérin dans la cavité abdominale. Pendant longtemps les chirurgiens n'ont pas osé employer ce procédé, à cause de la difficulté qu'ils éprouvaient à obtenir une hémostase parfaite et suffisamment durable. Plusieurs malades chez lesquelles on avait employé cette méthode moururent d'hémorrhagie.

Il est certain que la ligature simple avec un cordonnet de soie, même très serrée, ne donne pas de sécurité, car le moignon s'aplatit, se rétracte, se ratatine après quelques jours et les vaisseaux volumineux du moignon peuvent saigner.

C'est alors que Schrœder inventa une méthode très rationnelle et qui a donné entre ses mains d'excellents résultats (*Procédé de Schrœder*).

Elle consiste à remplacer les ligatures par des sutures multiples, disposées de façon à empêcher tout écoulement sanguin à l'intérieur du péritoine, et aussi à mettre la surface du moignon en dehors de la cavité péritonéale, en le recouvrant complètement avec sa propre séreuse.

Pour arriver à ce résultat il suffit, après avoir placé une ligature sur le moignon, ligature qui doit être seulement provisoire, de le couper en forme de V, ouvert en haut.

Les deux parties du V peuvent alors se rapprocher par leurs bords et être réunies par des sutures en nombre suffisant. Celles-ci doivent être très multipliées, et prenant profondément les tissus pour ne pas les déchirer. Vous les ferez avec des soies, assez fortes et très serrées.

Ces sutures multiples et profondes ne sont pas suffisantes, il est encore nécessaire de réunir au-dessus d'elles, les lambeaux du péritoine d'un côté à l'autre, de façon à former une nouvelle séreuse sans solution de continuité. Comme je vous l'ai dit, la grande cavité péritonéale se trouve ainsi séparée complètement de la surface du moignon.

Vous devez aussi empêcher les substances septiques qui séjournent dans la cavité utérine persistant au niveau de la section du col, de venir souiller les surfaces rapprochées par la suture. Schrœder conseille de faire à son niveau (par conséquent avant de réunir les deux grands lambeaux dont nous avons parlé plus haut), des sutures avec de la soie fine pour oblitérer cette cavité. Afin d'obtenir une plus grande sécurité, il détruit cette muqueuse en l'incisant en forme de cône, de façon à ce que les surfaces saignantes s'agglutinent parfaitement.

Je crois qu'il est bon aussi de cautériser avec la pointe d'un thermo-cautère effilé toute cette muqueuse, à une grande profondeur.

Afin de rendre le moignon moins vasculaire, Schrœder a pensé qu'il serait utile de pratiquer la ligature des artères utéro-ovariennes qui atteignent le col de l'utérus. Mais cette ligature est souvent difficile et n'est pas toujours indispensable, surtout quand les ligaments ont été sectionnés de chaque côté du col et assez bas, jusqu'au voisinage des culs-de-sac vaginaux.

Cette méthode employée avec soin, paraît donner d'excellents résultats, à condition qu'on prenne des précautions spéciales pour l'asepsie parfaite des surfaces d'avivement et des fils à ligature. Cependant elle peut amener des accidents, surtout l'hémorrhagie qui survient dans les moignons très vasculaires, malgré la constriction des fils. L'hémorrhagie la plus fréquente est celle qui se produit, dans quelques cas, par chacun des trous des aiguilles ayant servi à passer les fils : elle ne peut s'arrêter malgré la constriction la plus énergique des sutures. Enfin on a signalé des cas de suppuration ou d'infection du moignon par le fait de la communication de la cavité utérine avec les surfaces avivées.

Je dois ajouter aussi que cette méthode est longue, minutieuse et qu'elle laisse une quantité souvent considérable de sutures, causes possibles d'infection pour le moignon. N'oubliez pas enfin, que la forme des moignons, leur volume et aussi l'étendue de leur surface de section, ne se prêtent pas toujours à la disposition que nous venons de décrire, aussi dans certains cas son application est-elle très difficile et même impossible.

J'ai employé trois fois la méthode de Schrœder dans les circonstances suivantes :

Une première malade fut opérée par moi à la Salpêtrière, avec le concours et l'aide de mon collègue M. Terrier. L'opération fut simple, les ligatures qui rapprochaient les deux lèvres du moignon furent placées sans provoquer d'hémorrhagie. Le moignon était peu volumineux et ne dépassait pas comme diamètre une pièce de 3 francs. La guérison se fit sans accidents et l'observation fut présentée par moi à la Société de chirurgie en 1883.

Deux autres malades que j'ai opérées cette année dans des conditions semblables ont également bien guéri. Mais toujours il s'agissait de pédicules peu volumineux et surtout peu vasculaires.

Je ferai remarquer aussi que dans ces trois cas, la ligature des artères utérines n'avait pas été pratiquée méthodiquement à la base du ligament large, mais ces deux artères avaient été coupées et liées en même temps que le ligament large. Celui-ci avait été sectionné très bas, jusque vers la partie inférieure du col. Il est possible que cette particularité ait été la cause de l'absence d'hémorrhagie au niveau des sutures du pédicule.

Chez une quatrième malade, que j'ai opérée en 1886, avec le concours de mon ami le Dr Schwartz, j'ai fait un essai de la méthode de Schrœder, mais sans pouvoir arriver à un résultat satisfaisant.

Après avoir coupé l'utérus en V ouvert en haut, comme je vous l'ai indiqué précédemment, des ligatures profondes permirent d'obturer avec soin l'orifice de la cavité du col, puis des ligatures superficielles et nombreuses rapprochèrent les lambeaux. Mais aussitôt que j'enlevai le lien constricteur qui établissait l'hémostase provisoire, une grande quantité de sang sortit par tous les trous des fils de ligatures.

Je dus replacer à la hâte le lien de caoutchouc et comme l'opération avait duré longtemps, je ne voulus pas faire une nouvelle tentative de ce genre et fixai le pédicule dans la plaie abdominale.

La malade guérit, mais après de nombreux accidents dus à la profondeur de la plaie produite par l'enfoncement du pédicule. Il m'a semblé que, dans ce cas, l'hémorrhagie si abondante survenue par les orifices des sutures, était due à la vascularité spéciale du moignon.

Procédé de Olshausen. — En présence des inconvénients multiples du procédé de Schrœder, Olshausen a proposé de se servir de la ligature élastique et d'abandonner le moignon ainsi lié dans le bassin. On obtient ainsi une hémostase parfaite et assurée ; enfin l'opération est très rapidement terminée.

J'ai déjà pratiqué sept opérations d'hystérectomie par ce procédé et mes sept malades ont guéri sans accident d'aucune sorte et sans même avoir eu de fièvre. Vous avez vu plusieurs de ces opérées.

Rien n'est plus simple que l'application de ce procédé. Après avoir fixé le cordon de caoutchouc avec l'appareil que j'ai décrit plus haut, et sectionné la tumeur à un ou deux centimètres de cette ligature, il suffit de bien assujettir ce lien élastique et de s'assurer que la ligature ne peut se déplacer.

Le moignon est alors nettoyé et réséqué autant que possible, mais sans compromettre la sécurité de la ligature.

Une précaution indispensable et que je ne pourrais trop vous recommander consiste à désinfecter avec le plus grand soin la portion de cavité utérine qui se trouve en dehors de la ligature et qui doit être largement en communication avec le péritoine.

Pour arriver à ce résultat, le véritable moyen consiste à éteindre plusieurs fois la pointe du thermo-cautère dans cette cavité, en allant jusqu'à la partie étranglée par la ligature. Je laisse même le thermo-cautère en place et rougi pendant quelques secondes. Il est certain que par cette cautérisation énergique et prolongée, tous les microbes qui peuvent être logés dans la muqueuse se trouvent détruits.

Il ne reste plus qu'à fixer le caoutchouc et à enlever le petit appareil métallique. Pour cela je fais saisir celui-ci par un aide qui le

tire en l'éloignant du pédicule, pour tendre davantage le fil de caoutchouc. Si l'aide fait subir alors à cet instrument un demi-tour
sur lui-même, il produit par ce mouvement une torsion des deux
fils de caoutchouc l'un sur l'autre en les entre-croisant. C'est à
l'endroit où les fils sont ainsi entre-croisés que vous placez une ligature avec un cordonnet de soie, en ayant soin de faire le premier
nœud double afin qu'il ne se desserre pas. Ainsi arrêtée solidement l'anse ne peut se détacher; les deux chefs du fil de caoutchouc sont coupés à quelques millimètres du nœud de soie
(fig. 38).

Le moignon en entier est abandonné dans le bassin où il s'enfonce
dans sa position normale, sans produire aucun tiraillement,
il se place au milieu des anses intestinales qui le recouvrent bien-

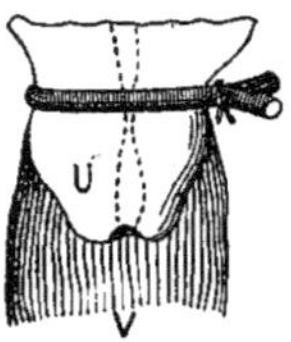

Fig. 38.

tôt. Un nettoyage parfait du péritoine termine l'opération, s'il est
jugé nécessaire. Enfin l'abdomen est fermé comme après l'ovariotomie.

Cette opération est simple, facile, rapide et si elle est théoriquement passible de quelques objections, on peut dire que pra-
tiquement elle donne de bons résultats.

L'objection principale qu'on peut lui faire est de laisser dans le
bassin un cordon de caoutchouc assez volumineux. Or nous
devons nous demander ce que devient ce corps étranger? L'expérience a prouvé qu'il se passe ici, ce qui arrive pour tout corps
étranger absolument aseptique; il est enkysté par la formation
de fausses membranes et devient un corps inerte au milieu des
tissus, au même titre que les grosses ligatures de soie d'un
pédicule ovarique.

Du reste l'usage prouve que les choses doivent se passer ainsi,
puisque l'emploi de cette méthode est déjà très répandu et qu'on
n'accuse pas le caoutchouc de devenir *une cause d'accident.*
Ainsi nous voyons Kuln, dans un article où il discute l'emploi du

cordon élastique abandonné dans l'abdomen, rapporter l'histoire d'une malade de soixante-quatre ans, qui mourut au troisième jour d'une opération de ce genre par le fait d'un étranglement interne. On trouva le caoutchouc enkysté d'une façon parfaite et sans trace de suppuration.

Mais il est bon d'ajouter que ce corps étranger doit être d'une asepsie rigoureuse et qu'il doit avoir été soumis à une température d'au moins 110° dans une étuve à autoclave avant l'opération. Il en est de même de la soie qui sert à le fixer autour du pédicule.

Une seconde objection plus grave en apparence est la suivante : toute la partie du moignon qui est extérieure à la ligature, ne recevant plus de sang ni aucun liquide nourricier, grâce à la constriction énergique et inexorable du caoutchouc, devra se mortifier. Ainsi mortifié celui-ci doit former un corps étranger souvent volumineux qui dans l'avenir provoquera un travail d'élimination. Il est probable que cette objection tombe d'elle-même d'après les résultats de l'expérience et qu'ici, comme pour les pédicules ovariens volumineux, les tissus laissés en place reprennent une certaine vitalité, par une vascularisation empruntée au voisinage.

En tout cas la mortification ne paraît pas nuisible, puisque si le moignon ne contient aucun germe ou aucun microbe, il ne peut subir qu'une nécrobiose lente, avec régression graisseuse et ensuite résorption partielle.

Méthode extra-péritonéale. — Toutes les fois que j'ai employé la méthode extra-péritonéale, je me suis guidé sur les préceptes de Hégar. Le pédicule était lié avec un cordon de caoutchouc maintenu au moyen de mon appareil. Le péritoine était fixé en forme de collerette au-dessous de la ligature sur le moignon de l'utérus, afin que toute la partie extérieure du pédicule fût en dehors de la cavité péritonéale (fig. 39).

Le pédicule une fois fixé dans la plaie abdominale et traversé par une broche assez longue qui l'empêche de s'enfoncer en prenant un point d'appui sur la paroi abdominale, était entouré de poudre d'iodoforme et de gaze iodoformée et surveillé avec soin.

Cette méthode assez facile à employer quand le pédicule est long et ne tiraille pas trop les organes du bassin, devient presque impraticable quand le moignon est court et que la section est portée très près du cul-de-sac vaginal. Malgré la présence de la broche il a toujours une tendance à s'enfoncer, et sa surveillance antiseptique devient très difficile.

Cet inconvénient est encore plus grand, vers le dixième ou douzième jour, alors qu'on enlève la partie mortifiée du pédicule avec la broche qui le soutient, ainsi que le caoutchouc. Le moignon n'ayant plus de soutien s'enfonce jusque dans le bassin. J'ai vu un pédicule qui se trouvait à plus de 20 centimètres de la surface, à cause de l'épaisseur de la paroi abdominale. C'est là un inconvénient fréquent, car l'épaisseur de la paroi abdominale est assez ordinaire chez la femme atteinte de fibrome.

Le nettoyage de cette cavité et l'ablation des morceaux sphacélés

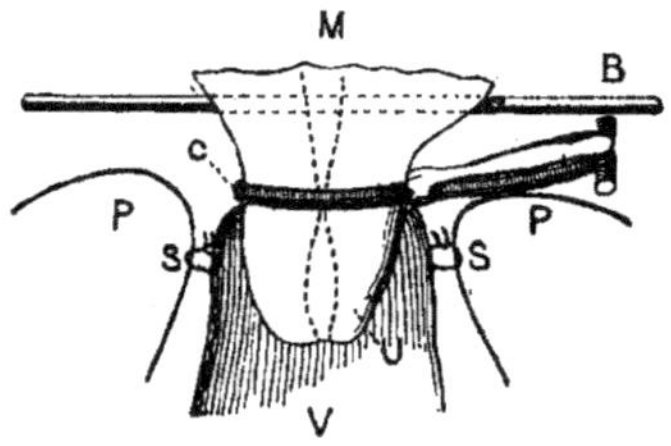

Fig. 39.

qui demandent encore à s'éliminer deviennent très difficiles. Aussi la moindre négligence dans le pansement peut-elle amener l'infection du trajet et la mort rapide. C'est ce qui est arrivé, à mon grand regret, chez une de mes malades, il y a deux ans : elle est morte le dix-neuvième jour, par infection purulente due à une négligence dans le pansement de ce trajet profond, pendant une de mes absences.

Méthode mixte. — Je pourrais aussi vous signaler une méthode intermédiaire aux méthodes intra et extra-péritonéales; elle consiste à laisser le pédicule redescendre dans le bassin, après avoir assuré l'hémostase, et à placer ensuite un tube à drainage qui conduit au dehors les liquides sécrétés par le pédicule. Plus tard les lambeaux de ce pédicule sphacélé peuvent aussi sortir par cette voie. Le drainage a été également obtenu avec les fils qui avaient servi à lier les artères à la surface du moignon. On a aussi employé des mèches de gaze iodoformée. Celles-ci, en effet, procurent un drainage excellent, en mettant la plaie à l'abri de l'air et des germes extérieurs et aussi en facilitant par capillarité la sortie des liquides.

Cette méthode très rationnelle, recommandée surtout par Fritch (de Breslau), peut être utile dans les cas où le pédicule très court ne peut être facilement fixé au niveau de la paroi abdominale. Mais il demande une grande surveillance et retarde beaucoup la guérison.

Je n'ai pas encore eu l'occasion de l'employer et je vous avoue que je ne la mettrais en pratique que dans des cas spéciaux.

Résumé et conclusions. — Ne vous attendez pas à me voir discuter ici les indications de l'hystérectomie ou plutôt *de la myomectomie sus-vaginale* de l'utérus pour corps fibreux. Cette question est encore trop complexe et une règle absolue peut d'autant moins être donnée, que la castration souvent employée actuellement, paraît avoir une influence très marquée sur les hémorrhagies et même sur l'évolution de certains fibromes, ainsi que je vous l'ai expliqué dans une de mes leçons.

Cependant je dois vous dire en quelques mots mon opinion, d'après les faits que j'ai observés : Sont justiciables de l'ablation, les fibromes très volumineux, en voie d'accroissement, amenant des troubles de compression et des hémorrhagies.

Il en est de même également de ceux chez lesquels on soupçonne une transformation kystique ou une mortification progressive qui peut devenir dangereuse : enfin les gros fibromes mobiles et douloureux pour lesquels l'opération est bénigne, surtout quand ils sont pédiculés.

Enfin tenez compte aussi de la position sociale de la femme. Si une femme de la bourgeoisie peut se résigner à supporter les inconvénients d'une telle tumeur, la femme du peuple, obligée de travailler pour vivre, ne peut garder cette cause de souffrances et d'ennuis.

Permettez-moi au contraire de discuter plus longuement la *méthode opératoire* qui doit être appliquée à ces tumeurs, et je terminerai par quelques conclusions sur cette question si importante.

Lorsque vous serez en présence d'un fibrome sous-péritonéal, plus ou moins pédiculé, l'opération sera simple : que vous placiez autour du pédicule une double ligature en soie ou un fil de caoutchouc, vous pourrez assurer l'hémostase. Pour les gros pédicules préférez le caoutchouc aseptique, car il empêche plus nettement et plus sûrement les hémorrhagies secondaires.

Dans le cas où le fibrome fait corps avec l'utérus, et que cet organe doit être sectionné, deux cas peuvent se présenter. Ou bien la cavité de l'utérus n'est pas ouverte pendant la section, ou bien elle est ouverte et généralement coupée en travers.

Ces deux variétés ne diffèrent pas notablement au point de vue du traitement général du pédicule, mais cependant dans la seconde vous vous trouvez en présence d'une nécessité absolue : celle de désinfecter avec soin la cavité utérine, et au besoin de la séparer complètement du péritoine ou de la plaie résultant de la section de l'utérus.

Pour cette désinfection vous emploierez deux moyens, qui sont : le résection circulaire de la muqueuse, suivie d'un attouchement prolongé de la surface saignante avec le sublimé : ou bien la cautérisation avec le thermo-cautère. Ces deux moyens ont été recommandés et paraissent donner d'aussi bons résultats.

Quant au choix du procédé à employer pour traiter définitivement le pédicule, je vous rappellerai qu'on ne peut poser une règle absolue. Ainsi lorsque le pédicule est très court, vous emploierez à tout prix la méthode intra-péritonéale, car les tiraillements du pédicule et son enfoncement rapide constituent un danger permanent.

Si le pédicule est court et mince essayez la méthode de Schrœder en ayant soin de multiplier les sutures et de les serrer suffisamment, en réunissant exactement les bords du péritoine au-dessus du moignon.

Mais rappelez-vous que depuis mes derniers succès, en prenant des précautions d'antisepsie très minutieuses, c'est à la ligature élastique avec pédicule perdu que je donne la préférence. Je lui trouve tous les avantages et ne partage pas les craintes qui en ont fait souvent redouter l'emploi.

Je ne vous conseillerai pas de vous servir de cette ligature dans tous les cas, car vous pouvez être guidés par des circonstances diverses pour user d'une autre méthode, cependant étudiez avec soin ce procédé et considérez-le comme un de ceux qui sont destinés à vous rendre le plus de services.

BIBLIOGRAPHIE

Pozzi. — *Hystérectomie dans les tumeurs fibreuses de l'utérus.* Th. agr., 1875.

Olshausen. — *Traitement du pédicule par un lien de caoutchouc. Deuth. Klin.* 1884.

Chalot. — *Du pédicule dans l'opération du Porro. Traitement intra-péritonéal par la ligature élastique et l'inversion du moignon. Gaz heb. des sc. méd. de Montpellier,* 1882.

Schwartz. — *De l'hystérectomie appliquée aux tumeurs fibreuses de l'utérus. Revue de ch.,* 1883, p. 125.

Terrillon. — *Tumeur fibro-kystique de l'utérus. — Hystérectomie. — Sutures multiples de l'utérus. — Réduction du moignon dans l'abdomen. — Guérison. — Bull. Soc. de Ch.,* 1883, p. 402.

Pozzi. — *Sur la technique de la ligature élastique du pédicule utérin dans l'hystérectomie abdominale. Bull. soc. de ch.,* 1883, p. 889.

Amiot. — *Pédicule dans l'hystérectomie abdominale.* Th. Paris, 1884.

Hégar et Kaltenbach. — *Gynécologie opératoire,* Paris, 1885, p. 343.

Kich. — *De l'abandon dans la cavité abdominale de la ligature élastique du moignon des myomectomies et des amputations sus-vaginales de l'utérus. Corresp. Blat. f. Schweizen,* 1886.

Muller. — *Laparo-hystérectomie pour fibro-myome interstitiel de la matrice. Réduction du pédicule avec ligatures élastiques définitives. Guérison. Gaz. méd. de Strasbourg,* 1886.

Heidenreich.—*Traitement des pédicules dans l'hystérectomie abdominale. In Therapeutique chir. contemporaire.* Paris, 1888.

Dirner. — *La question du meilleur mode de traitement du pédicule. Central. Fur. Gyn.* 1887.

Terrillon. — *Seize hystérectomies abdominales et réflexions à propos de soixante autres cas de fibromes utérins. Congrès français de Ch.* 1888 et *Ann. de Gyn.* 1888.

TRAITEMENT DES KYSTES HYDATIQUES DU FOIE

Les deux malades atteintes de kystes hydatiques du foie que
vous avez pu voir dernièrement dans notre service, me fournissent
l'occasion de vous parler aujourd'hui du traitement chirurgical
de cette affection.

C'est vous dire que je ne chercherai pas à vous exposer l'histoire complète des kystes hydatiques du foie ; je me contenterai,
avant de parler du traitement chirurgical, de vous rappeler brièvement la structure et la marche de ces productions .pathologi-
ques, car ce sont là des points indispensables à connaître pour
discuter l'opportunité de l'intervention et je terminerai par le
choix du procédé auquel on doit avoir recours.

Structure. — La structure d'un kyste hydatique arrivé à son état
de complet développement peut se résumer en quelques lignes ; elle
comprend : une paroi et un contenu. La paroi est formée de deux
parties bien distinctes quant à leur nature et à leur pathogénie :
la première, la plus externe, ne fait pas partie intégrante du
kyste, c'est une membrane conjonctive recouverte d'un réseau
vasculaire qui alimente la tumeur. Produite secondairement par
l'irritation que provoque le parasite autour de lui, elle est comparable à celles qui se développent autour des corps étrangers, ce
n'est donc qu'une membrane enkystante.

Cette enveloppe fibreuse adhère d'une façon intime au tissu
hépatique, mais elle peut facilement se détacher du kyste lui-même.

En dedans de cette enveloppe d'emprunt se trouve la véritable paroi kystique formée de deux parties, l'une externe, l'autre interne. La membrane externe, semblable par son aspect à de l'albumine mal cuite, est formée de plusieurs couches stratifiées, d'où la comparaison qui a été faite avec les feuillets d'un album. Cette membrane non vasculaire et amorphe n'est qu'un produit de sécrétion du parasite; son épaisseur est quelquefois considérable.

Si l'on vient à la sectionner, les divers feuillets qui la constituent s'enroulent sur eux-mêmes comme des membranes élastiques, bien qu'ils soient constitués par une substance ne contenant aucune trace d'élément figuré. C'est là un caractère important qui permet d'établir le diagnostic quand on retrouve une parcelle de cette membrane dans un liquide pathologique; le liquide d'une vomique, par exemple.

La membrane la plus interne, est aussi la plus intéressante à étudier. C'est elle que l'on désigne sous le nom de membrane fertile ou de *membrane germinative* et qui donne naissance à des vésicules et à des échinocoques. Les vésicules se présentent sous l'aspect de bourgeonnements sessiles qui se pédiculisent, se remplissent de liquide, s'accroissent, se détachent et tombent dans l'intérieur du kyste; ce sont les *vésicules filles*, dont le nombre est variable. Quant aux échinocoques fixés à la membrane germinative par un pédicule ou prolongement du corps de l'animal, vous les connaissez avec leur bouche munie d'une couronne de crochets spéciaux, ils tombent dans le liquide du kyste lorsque ce pédicule est rompu.

Contenu. — Le contenu du kyste hydatique comprend : du liquide, des vésicules filles et des échinocoques.

Le liquide, vous le savez, est transparent comme de l'eau pure, d'où le nom qui a été donné à ces kystes; sa quantité varie de quelques grammes à plusieurs litres. Caractère important : il contient une grande quantité de chlorure de sodium mais sans traces d'albumine. La présence de l'albumine indiquerait, d'après Gubler, la mort des hydatiques, car elle sert à leur nutrition et est absorbée à mesure qu'elle se produit.

Ces différents caractères : transparence du liquide, absence d'albumine et présence du chlorure de sodium en grande quantité, sont de la plus haute importance au point de vue du diagnostic ; c'est là un point sur lequel je n'ai pas besoin d'insister.

Outre le liquide, on trouve dans l'intérieur d'un kyste hydatique des vésicules filles en plus ou moins grande quantité : dans certains cas les vésicules sont tellement nombreuses et serrées les unes contre les autres, qu'il n'y a pour ainsi dire pas de liquide intermédiaire ; d'autres fois au contraire c'est le liquide qui prédomine. J'attire votre attention sur ce point, car vous verrez tout à l'heure que les méthodes appliquées au traitement des kystes hydatiques du foie varient suivant la quantité de vésicules et de liquide contenus dans la poche.

C'est aussi en se basant sur la quantité relative des vésicules et du liquide qu'on a cherché à expliquer la production du frémissement hydatique, point sur lequel je reviendrai plus loin.

On trouve enfin dans l'intérieur d'un kyste hydatique des crochets d'échinocoques reconnaissables au microscope.

En résumé, au point de vue anatomique, le kyste hydatique se présente sous la forme d'une poche plus ou moins grande, ordinairement arrondie, et formée de deux parois : une paroi externe de nature amorphe et une paroi interne qui est connue sous le nom de : *membrane germinative*. C'est elle qui donne naissance aux vésicules et aux échinocoques.

Dans l'intérieur du kyste existe un liquide présentant des caractères spéciaux et dans lequel nagent des vésicules libres et des crochets d'échinocoques.

Marche et développement. — Le kyste ainsi constitué peut rester stationnaire ou du moins ne déterminer aucun symptôme sérieux pendant un temps variable. Néanmoins son accroissement progressif est la règle et avec lui surviennent des accidents qui peuvent entraîner la mort des malades. L'état général s'altère, l'appétit est perdu, l'amaigrissement devient considérable et les malades se plaignent d'une grande oppression, surtout s'il s'agit d'un kyste sous-diaphragmatique qui refoule et comprime le poumon correspondant.

A côté de ces troubles portant principalement sur l'état général, on peut voir survenir d'autres phénomènes plus sérieux encore, je veux parler de l'ouverture spontanée ou accidentelle du kyste dans les organes voisins, (voies aériennes, côlon, estomac, veine cave, péricarde), ou dans le péritoine. Vous comprenez sans peine les dangers auxquels est exposé le malade, surtout s'il s'agit d'un kyste suppuré.

Aussi, n'est-il pas étonnant que les chirurgiens aient eu l'idée d'intervenir hâtivement dans le traitement de cette affection et qu'on ait modifié plusieurs fois les divers procédés mis en usage pour en arriver à la laparotomie, qui est aujourd'hui une des méthodes de choix.

Mais, avant d'aborder l'étude du traitement chirurgical, il est indispensable d'établir une classification des kystes du foie, au point de vue de leur siège. En effet, les procédés opératoires ne sont pas applicables indistinctement à tous les kystes hydatiques.

Nous les diviserons donc en trois variétés : 1° les kystes antéro-supérieurs, développés au niveau de la face antérieure et supérieure du foie et faisant saillie du côté de la cavité thoracique ; ce sont les kystes *sous-diaphragmatiques* ou *pleuraux* qui proéminent du côté de la plèvre et réclament un procédé spécial ; 2° les kystes antéro-inférieurs ; 3° les kystes postéro-inférieurs. Ces deux dernières variétés offrent de grandes analogies ; ce sont les kystes qui se développent du côté de la cavité abdominale, on pourrait les appeler aussi *kystes abdominaux*, par opposition avec les kystes sous-diaphragmatiques ou pleuraux.

Néanmoins, il faut savoir que les kystes antéro-inférieurs, c'est-à-dire ceux qui sont développés aux dépens ou dans le voisinage du bord inférieur du foie, sont plus fréquents que les kystes postéro-inférieurs ; ceux-ci ont une tendance à proéminer du côté de la région lombaire.

On peut donc résumer ainsi les trois variétés de kystes : les kystes pleuraux ou sous-diaphragmatiques ; les kystes abdominaux ; enfin les kystes lombaires.

Traitement. — Cette division étant bien établie, nous pouvons passer à l'étude du traitement, en envisageant spécialement les kystes les plus fréquents, c'est-à-dire les kystes abdominaux.

Je passe à dessein sous silence les anciens procédés tels que l'acuponcture, et l'électro-poncture, qui sont à juste titre abandonnés aujourd'hui ; j'arrive immédiatement à ceux qui sont le plus souvent usités actuellement.

Ponction. capillaire. — Cette méthode dont je n'ai pas besoin de vous décrire le manuel opératoire, a été pratiquée un grand nombre de fois par M. Dieulafoy qui s'en est fait l'ardent défenseur. Elle a donné quelques bons résultats, même à la suite d'une seule intervention ; mais souvent on a dû avoir recours à plusieurs ponctions successives qui, d'ailleurs, n'ont pas toujours amené la guérison définitive du kyste. Outre l'inconvénient des ponctions multiples et les insuccès si nombreux qu'a fournis cette méthode, je vous rappellerai les accidents et complications que l'on attribue à son emploi, tels que la suppuration du kyste, sa rupture, la péritonite grave qui peut lui succéder, etc.

La ponction évacuatrice simple a donc donné rarement des résultats complets, aussi n'ayez pas une grande confiance dans cette intervention qui est employée le plus souvent comme *ponction exploratrice*. La plupart des chirurgiens sont d'avis de ne pas faire une opération plus radicale, avant d'avoir éclairé leur diagnostic par cette opération préliminaire. Je n'insisterai pas sur cette opération simple et classique que vous avez vu souvent pratiquer et qui ne mérite pas une description spéciale.

Ponction suivie d'injection antiseptique. — Je désire au contraire vous entretenir d'une méthode assez nouvelle, plus compliquée que la ponction simple, mais plus efficace et qui consiste à faire suivre l'évacuation du liquide d'une injection antiseptique.

C'est ordinairement le sublimé à l'état de dissolution dans une grande quantité d'eau qui est usité en pareil cas.

L'idée théorique qui a présidé à l'emploi de ce procédé est la suivante : une faible quantité de sublimé introduit dans la poche, tue les hydatides et les rend par conséquent incapables de vivre ainsi que la poche qui les enveloppe.

Or, nous savons que le kyste, dont les vésicules et les échinocoques sont morts, non seulement ne se développe plus, mais a une tendance à diminuer et à guérir sur place, par rétraction de sa paroi. De nombreux faits observés cliniquement démontrent ce mode de guérison : mais plus nombreux encore sont ceux dans lesquels on a trouvé par hasard, à l'autopsie, des débris de kystes ainsi oblitérés. Ils étaient calcifiés et enkystés dans les tissus voisins.

Cette méthode nouvelle, proposée par Bacelli en 1887, est

applicable dans un grand nombre de cas, mais elle n'est pas toujours employée de la même façon et varie suivant certaines particularités que nous allons passer en revue.

En effet, deux circonstances peuvent se présenter au moment de la ponction destinée à évacuer le contenu d'un kyste hydatique : tantôt le liquide est extrait en totalité ou à peu près, et il semble qu'il ne reste dans la poche principale que quelques rares débris et un petit nombre de vésicules filles ; tantôt au contraire, la ponction capillaire ne fournit que quelques grammes de liquide. Quelquefois même une quantité plus considérable, variant de 20 à 30 grammes et jusqu'à 100 grammes, a pu être extraite ; l'opérateur a la sensation que devant l'aiguille du trocart est venu se placer un corps qui empêche l'évacuation du liquide.

Ce fait est facile à constater, ainsi que cela m'est arrivé plusieurs fois, car la main qui maintient le trocart enfoncé dans le kyste, perçoit un choc assez brusque vers la pointe de l'instrument, au moment même où le liquide cesse de couler. Enfin il n'est pas rare d'éprouver aussi une autre sensation très caractéristique, qui consiste dans une vibration produite par la vésicule fille contre la pointe du trocart ou de l'aiguille. Cette vibration est le résultat du passage d'une petite quantité de liquide entre l'extrémité de l'instrument et la vésicule qui lui est appliquée.

Vous voyez qu'il est important de distinguer l'une de l'autre ces deux conditions, puisque dans un cas la poche est vidée à peu près complètement, alors que dans l'autre non seulement elle contient encore une certaine quantité de liquide, mais aussi un nombre variable de vésicules filles. La méthode opératoire devra varier complètement suivant ces deux circonstances différentes que nous allons examiner.

Lorsque la poche semble se vider entièrement, on remplace le liquide par une quantité variable de liqueur de van Swieten (sublimé en solution au millième), mais en ayant soin, après l'avoir fait séjourner pendant quelques minutes, de retirer intégralement le liquide ainsi injecté, afin de n'en laisser dans la cavité qu'une quantité très minime. Cette méthode a été employée par MM. Beaumetz, Bouilly (observations inédites), par M. Debove et par moi-même, elle a donné de bons résultats et sans provoquer d'accidents. Dans le cas qui m'est personnel, j'ai injecté cent centimètres cubes de cette solution dans une cavité d'où j'avais extrait quatre cent cinquante grammes de liquide. La solution de sublimé était dans le rapport de 1 à 4 environ avec la quantité de liquide extrait.

Quand le kyste se vide mal ou incomplètement, il est nécessaire d'employer un autre procédé. Comme le liquide qu'on injectera devra rester en totalité dans la poche, il suffira d'extraire dix à vingt grammes de liquide et de le remplacer par une quantité moitié moindre d'une solution de sublimé ; cette solution doit être telle qu'on introduise dans le kyste environ un ou deux centigrammes de sublimé. Bacelli a retiré 30 centimètres cubes de liquide et les a remplacés par 20 centimètres cubes d'une solution contenant 10 centigrammes de sublimé pour 100 grammes d'eau. Il a donc injecté deux centigrammes de sublimé. Cette solution restant dans la cavité, se diffuse bientôt dans le liquide kystique.

Dans ce cas, la poche encore vivante contient du liquide privé d'albumine, on n'a pas à craindre la formation d'un précipité d'albuminate de mercure; la substance toxique pourra donc se mélanger facilement au contenu du kyste et passera par endosmose à travers la paroi des vésicules filles pour tuer à coup sûr les échinocoques.

La faible quantité de sublimé ainsi introduite en permanence dans le kyste est suffisante pour faire mourir les animalcules mais elle n'est pas assez grande pour donner lieu à quelque accident au malade.

J'ai employé une fois ce procédé chez une pensionnaire de la Salpêtrière, qui portait dans le côté gauche de l'abdomen, au-dessous du foie, un gros kyste hydatique. Par une première ponction exploratrice je ne pus obtenir que 30 grammes de liquide limpide et incolore, sans albumine. La présence des vésicules filles empêcha d'en extraire une plus grande quantité.

Huit jours après, une nouvelle ponction donna 25 grammes de liquide semblable. J'injectai aussitôt, avec une seringue de Pravaz, dix centimètres cubes d'eau contenant deux centigrammes de sublimé. La malade n'eut aucun accident : la poche s'est rétractée lentement et vous avez pu constater qu'elle est presque disparue.

Vous voyez qu'il s'agit ici d'une méthode rationnelle, inoffensive quand elle est pratiquée avec soin et qui aura probablement une grande importance dans l'avenir; en effet elle a déjà donné plusieurs succès. Nous aurons plus tard à discuter ses indications

et les comparer avec les autres méthodes que nous allons passer
en revue.

Drainage. — Nous arrivons à un autre procédé qui consiste à
traiter les kystes hydatiques du foie comme s'il était question d'un
abcès. Ici deux méthodes sont en présence, la méthode ancienne
et la méthode moderne.

Récamier le premier eut l'idée d'ouvrir largement les kystes
hydatiques du foie en déterminant au préalable des adhérences
entre le péritoine et la tumeur au moyen d'applications caustiques. Il fut donc le créateur de la méthode d'ouverture en deux
temps, méthode qui fut modifiée dernièrement, sous l'influence
des idées modernes, par Volkmann ; en effet, Récamier se servait
de caustiques, tandis que le chirurgien allemand n'emploie que
le bistouri.

Vous savez comment on pratique la méthode de Récamier.
Vous appliquez d'abord une couche légère de pâte de Vienne
sur la partie saillante de la tumeur et vous attendez la chute de
l'eschare pour faire une deuxième, puis une troisième application sur la plaie, jusqu'à ce que la paroi du kyste soit atteinte.
En agissant ainsi on provoque des adhérences entre le kyste et
la paroi abdominale, dans une étendue suffisante pour permettre
d'ouvrir le kyste largement. Par ce moyen il est impossible que
les produits plus ou moins septiques contenus dans la cavité,
puissent pénétrer dans le péritoine.

La méthode des caustiques, adoptée encore par certains chirurgiens, présente plusieurs inconvénients parmi lesquels je citerai,
la longueur du traitement et les douleurs que provoque l'application du caustique. Aussi, a-t-on cherché un moyen plus simple
et plus rapide ; la découverte de ce procédé est due à Boinet.

Le procédé de Boinet, basé sur le même principe que la
méthode précédente, c'est-à-dire la production d'adhérences protectrices, diffère cependant de celui de Récamier par son manuel
opératoire, qui est plus rapide. Voici en quoi il consiste.

Boinet enfonçait dans le kyste un trocart à hydrocèle et laissait la canule en place pendant quelques jours ; des adhérences
péritonéales ne tardaient pas à se former tout autour de l'orifice
de pénétration, qui se trouvait ainsi séparé de la cavité abdominale. Quelquefois même Boinet introduisait un trocart courbe

par cet orifice et le poussant de dedans en dehors, faisait une contre-ouverture à quelques centimètres de la première ponction ; dans ce second orifice il plaçait une grosse sonde qui déterminait des adhérences locales. Après quelques jours il réunissait les deux orifices en sectionnant au bistouri le pont de tissu qui les séparait.

Le procédé de Boinet a inspiré des modifications importantes, parmi lesquelles je vous signalerai celles de Simon (de Heidelberg), de Kuster et surtout la suivante qui est due au professeur Verneuil.

M. Verneuil pénètre dans le kyste du premier coup, au moyen d'un trocart de gros calibre, puis il laisse à demeure dans cette ouverture un tube en caoutchouc qui est introduit par la canule du trocart. Bientôt, autour de l'orifice de pénétration se forme une couronne d'adhérences solides qui empêchent toute communication avec le péritoine. M. Verneuil conseille en outre, pour éviter l'entrée de l'air dans la cavité kystique, d'imiter le procédé de Reybard pour la thoracentèse, c'est-à-dire d'appliquer à l'extrémité de la sonde un morceau de baudruche jouant l'office de soupape.

Dernièrement M. Verneuil a modifié encore ce procédé : il fait deux ponctions au lieu d'une, à une petite distance l'une de l'autre (deux centimètres environ), en ayant soin de placer dans chacun des orifices une sonde en caoutchouc, qui établira des adhérences péritonéales. Vers le septième jour le pont de tissu intermédiaire aux deux trajets est coupé, soit avec le bistouri, soit avec le thermo-cautère ; on obtient ainsi une large ouverture par laquelle se pratiquent des lavages antiseptiques et sortent facilement les vésicules et les débris de la membrane interne.

Ce dernier procédé, lorsqu'il est suivi de l'incision du pont de peau intermédiaire, est certainement supérieur à l'emploi des caustiques parce qu'il est plus rapide et d'une d'exécution plus facile. On supprime ainsi cette longue période de trois à six semaines, nécessaire pour arriver sur la paroi kystique et qui n'était pas exempte de dangers.

Néanmoins, cette opération encore lente ne constitue pas toujours la méthode de choix, car elle présente de sérieux inconvénients. Le principal consiste dans la sortie tardive des hydatides ; en effet les liquides et les membranes peuvent s'altérer pendant toute la période qui sépare la ponction de l'ouverture définitive ; or cette altération des liquides est dangereuse, car elle peut provoquer tous les accidents de l'infection putride. Enfin, le lavage quotidien de la poche kystique avec des liquides antiseptiques assez puissants expose les malades aux inconvénients qne produit souvent l'absorption de ces substances.

J'ai pour ma part employé cinq fois la méthode de ·M. Verneuil ; sur ces cinq opérations, j'ai obtenu quatre succès, mais la guérison n'est jamais survenue avant trois ou quatre mois et à ce moment les malades se trouvaient très émaciés et affaiblis, car ils avaient évité avec peine les chances d'infection.

Laparotomie. — En présence de ces dangers et surtout de la longue durée du traitement, on a pensé à s'adresser à un autre mode d'intervention et je suis ainsi amené à vous parler de la méthode moderne ou *des incisions larges* qui comprend deux procédés : le procédé de Volkmann ou *incision en deux temps* : le procédé de Lindemann-Landau, *incision directe en un seul temps.*

Le procédé de Volkmann n'est, à vrai dire, qu'un procédé mixte ; il se rattache aux méthodes anciennes, en ce que le chirurgien se préoccupe d'établir d'abord des adhérences avant d'ouvrir le kyste ; mais il en diffère par la façon dont est faite l'ouverture et par l'étendue même de l'incision.

Voici comment s'exécute ce procédé. Dans un premier temps, on fait sur la partie saillante de la tumeur une incision de six à huit centimètres, parallèle au rebord costal, elle permet de couper la peau, les couches musculaires sous-jacentes, et le péritoine pariétal dans toute l'étendue de l'incisionc utanée. L'opération, comme vous le voyez, est des plus simples et rapidement terminée. Mais il faut avoir soin de ne laisser pénétrer dans le péritoine ni sang ni aucune autre substance nuisible. La plaie profonde doit avoir environ cinq ou six centimètres d'étendue.

Le second temps consiste à bourrer la plaie de gaze iodoformée et à appliquer par-dessus de la ouate antiseptique ; le tout est maintenu au moyen d'une large bande de flanelle suffisamment serrée.

Sous l'influence de l'inflammation légère produite par l'ouverture péritonéale et par le contact de la gaze iodoformée, il s'établit des adhérences rapides entre les surfaces péritonéales du kyste et de la paroi abdominale.

Vers le septième jour, alors que des adhérences solides se sont établies autour de la partie de la tumeur mise à nu, il est facile d'inciser largement le kyste, sans danger pour le péritoine.

Le procédé de Lindemann-Landau ou procédé *de l'incision directe en un seul temps,* est plus rapide et aussi sûr, c'est celui que vous m'avez vu employer et qui me semble le meilleur. Ce procédé dont je vous exposerai les avantages après vous en avoir indiqué le manuel opératoire, est le seul vraiment chirurgical; il constitue actuellement, pour beaucoup de chirurgiens, la méthode de choix appliquée au traitement des kystes hydatiques du foie.

Il importe donc que vous connaissiez parfaitement les différents temps de cette opération devenue classique et que vous serez peut-être appelés à pratiquer.

Voyons d'abord où doit porter l'incision ? Les chirurgiens ne sont pas tous d'accord sur ce point; les uns la faisant sur la ligne blanche comme dans l'ovariotomie; d'autres préfèrant plutôt une incision oblique le long du rebord costal. Je ne discuterai pas longuement ce point de pratique, j'ai la conviction que presque toujours il est préférable de prendre pour lieu d'élection la partie la plus saillante de la tumeur.

Après avoir coupé la peau, les couches sous-jacentes et établi une hémostase parfaite, vous incisez le péritoine pariétal, comme dans toute laparotomie, c'est-à-dire qu'après lui avoir fait une légère boutonnière, vous le coupez dans toute l'étendue de la plaie avec des ciseaux conduits sur le doigt. Ainsi, le premier temps n'est qu'une laparotomie et, comme elle, soumis aux mêmes préceptes opératoires.

Lorsque vous avez pénétré dans la cavité péritonéale et reconnu ou exploré la paroi du kyste, vous ne négligerez pas les précautions suivantes : avec la main introduite dans l'abdomen ou seulement avec deux doigts, vous chercherez à vous rendre compte du siège exact du kyste, de son volume, de ses connexions et vous vous assurerez s'il est fixé ou non par des adhérences.

Ces constatations faites, le kyste est ponctionné avec un trocart très fin muni d'un aspirateur, de manière à le vider de son contenu liquide et à faciliter ainsi sa sortie au dehors. Pendant cette manœuvre, vous avez soin de placer autour du trocart, entre la paroi abdominale et le kyste, des éponges destinées à absorber le liquide qui pourrait s'écouler au dehors. Si la présence d'une grande quantité de vésicules filles empêche d'évacuer le contenu par le trocart, la paroi du kyste sera largement ouverte en empêchant toute issue du liquide dans la cavité péritonéale.

Dès que le kyste est vidé, il s'affaisse. Le saisissant alors avec une forte pince vous l'attirez au dehors. C'est alors seulement que la canule est retirée et que vous fermez la plaie du trocart avec une pince à forci-pressure. Ceci fait, vous fixez le kyste aux angles supérieur et inférieur de la plaie avec du fil d'argent ou du crin de Florence. Cette précaution est nécessaire avant de procéder à l'ouverture définitive, car la pénétration accidentelle du contenu kystique dans la cavité péritonéale est ainsi empêchée. L'ouverture est faite avec des ciseaux, elle doit être large et répondre comme étendue à l'incision des parties molles; on voit alors les vésicules et le résidu liquide qui n'avait pas été retiré par la ponction sortir avec la plus grande facilité. Au besoin, un lavage abondant servira à nettoyer complètement cette cavité.

La poche entièrement vidée est attirée autant que possible hors de la cavité abdominale. C'est alors que nous devons nous demander comment elle doit être traitée ? Vous ferez tout pour diminuer son étendue en réséquant autant que possible la paroi kystique avec des ciseaux, de façon à ne laisser qu'une petite cavité, vestige de l'ancienne poche, dont la cicatrisation sera obtenue beaucoup plus rapidement. La quantité qu'on enlève ainsi est variable suivant les connexions du kyste avec le foie, et aussi suivant les adhérences qui l'unissent aux parties voisines; il faut tenir compte également de la profondeur de son implantation. Quelquefois même on a pu extirper complètement la poche; je vous citerai comme exemple, un cas de ce genre présenté par M. Pozzi, au dernier Congrès français de chirurgie (1888).

D'autres fois, au contraire, toute tentative de résection est rendue impossible par l'existence d'adhérences entre le kyste et la paroi abdominale ou les viscères voisins. Il est alors prudent d'ouvrir largement le kyste et de le drainer.

Cette particularité s'est présentée chez une de nos malades, que j'ai opérée devant vous au mois d'avril 1888 et dont je vais vous raconter en quelques mots l'histoire.

Cette femme, âgée de vingt-sept ans, portait depuis un certain temps, au-dessous du foie et du côté droit, une tumeur volumineuse dont elle était d'ailleurs peu incommodée. Après quelque temps, elle fut prise de frisson, de fièvre légère et commença à maigrir : c'est alors qu'elle me fut adressée par M. le Dr de Grissac.

En percutant la tumeur, je perçus nettement une vibration comparable à celle que l'on obtient quand on frappe sur un gros ressort de montre ; c'est là, vous le savez, ce que l'on désigne sous le nom de *frémissement hydatique*. Le diagnostic était donc facile et je n'hésitai pas à admettre la présence d'un kyste hydatique. J'ajoutai même qu'il s'agissait là d'un kyste hydatique enflammé, à cause des frissons et de la fièvre éprouvés par la malade, depuis quelques jours.

L'opération fut pratiquée de la façon suivante : J'incisai directement la paroi abdominale sur la partie saillante de la tumeur, celle-ci était adhérente et la cavité péritonéale oblitérée à ce niveau. Je n'hésitai pas à faire l'ouverture large du kyste, qui contenait plusieurs centaines de vésicules jaunâtres, altérées, intactes ou déchirées, nageant dans un liquide trouble. Un lavage abondant avec 30 à 40 litres d'eau bouillie servit à nettoyer complètement la poche. Mais il me fut impossible de réséquer la plus petite partie de la paroi, car l'inflammation antérieure avait déterminé des adhérences totales avec les organes voisins. Les bords du kyste furent fixés à la plaie abdominale par des sutures en collerette. Un gros drain et des bandelettes de gaze iodoformée assurèrent la sortie des liquides.

Cette malade a très bien supporté l'opération, et n'a pas eu de fièvre pendant toute la période de guérison qui dura près de six semaines ; actuellement le kyste est comblé définitivement.

Lorsque la résection est possible et qu'on a enlevé une certaine étendue de la paroi kystique, il ne reste plus qu'à suturer cette paroi aux bords de la plaie abdominale, en ayant soin d'adosser exactement les séreuses, d'après la méthode classique. Vous aurez recours le plus souvent à la suture à points séparés faite avec des crins de Florence, celui-ci est suffisamment résistant et plus souple que le fil d'argent.

L'opération terminée, on lave la cavité restante à grande eau, de façon à la déterger complètement, et à enlever tout son contenu. Les vésicules filles seront extraites avec des pinces longues qui serviront à les saisir ou à les déchirer. Je vous conseille de vous servir presque toujours d'eau distillée et bouillie et d'éviter l'usage des liquides antiseptiques qui sont dangereux. Le pansement consistera à placer dans l'intérieur deux ou trois gros tubes de caoutchouc, et vous terminerez par un pansement avec des bandelettes de gaze iodoformée et de la ouate, le tout maintenu par un bandage de flanelle.

Ce pansement devra être renouvelé une ou deux fois par jour, suivant la quantité de liquide qui s'écoulera de la plaie.

Tel est le manuel opératoire de la méthode par incision en un seul temps, véritable opération chirurgicale que l'on pourrait désigner de la façon suivante : *traitement des kystes hydatiques du foie par la laparotomie;* c'est, en effet, la laparotomie qui constitue le point essentiel de cette méthode et qui la différencie nettement des autres.

Les avantages de cette opération sont faciles à comprendre. Avec l'incision large, et pour ainsi dire à ciel ouvert, vous n'aurez plus à craindre les phénomènes dus à la rétention des liquides et à la putréfaction des vésicules filles en voie de désorganisation, qui séjournent dans la poche kystique pendant un temps assez long. En effet, si vous employez le procédé de Boinet ou même celui plus parfait de M. Verneuil, il s'écoule plusieurs jours depuis la première ponction, jusqu'à l'ouverture et l'évacuation définitive de la cavité : pendant toute cette période de temps, les liquides et les vésicules s'altèrent, et peuvent être une cause d'infection générale par résorption. Ici au contraire, il vous est permis de tout enlever en une seule séance : liquide, vésicules, débris d'échinocoques. Enfin ·vous n'avez à surveiller qu'une poche simple, ne contenant plus de matériaux altérables, ce qui est facile avec les moyens que nous possédons actuellement.

Rappelez-vous aussi que quelque soit l'étendue de la poche laissée après la résection, celle-ci aura toujours une tendance à se combler plus rapidement que vous ne pourriez l'espérer. Elle est, en effet, incessamment repoussée par la tension des gaz intestinaux, qui tendent à la rétrécir, de sorte qu'il n'y a pas lieu de craindre un séjour trop prolongé des liquides.

La laparotomie a encore un autre avantage; elle permet d'établir le diagnostic de la nature exacte et du siège précis du kyste ; souvent même ce n'est qu'après l'avoir pratiquée, que l'on se rend compte exactement de son point de départ. Enfin plusieurs chirurgiens ont ouvert la cavité abdominale, croyant avoir affaire à une tumeur du rein, du mésentère, de l'ovaire et sont tombés sur un kyste hydatique du foie qu'ils ont guéri par cette opération radicale.

Je termine en vous rappelant que par l'ouverture de la cavité abdominale, il est possible de se renseigner sur le nombre des kystes hydatiques, notion importante, puisqu'elle empêche le chirurgien d'abandonner dans le foie un second kyste qui ne tardera pas à provoquer de nouveaux accidents ou s'enflammera par voisinage.

Kystes lombaires. — Je ne vous ai parlé jusqu'à présent que des kystes hydatiques situés sous la face inférieure du foie et que nous avons considérés comme étant le type des kystes abdominaux ; je ne dois maintenant vous dire que quelques mots du traitement des kystes postéro-inférieurs, car ils ne présentent que quelques caractères spéciaux.

Pour ces kystes postéro-inférieurs ou *kystes lombaires*, ainsi appelés parce qu'ils viennent faire saillie du côté de la paroi postérieure de l'abdomen, l'opération est assez simple et ne diffère pas beaucoup de celle des kystes antérieurs : on leur applique le même traitement qu'aux kystes abdominaux, c'est-à-dire l'ouverture large, la résection aussi étendue que possible des parois kystiques, et enfin la suture à la paroi ; la région seule diffère. Les parties molles et les muscles qui doivent être traversés étant plus épais, les premiers temps de l'opération sont seuls plus longs et plus délicats et la recherche du kyste est plus pénible.

Kystes pleuraux. — Quant aux kystes postéro-supérieurs ou *pleuraux*, leur traitement chirurgical est plus complexe et exige souvent de grandes précautions, aussi je vous donnerai à propos d'eux des détails plus précis.

Deux voies s'offrent au chirurgien pour les atteindre : *la voie abdominale : la voie pleurale.*

La première est dangereuse et doit être rejetée : en effet, la situation de ces kystes à la partie postéro-supérieure du foie et leur tendance à se développer du côté du thorax en refoulant le diaphragme sont telles, qu'il faudrait, en opérant par la voie abdominale, faire basculer le foie et exercer sur cet organe des tractions qui ne sont pas exemptes de dangers ; aussi l'opération par cette voie est-elle en partie abandonnée.

La voie pleurale au contraire, jouit aujourd'hui d'une grande faveur. Ce procédé opératoire dû à Israël (de Berlin) est rationnel, puisqu'il consiste à attaquer la tumeur dans le point où elle est plus saillante. Il va sans dire que, pour arriver sur le kyste, il sera nécessaire de traverser successivement la paroi costale, la plèvre, le diaphragme et le péritoine. Mais vous verrez que malgré ces désordres l'opération peut être conduite avec prudence et donner des succès assurés.

Israël fit sa première opération en trois temps. Dans un premier temps il réséqua un fragment de côte, ouvrit la plèvre et bourra la plaie de gaze iodoformée : dans un deuxième temps, lorsqu'il supposa qu'il existait des adhérences entre les feuillets pleuraux, il ouvrit la cavité péritonéale à travers le diaphragme. Ce deuxième temps est suivi de quelques jours d'attente, car on applique le même pansement que précédemment, jusqu'à ce que les adhérences péritonéales développées à la surface du kyste soient solides. Ce n'est qu'après cette période qui dure de cinq à sept jours, que doit intervenir le troisième temps ; celui-ci consiste à ouvrir le kyste et à placer un gros drain dans sa cavité après l'avoir nettoyé avec soin. Cette méthode, vous le voyez, n'est que la méthode de Récamier modifiée par Wolkmann et telle que nous l'avons étudiée pour les kystes antérieurs ou abdominaux.

Genzmer (de Halle) trouvant cette méthode trop lente a fait l'ouverture d'un kyste pleural en une seule séance, après avoir pratiqué de larges résections costales. Ce procédé est aussi rationnel que l'incision en un seul temps appliquée au traitement des kystes abdominaux, surtout si l'on a soin de faire une bonne hémostase et de placer des éponges autour du kyste avant de l'inciser de façon à éviter l'introduction du sang et du liquide kystique dans la plèvre. Comme pour les kystes abdominaux, on suturera la poche à la plaie pariétale.

M. Segond a rapporté plusieurs exemples de réussite par ce procédé opératoire ; il a montré que la crainte de voir pénétrer de l'air dans la plèvre au moment de son ouverture est illusoire, si on a soin de placer des éponges sur l'ouverture, ou de faire appuyer par un aide sur la région pleurale, de façon à appli=

quer les côtes contre le poumon aussi exactement que possible.

Kystes intra-hépatiques. — Enfin, je vous rappellerai qu'il existe une variété toute spéciale de kystes hydatiques, dans laquelle la tumeur est incluse dans le tissu hépatique. Ce cas est heureusement rare, car dans ces conditions, il faut traverser le tissu hépatique pour arriver sur l'enveloppe kystique. Cependant ne vous effrayez pas de cette éventualité et ne craignez pas de perforer le tissu hépatique avec le trocart, en allant dans la direction de la partie la plus fluctuante de la tumeur. Lorsque vous aurez ainsi ponctionné et vidé le kyste, n'hésitez pas à sectionner, même assez largement le tissu du foie ; vous terminerez l'opération en ouvrant la poche kystique, et en la suturant à la paroi abdominale, si toutefois la chose est possible. Ces lésions opératoires du tissu hépatique ne paraissent pas avoir entraîné d'accidents, ainsi que le prouvent de nombreuses observations. L'hémorrhagie en nappe qui se produit sur la coupe du foie, n'est ordinairement pas abondante et est facilement arrêtée par une légère compression ou par l'attouchement avec le thermo-cautère.

Après vous avoir exposé les différentes méthodes appliquées actuellement au traitement des kystes hydatiques du foie, je terminerai en discutant avec vous quelle est la meilleure et la moins dangereuse.

En général, à moins d'indications spéciales, faites une ponction capillaire exploratrice qui vous éclairera sur la nature, l'abondance du liquide, et aussi sur la présence de vésicules filles. Si le liquide se reproduit ou s'il ne peut être extrait, je crois que pour vous mettre à l'abri des longues suppurations et des nombreux accidents qui en sont la conséquence, il faut donner la préférence à la méthode moderne, c'est-à-dire à l'incision large du kyste après laparotomie. Dans le cas où le kyste ne peut être enlevé en totalité, vous devez vous comporter ici comme pour les autres kystes abdominaux qu'on ne peut extraire tels que certains kystes du ligament large, c'est-à-dire vous contenter de le suturer à la paroi abdominale.

La méthode des injections antiseptiques après une ponction évacuatrice, me semble appelée à un succès certain. Elle a donné déjà de beaux résultats, dont je vous ai parlé au début de cette leçon. Mais l'expérience seule nous montrera si elle peut remplacer avantageusement la méthode chirurgicale, c'est-à-dire l'ouverture large du kyste après la laparotomie ; elle nous apprendra aussi quellss sont les variétés du kyste qui sont plus spécialement susceptibles d'être traitées par cette méthode si simple.

BIBLIOGRAPHIE

VOLKMANN. — *Traitement des kystes hydatiques du foie par l'incision large en deux temps*. — VI° congrès des chirurgiens allemands. 1877.

KIRCHNER. — *Inaug Dissertat.* — Berlin, 1879. (Exposé de la méthode de Lindemann.)

VERNEUIL, RICHELOT, TERRIER, TRÉLAT. — *Discussion de la Soc. de chir.* — *Bull. et Mém. de la Soc. de chir.*, 1885, p. 802.

POULET. — *Des nouvelles méthodes du traitement des kystes hydat. du foie.* — *Revue de chirurgie*, 1886, p. 441.

TERRIER. — *Kyste hydatique de la face inférieure du foie.* — *Laparotomie.* — *Extirpation incomplète du kyste.* — *Guérison.* — *Bull. et mém. de la Soc. de chir.*, 1885, p. 364.

BACELLI. — *La Reforma Medica*, 30 avril 1887, et 11 juin 1887.

BRAINE. — *Traitement chirurgical des kystes hydatiques du foie.* — Thèse de Paris, 1888.

CONGRÈS FRANÇAIS DE CHIRURGIE 1888. — *Traitement chirurgical des kystes hydatiques du foie* (Pozzi, Segond, Maunoury).

DEBOVE. — *Traitement d'un kyste hydatique du foie par l'injection du sublimé.* — *Soc. Médicale des Hôpitaux*, oct. 1888.

CHOLÉCYSTOTOMIE

Avant de vous exposer le manuel opératoire de la cholécystotomie, qui consiste dans l'ouverture de la vésicule biliaire, et avant de vous signaler les bénéfices que vous pouvez en retirer, je crois qu'il est utile de vous exposer, quelles sont les affections pour lesquelles le chirurgien est appelé à pratiquer cette opération. En effet les indications de l'intervention sont complexes et varient avec certaines conditions pathologiques que vous devez connaître.

Causes de l'hydropisie. — Vous savez que la vésicule est un réservoir dans lequel s'accumule la bile, jusqu'au moment où elle est déversée dans le duodénum pour servir à la digestion intestinale. Or cet organe constitué par une poche musculo-membraneuse, se termine à une de ses extrémités par un canal excréteur, le canal cystique, qui, réuni au canal hépatique, va constituer le canal cholédoque.

Le canal cystique, qui doit surtout nous occuper ici, donne issue au liquide contenu dans la vésicule ; il est donc nécessaire qu'il soit toujours perméable. Supposez que le moindre obstacle existe dans ce canal, le liquide, ne pouvant plus sortir, s'accumulera dans la vésicule et provoquera dans cet organe des troubles variables dus à la rétention. L'oblitération du canal cholédoque, dans lequel se jette le canal cystique, aura également les mêmes inconvénients.

Il résulte de cette disposition, que les causes de rétention dans la vésicule biliaire peuvent siéger, soit dans le canal cystique, soit dans le canal cholédoque. Mais nous devons établir une distinction importante entre les effets produits par l'imperméabilité de chacun de ces conduits, la lésion portant sur l'un ou l'autre produit des différences notables au point de vue de la symptomatologie.

Il n'est nullement question ici de l'oblitération du canal hépatique qui provoque les mêmes phénomènes que l'occlusion du cholédoque, mais n'a aucun retentissement sur la vésicule.

Nous allons donc étudier séparément les cas où le cours de la bile est arrêté : par *oblitération du canal cystique ;* par *oblitération du canal cholédoque.*

Oblitération du canal cystique. — Les lésions du canal cystique étant de beaucoup les plus fréquentes, c'est sur elles que j'insisterai principalement, me réservant d'étudier moins complètement le mécanisme de l'oblitération du canal cholédoque.

Les causes de l'oblitération du canal cystique sont nombreuses. En première ligne se placent les calculs qui par leur volume peuvent obturer complètement la lumière du canal.

L'oblitération peut être due également à un autre mécanisme : dans certains cas en effet il s'agit d'une bride cicatricielle consécutive à une ulcération provoquée par le passage d'un calcul.

Après les calculs viennent les antozoaires, les hydatides, les lombrics ou même les tumeurs limitées au canal cystique, telles que le cancer ou l'épithélioma. Enfin on a cité des faits dans lesquels des brides inflammatoires péritonéales extérieures aux canaux de la bile ont pu les comprimer et les oblitérer. Mais toutes ces causes d'occlusion jouent ici un rôle bien moins important que les calculs.

Quelle que soit la cause de l'obstruction du canal cystique, le fait important à retenir est que la bile cesse d'arriver dans la vésicule. Il se produit alors dans cet organe un phénomène curieux, mais facilement explicable par les données de la physiologie. La bile qui était restée dans ce réservoir diminue peu à peu et finit par disparaître, elle est résorbée par les parois de la vésicule de cet organe ; à sa place, on trouve un liquide transparent, qui n'est autre que le produit de sécrétion de la muqueuse enflammée. C'est à cette accumulation du liquide qu'on donne le nom de : *hydropisie de la vésicule.*

La paroi de la vésicule est quelquefois amincie par le fait de la tension exagérée de son contenu ; mais le plus souvent elle est épaissie. Cet épaississement est le résultat des phénomènes inflammatoires chroniques qui sont provoqués par la présence, dans sa cavité, de calculs en nombre variable ou d'incrustations calcaires ; celles-ci irritent par leur présence et altèrent la membrane muqueuse.

Dans certains cas le contenu de la vésicule est un liquide puriforme (empyème de la vésicule) sans qu'on sache à quelle cause attribuer la transformation de l'épanchement muqueux en épanchement purulent.

Les signes qui traduisent cette affection sont faciles à prévoir. On constate au-dessous du bord inférieur du foie et au niveau de la partie externe du muscle droit de l'abdomen, vers le creux épigastrique, une tumeur de forme plus ou moins arrondie, donnant de la matité, se déplaçant avec les mouvements de respiration ; son volume peut être fort variable.

Le plus souvent, dans les cas d'hydropisie de la vésicule, la tumeur est peu douloureuse ; la douleur est, au contraire, plus intense et plus nette lorsqu'il s'agit d'un empyème. C'est là un signe excellent qui, ajouté à la fièvre et à l'état général, permet de diagnostiquer la suppuration du contenu.

Cholécystotomie. — Après ces quelques généralités sur les symptômes et le diagnostic de l'hydropisie de la vésicule, je vais vous décrire le manuel opératoire de l'opération. Celle-ci consiste à ouvrir la vésicule par la laparotomie, à la vider de son contenu et à la traiter ensuite d'après différentes méthodes. Il me semble que le meilleur moyen pour vous faire bien saisir l'importance de tous les détails opératoires, est de vous rapporter l'observation de la malade que j'ai opérée ici, devant vous, en 1887.

C'était une jeune femme de 26 à 27 ans, qui n'avait jamais éprouvé le moindre trouble digestif, ni du côté de l'estomac, ni du côté du foie ; j'insiste sur ce point qu'elle n'avait jamais ressenti les douleurs d'une colique hépatique, ni présenté aucune trace de jaunisse.

Un jour, cette malade constate par hasard au niveau du creux épigastrique, l'existence d'une petite bosselure non douloureuse, à laquelle du reste elle n'attache pas d'importance. Deux mois après cette constatation, la tumeur a singulièrement augmenté de volume, sans cependant déterminer de douleur. Lorsque la malade vint me consulter à la Salpêtrière, la grosseur offrait le volume du poing, et faisait une saillie très manifeste au niveau de l'hypocondre droit près de la ligne médiane. J'ajouterai que cette femme avait beaucoup maigri et qu'elle présentait tous les signes d'une anémie très prononcée.

Le diagnostic fut assez facile. Je constatai, en effet, par la palpation et la percussion, que la tumeur en question siégeait au niveau du foie et que sa partie supérieure semblait disparaître sous la face inférieure de cet organe. Elle était arrondie, uniforme, et suivait nettement les mouvements de la respiration. Malgré un examen attentif il me fut impossible de percevoir une fluctuation bien nette, mais je constatai que la tumeur était rénitente et j'étais persuadé que je me trouvais en présence d'une tumeur liquide.

Il s'agissait donc d'une tumeur liquide adhérente à la face inférieure du foie et débordant son bord inférieur ; mais il fallait se prononcer sur la nature même de cette poche. Etait-ce un kyste hydatique ou bien une dilatation de la vésicule ? Je penchai vers cette seconde hypothèse, à cause du siège même de la tumeur qui semblait s'être développée au niveau de l'échancrure du bord antérieur du foie, échancrure qui, vous le savez, correspond au fond de la vésicule.

J'ajouterai que, chez cette femme qui portait habituellement un corset serré, le bord du foie était descendu très bas, au-dessous des côtes, aussi le fond de la vésicule était situé presque au niveau de l'ombilic.

Persuadé que mon diagnostic était exact, je crus inutile de faire une ponction exploratrice dans la tumeur et je l'attaquai directement par la laparotomie.

Après avoir incisé la peau, au niveau de la partie saillante, sur la ligne médiane et dans l'étendue de 8 à 10 centimètres, je coupai les couches musculo-aponévrotiques et le péritoine

pariétal; aussitôt, je reconnus une poche kystique, non adhérente
à la paroi abdominale, et qui ne pouvait être que la vésicule
biliaire dilatée. Une ponction fut pratiquée dans cette poche avec
l'aspirateur de Potain, muni d'une aiguille fine; après en avoir
extrait 300 grammes d'un liquide clair et très limpide, je retirai
la canule et obturai avec une pince à forcipressure l'orifice fait
au kyste.

Je me trouvais ainsi en présence d'une poche affaissée et facile
à manier, dont la moitié environ fut attirée au dehors avec la
plus grande facilité. Pendant cette manœuvre, je pus sentir à
travers les parois un calcul plus gros que le bout du pouce qui
se déplaçait librement dans sa cavité.

Lorsque la vésicule fut suffisamment attirée au dehors, je l'ouvris largement. Le calcul fut enlevé, et ensuite j'examinai avec
grand soin la surface interne, pour m'assurer s'il n'existait pas
d'autres calculs. Mon doigt qui parcourait la partie profonde de
l'organe me permit de découvrir un deuxième calcul qui bouchait
l'entrée du canal cystique très épaissi. Ce deuxième calcul siégeait
très haut, aussi j'éprouvais quelque difficulté pour l'atteindre
avec l'extrémité du doigt; en outre, il était enchatonné dans
la muqueuse; conditions qui rendaient son extraction fort difficile.
Aussi, étais-je fort embarrassé sur la façon de l'enlever, craignant
d'employer des moyens violents qui auraient déchiré le canal
cystique et produit ainsi une grave complication.

J'essayai d'abord de gratter avec l'ongle la muqueuse qui
l'emprisonnait et bientôt j'arrivai à le dénuder. Je cherchai
alors à le saisir avec une pince, mais il se laissait facilement
écraser, de sorte que je n'arrivais à aucun résultat satisfaisant.

Il semblait utile de pratiquer, dans ce cas, une section incomplète du canal cystique, de façon à dilater sa lumière. Mais,
celui-ci était très adhérent au foie et je craignais une déchirure
complète du canal ou une pénétration dans le péritoine; telle est
la raison qui m'empêcha de donner suite à cette idée.

Enfin, je me décidai à user d'un procédé particulier, qui me ren-
dit service dans cette circonstance et qui consista à enlever le calcul par morceaux et petit à petit, au moyen d'une pince à griffes,
en creusant pour ainsi dire une cavité dans son intérieur. Bientôt
réduit à une coque très mince, il fut brisé en plusieurs morceaux

et ceux-ci sortirent facilement. Cette manœuvre, vous le comprenez, fut plus longue et plus minutieuse que ne l'eût été l'extraction simple en un seul temps, mais je vous ai suffisamment exposé les motifs qui m'avaient poussé à lui donner la préférence et qui m'engagent à vous la recommander si vous vous trouvez en présence d'un cas analogue au mien.

Après avoir extrait le calcul, je m'assurai que je n'avais lésé ni le canal cystique, ni le péritoine ; aussi après avoir de nouveau passé en revue l'intérieur de la vésicule et la portion accessible du canal cystique, je procédai à la résection d'une partie de la poche, avant de la fixer à l'ouverture de la paroi abdominale. Comme pour les kystes hydatiques du foie, je soudai les bords de la poche à la paroi abdominale, en ayant soin d'adosser les séreuses au moyen d'une collerette de sutures, dont les points assez rapprochés séparaient complètement la cavité péritonéale de celle de la vésicule.

Un gros tube à drainage fut introduit dans l'intérieur de la poche. Ensuite j'appliquai un pansement antiseptique.

Les suites de l'opération furent des plus simples, sans la moindre élévation de température.

Dès le deuxième jour, la malade rendait de la bile en grande quantité par l'orifice abdominal, à tel point que le pansement en était complètement imprégné. Ceci nous prouvait que le canal cystique était redevenu perméable. Un phénomène curieux se produisit pendant les jours suivants : la bile ne s'écoulait que pendant la nuit. Il est probable que pendant les périodes de digestion, la bile descendait dans l'intestin et qu'au contraire pendant la nuit, c'est-à-dire en dehors de ces périodes, elle prenait le chemin de ce réservoir pour servir aux digestions futures. Ce fait prouverait donc que la vésicule biliaire est un réservoir intermittent ainsi que l'ont montré les physiologistes.

Cette abondance de l'écoulement me fit craindre la persistance d'une fistule biliaire et d'une obstruction du cholédoque dont la cause m'aurait échappé : mais il n'en fut rien. La fistule ne dura que cinq à six semaines environ. Au bout de deux mois et demi la malade était guérie, ne conservant qu'une cicatrice imperceptible au niveau du point où avait porté l'incision opératoire.

Du jour où l'écoulement de bile à l'extérieur eut cessé, la malade commença à engraisser et lorsqu'elle quitta l'hôpital, elle présentait toutes les apparences d'une santé florissante. Depuis je l'ai revue plusieurs fois et la santé est restée toujours parfaite.

Voilà donc un cas très net d'une affection de la vésicule biliaire, diagnostiquée avant l'opération et traitée avec succès par la cholécystotomie. Comme vous le voyez, il s'agit d'une opération très rationnelle, qui tend à se vulgariser de jour en jour et qui est destinée à rendre les plus grands services à certains malades que le traitement médical est impuissant à guérir et même à soulager.

Je n'ai pas besoin de vous rappeler que le manuel opératoire de la cholécystotomie est le même que celui qui est appliqué aujourd'hui au traitement des kystes hydatiques du foie : incision large après la laparatomie : la fixation de la poche à la paroi abdominale avec drainage.

Je dois, pour compléter ces quelques détails, vous décrire une seconde opération de cholécystotomie que j'ai pratiquée dernièrement et qui diffère de la première par quelques points intéressants.

Une jeune femme de vingt-six ans eut, il y a un an et demi, une poussée assez subite et violente de douleurs au creux épigastrique, avec symptômes de péritonite localisée. Des vomissements incoercibles, avec facies grippé, ne laissèrent aucun doute sur la nature de la lésion. La cause seule resta inconnue ; cependant un ictère assez prolongé termina la scène.

Après quelques mois, la jeune femme avait retrouvé en partie sa santé, lorsqu'elle s'aperçut d'une grosseur qui occupait le creux épigastrique.

Cette tumeur était peu douloureuse, mais donnait lieu à des tiraillements et une grande gêne dans les digestions.

Après quelques semaines, sans cause occasionnelle, cette tumeur disparut presque subitement, sans provoquer ni accidents, ni évacuation d'aucune sorte. Ceci se passait au mois de juin 1888. Mais, à peine vingt jours après cette disparition, elle reparut dans la même région.

Lorsque je vis la malade pour la première fois le 1er août 1888, avec MM. Dujardin-Beaumetz et Potain, nous pûmes constater les phénomènes suivants :

Une tumeur arrondie occupait la région épigastrique entre l'ombilic et l'appendice xyphoïde. Elle était en continuité avec le foie, mais inclinée du côté gauche de la ligne médiane qu'elle dépassait de plusieurs centimètres. La fluctuation était très nette, malgré la tension de la poche.

Je fis une ponction avec une fine aiguille de l'appareil Potain. Celle-ci me permit d'extraire 580 grammes de liquide légèrement coloré en brun par la bile. L'analyse de ce liquide fut faite par M. Yvon, qui constata la présence d'une certaine quantité de bile dans un liquide séreux. Pendant l'évacuation, j'éprouvai une sensation bien caractéristique : je sentis le sommet de l'aiguille frotter contre des corps durs qui me semblèrent être des calculs.

Les suites de la ponction furent simples ; malheureusement vingt jours après, la poche était de nouveau remplie et très tendue. Il fut alors décidé qu'on aurait recours à la cholécystotomie.

L'opération eut lieu le 20 août 1888 avec l'aide de MM. Jalaguier et Quenu. Je pratiquai l'incision sur la ligne médiane entre l'ombilic et l'appendice xyphoïde. Aussitôt le péritoine ouvert, la vésicule épaisse, blanchâtre, tendue et adhérente vers sa partie inférieure à l'épiploon et à une anse d'intestin, se présenta dans le champ de l'opération. Une ponction aspiratrice donna 540 grammes de liquide un peu louche, mais non coloré.

Après avoir pris des précautions pour ne laisser tomber aucune goutte de liquide dans le péritoine, la vésicule fut largement ouverte. Je pus alors explorer l'intérieur qui ne contenait que quelques débris jaunâtres, mais aucun calcul. La paroi était incrustée de sels biliaires dans une partie de son étendue ; c'est cette inscrustation qui avait donné pendant la ponction, pratiquée vingt jours auparavant, la sensation analogue à celle de calculs frottant contre l'aiguille de l'aspirateur.

La poche fut nettoyée avec soin, mais on ne put en réséquer aucune parcelle, à cause des adhérences qu'elle avait contractées avec les parties voisines, je me contentai de souder les bords à l'ouverture abdominale par une collerette de sutures.

Un gros drain, introduit dans la cavité qui était profonde de vingt centimètres, et quelques mèches de gaze iodoformée assurèrent l'écoulement des liquides et l'antisepsie.

L'opération avait duré une heure un quart.

Malgré des vomissements incoercibles pendant deux jours, la malade a très bien supporté l'opération ; la poche lavée journellement ne fournit les jours suivants qu'un peu de liquide jaunâtre, mais sans aucune goutte de bile.

Cette malade était presque totalement guérie après six semaines.

La cholécystotomie, telle que je viens de vous la décrire, est l'opération que l'on applique le plus souvent au traitement des affections du canal cystique amenant la dilatation de la vésicule biliaire, mais elle n'est pas la seule employée. Ainsi, on a proposé plusieurs procédés spéciaux pour modifier cette opération dans certains cas.

Spencer Wells proposa l'opération suivante : Après avoir ouvert la vésicule et l'avoir débarrassée des calculs, il conseille de refermer aussitôt la plaie, au moyen d'une suture à points perdus, en ayant bien soin d'adosser les surfaces séreuses des lèvres de l'incision ; c'est ce qu'il appelle la *cholécystotomie idéale*.

Cette manière de faire serait excellente et justifiée par la théorie ; mais de graves objections peuvent lui être faites. Si à la suite de l'opération un obstacle persiste au cours de la bile dans un point quelconque, au niveau du cholédoque ou du canal cystique, la vésicule bientôt distendue par le liquide accumulé pourra se rompre au niveau de la suture, ou bien une certaine quantité de la bile pourra filtrer à travers ses parois incomplètement réunies. Cette issue d'un liquide irritant produira des accidents du côté du péritoine ; accidents presque toujours et rapidement mortels.

La suture immédiate de la vésicule est donc une opération qui pourrait être qualifiée d'idéale, si on n'était exposé à voir survenir des complications consécutives de la plus haute gravité, aussi est-elle abandonnée par la plupart des opérateurs qui lui préfèrent, ainsi que je vous l'ai déjà dit, la fixation de la poche à la paroi abdominale après l'avoir drainée.

Cholécystectomie. — Il est bon d'ajouter cependant, que la cholécystotomie présente elle-même des inconvénients : on lui a reproché de laisser en place et souvent intacte la vésicule, dans laquelle peuvent se former de nouveaux calculs ; après la fixation de la vésicule à la paroi abdominale on a toujours à craindre la persistance d'une fistule biliaire, fait qui a été signalé déjà plusieurs fois. Aussi Langenbuch a-t-il proposé d'enlever complètement la vésicule, de pratiquer en un mot la *cholécystectomie* totale ; cette opération a été acceptée par plusieurs chirurgiens et entre autres par le Dr Thiriar (de Bruxelles), qui a exposé les résultats de sa pratique devant le Congrès de chirurgie de 1887.

L'ablation totale de la vésicule biliaire est une opération plus compliquée et plus délicate que la cholécystotomie : en effet après avoir bien dégagé la vésicule et le canal cystique de leurs adhérences souvent assez intimes avec le parenchyme hépatique et les organes voisins, il faut avoir la possibilité de passer un double fil de soie autour de ce canal et d'en pratiquer la section entre deux ligatures. La vésicule est ainsi extirpée en entier. Mais on s'expose à blesser le foie en détachant les adhérences et à se trouver en présence d'une hémorrhagie en nappe souvent difficile à arrêter ; cependant cet accident n'a jamais été grave.

La cholécystectomie serait donc une opération plus radicale que la cholécystotomie et semblerait devoir toujours être préférée à celle-ci. Cependant, pour la pratiquer, il faut être certain que le canal cystique est tout à fait libre ; en effet, dans quelques cas de cholécystectomie, un calcul ignoré est resté dans ce canal et a donné lieu à de graves complications ; chez un malade, le calcul avait déterminé une perforation de l'intestin. En outre, malgré l'ablation de la vésicule, des calculs peuvent se former en d'autres points des voies biliaires, tels que canaux hépatiques, canal cholédoque, et dans ces cas, vous le devinez, l'obstruction des conduits vecteurs s'accompagnera des phénomènes de rétention biliaire ntra-hépatique.

Ainsi donc, si la cholécystectomie peut être appliquée dans certaines circonstances tout à fait favorables, il n'en reste pas moins bien établi que c'est à la cholécystotomie qu'il faudra avoir recours dans les cas ordinaires ; c'est elle qui constitue l'opération de choix. Mes deux opérations vous prouveront combien est vraie cette conclusion.

Rappelez-vous que chez ma première malade, outre la direction verticale du foie qui rendait difficile la recherche du canal cystique, il existait autour du canal cystique des adhérences provoquées par la présence du calcul. Je peux vous affirmer que dans ce cas il eût été imprudent ou même impossible de tenter la cholécystectomie.

Chez ma seconde malade, l'ablation de la vésicule était encore plus nettement contre-indiquée, puisque l'organe enflammé antérieurement, avait contracté des adhérences indélébiles avec les organes voisins et surtout avec l'épiploon et une anse d'intestin.

Je crois avoir suffisamment insisté devant vous sur les détails de ces deux opérations pour vous montrer en quoi elles consistent, quels sont leurs avantages et leurs inconvénients, vous pourrez donc choisir à l'occasion celle qui vous semblera la plus indiquée.

Obstruction du canal cholédoque. — J'arrive, messieurs, à l'étude des faits, dans lesquels l'obstruction siège dans le canal cholédoque, empêchant ainsi l'arrivée de la bile dans l'intestin.

Les causes de cette obstruction sont variables : tantôt il s'agit d'un simple catarrhe de la muqueuse du cholédoque succédant à une inflammation du duodénum propagée depuis l'ampoule de Water. Cette oblitération passagère ne doit pas nous arrêter longuement : elle s'accompagne d'un peu de douleur et d'un ictère désigné sous le nom de : *ictère catarrhal*. La douleur et l'ictère disparaissent ordinairement au bout de quelques jours et laissent le malade dans un parfait état de santé.

Les causes des oblitérations permanentes sont bien plus intéressantes, elles peuvent siéger : dans la cavité du canal; dans ses parois : en dehors de lui, en agissant par compression. Le plus souvent l'obstruction est produite par la présence de corps étrangers ou de néoplasmes.

Mais ce sont les calculs qui occupent la première place. Parmi les parasites on a signalé des hydatides, dont la présence est due à la rupture d'un kyste hydatique dans les voies biliaires, les distomes, les ascarides lombricoïdes, enfin des débris alimentaires provenant de l'intestin ont été aussi rencontrés.

Quoi qu'il en soit, lorsque le canal cholédoque est oblitéré, on voit se produire une série de phénomènes caractéristiques qui permettent d'établir sûrement le diagnostic. La bile ne pouvant couler dans l'intestin reflue dans le foie et la vésicule qui deviennent plus gros. L'augmentation de volume du foie est facile à constater par la percussion et la palpation. La vésicule distendue est reconnaissable sous la forme d'une tumeur arrondie, saillante sous la paroi abdominale et remarquable par ses connexions avec le foie.

A ces signes locaux s'ajoutent un ictère intense, des accidents fébriles à caractère intermittent, et les autres signes ordinaires

de l'*acholie*, c'est-à-dire la décoloration et l'odeur infecte des matières fécales, le tout accompagné d'un rapide amaigrissement.

Ces accidents de rétention biliaire débutent parfois avec une
grande brusquerie; mais d'autres fois leur marche est intermittente et ils apparaissent par poussées, avant de s'établir d'une
façon définitive.

Vous comprenez, d'après cette esquisse rapide du mécanisme de
l'oblitération du cholédoque et des accidents qu'elle provoque, la
différence qui existe avec l'oblitération du canal cystique. Nous
allons examiner maintenant quelle doit être la conduite du chirurgien en présence de cette variété d'obstruction des voies biliaires.

L'opération la plus urgente et la plus indispensable consiste à
ponctionner la vésicule dilatée par la bile, afin d'obtenir une
détente dans les phénomènes observés chez les malades. J'ai pratiqué deux fois cette opération et retiré chaque fois 200 grammes
de bile. Les malades ont éprouvé un soulagement immédiat, car
la tension du liquide accumulé dans le système biliaire disparut
aussitôt.

Malheureusement cette ponction n'est que palliative et la vésicule se remplit bientôt en ramenant les mêmes accidents. Aussi
ne doit-on pas hésiter, quand ceux-ci persistent, à pratiquer la
cholécystotomie, c'est-à-dire à fournir à l'écoulement de la bile
un passage permanent. Cette opération de choix, dans les cas
d'obstruction du canal cystique, ne constitue dans l'oblitération du canal cholédoque, qu'une opération de nécessité. Elle
offre cependant l'immense avantage de rétablir le cours de la bile,
elle empêche sa stagnation et son reflux dans le foie et la vésicule.
Aussi, dès que la vésicule est ouverte, voit-on disparaître le
gonflement du foie et la tumeur biliaire. L'ictère et la fièvre
rémittente cessent également. Mais la cholécystotomie pratiquée
dans ces conditions offre un inconvénient des plus sérieux, c'est
la persistance d'une fistule biliaire par laquelle s'écoule toute la
bile produite par le foie, sans que le malade puisse en utiliser
une seule goutte.

Or vous savez, c'est là une notion classique, que la bile est
indispensable pour l'accomplissement régulier des fonctions
digestives et que l'absence de ce liquide observée expérimen-
talement chez les animaux et à la suite de certains états pathologiques chez l'homme, entraîne des troubles digestifs et un amai-

grisse ment tels que souvent la mort en a été la conséquence.

La cholécystotomie simple est donc insuffisante, aussi est-il nécessaire, après l'ouverture de la vésicule, de compléter l'opération en cherchant à déplacer l'obstacle qui siège dans le cholédoque.

Si vous avez la chance de tomber sur un calcul, ce qui est le cas le plus favorable, plusieurs moyens sont à votre disposition pour enlever ou déplacer ce calcul, cause de l'oblitération.

On a cherché à repousser le calcul dans le duodénum, au moyen d'une sonde introduite à travers le canal cystique dans la direction du cholédoque; ce procédé a donné de bons résultats entre les mains de Harley et de Parkes.

Lawson Tait, dans un fait du même genre, exerça sur le canal cholédoque une pression assez forte avec une pince rembourrée; il parvint ainsi à broyer le calcul dont les fragments passèrent ensuite dans le duodénum.

D'autres chirurgiens ont encore conseillé d'inciser directement le canal cholédoque, pour retirer le calcul, et de suturer ensuite cette plaie en rétablissant le calibre du canal.

Enfin on a eu l'idée d'ouvrir à la bile une voie détournée et de lui donner passage en créant une fistule directe entre la vésicule et l'intestin.

La première idée de ce procédé désigné sous le nom de : *entéro-cholécystotomie*, est due à Nussbaum; il n'a été mis en pratique qu'une fois par Winiwarter, en 1880.

Le principe de cette opération est de disséquer avec soin la partie du canal cholédoque qui est située au-dessus de l'obstacle. Cette partie séparée des organes voisins est ensuite détachée de la portion oblitérée, il suffit alors de fixer son extrémité libre dans une boutonnière pratiquée au niveau de la partie la plus voisine du duodénum. Ainsi disposé le canal cholédoque conduit directement la bile dans l'intestin.

Mais, comme vous le voyez, il s'agit là d'une opération très délicate, encore toute nouvelle, qui cependant peut sauver un certain nombre de malades, en supprimant les troubles digestifs dus à l'absence de bile dans l'intestin et à sa rétention dans les canaux biliaires.

Permettez-moi de résumer cette leçon de la façon suivante. En présence d'une oblitération du canal cystique, vous aurez recours à la cholécystotomie simple, opération de choix, qui vous permettra d'extraire les calculs. La cholécystotomie idéale de Spencer Wells doit être rejetée à cause des dangers secondaires auxquels elle expose. Quant à la cholécystectomie, elle serait réservée pour des cas tout à fait spéciaux ; c'est, du reste, une opération qui n'est pas encore définitivement jugée.

S'agit-il d'une oblitération du canal cholédoque, vous devez vous adresser à la cholécystotomie suivie du sondage du canal cystique, dans le but de chasser le calcul dans le duodénum. Dans quelques cas, vous pourrez essayer de broyer le calcul à travers les parois du canal.

Il vous reste une dernière ressource qui consiste à pratiquer l'entéro-cholécystotomie qui est évidemment l'opération la plus rationnelle, mais elle est encore trop peu répandue pour que je puisse vous la conseiller, il est nécessaire d'attendre ses résultats définitifs.

BIBLIOGRAPHIE

HERLIN. — *Sur l'ouverture de la vésicule du fiel et sur son extirpation chez le chien et le chat. — Journ. de méd., de chir. et de pharm. de Reux.*, 1867, t. XXVII.

LANGENBUCH. — *Cholécystectomie. — Berlin, Klin. Wochens*, 1882, n° 46, p. 725.

LANGENBUCH. — *Verhandl. d. deutsch Gesellch. b. Chir. — Berlin*, 1883; t. XII, 7 avril, p. 98.

LANGENBUCH. — *Berlin. Klin. Wochens.* 1884, n° 51, p. 808.

BRUN. — *De l'intervention chirurgicale dans quelques affections des voies biliaires. — Arch. génér. de méd.*, 1885, février, p. 200.

MANOURY. — *De la cholécystotomie. — Progrès Médical*, 1885, 4 avril, p. 272.

BURIAU. — *Cholécystotomie.* — Th. Paris, 1885.

J. BÆCKEL. — *Cholécystotomie. — Revue de chirurgie*, 1885, p. 801.

ROTA. — *Dissert. inaug.* — Bâle, 1885, et *Arch. de Langenbeck*, 1885, t. XXXII, n° 1.

THIRIAR. — *De l'intervention chirurg. dans certains cas de lithiase biliaire. — Congrès français de chirurgie*, 1885. Séance du 10 avril et *Revue de Chirurgie*, 1886, p. 213.

DENUCÉ. — *Tumeurs et calculs de la vésicule biliaire.* — Thèse d'agrégation, 1886.

TERRILLON. — Observation de cholécystotomie, lue devant l'Académie de Médecine, séance du 10 nov. 1887. — Rapports de M. Pollaillon, séance de juin 1888.

TERRIER. — *Cholécystotomie. —* In *Progrès Médical*, août 1888.

Dr VINCENT (de Lyon). — *Cholécystotomie chez les enfants. — Congrès français de chirurgie*, 1883, et *Bull. Méd.* 21 mars 1888.

D'ANTONA. — *Cholécystotomie. — Société de chirurgie de Naples. — Semaine médicale*, 11 a., 1888.

GASTRO-STOMIE

Je désire vous entretenir aujourd'hui d'une opération assez
importante que j'ai pratiquée deux fois devant vous à la Salpêtrière et trois fois dans d'autres hôpitaux : je veux parler de la
gastro-stomie. Cette opération consiste à établir au niveau de
l'estomac une ouverture permanente, une véritable bouche stomacale, dans le but d'alimenter par cette voie artificielle les individus atteints de rétrécissement infranchissable de l'œsophage.

La façon misérable dont meurent ces malades à la suite d'une
inanition prolongée, m'avait depuis longtemps intéressé à cette
question. Etant, en 1866, externe du professeur Béhier, qui
s'est beaucoup occupé des rétrécissements de l'œsophage, j'avais
été frappé de l'impuissance de la médecine pour soulager
ceux qui sont atteints de cette affection et je m'étais promis
d'intervenir plus activement lorsque je pourrais agir pour mon
propre compte. Ceci vous explique ma prédilection pour ce sujet.

L'idée d'établir une bouche stomacale pour alimenter les
malades ne date que d'une cinquantaine d'années. C'est en effet
en 1837 que cette opération fut proposée pour la première fois
par Ergeberg, chirurgien militaire norwégien, à propos d'un cas
de rétrécissement infranchissable de l'œsophage, contre lequel
tous les moyens usités à pareille époque étaient restés sans résultats. Quelques années plus tard, elle fut de nouveau mise en
avant par Pétel (1843) et Watson (1844). Mais déjà en 1841,
Blondelot, de Nancy, encouragé par les observations de fistules

accidentelles de l'estomac observées chez l'homme et par les cas
de gastro-stomie pratiquée pour l'extraction des corps étrangers
avait, dans un but expérimental, pratiqué la gastro-stomie avec
plein succès chez les animaux.

Ce fut Sédillot qui le premier, en 1849, fit une gastro-stomie
chez l'homme ; son malade atteint de rétrécissement cancéreux
mourut dans la nuit qui suivit l'opération. Quelques années plus
tard, il eut l'occasion de faire pour la deuxième fois la même
intervention.

Jusqu'en 1876, cette opération fut pratiquée un certain nombre de fois, mais sauf un malade de Sydney Jones, qui survécut
quarante jours, tous les opérés furent emportés très rapidement, soit par des complications, soit à cause de l'affaiblissement
produit par la maladie de l'œsophage déjà ancienne.

En 1876, le professeur Verneuil reprit la question de la gastro-
stomie. Son opéré était un jeune homme atteint de rétrécissement
cicatriciel infranchissable, consécutif à l'absorption d'acide sulfu-
rique. Déjà M. Labbé avait déterminé avec soin la région dans
laquelle on devait ouvrir l'abdomen pour aller sûrement à la
recherche de l'estomac. M. Verneuil établit alors d'une façon
complète les règles du manuel opératoire et fut assez heureux
pour guérir complètement son malade. Celui-ci mourut vingt mois
plus tard, non des suites de l'opération, mais épuisé par des excès
de boisson qui avaient été le prélude d'une phthisie pulmonaire.

Depuis la vulgarisation du procédé de M. Verneuil, la gastro-
stomie a été pratiquée un certain nombre de fois et nous
voyons, d'après la statistique de M. L.-H. Petit, qu'elle a donné
plusieurs succès opératoires.

Indications. — Après ce rapide aperçu sur l'historique de la
question, voyons quelles sont les indications de la gastro-stomie.
Cette opération, vous ai-je dit, est destinée à pallier aux inconvénients des rétrécissements infranchissables quelle que soit leur
origine : rétrécissements cancéreux, cicatriciels, syphilitiques ou
par compression. Mais les résultats diffèrent sensiblement suivant
la cause du rétrécissement et suivant l'époque à laquelle le chirurgien est appelé ou se décide à intervenir.

Je ne puis mieux faire pour vous montrer l'importance de
cette distinction, que de vous rappeler les opérations que j'ai pratiquées et qui sont au nombre de cinq. Je ne vous parlerai d'abord que

des rétrécissements cancéreux, nous verrons plus tard combien les indications diffèrent pour les rétrécissements dits *cicatriciels*.

Ma première opération fut pratiquée sur un homme qui m'avait été confié il y a 3 ans, à l'hôpital de la Charité, par M. Féréol. Ce malade était très affaibli par l'inanition qui était le résultat d'un obstacle de nature néoplasique siégeant vers la partie moyenne de l'œsophage. Malgré ces conditions mauvaises, je ne crus pas devoir reculer devant une intervention chirurgicale qui seule pouvait lui donner des chances de survie. Je proposai de faire une ouverture dans l'estomac pour permettre l'alimentation.

L'opération, pratiquée en moins d'un quart d'heure, fut d'une grande simplicité. Dans la journée le malade allait très bien et le soir il avait déjà pris un demi-litre de lait qui fut bien digéré. Le lendemain, je le trouvai dans un état d'affaiblissement extrême, sans présenter cependant aucun signe de péritonite ; il mourut cinquante-deux heures après l'opération. A l'autopsie, nous avons trouvé un cancer de l'œsophage très avancé.

Ce malade était donc mort de cachexie, l'opération ayant seulement hâté la terminaison fatale. Les pièces provenant de cette autopsie furent présentées devant la Société de chirurgie dans la séance du 26 mars 1884.

Il y a deux ans, je pratiquai ma seconde gastro-stomie sur un malade du service de M. Debove. Ici encore le rétrécissement d'origine organique, siégeait assez bas et empêchait la déglutition d'une façon absolue, depuis plusieurs jours. Cet homme avait cependant encore conservé une certaine apparence de vigueur et était âgé de 53 ans.

L'opération fut très facile, comme chez le premier malade. Une heure après, je fis injecter du lait par la bouche stomacale. J'étais très satisfait du résultat, lorsque subitement le malade fut pris de vomissements de sang et mourut rapidement d'hémorrhagie. En présence d'un pareil accident, on aurait pu incriminer l'opération, mais l'autopsie nous montra quelle était la cause de l'hémorrhagie et de la mort. Le cancer de l'œsophage avait envahi l'aorte qui était ulcérée et s'était rompue brusquement quelques heures après l'opération. Par une chance heureuse, cette rupture ne s'était produite qu'après l'acte opératoire.

Ma troisième gastro-stomie, pour cancer, donna quelques jours de survie au malade. Je la fis en 1887, sur un homme assez

vigoureux âgé de cinquante-huit ans, atteint de cancer de l'œsophage occupant la partie supérieure; après avoir survécu huit
jours à l'opération, il mourut subitement avec les symptômes
ordinaires de l'embolie pulmonaire. L'autopsie ne fut pas faite.

Quelle est la conclusion à tirer de ces faits? c'est qu'il faut
se hâter d'opérer les malades atteints de rétrécissements cancéreux de l'œsophage, et surtout avant qu'ils soient dans l'impossibilité d'avaler des aliments liquides. En agissant ainsi, on
se trouve en présence d'individus capables de résister et chez
lesquels les lésions peuvent même rester quelque temps stationnaires. En effet, on supprime l'irritation produite par les aliments
introduits par la bouche et aussi par les tentatives de cathétérisme. Malheureusement ce précepte est difficile à suivre, car le
chirurgien n'est appelé ordinairement que très tard et lorsque
la cachexie est déjà très avancée. Aussi, si vous consultez les
statistiques au sujet des gastro-stomies pratiquées pour des cancers de l'œsophage, vous verrez que les malades meurent presque
toujours après quelques heures ou quelques jours, très peu
dépassent un mois. La plupart des chirurgiens déconseillent donc
cette opération à cause de ses résultats désastreux. Je vous
avouerai que je partage assez leur avis. A moins d'indications
spéciales, je crois que l'opération est inutile surtout si le malade
est resté plusieurs jours sans pouvoir avaler. Je ne la pratiquerai
à l'avenir que chez les individus encore vigoureux ou lorsqu'il y
aura doute sur le diagnostic précis de la nature du rétrécissement.
Vous saurez en effet que certains rétrécissements de l'œsophage
d'origine cicatricielle et succédant à des ulcères simples siégeant
au voisinage du cardia, simulent absolument les rétrécissements
cancéreux. Mon ami le Dr Debove a appelé l'attention d'une
façon spéciale sur ces rétrécissements et sur leur mécanisme.

Rétrécissements cicatriciels. — Il n'en est pas de même pour
les rétrécissements cicatriciels et infranchissables, pour lesquels
l'opération est formellement indiquée; ici elle donne de bons
résultats. Elle est bénigne lorsqu'on prend toutes les précautions de l'antisepsie; son utilité est incontestable, car elle permet
d'alimenter sûrement le malade.

Permettez-moi à ce propos de vous rappeler l'observation d'un
jeune homme de dix-huit ans que j'ai opéré au mois de jan-

vier 1886. Cette observation peut être comparée à celle publiée par M. Verneuil dans le traité de la gastro-stomie du Dr Petit.

Ce jeune homme rentrant après minuit chez sa mère qui était blanchisseuse et ayant une soif très vive, avala par mégarde une solution de potasse caustique, qu'il prit pour de l'eau. Immédiatement il éprouva des douleurs atroces et chercha à rejeter ce qu'il venait d'avaler, mais il était trop tard. Comme il arrive ordinairement dans ces cas, au bout de quelques jours, après la disparition de la période inflammatoire, il commença à déglutir avec assez de facilité des liquides, puis des aliments solides. Mais, vers le mois d'octobre 1885, trois mois après l'accident, la cicatrisation annulaire de l'œsophage ayant commencé son travail de rétraction, le malade commença à éprouver les symptômes évidents d'un rétrécissement qui augmenta rapidement.

M. le Dr Affre eut d'abord recours à la dilatation progressive qui sembla amener un peu d'amélioration ; mais finalement le rétrécissement devint infranchissable, le malade ne pouvant avaler ni solides ni liquides. C'est dans ces conditions qu'il se décida à venir à Paris et qu'il entra dans mon service de la Salpêtrière un matin, après avoir voyagé toute la nuit. Il était très amaigri, pâle et affaibli. Sa température n'était que de 36° et quelques dixièmes. C'était le 3 janvier 1886.

L'opération fut pratiquée aussitôt après son arrivée, d'après les règles que je vous indiquerai tout à l'heure. Deux heures après, je fis dans l'estomac une injection de lait dont le résultat fut remarquable et qui ressuscita pour ainsi dire ce jeune homme dont l'état était si précaire.

La guérison complète ne se fit pas attendre. Le malade quitta bientôt l'hôpital porteur, cela va sans dire, d'une fistule stomacale qui fonctionnait bien et munie d'une canule en caoutchouc. Malheureusement, comme le jeune opéré de M. Verneuil, mon malade s'amusait à introduire dans son estomac des quantités considérables d'alcool et il est mort au bout de deux ans des suites de ces imprudences. Pendant sa survie on essaya en vain de dilater le rétrécissement au moyen de sondes ou de bougies introduites dans l'œsophage par la bouche, mais ce fut en vain ; jamais le plus petit explorateur ne put être introduit.

Vous voyez par ce résultat, que le rétrécissement cicatriciel de nature traumatique devenu infranchissable fournit une des indications les plus nettes de la gastro-stomie. Par cette ouverture on assure l'existence, sans avoir la crainte de voir la mort survenir rapidement après l'opération par le fait de la cachexie, comme dans les rétrécissements cancéreux.

Dans une observation que je vous donnerai plus loin, le rétrécissement était de nature cicatricielle mais il succédait à un ulcère simple de date ancienne ayant occupé la région du cardia.

Enfin, la gastro-stomie est indiquée également dans les cas de rétrécissement par compression. Une observation intéressante de cette variété a été présentée ces jours derniers à la société de chirurgie par M. Tuffier (juillet 1888). Il s'agissait d'un individu de quarante-cinq ans, présentant les signes d'une sténose œsophagienne très avancée et chez lequel on ne découvrait aucune cause, ni traumatisme, ni absorption de liquides corrosifs, ni alcoolisme, ni syphilis.

MM. Guyon et Tuffier pensant à un rétrécissement cancéreux, pratiquèrent la gastro-stomie. Le malade mourut le 11° jour de péritonite, celle-ci était due à l'auto-digestion des bords de la fistule par le suc gastrique qui sortait abondamment. Cette ulcération avait amené l'ouverture du péritoine. A l'autopsie on put constater l'existence d'un goitre fibreux annulaire qui comprimait l'œsophage à tel point qu'il était impossible de faire passer dans sa cavité le plus fin stylet.

Ce cas, je vous le répète, est exceptionnel, mais il est fort instructif, car il montre que ce mécanisme des rétrécissements œsophagiens peut passer inaperçu et causer plus d'une erreur.

Manuel opératoire. — Je vous ai déjà indiqué que jusqu'en 1876, le manuel opératoire n'était pas bien fixé, lorsque M. Verneuil, se basant sur les recherches antérieures, avait posé d'une façon complète et précise les règles de la gastro-stomie. Depuis, tous les chirurgiens ont suivi ces préceptes et l'on peut dire que le procédé de M. Verneuil est devenu vraiment classique.

L'opération comprend quatre temps principaux : sans parler, bien entendu, des temps préparatoires, tels que l'anesthésie, le nettoyage de la région, ni des actes consécutifs à l'opération tels que le pansement et l'alimentation. Les temps de l'opération sont : 1° l'incision des parties molles et du péritoine; 2° la recherche de l'estomac ; 3° la fixation de cet organe à la paroi abdominale ; 4° l'ouverture de l'estomac.

Le premier temps n'offre rien de spécial, si ce n'est qu'on doit fixer bien exactement le point où doit porter l'incision. Commencée au-dessous de l'appendice xyphoïde, elle doit être dirigée en bas et à gauche, parallèlement au bord des fausses côtes gauches, dont elle s'éloigne de deux centimètres environ ; elle doit se terminer en bas au niveau d'une ligne transversale réunissant l'extrémité des neuvièmes cartilages costaux, ou plutôt des huitièmes si l'estomac est ratatiné. J'insiste sur la distance de deux centimètres qui doit séparer l'incision du rebord costal ; en effet si l'incision n'est distante que de un centimètre, on risque d'avoir beaucoup de difficultés pour placer les sutures qui doivent unir l'estomac à la paroi abdominale.

Je vous avouerai que je n'attache pas une très grande importance à ces points de repère ordinairement recommandés pour la ligne d'incision, car ils me semblent peu utiles. Je prétends qu'il faut prendre pour guide le bord inférieur du foie ; c'est cet organe qu'il faut reconnaître et c'est sur lui qu'on doit se guider pour inciser l'abdomen, car il servira à trouver sûrement la paroi de l'estomac caché au-dessous de lui.

Aussi, je formulerais volontiers de la façon suivante. l'indication du premier temps opératoire : inciser suivant une ligne verticale ou légèrement oblique située à 3 centimètres des fausses côtes gauches, en commençant au niveau du bord inférieur du foie.

Après avoir coupé la peau et les couches musculaires, vous rencontrez le péritoine qui est ouvert d'après la méthode classique et vous procédez au deuxième temps, c'est-à-dire à la recherche de l'estomac.

Cette recherche n'est pas toujours facile. Il faut se rappeler, en effet, qu'on opère le plus souvent sur des individus n'ayant pris depuis plusieurs jours aucun aliment et chez lesquels l'estomac rétracté, se trouve placé très profondément et caché en partie par le foie. De plus, le côlon transverse accolé à l'estomac, se trouve dans le champ opératoire ; par sa situation et par son aspect il est souvent confondu avec cet organe Ceci explique comment les chirurgiens l'ont ouvert plus d'une fois, le prenant pour l'estomac.

Pour éviter l'erreur on se base en général sur la présence des bandes musculaires propres au gros intestin ; c'est là un excellent moyen, mais j'ajouterai le suivant, que je vous conseille de retenir, car il met sûrement sur la bonne voie. Si vous rencontrez le grand épiploon dans la plaie, et c'est le cas le plus ordinaire, vous pouvez le saisir et l'attirer doucement dans l'ouverture abdominale, bientôt vous verrez apparaître un organe qui ne peut être que le côlon transverse, ou l'estomac.

Afin de savoir si vous avez affaire à l'estomac, vous introduisez le doigt dans la plaie et vous le faites glisser en remontant sur la surface de l'organe que vous avez sous les yeux. Je suppose que vous atteigniez rapidement la limite supérieure de cette surface, vous pouvez être certain que vous avez affaire au côlon transverse ; au contraire si le doigt, remontant toujours, rencontre une paroi lisse dont il ne peut atteindre la limite supérieure, c'est que vous êtes bien sur l'estomac. Dans les gastro-stomies que j'ai faites, c'est ce moyen qui m'a semblé le meilleur pour m'assurer de la présence réelle de l'organe, auquel je désirais faire une ouverture.

Lorsque l'estomac est reconnu, il faut se hâter de fixer à la paroi abdominale, ce qui constitue le troisième temps. Pour cela, vous l'attirez doucement au dehors et vous soudez la paroi stomacale à la plaie abdominale, au moyen d'une collerette de sutures assez rapprochées les unes des autres. La multiplication des sutures a pour but d'empêcher la déchirure de l'estomac sous l'influence des efforts de toux ou de vomissements, et d'éviter ainsi l'introduction des liquides dans la cavité péritonéale.

Les fils doivent être passés de telle façon qu'ils n'atteignent pas la muqueuse, mais cheminent dans l'épaisseur des tuniques musculeuses stomacales.

Bientôt vous aurez sous les yeux une portion de la paroi stomacale, ayant l'étendue d'une pièce de un franc environ, dont le pourtour est garni de sutures qui l'unissent à la paroi abdominale. Cette partie de l'estomac est donc complètement isolée de la cavité péritonéale.

C'est alors que vous procédez à l'ouverture de l'estomac, quatrième temps de l'opération. Cette ouverture est pratiquée soit avec le bistouri, soit avec le thermo-cautère. L'orifice doit être petit : c'est là un point sur lequel j'attire toute votre attention ; il suffit en effet qu'il puisse livrer passage à une sonde du numéro 17 de la filière Charrière. Destinée à l'alimentation, cette sonde doit entrer à frottement, car elle empêche ainsi la sortie des liquides contenus dans l'estomac. L'issue des subtances que contient l'estomac aurait un double inconvénient ; d'abord la déperdition des liquides nutritifs, ensuite une altération rapide de la peau due à l'action irritante et digestive du suc gastrique sur les parties qui avoisinent la fistule stomacale.

Ayez soin aussi d'introduire cette sonde dans la direction de la grosse tubérosité, afin qu'elle ne pénètre pas dans le pylore ; elle est ensuite obturée au moyen d'un fausset. La plaie est recouverte par un pansement antiseptique.

En résumé, à l'exception de la difficulté souvent assez grande qu'on éprouve à reconnaître l'estomac, la gastro-stomie est une opération facile et rapide, qui ne demande pour être bien exécutée qu'une certaine prudence et une grande propreté.

Accidents et complications. — Voyons maintenant quelles peuvent être les complications de la gastro-stomie. La péritonite primitive, post-opératoire si je puis m'exprimer ainsi, a été signalée dans plusieurs observations. Sans doute elle est à craindre, mais aujourd'hui, en prenant des précautions nécessaires, on peut se mettre presque sûrement à l'abri de cette complication. J'en dirai autant des phlegmons qui sont actuellement très rarement observés à la suite de la gastro-stomie.

Mais il est un accident très sérieux, assez souvent signalé et qui consiste dans la difficulté qu'on éprouve, dans quelques cas, à maintenir l'occlusion parfaite de l'orifice fistuleux. Les contractions violentes dont l'estomac est le siège poussent les liquides contre l'orifice, et les font sortir à côté de la canule. Ces liquides irritants s'épanchent avec abondance au dehors. Dans ces conditions, le suc gastrique en contact avec la paroi abdominale, produit un érythème violent et même des eschares très étendues ; il s'agit ici d'une véritable auto-digestion. Quelquefois les eschares sont tellement étendues et profondes, qu'au moment de leur chute le péritoine est ouvert ; bientôt une péritonite suraiguë entraîne la mort du malade. Vous trouverez un exemple très net de ce genre de mort, dans l'observation qui a été publiée par M. Tuffier et dont je vous ai déjà parlé.

Cet accident si grave a déjà été observé dans un grand nombre de cas. Aussi s'est-on préoccupé de chercher un moyen pour empêcher la sortie des liquides de l'estomac.

Afin de vous donner un exemple de ce qu'on peut tenter en pareil cas, je vais vous rappeler en quelques mots l'histoire d'un malade que j'ai présenté à l'Académie de Médecine, en février 1888.

Cet homme vigoureux, âgé de cinquante-deux ans, souffrait depuis plusieurs années d'une gastralgie, avec dyspepsie très rebelle, qui avait nécessité des soins prolongés et souvent inefficaces. Les crises douloureuses du côté de l'estomac étaient très violentes et revenaient surtout après les repas.

Au mois de septembre 1887, le malade éprouva, assez subitement, une grande difficulté pour avaler les aliments solides; quelques jours après, ces aliments ne passaient plus.

Pendant trois mois il put encore déglutir des liquides, mais avec difficulté ; déjà des régurgitations abondantes indiquaient que l'obstacle augmentait.

Enfin, vers le 5 janvier 1888 la déglutition des liquides devint impossible. MM. les Drs Affre et Bazenet (de Beaune), engagèrent le malade à venir me trouver.

Cet homme, à son arrivée à Paris, souffrait beaucoup de la faim et surtout de la soif; il n'avait pu avaler que péniblement quelques gorgées d'eau depuis cinq jours; son état général était particulièrement atteint, car il avait le teint pâle et anémique. J'essayai pendant deux jours de franchir l'obstacle œsophagien qui siégeait manifestement au niveau du cardia, mais inutilement ; tous les instruments, y compris l'appareil de MM. Collin et Verneuil, furent employés sans résultat.

En présence de cette impossibilité d'alimenter le malade et de la menace d'une mort rapide, je pratiquai une gastro-stomie au lieu d'élection, avec le concours de mon ami le Dr Routier.

L'opération faite d'après la méthode classique que je vous ai indiquée ne présenta rien de spécial, si ce n'est que je dus faire l'ouverture stomacale dans le voisinage immédiat de la grande courbure, le bord du foie empêchant d'attirer une partie de l'estomac dans la plaie ; c'était là une position défectueuse, car la fistule stomacale occupait ainsi une portion déclive par rapport à la cavité de l'organe.

Je remarquai aussi la violence particulière des contractions de cet organe et la force avec laquelle était poussée au dehors la petite quantité de liquide contenue dans sa cavité.

Une sonde en caoutchouc rouge du n° 17 fut fixée dans la plaie pour faciliter l'alimentation avec des aliments liquides.

Deux heures après l'opération, on injecta 200 grammes de lait qui furent digérés facilement. A partir de ce moment l'alimentation se continua parfaite par la nouvelle voie.

Mais dès le début, les liquides sortaient à côté de la canule et souillaient la paroi abdominale, en l'irritant et produisant des ulcérations et même des eschares. En même temps l'ouverture s'agrandissait par le fait de la digestion de ses bords, cette destruction était le résultat de l'action puissante du suc gastrique qui contenait une grande quantité d'acide chlorhydrique.

Chez ce malade les contractions stomacales étaient tellement violentes que, au moment où on enlevait le pansement obturateur on voyait jaillir par l'orifice un jet de liquide de un mètre environ. Malgré la compression la plus énergique au moyen d'éponges fixées par une ceinture très solide, les liquides suintaient toujours.

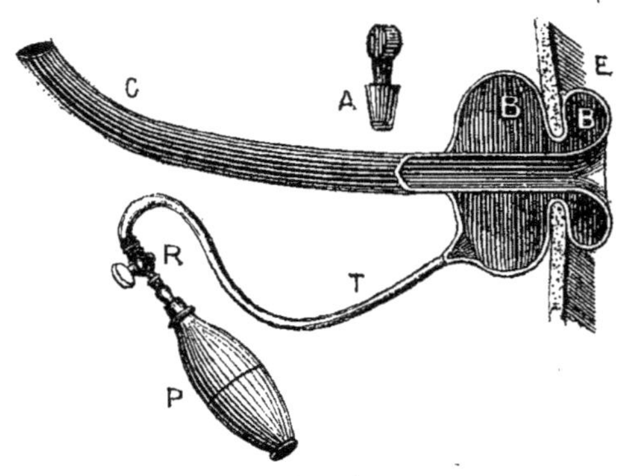

Fig. 40.

Je fis alors fabriquer une série d'appareils destinés à empêcher la sortie des liquides et pouvant permettre l'alimentation. Je me suis arrêté à l'emploi d'un appareil que je dois à l'obligeance de M. Galante, et qui me semble bien approprié au but que je cherchais.

Vous pouvez au moyen de la figure ci-jointe, vous rendre compte

de la disposition de cet appareil. Il se compose de deux petits
ballons de caoutchouc (B. B') réunis par une tige intermédiaire
creuse (C). C'est par cette tige creuse qui se prolonge sous forme
d'un tube ouvert qu'a lieu l'introduction des aliments liquides. Ces
deux ballons réunis ont par leur ensemble la forme d'un bouton
de chemise, l'un des ballons étant introduit dans l'estomac, l'autre
restant à l'extérieur. Un petit tube de caoutchouc (T) muni d'un
robinet (R) et auquel peut s'adapter une poire en caoutchouc (P)
munie de soupapes, permet de gonfler les deux ballons lorsqu'ils
sont en place. Ainsi gonflés ils se rapprochent et tendent à
fermer l'orifice stomacal en comprimant ses bords. Cet appareil fonctionne suffisamment bien pour empêcher le passage des
liquides et surtout l'irritation permanente de la peau si pénible
pour le malade.

Alimentation par l'orifice stomacal. — L'opération étant terminée et l'orifice nouveau permettant l'introduction des liquides,
nous devons nous demander quand et comment on doit alimenter le malade ?

Les premiers chirurgiens étaient fort embarrassés pour répondre à cette question : en effet, elle est assez complexe. Une
alimentation trop hâtive, disaient les uns, en exigeant des mouvements de la part de l'estomac, pouvait faire céder les sutures et
les adhérences ; mais, d'un autre côté, disaient les autres, il est
urgent de relever les forces des malades épuisés et affaiblis par
un long jeûne.

D'après mes observations personnelles et d'après celles qui
ont été publiées, voici comment je puis répondre à ces différentes
questions, ou plutôt voici quelle est ma pratique. Je commence
l'alimentation quelques heures après l'opération, le plus tôt
possible, dès que le malade n'est plus soumis à l'influence du
chloroforme. Il est préférable de faire prendre des aliments de
digestion facile, tels que le lait, le bouillon, le vin, etc. Dans
tous les cas où cette alimentation précoce mais modérée a été
employée, on n'a noté aucun accident.

Vous pourriez croire que l'insalivation des aliments est indispensable pour les rendre digestibles ; or, les observations prouvent
qu'elle est ordinairement inutile, en effet les malades se nour-
rissent très bien sans y avoir recours. On peut même ajouter

qu'elle est dangereuse. En effet, si vous forcez le malade à tritu-
rer ses aliments dans la bouche, pour les insaliver avant de les
introduire dans l'estomac par l'ouverture artificielle, d'après les
recommandations de quelques auteurs, vous verrez se produire
l'accident suivant dont j'ai été témoin plusieurs fois. Les aliments ainsi mâchés arrivent, malgré l'attention du malade, jusqu'au niveau de l'isthme du gosier, ils provoquent alors le
deuxième temps de la déglutition qui devient inconsciente et irré-
sistible. Les substances introduites ainsi dans l'œsophage seront
régurgitées ou bien elles s'accumuleront au-dessus de l'obstacle et
deviendront une cause fréquente d'accidents graves.

Je vous signale, en terminant, l'intérêt physiologique que présentent ces malades qui ont subi la gastro-stomie. Sur un de
mes opérés, M. le professeur Gautier et M. le Dr Dujardin-Beaumetz ont fait des expériences intéressantes. Ainsi ils ont trouvé,
dans le suc gastrique du malade dont je viens de vous donner
l'histoire, une grande quantité d'acide chlorhydrique. C'était
là un fait très important, puisque, par cette seule constatation, on
pouvait presque affirmer qu'il ne s'agissait pas d'un cancer ; les
malades atteints de cancer de l'œsophage vers sa partie inférieure
ou de l'estomac, n'ayant plus d'acide chlorhydrique dans leur suc
gastrique.

Applications diverses de la gastro-stomie. — La gastro-stomie,
telle que je viens de vous la décrire, a été pratiquée le plus souvent dans le but d'alimenter les malades atteints de rétrécissements infranchissables de l'œsophage; c'est du reste ce qui ressort de la définition que je vous ai donnée au début de cette
leçon.

Mais rappelez-vous que, cette ouverture stomacale qui permet
de nourrir les malades et les empêche de mourir d'inanition, peut
dans quelques cas n'être que transitoire.

Souvent le rétrécissement de l'œsophage n'est infranchissable
pour les instruments explorateurs ou dilatateurs que pendant un
certain temps, cette imperméabilité étant due à l'élément spasmo-
dique qui prédomine et augmente momentanément l'obstacle. Mais
il arrive souvent que le rétrécissement peut être franchi après
quelques semaines ou quelques mois de repos ou d'attente. On
peut alors, par une dilatation méthodique et prudente, rétablir

complètement la perméabilité de ce conduit. Ne soyez donc pas étonnés si après la gastro-stomie, l'œsophage étant soumis au repos, le spasme disparaît, vous pourrez alors rétablir la voie normale de l'alimentation; il ne vous restera plus ensuite qu'à obturer l'orifice que vous avez pratiqué dans l'estomac, pour rendre à votre malade ses fonctions normales.

Pour vous donner une preuve de ce retour à l'état normal, je n'ai qu'à vous compléter l'histoire du second malade dont je vous parlais plus haut.

Nous avons laissé ce malade, portant un appareil destiné à l'alimenter par la voie stomacale et à empêcher les aliments liquides de sortir. Malgré cet appareil, la paroi abdominale était quelquefois souillée et irritée, aussi le malade éprouvait des douleurs souvent intolérables.

Cet état dura jusqu'au mois de juillet 1888, six mois après l'opération. C'est alors que, grâce aux conseils de mon ami le Dr Debove, le malade réussit à neutraliser son suc gastrique avec de grandes quantités de bicarbonate de soude et de craie préparée. L'emploi de ces substances fit aussitôt diminuer les douleurs et les contractions de cet organe, en même temps que le spasme œsophagien disparut.

Bientôt une bougie filiforme fut introduite par l'œsophage et finalement, après des sondages réitérés au moyen de bougies de calibre gradué, nous pûmes arriver à rendre la perméabilité complète à ce conduit. Le malade actuellement avale solides et liquides.

En août 1888, j'ai fait une tentative pour obturer la fistule stomacale et j'ai réussi en grande partie. Enfin dernièrement, 20 octobre 1888, une nouvelle suture a permis d'obturer presque complètement l'orifice stomacal; vous pourrez voir cet homme qui pendant six mois n'a pu se nourrir que par une canule stomacale, s'alimenter maintenant par la bouche et l'œsophage. Une seule obligation lui est imposée, c'est de passer de temps à autre une bougie œsophagienne de gros calibre, pour entretenir la perméabilité de son rétrécissement cicatriciel.

Vous voyez donc par cet exemple, quelles sont les ressources de la chirurgie, en présence d'une affection aussi grave qu'un rétrécissement cicatriciel de l'œsophage momentanément infranchissable.

Sachez aussi que certains chirurgiens ont eu l'idée, dans les cas de rétrécissement cicatriciel siégeant très bas, de pratiquer une gastro-stomie dans le but de faire le cathétérisme de l'œsophage de bas en haut, d'essayer en un mot le cathétérisme rétrograde, soit avec la sonde, soit avec le doigt. La gastro-stomie dans ces cas devient une opération préliminaire.

Bergmann fit même une intervention plus hardie ; après avoir par cette voie artificielle dilaté le cardia, il referma l'ouverture stomacale avec des sutures et abandonna le viscère ainsi recousu dans l'abdomen.

D'autres ont pratiqué la gastro-stomie dans le but d'enlever un corps étranger tombé dans l'estomac.

Enfin, dans deux cas, Scheede fit la gastro-stomie afin de se créer une voie assez large pour aller, avec le doigt ou avec un instrument spécial, dilater un rétrécissement du pylore.

Mais ce sont là des indications spéciales et pour lesquelles on pratique rarement la gastro-stomie. Cette opération n'est donc le plus souvent qu'une opération palliative destinée à nourrir un malade dont l'œsophage est devenu imperméable. Cependant, rappelez-vous que si la gastro-stomie faite pour des rétrécissements fibreux a pleinement réussi, il est bon de chercher plus tard à dilater le rétrécissement, soit par la voie buccale, soit par la voie stomacale ; vous pourrez ainsi, dans quelques circonstances spéciales, comme chez mon malade, rétablir les fonctions digestives dans leur état normal

BIBLIOGRAPHIE

L. H. Petit. — *Traité de la gastro-stomie*, Adr. Delahaye, Paris 1879.

Cohen. — *De la gastro-stomie dans les rétrécissements non cancéreux de l'œsophage*. Th. de Paris, 25 mars 1885.

Lagrange. — *De la gastro-stomie dans les rétrécissements cancéreux de l'œsophage. Revue de la chirurgie*, 1885, p. 549, 688.

Terrillon. — *Note sur le rétablissement de la perméabilité de l'œsophage après la gastro-stomie pour le rétrécissement cicatriciel. Bullet. gén. de thérapeutique*. 1885, t. II, p. 173.

Nicaise. — *Gastro-stomie*, Académie de Médecine 1888.

Castelain. — *Note sur la gastro-stomie. — Bull. méd. du Nord. —* Lille, 1888.

LEUCOCYTHÉMIE SPLÉNIQUE. — SPLÉNECTOMIE

Observation personnelle. — Classification des leucocythémies. — Observation de leucocythémie splénique et intestinale. — Indications chirurgicales. — Doit-on enlever une rate hypertrophiée compliquée de leucocythémie ?. — Ablation de la rate dans le cas de plaie, de tumeur ou de hernie de cet organe. — Conclusions.

Le malade qui doit faire le sujet de cette leçon, est porteur d'une énorme tumeur intra-abdominale développée aux dépens de la rate. Il présente en même temps des troubles généraux d'un caractère particulier qui m'ont permis d'établir facilement le diagnostic de : *Leucocythémie splénique.* Cette affection est relativement rare et sa nature est encore obscure. Aussi il m'a semblé intéressant d'étudier avec vous le côté chirurgical de cette affection et de discuter les conditions de l'intervention chez les malades atteints de ces hypertrophies spléniques de cause générale. Je profiterai de cette occasion pour établir devant vous un parallèle des indications et contre-indications de la splénectomie dans les différentes affections de la rate, en me basant principalement sur les statistiques fournies par les auteurs qui se sont occupés de cette question.

Commençons d'abord par l'histoire de notre malade. C'est un homme de vingt-neuf ans, qui ne présente rien de particulier au point de vue des antécédents, soit héréditaires, soit personnels : il n'a jamais habité les pays chauds et n'a pas eu de fièvres intermittentes ; j'insiste particulièrement sur ce dernier point.

Le début de sa maladie paraît remonter au mois de juin 1886. A cette époque le malade a commencé à maigrir et il a vu ses forces décliner d'une façon très évidente. Vers la même époque, quelques crachements de sang peu abondants l'ont inquiété, mais ils ont duré à peine quelques jours. L'hiver suivant, pendant 2 ou 3 mois il a souffert d'une toux assez opiniâtre ; depuis il a toujours un peu toussé.

Mais ce n'était là que le prélude de la maladie qui l'amène dans nos salles.

Au mois de mai 1887, il y a un an, notre malade a constaté l'existence, au niveau des fausses côtes gauches et vers la région épigastrique, d'une tumeur située dans l'abdomen ; elle ne le gênait nullement et n'attira pas son attention. Cette tumeur alla en augmentant au point d'atteindre environ deux mois après qu'il l'eut constatée, son volume actuel. Elle occupe maintenant une grande partie de l'abdomen.

Quelque temps après, vers la fin de septembre, apparurent des troubles digestifs caractérisés par des renvois acides, des digestions pénibles, un ballonnement considérable du ventre après les repas ; troubles qui durèrent environ un mois et demi, pour s'apaiser ensuite.

Pendant toute cette période la tumeur intra-abdominale continua à augmenter de volume, en se portant du haut en bas vers la région pubienne. Enfin, au mois de janvier 1888, le malade se décida à entrer à l'hôpital.

Ce qui frappe à première vue lorsqu'on procède à l'examen, c'est le volume énorme du ventre qui tranche d'une façon frappante avec la maigreur du reste du corps ; la circonférence de l'abdomen prise au niveau de l'ombilic est de 95 centimètres.

La peau de la région distendue par la tumeur ne semble nullement altérée ; le réseau des veines sous-cutanées abdominales n'est pas apparent.

A la palpation, on sent une masse volumineuse, dure, lisse dans toute son étendue, limitée à droite par un bord net et tranchant. Au niveau de l'ombilic et à 4 travers de doigt en dehors de la ligne médiane, ce bord tranchant présente une échancrure très nette. Elle est analogue à celles que l'on trouve quelquefois sur le bord antérieur de la rate et qui représentent les vestiges de rates multiples. Rappelez-vous dès maintenant, que l'existence d'une pareille échancrure sur le bord antérieur ou libre d'une tumeur intra-abdominale doit vous faire penser à une hypertrophie splénique : c'est là un excellent moyen pour le diagnostic de ces tumeurs.

La palpation permet encore de se rendre compte du volume général de cette rate hypertrophiée : on sent, en effet, que la tumeur occupe toute la partie médiane et gauche de l'abdomen, et qu'elle déborde à droite la ligne médiane, dans l'étendue de 4 à 5 travers de doigt. Nous pouvons constater encore très nettement que le bord libre de la tumeur se dirige obliquement de haut en bas, et de gauche à droite; j'attire encore votre attention sur ce détail, car c'est là un caractère particulier aux tumeurs de la rate (fig. 41).

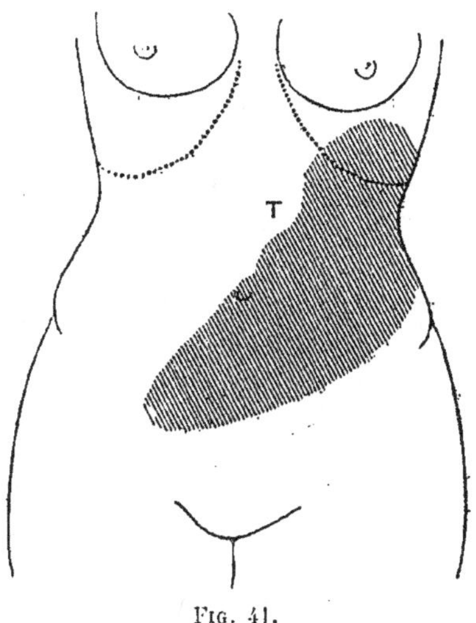

Fig. 41.

La percussion révèle une matité absolue dans toute l'étendue de la tumeur et permet de délimiter exactement ses dimensions et ses rapports, car elle descend jusqu'au voisinage de l'arcade de Fallope en se rapprochant de l'épine iliaque du côté droit. Vers sa partie supérieure, la matité s'étend jusqu'à la sixième côte gauche, en empiétant du côté de la cavité thoracique.

En présence d'une tumeur énorme occupant toute la partie gauche de l'abdomen et débordant largement à droite de la ligne médiane ; tumeur dirigée obliquement de haut en bas et de gauche à droite, de la 6e côte gauche jusqu'au voisinage du pubis et présentant une échancrure au niveau de son bord interne ; il ne peut pas y avoir de doute, nous sommes en présence d'une tumeur de la rate.

Il était de toute nécessité, pour compléter le diagnostic, d'examiner le foie et les divers groupes ganglionnaires, et de chercher si la composition du sang était restée normale.

La palpation et la percussion nous ont démontré que le foie ne descend pas au-dessous des fausses côtes du côté correspondant.

Nous avons pu nous assurer également qu'il n'existe aucune trace d'hypertrophie ganglionnaire.

Par contre, l'examen du sang pratiqué avec l'appareil de Malassez, par M. Vignard interne du service, a montré une augmentation notable du nombre des globules blancs; ceux-ci sont dans la proportion de 1 globule blanc pour 20 à 30 globules rouges; tandis que normalement ce rapport est de 1 pour 300. Il nous a semblé qu'il y avait en même temps une diminution du nombre des globules rouges.

Dans nos recherches microscopiques, nous avons également trouvé des globulins, c'est-à-dire des globules blancs encore jeunes. En un mot, nous avons constaté une leucocythémie bien caractérisée, accompagnant l'hypertrophie splénique; aussi nous avons formulé le diagnostic que je vous ai indiqué au début de cette leçon : *Leucocythémie splénique.*

Les signes tirés de l'état général viennent confirmer encore ce diagnostic : le malade présente des troubles digestifs ; il a perdu ses forces et se trouve dans un tel état d'affaiblissement, qu'il ne peut ni travailler, ni même marcher longtemps, car il est rapidement essoufflé.

Depuis quelque temps, surviennent le soir, des frissons suivis d'une sensation de chaleur et la température monte jusqu'à 38°,8 et même 39°.

Les urines ne contiennent ni sucre, ni albumine; la quantité d'urée rendue en vingt-quatre heures est de trente grammes environ, ce qui est le chiffre normal.

Voici d'ailleurs l'analyse des urines pratiquée par M. Audoucet, interne en pharmacie de notre service :

Quantité rendue en 24 heures.	1550 gr.
Densité.	1023
Réaction	Très acide.
Urée.	29 gr. 698
Acide urique	2 gr. 092
Acide phosphorique.	3 gr. 098
Sucre, albumine	0 gr.

J'ajouterai que l'examen des poumons révèle un peu de submatité et un certain degré de respiration rude aux sommets.

Depuis que le malade est dans notre service, il semble s'être amélioré sous l'influence du repos et des douches froides; et la maladie s'est pour ainsi dire ralentie dans sa marche.

Je l'ai vu pour la première fois en novembre 1887, actuellement novembre 1888, ses forces ont beaucoup augmenté et la tumeur a diminué.

Telle est l'histoire fort intéressante de notre malade qui, vous le voyez, est atteint d'une double affection : 1° une hypertrophie de la rate; 2° une leucocythémie.

J'insiste sur ce point, parce que ces deux facteurs peuvent, suivant les cas, se montrer isolément ou bien s'accompagner de lésion d'autres organes, organes dits lymphoïdes, tels que les ganglions, la moelle des os, etc. Ils peuvent même se compliquer de l'apparition de tissu adénoïde dans des organes qui n'en renferment pas normalement, par exemple dans l'intestin, le foie, ou le rein.

Classification. —Les différences que je viens de vous indiquer, expliquent pourquoi les auteurs décrivent trois formes de la diathèse lymphogène. La première est constituée par la *leucocythémie isolée*, caractérisée par une accumulation caractéristique de globules blancs dans le sang, mais sans autre altération organique visible.

Dans une seconde forme le sang est indemne ou ne présente aucune modification notable, mais il existe une hypertrophie organique qui peut porter sur la rate isolément (hypertrophie simple) ou sur les ganglions lymphatiques.

Enfin, la troisième forme, qui est la plus commune, est celle dans laquelle on rencontre à la fois une leucocythémie et une hyperplasie des organes lymphoïdes, rate, ganglions, amygdales, tissu lymphoïde de l'intestin. C'est la variété qui est si nette chez notre malade, elle est caractérisée par une hypertrophie splénique considérable. Je ne suis cependant pas absolument certain que la rate soit le seul organe atteint. En effet en présence des troubles intestinaux très accentués qu'il éprouve depuis quelque temps, je ne serais pas éloigné de penser que la maladie porte également sur les organes lymphoïdes de l'intestin.

Permettez-moi à propos de ces organes lymphoïdes de l'intestin, de vous rappeler en quelques mots l'histoire d'un malade que j'ai observé il y a déjà longtemps, dans le service de mon maître, le professeur Béhier, en 1868.

C'était un homme dans l'âge moyen de la vie, atteint d'hypertrophie de la rate avec leucocythémie et présentant des phénomènes intestinaux; l'ensemble de la maladie l'avait rendu très faible et très anémique. Le professeur Béhier, frappé de cet affaiblissement considérable, tenta chez lui la transfusion; environ 200 grammes de sang, pris sur un infirmier du service, furent introduits dans le système veineux par la veine céphalique. A la suite de cette opération, le malade éprouva quelques phénomènes congestifs et parut se ranimer pendant quelques jours; puis il mourut rapidement.

Etant chargé de faire l'autopsie, je trouvai, non seulement une hypertrophie considérable de la rate, qui pesait quinze livres, mais aussi un épaississement très notable de toutes les plaques de Peyer. L'examen histologique de ces plaques, pratiqué par moi dans le laboratoire de MM. Cornil et Ranvier, montra qu'il s'agissait d'une augmentation de tissu lymphoïde et que nous étions en présence d'une généralisation aux plaques intestinales de l'affection qui avait produit l'hypertrophie splénique.

Je vous rappellerai même, à ce propos, que l'observation du malade et les pièces histologiques furent présentées par le professeur Béhier au congrès international de médecine tenu à Londres en 1867. Ce fut un des premiers, sinon le premier exemple de lymphadénome de l'intestin qui fut publié. Cette affection a été depuis bien souvent décrite et est aujourd'hui bien connue.

Mais, je n'insiste pas sur toutes les variétés de cette maladie générale que vous trouverez décrite dans vos livres classiques, car j'ai hâte d'arriver à la partie véritablement chirurgicale, c'est-à-dire aux indications opératoires des hypertrophies de la rate.

Indications chirurgicales. — En nous plaçant au point de vue purement chirurgical, nous éliminerons d'emblée la leucocythémie simple et unique, et nous n'aurons à envisager que les cas dans lesquels il y a tumeur de la rate.

Ici se pose une question de la plus haute importance : quelle doit être la conduite du chirurgien en présence de ces tumeurs spléniques ? Faut-il les laisser évoluer, alors que l'on sait combien leur évolution est rapide et presque toujours mortelle ? Au contraire faut-il intervenir ?

Lorsque l'hypertrophie splénique est simple sans leucocythémie, l'extirpation de l'organe malade semble justifiée, et on a cité déjà quelques succès. Dans ces cas, en effet, on se trouve en présence d'une tumeur locale justiciable de l'ablation totale, comme toute autre tumeur occupant un organe qui n'est pas indispensable à la vie.

Aussi, devait-on se demander si l'extirpation de la rate n'était pas capable de déterminer des accidents spéciaux, si en un mot, la suppression de la rate était compatible avec la vie. Or, cette question est à peu près jugée actuellement.

Les anciens savaient déjà que la rate n'était pas un organe indispensable à la vie. Quelques expériences récentes, pratiquées sur les animaux par Vulpian et d'autres physiologistes, le prouvent également. Pour l'homme, la question est moins élucidée, car, parmi les malades qui ont survécu à l'opération, il en est très peu qui aient été suivis et observés assez longtemps : cependant, on connaît plusieurs opérés privés de leur rate, qui ont survécu assez longtemps à l'ablation de cet organe pour qu'on puisse conclure que la rate peut être enlevée chez l'homme.

Si l'intervention est autorisée dans les cas d'hypertrophie splénique simple, en est-il de même dans ceux qui présentent une leucocythémie concomitante. En un mot, nous devons nous demander si nous sommes autorisés à intervenir chez le malade que je viens de vous présenter.

Avant de discuter ce point intéressant, consultons les statistiques et nous verrons quels sont les résultats des splénectomies. Pratiquées chez les individus atteints de leucocythémie. Ils sont malheureusement des plus décourageants; 18 morts sur 19 opérés.

La cause la plus fréquente de cette mortalité effroyable, est l'hémorrhagie qui succède à l'opération. Les leucocythémiques sont en effet prédisposés aux pertes sanguines et l'on voit se produire après l'opération, des hémorrhagies qui proviennent du pédicule ou même d'autres organes tels que l'estomac, l'intestin, le poumon.

Cette mortalité, prouvée par les statistiques, aurait encore une raison d'être dans la nature même de la maladie, si on en croit les auteurs qui ont émis les opinions les plus scientifiques sur ce sujet.

En effet, la plupart sont d'avis qu'il s'agit là d'une maladie générale, portant non seulement sur le sang dans sa totalité, mais sur la rate ou sur d'autres points de l'économie. Si cette théorie est vraie, l'ablation d'un des organes ne mettrait pas le malade dans de meilleures conditions ; l'acte opératoire, au contraire, ne ferait qu'aggraver l'état général et précipiter la terminaison fatale.

Ne voyons-nous pas, en effet, M. Bard (de Lyon) discuter avec soin une hypothèse ingénieuse. Pour lui la leucocythémie ne serait autre chose qu'un cancer du sang ; la masse sanguine pouvant être considérée comme un tissu spécial qui est capable de devenir cancéreux comme les autres tissus.

Il est donc certain, que tout nous éloigne d'une opération radicale, les faits comme la théorie.

Vous vous rappellerez cependant que quelques chirurgiens ont opéré des cas semblables ; mais alors ils partaient d'une autre idée théorique. Pour eux l'hypertrophie splénique était le point de départ de la maladie ; cet organe pouvait être considéré comme l'origine d'une production exagérée de globules blancs. Ils s'appuyaient, pour défendre cette théorie, sur ce fait prouvé par les données les plus rationnelles de la physiologie, que la rate sert à la formation des globules blancs. L'ablation de la rate, origine première de la maladie générale, semblait donc justifiée.

Mais je ne veux pas entrer dans cette discussion qui m'entraînerait trop loin ; il nous suffit de savoir, que la marche fatale de l'affection est de nature à pousser le chirurgien à pratiquer une intervention radicale ; alors que d'un autre côté, celui qui opère se voit obligé de reculer devant une opération si meurtrière.

Vous voyez combien est sombre le pronostic de la splénectomie chez les leucocythémiques ; nous devons nous demander s'il en est de même pour les autres affections de la rate ?

De nombreux faits démontrent que l'ablation de cet organe donne de meilleurs résultats et qu'elle devient alors relativement bénigne. C'est ainsi que dans les plaies de l'abdomen compliquées de lésions de la rate, alors qu'il est impossible de pratiquer des ligatures et de fermer la plaie, les chirurgiens n'ont pas hésité à enlever l'organe blessé; leur tentative a presque toujours été couronnée de succès.

Il en est de même pour la hernie traumatique de la rate, quand la réduction est rendue difficile par le fait du resserrement de la boutonnière musculo-aponévrotique qui a livré passage à l'organe.

Enfin je vous signalerai encore la splénectomie appliquée au traitement de certaines rates mobiles et douloureuses ou des kystes de la rate. Ici encore l'ablation a donné des résultats satisfaisants.

Voici du reste une statistique du professeur Adelmann, rapportée par Spencer Wells, dans une communication faite récemment à la Société de médecine et de chirurgie de Londres, à propos d'un cas d'extirpation de rate hypertrophiée, qui fut suivie de succès.

Ce tableau d'Adelmann, basé sur 53 cas de splénectomies pratiquées pour des affections diverses, vous permettra de juger de la valeur de l'opération, suivant les différentes variétés de maladies qui atteignent cet organe.

	Nombre des cas.	Guérisons.	Morts.
Hypertrophie avec leucémie. .	19	1	18
— simple.	14	1	13
— paludéenne. . .	4	1	3
Rate mobile.	9	7	2
Kystes de la rate.	4	3	1
Kyste hydatique	1	1	0
Sarcome de la rate	1	1	0

Cette statistique dans laquelle on a éliminé les lésions traumatiques, montre d'une façon évidente quel est le pronostic de la splénectomie et combien elle doit rendre le chirurgien réservé dans certains cas, parmi lesquels sont placés en première ligne : l'hypertrophie leucocythémique et l'hypertrophie simple.

Manuel opératoire. — Permettez-moi en terminant de vous dire un mot de l'opération en elle-même. De toutes les opérations de la chirurgie abdominale, la splénectomie est une des plus simples. Je l'ai vu pratiquer trois fois par mes collègues des hôpitaux et j'ai enlevé également une rate hypertrophiée.

L'incision se pratique le plus souvent sur la ligne médiane. Elle doit être longue de 20 à 25 centimètres et même dépasser cette étendue suivant le volume de la rate, car il faut éviter les tiraillements qui entraîneraient la déchirure de cet organe dont vous connaissez l'extrême friabilité; la rupture de la rate exposerait à une hémorrhagie abondante et grave.

Lorsqu'il est arrivé dans l'intérieur de la cavité abdominale, le chirurgien cherche à se rendre compte des connexions de l'organe avec les parties voisines. Le plus souvent la tumeur est libre, excepté au niveau du hile qui la rattache à la grosse tubérosité de l'estomac; aussi peut-on la contourner facilement. Après cette exploration indispensable on doit attirer la rate au dehors au point de la faire sortir presque entièrement. Elle n'est plus retenue, après son issue hors de l'abdomen, que par les organes du hile qui constituent une sorte de pédicule. Ce pédicule est lié comme lorsqu'il s'agit des organes que nous avons étudiés déjà, en ayant soin cependant de le couper entre deux ligatures. En effet, si l'on négligeait de lier la portion du pédicule adhérente à la rate, le sang dont cet organe est gorgé ferait irruption dans le péritoine et pourrait causer de sérieux ennuis.

Je dois encore vous signaler un point très discuté; devons-nous lier le pédicule en masse ou au contraire par morceaux séparés, en isolant chacun des vaisseaux qui pénètrent dans le hile.

La ligature isolée est certainement préférable; mais il faut alors s'entourer de certaines précautions. Ayez soin d'éviter de transpercer le pédicule avec une aiguille, fût-elle mousse, comme on le fait généralement pour les pédicules des kystes de l'ovaire, car vous vous exposerez à blesser les nombreux vaisseaux qui, au niveau du hile, pénètrent dans la rate ou en sortent. Le mieux est de chercher un interstice entre eux les vaisseaux, d'écarter avec soin ces derniers et de faire passer entre eux un fil double. Celui-ci, sectionné au niveau de son anse, permettra de lier en deux parties le pédicule. La ligature en chaîne est ici indispensable pour empêcher le déplacement et le glissement des fils.

La plaie abdominale est ensuite fermée comme après une ovariotomie, le pédicule étant abandonné dans le péritoine.

Nous avons déjà dit que l'une des causes les plus fréquentes de mort après l'opération est l'hémorrhagie qui se produit parfois au niveau du pédicule, malgré l'application d'une bonne ligature. Mais il faut compter aussi avec les complications communes aux autres opérations abdominales, qui sont la péritonite, le choc opératoire et la septicémie.

Maintenant, messieurs, quelle conclusion devons-nous tirer de toute cette discussion? C'est que si la splénectomie rend de grands services dans les cas de lésions traumatiques et même d'hypertrophie simple de la rate, elle est au contraire la plus meurtrière des opérations, lorsqu'elle s'attaque à ces hypertrophies spléniques accompagnées de leucocythémie.

Aussi, pour bien vous montrer cette différence dans les résultats de la splénectomie, j'ai tenu à vous parler aujourd'hui des indications de cette opération, en prenant pour type le malade que nous avons dans nos salles. Mon avis ainsi motivé est de ne pas lui faire courir les risques d'une opération aussi grave.

Cette abstention est justifiée non seulement par la gravité exceptionnelle de cette opération, mais aussi par ce fait, que le malade va mieux en ce moment, et que nous avons pu prolonger son existence d'une année entière. Son état actuel peut nous faire espérer une survie encore plus longue.

BIBLIOGRAPHIE

Terrier. — *Tumeur hypertrophique de la rate; splénotomie. Mort par hémorrhagie. Présentation de pièces.* Bull. de méd. soc. de chir. 1884, p. 508.

Gilson. — *De la splénotomie.* — *Revue de chirurgie* 1885, p. 317.

Foubert. — *Splénotomie pour tumeurs de la rate.* Th. Paris, 1886.

S. Wells. — *Diagnostic et traitement chirurgical des tumeurs abdominales,* trad. franç., 1886, p. 333.

Ceci. — *Effets de l'extirpation de la rate chez l'homme.* — Congrès de Pavie, 1887.

Donat. — *Extirpation d'une rate mobile. Arch. de Largenbeck,* 1887. T. XXXIV, p. 957-962.

S. Wells. — *Remarque sur la splénectomie à propos d'un cas opéré avec succès par Sir S. Wells.* — Communication à la Société royale de méd. et de chir. de Londres, 10 avril 1888, et *France méd.* 10 mai 1888.

Severeano. — *Splénectomie.* — *Progrès médic.* Roumain 1888, n° 16.

Heydenreich. — *De la splénectomie.* In *Thérapeutique chirurgicale contemporaine.* — Steinheil, Paris 1888.

TUMEURS DU MÉSENTÈRE

KYSTES ET LIPOMES

Deux fois j'ai eu à traiter devant vous une variété de tumeurs abdominales assez rares, qui se développent dans l'épaisseur ou entre les deux feuillets du mésentère. Il s'agissait dans un cas d'un immense lipome occupant toute la cavité abdominale et que j'enlevai chez un homme encore jeune; dans l'autre, nous avions affaire à un kyste volumineux, siégeant surtout vers la partie supérieure et gauche du ventre et que portait une jeune fille de vingt-trois ans. Ces deux observations que je vous donnerai plus loin avec quelques détails me fourniront l'occasion d'étudier avec vous les tumeurs du mésentère, leurs symptômes, leur pronostic et surtout les indications opératoires que vous devez connaître pour les traiter avec succès.

Comme les tumeurs solides ne se prêtent pas aux mêmes considérations que les tumeurs liquides ou kystes du mésentère, j'étudierai ces deux variétés dans deux chapitres distincts, en ayant soin de les réunir, quand il s'agira des symptômes et du traitement qui ne diffèrent que par des nuances.

Kystes du mésentère. — On a trouvé dans le mésentère des kystes de différente nature. Les plus fréquents sont les kystes séreux, à côté d'eux viennent les *kystes hydatiques*, les *kystes sanguins* et enfin quelques rares exemples de *kystes dermoïdes*.

Comme les kystes séreux sont de beaucoup les plus communs et qu'ils sont plus spéciaux à cette région, ce sont eux que j'aurai surtout à étudier devant vous.

Permettez-moi d'abord de vous rappeler l'histoire de la malade que vous avez pu observer dans notre service, car cette observation peut servir de type parfait pour la description de ces kystes.

Mlle Louise R..., âgée de 23 ans, entre le 30 novembre 1887, salle Lallemand.

Son père et sa mère sont bien portants, ainsi que ses deux frères ; elle n'a eu aucune maladie antérieure.

Les premières règles apparurent à treize ans, régulières, non douloureuses.

Il y a 8 mois, en juillet 1887, la malade s'aperçoit de la présence d'une masse légèrement saillante située dans l'hypochondre gauche. Cette masse avait à cette époque à peu près le même volume qu'elle a actuellement. Elle n'éprouve aucune douleur à ce niveau, mais seulement de la gêne dans la position assise ou quand elle se couche du côté gauche. Les digestions sont difficiles, la respiration un peu courte est gênée. Cependant il n'y a eu ni amaigrissement, ni trouble appréciable de la santé.

Circonférence au niveau de l'ombilic, 93 centimètres.

Par la palpation, on sent une tumeur arrondie, régulière, grosse comme une tête d'adulte, située dans la région ombilicale et empiétant sur l'hypochondre gauche.

Les mouvements d'inspiration et d'expiration paraissent se transmettre à la tumeur. La fosse iliaque gauche est libre ; en palpant profondément, on ne sent aucun prolongement de la tumeur.

Celle-ci a une consistance à peu près uniforme, la tension des parois est assez marquée mais la fluctuation très manifeste.

On ne peut trouver aucun changement dans la position de la tumeur quand la malade est penchée ; elle paraît cependant s'incliner du côté où se penche la malade.

Cette tumeur fluctuante, volumineuse, occupant l'hypochondre gauche présente un signe qui permet d'affirmer son origine. En effet, si on percute superficiellement et légèrement sa surface, on constate une zone de sonorité manifeste qui coupe transversalement la matité provoquée par la tumeur liquide.

Il existe donc en avant de la tuméfaction, entre elle et la paroi abdominale une anse d'intestin plus ou moins remplie de gaz.

Cette seule notion nous permet d'affirmer que nous sommes en présence d'un kyste développé dans le mésentère et qui a repoussé l'intestin en avant. Nous éliminons les kystes de la rate, car la tumeur que nous avons examinée n'occupe pas les régions de cet organe en arrière sous les côtes, et aussi à cause de la présence de cette anse intestinale.

La malade ne souffre nullement, mais est cependant un peu gênée par le poids de la tumeur. Elle a bon appétit et son état général est excellent.

Par le palper combiné au toucher on sent l'utérus mobile et sain.

Les urines ne contiennent ni sucre ni albumine ; elle en rend un litre et demi en 24 heures.

Opération le 5 décembre 1887. — Une incision de 5 centimètres est pratiquée sur la ligne médiane, un peu au-dessus de l'ombilic au niveau de la partie la plus saillante du kyste.

Le péritoine étant ouvert, je trouve l'épiploon en avant de la tumeur. Il n'est pas adhérent, glisse facilement sur elle et peut être soulevé de bas en haut pour être refoulé vers l'angle supérieur de la plaie et maintenu avec une éponge.

Dans l'espace ainsi ménagé, j'ai la sensation bien nette donnée par la paroi kystique, mais celle-ci est recouverte d'une couche membraneuse mobile à sa surface, parcourue par des grosses veines et qui n'est autre que le mésentère soulevé par la tumeur. Il est facile de vérifier cette disposition, car une anse d'intestin grêle qui se continue avec ce feuillet, est immédiatement appliquée contre le kyste. Celui-ci est donc né dans l'épaisseur du mésentère et l'a dédoublé en se développant entre ses deux feuillets.

Cette couche mésentérique est sectionnée dans l'étendue de 4 ou 5 centimètres; elle est très vasculaire, mais plusieurs pinces à forci-pressure appliquées sur les lèvres de la section assurent l'hémostase. Une partie de la paroi kystique, large comme une pièce de deux francs, est ainsi mise à nu.

Un trocart fin adapté à l'appareil de Potain est introduit dans le kyste et donne issue à 6 litres de liquide transparent, légèrement jaunâtre, non filant.

Lorsque la poche est vidée complètement et le trocart enlevé, la paroi est saisie avec des pinces pour l'attirer au dehors. Je fais alors une tentative de décortication. Malheureusement les adhérences sont tellement intimes et saignantes entre la poche et le feuillet mésentérique, que cette manœuvre devient bientôt impossible. Il serait d'autant plus difficile d'enlever cette cavité qu'elle est considérable, occupe tout l'hypochondre gauche et se prolonge jusqu'au niveau de la partie antérieure de la colonne vertébrale. Enfin la présence d'une anse d'intestin grêle qui la croise en avant, compliquerait encore l'ablation totale.

En présence de cette difficulté, je me borne, après avoir ouvert assez largement la poche kystique pour pouvoir explorer son intérieur, à fixer les bords de l'orifice à l'ouverture abdominale par des sutures au fil d'argent. Un gros drain permettra l'issue facile des liquides qui seront recueillis par un large pansement antiseptique.

Les suites de l'opération furent simples ; pendant deux jours l'écoulement du liquide fut abondant. Mais on ne constata jamais de fièvre. La poche kystique diminua rapidement et fournit de moins en moins de suintement. Le 23 décembre on supprime le drain.

Le 24 décembre, la malade va très bien et commence à marcher ; elle a maigri un peu depuis l'opération. La fistule persista à l'état de petit trajet donnant chaque jour quelques gouttes de liquide jusqu'en septembre 1888. Depuis cette époque la malade est complètement guérie. (1er novembre 1888).

Caractères anatomiques des kystes. — Les kystes du mésentère atteignent quelquefois de grandes dimensions et ils peuvent remplir en grande partie la cavité abdominale. Infiltrés entre les deux feuillets du mésentère, ils le dédoublent pour se mettre en rapport avec les vaisseaux volumineux qui sont compris dans l'épaisseur de ce repli péritonéal. Bientôt ils atteignent la paroi des anses

intestinales, qui se trouvent dispersées à leur surface. Il est bien
rare que la paroi du kyste ne se mette pas, par ce mécanisme, en
rapport avec une ou plusieurs anses de l'intestin qui rampent
sur sa convexité.

Le rapport que je viens de vous indiquer est assez intime ;
cependant il existe souvent entre les organes et le kyste une
couche de tissu cellulaire lâche, qui les isole et rend ainsi l'ablation du kyste par décortication, relativement assez facile.

Mais la moindre inflammation survenant dans ces régions provoque une induration de ce tissu cellulaire, qui devient fibreux,
résistant, et constitue entre ces parties un moyen d'union difficile
à séparer.

Dans les kystes déjà anciens, ce travail d'induration se produit à
la longue et empêche la séparation ; c'est ce qui est arrivé probablement chez la femme qui fait le sujet de l'observation précédente.

La paroi de ces kystes est mince, ainsi que j'ai pu le constater
sur les lambeaux que j'ai enlevés chez mon opérée. Sa composition
est assez simple ; l'examen pratiqué par M. Mercklen sur les
parois d'un kyste enlevé par MM. Tillaux dans le service de M. Mil-
lard, donna les mêmes résultats que le mien. C'est une membrane
fibreuse, plus ou moins organisée et qui peut présenter souvent
des points de dégénérescence graisseuse.

Le contenu est variable ; chez notre malade, c'était un liquide
transparent, limpide, contenant de l'albumine et des sels. Dans
d'autres kystes, on a trouvé un liquide louche, opalescent et
contenant de la graisse ; quelquefois il était jaune verdâtre.

Je ne m'occuperai pas de discuter avec vous l'origine de ces
kystes qui est des plus hypothétiques. La théorie admise par certains auteurs, d'après laquelle on les faisait naître des ganglions
lymphatiques dégénérés, ne me semble ni prouvée ni même probable. Enfin il est possible qu'ils prennent quelquefois naissance
aux dépens du pancréas, mais cette origine est difficile à constater quand l'opération n'a été que partielle ou incomplète.

Lipomes du mésentère. — Tumeurs solides. — L'histoire des
lipomes du mésentère et des autres tumeurs solides qui se développent dans cette région est encore assez obscure ; l'observation
suivante que vous avez pu suivre dans notre service, vous indiquera bien quels en sont les caractères les plus ordinaires.

Obs. I. — *Myxo-lipome du mésentère pesant 57 livres. Ablation. Suites immédiates heureuses. Diarrhée incoercible. Mort au 32e jour* [1].

Le nommé L..., âgé de trente-cinq ans, journalier, ordinairement bien portant, sentit il y a près de trois ans des douleurs assez vives dans la région hépatique avec irradiations dans l'abdomen.

Peu de temps après, il s'aperçut que son ventre augmentait sensiblement, sans pouvoir indiquer quel côté était spécialement envahi.

Malgré cela, il continua à travailler ; mais il s'amaigrit assez rapidement, car outre le développement de sa tumeur, il avait tous les matins des vomissements probablement dus à l'alcoolisme.

Au mois de mai 1885, ne pouvant plus continuer son travail, il entre à l'hôpital de Nonancourt (Eure), où M. le Dr Grosfillet croyant à la présence d'une tumeur liquide, pratique deux ponctions qui ne donnent issue à aucun liquide.

Le ventre continua à augmenter d'une façon progressive, l'état du malade devint de plus en plus mauvais : c'est alors qu'il me fut adressé à la Salpêtrière à la fin de juillet 1885.

Le malade était tellement affaibli à ce moment, que je ne pouvais songer à une intervention chirurgicale. Voici quel fut le résultat de l'examen :

Sa maigreur est extrême, mais le ventre est énorme et mesure 126 centimètres de circonférence.

L'abdomen proémine en avant, mais également étalé sur les côtés, sans bosselures appréciables à la vue. La circulation veineuse complémentaire est très développée, surtout vers la partie sus-ombilicale.

Malgré le développement uniforme du ventre, on sent des parties dures assez consistantes qui occupent surtout la région sus-hépatique et la région sus-pubienne, principalement à droite.

Le reste de la tumeur donne la sensation d'une fluctuation assez manifeste, avec tremblotement, mais le flot n'est pas distinct.

Les intestins sont entièrement refoulés du côté gauche sous le diaphragme, aussi ne trouve-t-on de la sonorité que dans cette région et dans la région lombaire correspondante.

On ne constate aucun trouble du côté de la miction et très peu du côté de la défécation. Pas d'œdème des jambes.

Du mois de juillet à la fin de septembre, le malade reprit des forces, engraissa légèrement et sembla avoir acquis une plus grande résistance. Aussi, espérant qu'il s'agissait là d'une tumeur sans caractère malin, je me décidai à tenter une opération radicale.

L'opération fut pratiquée le 30 septembre 1885 avec l'aide de MM. Monod, Brun et Sébileau. Une incision allant de l'appendice xyphoïde au pubis ouvrit largement le péritoine.

Je découvris alors la tumeur qui était entièrement recouverte par un feuillet du mésentère dont on voyait les artères et surtout les veines très volumineuses.

Quelques adhérences légères unissaient le péritoine pariétal au mésentère ; elles furent facilement détruites.

Une large incision du feuillet mésentérique dans toute sa hauteur me permit de constater que la tumeur était formée par un lipome lobulé. Ces

---

[1] Cette observation a été présentée devant l'Académie de médecine, séance du 6 octobre 1885, quinze jours après l'opération.

lobules étaient volumineux, séparés par des cloisons incomplètes, mais sauf quelques-uns superficiels, ils ne pouvaient être isolés les uns des autres.

Je pratiquai alors la décortication de la tumeur en la séparant du mésentère. Malgré la présence de vaisseaux assez volumineux et de cloisons fibreuses assez résistantes, cette décortication fut assez facile pour les parties antérieures.

Mais, quand il fallut atteindre les parties latérales, la séparation devint plus difficile; l'incision abdominale, malgré son étendue, ne permettant pas un passage suffisant pour les mains.

J'essayai alors de morceler la tumeur, mais mes tentatives furent infructueuses, car les lobes n'étaient pas séparables. Il me parut même qu'il serait utile de faire des débridements transversaux dans la paroi de l'abdomen pour avoir davantage de place, lorsque une tentative nouvelle du côté du petit bassin, dans lequel plongeait la tumeur, permit d'atteindre sa limite inférieure en la séparant de ses adhérences à ce niveau.

Je pus alors, en faisant soulever cette partie par mes aides, passer ma main droite en arrière d'elle, la détacher lentement et prudemment des vaisseaux iliaques, de l'aorte et de la veine cave, avec lesquels les connexions n'étaient pas trop intimes et, à force de patience, j'arrivai à la décortiquer entièrement et à l'enlever en une seule masse.

La tumeur pesait 57 livres.

Un grand nombre de pinces à forci-pressure avaient été placées sur les parties déchirées.

Après l'ablation, nous étions en présence d'une vaste poche à surface sanguinolente qui occupait presque toute la totalité de l'abdomen et formée par les débris du mésentère enveloppant la tumeur.

Le cœcum avec son appendice, une partie du côlon et trois anses du petit intestin refoulés en haut et à gauche étaient adhérents au feuillet supérieur du mésentère.

Tous les débris du mésentère et de la poche enveloppante qu'on put enlever furent réséqués et une vingtaine de ligatures au catgut assurèrent l'hémostase.

Après avoir nettoyé avec soin la surface péritonéale et débarrassé les parties saignantes de leurs caillots, toute la surface fut imbibée de solution faite d'acide phénique.

L'incision abdominale fut fermée avec dix-huit points de suture. Un pansement compressif immobilisa la paroi abdominale.

Après l'opération, le malade reprit lentement connaissance et resta dans un état d'affaiblissement assez grand.

Les jours suivants, il n'eut ni pouls rapide, ni fièvre, et il commençait à s'alimenter légèrement lorsqu'il fut pris d'une diarrhée fétide qui ne pouvait être arrêtée que momentanément avec des doses assez fortes de bismuth. L'alimentation était très insuffisante.

Le septième jour, on enleva les sutures, la réunion était parfaite.

Le quinzième jour, le malade allait assez bien, mais s'affaiblissait légèrement.

Depuis cette époque jusqu'à sa mort, qui eut lieu le trente-deuxième jour après l'opération, le malade dépérit graduellement.

Une diarrhée continue, qu'on ne pouvait suspendre que momentanément, fut la cause de cet épuisement. Des eschares au sacrum vinrent compliquer la scène, et malgré tous nos efforts, il s'éteignit dans un état d'amaigrissement effrayant.

Examen de la tumeur. — La tumeur, après l'extirpation, avait l'apparence d'une masse informe, lobulée. Elle était composée de masses jaunâtres, molles, de la grosseur du poing ou plus grosses, réunies entre elles par des brides fibreuses et vasculaires s'entrecroisant dans tous les sens.

Deux des segments de la tumeur étaient plus résistants et plus denses que les autres, mais leur texture ne semblait pas très différente.

Dans plusieurs points, surtout au centre de la tumeur ou dans les lobes situés au voisinage des travées fibreuses, on rencontrait des portions de tissu ayant un aspect différent de celui des autres parties. Ce tissu était blanc, grisâtre, transparent, comme gélatineux et rappelant l'aspect du myxome.

Ces deux tissus se confondaient au niveau de leurs limites respectives comme si l'un n'avait été que la transformation de l'autre.

L'examen histologique montra d'une façon évidente que la tumeur était constituée par du lipome prédominant, mais contenant de nombreuses parties myxomateuses.

Ce tissu myxomateux était facile à reconnaître. C'était donc un lipome myxomateux en voie d'accroissement rapide.

Nécropsie du 30 octobre 1885. — La réunion de la plaie était parfaite.

On trouve une certaine quantité d'ascite dont le liquide clair et verdâtre paraît normal.

L'abdomen semble incomplètement rempli par l'intestin affaissé et on voit le foie séparé de la paroi abdominale par un espace assez considérable.

Les anses intestinales, ratatinées, sont ramassées et agglutinées presque toutes au-devant de la colonne vertébrale. Elles sont rouges, tomenteuses, granuleuses, elles ont perdu leur aspect lisse et sont recouvertes par endroits, de même que le péritoine et la fosse iliaque gauche, d'une couche de mucosités sanguinolentes.

Le péritoine pariétal, en avant, est sain.

Des adhérences solides existent entre toutes les anses intestinales et avec la colonne vertébrale en arrière.

Le gros intestin occupe sa place à peu près normale.

Dans la fosse iliaque droite, au devant du psoas, on voit des adhérences solides. Là, le péritoine est épais, noirâtre, un petit abcès est enkysté sous les fausses membranes.

Le rein et le foie sont sains.

Le cœur est atteint d'insuffisance mitrale, la valvule est cependant peu altérée, mais avec hypertrophie du cœur gauche. L'orifice aortique est sain.

En résumé : on constate une légère péritonite chronique avec ascite et adhérence des intestins entre eux et à la colonne vertébrale.

Caractères anatomiques. — Cette observation vous montre quels sont les caractères généraux des lipomes du mésentère, mais je compléterai ces détails en vous indiquant le résultat de mes recherches dans les mémoires parus sur ce sujet.

La plupart de ces lipomes naissent dans une des fosses iliaques ou dans la région du rein, principalement du côté droit ; sur quinze cas, deux fois seulement la tumeur avait débuté à gauche.

Ils repoussent en avant d'eux le péritoine, qui constitue autour de la tumeur, une enveloppe séreuse qui s'épaissit en se vascularisant.

La tumeur, en se développant, se porte forcément en avant de la colonne vertébrale, c'est-à-dire du côté où elle rencontre moins de résistance ; elle s'insinue entre les deux feuillets du mésentère, qu'elle dédouble en s'avançant vers la région de l'ombilic, et pénètre peu à peu entre tous les interstices celluleux qui séparent les organes abdominaux, sans trop gêner leurs fonctions et sans causer de douleur, au moins au début. Le lipome forme ainsi une masse principale qu'on rencontre immédiatement après avoir ouvert l'abdomen.

Il vient aussi se mettre plus ou moins directement en contact avec l'intestin grêle, qu'il repousse souvent tout entier du côté opposé. Dans un cas, un prolongement de la tumeur était entouré par une anse de l'intestin grêle, dont elle avait envahi le pédicule mésentérique, et l'adhérence avec cet organe était telle qu'il fallut réséquer une partie de l'intestin pour l'extraire.

Chez mon malade une anse de l'intestin grêle adhérait à la surface de la tumeur dans une grande étendue. Cette disposition nécessita une dissection pénible, avec déchirure de la tunique musculaire de l'intestin en plusieurs endroits.

Dans la plupart des cas, le lipome se trouvant à droite, le côlon ascendant était situé en avant de la tumeur, qu'il croisait transversalement ; l'intestin était ainsi refoulé et aplati contre la paroi abdominale. Dans un seul cas, le côlon ascendant se trouvait en arrière. La même disposition peut se rencontrer pour l'S iliaque.

Il peut arriver que, en se développant d'abord latéralement par rapport à la cavité abdominale, la tumeur repousse le gros intestin, non pas directement en avant mais latéralement, et le rejette ainsi dans le flanc et dans l'hypochondre du côté opposé.

Chez mon opéré, le côlon ascendant et le cæcum avec son appendice avaient été transportés en partie jusque dans l'hypochondre gauche ; ils étaient étalés à la surface de la tumeur.

Il est rare que, en raison de la moindre résistance qu'il rencontre à ce niveau, le lipome toujours recouvert par le péritoine, n'envoie pas un prolongement du côté du bassin.

Une fois engagé dans cette cavité, il peut comprimer les organes voisins, se mettre en rapport avec l'utérus, la vessie et le rectum ; en un mot produire des désordres de voisinage et les troubles les plus variés.

Par sa face postérieure, la tumeur se met en rapport direct avec le rein, la veine cave et le pancréas, qui lui sont unis par du tissu cellulaire plus ou moins lâche. Ces rapports sont d'autant plus étendus que l'implantation est plus voisine de la colonne vertébrale et que la masse graisseuse est plus volumineuse.

Enfin, il peut y avoir des contacts plus ou moins directs avec l'estomac et le foie.

Si la tumeur a commencé par se développer entre les feuillets du mésentère ou dans le voisinage de l'arrière-cavité de l'épiploon, on voit les rapports avec les organes voisins, surtout avec l'estomac et avec la face intérieure du foie, devenir plus intimes et plus étendus.

Chez un malade, le lipome adhérait si étroitement à la face inférieure du diaphragme, qu'il fallut avoir recours à l'instrument tranchant pour le séparer.

Généralement la séreuse péritonéale située en avant de la production nouvelle est intacte. Cependant quelques adhérences peuvent exister entre elle et le lipome. Elles sont probablement le résultat des ponctions pratiquées antérieurement, car elles ressemblent à celles qu'on trouve souvent à la surface des kystes de l'ovaire qui ont été ponctionnés. Dans quelques observations, il existait des adhérences assez intimes entre la paroi abdominale antérieure et le lipome.

Deux fois on a trouvé au contraire une certaine quantité d'ascite.

En résumé, la séreuse située en avant du lipome est tantôt refoulée et amincie, tantôt au contraire indurée et épaissie ; mais elle ne présente pas, dans le plus grand nombre des cas, d'altération bien évidente.

Vous comprendrez par tous ces détails combien l'opération est rendue difficile. L'enveloppe que le péritoine étalé forme au-devant du lipome est souvent très adhérente parce qu'elle envoie dans ses interstices des tractus fibreux plus ou moins résistants qui rendent l'énucléation souvent très pénible.

Telle est l'esquisse générale des principaux rapports de la tumeur ainsi que je les ai trouvés indiqués dans la plupart des observations.

Pour enlever avec succès une semblable grosseur, il faut que le tissu cellulaire qui l'unit à toutes ces parties, ne soit pas trop résistant et puisse se déchirer facilement.

Il est également indispensable que l'intestin ne soit pas trop adhérent, sans cela il risque d'être altéré plus ou moins gravement au moment de la décortication. On peut même se trouver dans l'obligation d'en réséquer un morceau ; en pareil cas, Homans préféra laisser une partie de la tumeur en place.

Mais le fait qui frappe le plus, en considérant la région elle-même, c'est la quantité de désordres qui sont produits par la tumeur d'une manière latente en quelque sorte, pendant son développement ; ces désordres ont pour conséquence de rendre la nutrition et surtout l'absorption intestinale très difficiles, ou même impossibles. Ces altérations ne sont que le résultat de l'accroissement lent et graduel de la tumeur qui tiraille, déplace, aplatit ou comprime les vaisseaux sanguins, les lymphatiques et les nerfs de l'intestin, mais sans les détruire complètement.

Les vaisseaux peuvent encore fonctionner assez longtemps quoique incomplètement et suffire à l'absorption des matières contenues dans l'intestin. Cependant la nutrition est bientôt amoindrie, le malade maigrit, l'assimilation des matériaux de nutrition et surtout leur absorption deviennent insuffisantes ; le malade se soutient longtemps et n'arrive à la mort que par un épuisement graduel et progressif, augmenté encore lorsque surviennent des vomissements ou de la diarrhée.

Nature de la tumeur. — La nature de la tumeur semble avoir varié dans des limites assez étendues, depuis le *lipome pur* jusqu'au *lipome sarcomateux.* Dans quelques cas, on a trouvé des lipomes purs, constitués par de la graisse molle, jaune et semblable à celle des lipomes encapsulés d'origine récente. Disposée en masses plus ou moins isolées reliées entre elles par des tractus fibreux, cette masse graisseuse est recouverte par le péritoine épaissi et vascularisé.

Parfois la partie fibreuse de la tumeur est plus considérable et lui donne une consistance et une dureté spéciales. Il s'agit alors d'un véritable *fibro-lipome.*

D'autres fois, c'est le tissu graisseux lui-même qui est plus compact. Au lieu d'avoir l'aspect de la graisse sous-cutanée, il présente l'apparence de la graisse blanchâtre, dure, consistante, analogue à du suif. Cette apparence spéciale de la graisse tient probablement à des transformations chimiques, dues à l'ancienneté de la tumeur ou à sa faible vascularité.

Les modifications de cette graisse peuvent devenir telles, qu'une partie de la masse subit la transformation calcaire ou osseuse et ne peut être brisée, au cours de l'opération, qu'avec des efforts considérables ou en employant la scie.

Mais le caractère le plus important de quelques-unes de ces tumeurs est le mélange du lipome avec une certaine quantité de myxome et même de sarcome. L'aspect mou, gélatineux, demi-transparent de ces portions de la tumeur, permet de reconnaître la nature du myxome; l'examen microscopique, après durcissement, ne laisse aucun doute. Plusieurs de ces cas publiés n'étaient donc que des tumeurs mixtes : myxo-lipome gélatineux dans un des cas de Homans; lipome myxomateux, dans celui de Magdelung; myxo-lipome sarcomateux, dans celui de Waldeyer; myxo-lipome chez mon malade.

Enfin on peut y trouver aussi un mélange de myxome et de sarcome. Ce fait est très important, car on s'explique alors le développement rapide de la tumeur, l'envahissement des ganglions, et aussi quelquefois la propagation à distance et la formation de noyaux secondaires dans d'autres organes : foie, poumon, etc.

Un cas de Waldeyer est particulièrement intéressant, par la transformation d'une partie du tissu graisseux en tissu sarcomateux. Dans celui de Broca, l'aspect de la tumeur avait fait penser à cette transformation en sarcome, mais l'examen microscopique montra qu'elle n'existait pas.

La quantité relative de myxome paraît avoir une certaine influence sur la marche plus ou moins rapide de l'affection. Cela n'a rien d'étonnant, car nous connaissons la malignité des myxomes dans certains cas et leur développement souvent accéléré, à une période avancée de leur évolution.

La tumeur est, en général, très peu vasculaire; elle ne devient riche en vaisseaux que dans les parties qui changent de nature; la partie qui reste lipomateuse conserve sa faible vascularité primitive.

Les parties myxomateuses ne sont pas isolées et ne forment pas de masses séparées du reste de la tumeur. Elles paraissent, au contraire, confondues avec le tissu graisseux sans limite précise. Il semble que c'est ce dernier qui subit, par places, cette transformation en un tissu plus actif.

On trouve cette transformation plus manifeste dans les parties profondes de la tumeur que dans les lobes les plus superficiels. C'est ordinairement dans le voisinage des travées fibreuses que cette transformation est la plus fréquente. Elle occupe principalement la périphérie des lobes graisseux, plutôt que leur centre.

Il est difficile de savoir si cette production envahit les parties graisseuses primitives en se substituant à elles, ou si, au contraire, elles se développent parallèlement à celles-ci. Il est possible qu'il se produise ici une véritable substitution qui tend à envahir le lipome dans sa totalité ; mais l'opinion opposée peut être également soutenue.

Tumeurs solides. — Après avoir étudié les lypomes qui constituent les tumeurs solides les plus fréquentes et les plus intéressantes, je vous signalerai seulement quelques autres productions qui ont été rencontrées dans cette région.

Parmi les *tumeurs solides*, je vous citerai : une hypertrophie ganglionnaire avec leucocythémie, décrite par Péan, mais non opérée ; un cas de tumeur fibreuse enlevée avec succès ; un exemple d'encéphaloïde primitif du mésentère, pour lequel on fit une incision exploratrice, qui fut suivie de mort ; un autre dans lequel la tumeur fut enlevée, la mort survint par péritonite. Je vous signalerai encore une tumeur solide, de nature indéterminée, enlevée avec succès par Sp. Wells et un cas de sarcome extirpé par Olshausen.

Comme vous le voyez, ces variétés sont assez rares, et souvent leur siège intra-mésentérique est mal déterminé ; aussi je n'insisterai pas, car j'ai à vous parler encore dés symptômes et du traitement de ces tumeurs.

Symptômes et diagnostic des tumeurs du mésentère. — Les principaux symptômes observés pendant la vie n'ont par eux-mêmes rien de caractéristique ; cependant leur groupement mérite d'attirer l'attention, car ils peuvent mettre sur la voie du diagnostic ou permettre d'avoir une présomption suffisante. Ces symptômes étant communs aux kystes et aux lipomes, nous les décrirons ensemble, car il est impossible de vous indiquer une symptomatologie particulière à chaque tumeur.

Les tumeurs du mésentère apparaissent presque toujours dans la région ombilicale, ou dans un des flancs ; au début, elles offrent souvent une mobilité remarquable, aussi bien dans le sens de la hauteur que transversalement. Cette mobilité disparaît plus tard par le fait de l'accroissement de volume, plus rarement par adhérence.

Comme le font remarquer plusieurs auteurs, le ventre est plutôt piriforme et proéminent, les flancs n'étant que peu développés. La proéminence de l'abdomen en avant a été signalée dans la plupart des observations et était très manifeste chez mon malade. Cette apparence qui, par elle-même, n'a qu'une importance médiocre, puisqu'elle se présente dans d'autres tumeurs de l'abdomen, doit cependant être notée.

Quelquefois on a signalé une circulation collatérale exagérée des veines des parois abdominales ; mais cette circulation veineuse a manqué dans d'autres observations ou du moins elle n'a pas été indiquée. Ce signe peut être commun à beaucoup d'autres tumeurs intra-abdominale qui gênent profondément la circulation en retour.

La palpation de l'abdomen donne des signes variables.

Tantôt on a trouvé une simple rénitence, une fausse fluctuation sans flot véritable et simulant la sensation qu'on rencontre dans certains kystes multiloculaires, cloisonnés et tendus.

Tantôt la tumeur donnait les caractères d'une véritable fluctuation, ce qui a motivé les ponctions exploratrices répétées plusieurs fois.

La fluctuation était même si manifeste dans la tumeur lipomateuse observée par M. Cauvy, que cet habile chirurgien, bien qu'ayant la tumeur sous les yeux, ne put résister au désir de faire une ponction ; il pensait trouver du liquide, alors que deux ponctions antérieures n'avaient pu en fournir.

Magdelung fit de même, sans plus de succès.

La fluctuation n'est donc pas un caractère différentiel suffisant. Mais j'appelle spécialement votre attention sur un signe qui a une bien plus grande importance : c'est la présence d'une partie sonore plus ou moins étendue en avant de la tumeur.

Quand on percute attentivement la région malade, on est frappé de trouver en un point qui correspond à une des parties saillantes de la tumeur et coupant pour ainsi dire la matité caractéristique, une zone de sonorité. Celle-ci existe souvent à l'état permanent, on la retrouve toujours à la même place ; quelquefois elle peut disparaître momentanément pour être perçue de nouveau à un autre examen.

Voici l'explication de ce phénomène.

La tumeur, en se développant entre les deux feuillets du mésentère, repousse en avant d'elle une ou deux anses intestinales ; celles-ci viennent s'appliquer contre le tissu morbide, mais en restant intermédiaire entre le kyste et la paroi abdominale. Lorsque ces anses intestinales comprises entre les tumeurs et la paroi de l'abdomen sont remplies de gaz, elles forment une zone de sonorité qu'il est facile de reconnaître par la percussion, surtout quand celle-ci est pratiquée légèrement.

Il se passe ici quelque chose d'analogue à ce qu'on trouve dans les tumeurs du rein qui repoussent en avant le côlon ascendant ou le côlon descendant. Cet intestin, rempli de gaz, donne en avant de la grosseur une zone de sonorité caractéristique, qui coupe la zone de matité propre à la tumeur.

Quand le néoplasme mésentérique est né au-devant de la colonne vertébrale, non seulement il peut repousser devant lui l'intestin grêle, mais il peut refouler le gros intestin d'un côté à l'autre de l'abdomen.

Les symptômes fonctionnels n'éclairent pas beaucoup le diagnostic. Ils ne sont guère accentués que lorsque la tumeur évolue rapidement ou a acquis un volume déjà considérable. Ils consistent en troubles digestifs plus ou moins nets, difficulté de la respiration, amaigrissement, développement de la circulation veineuse de la paroi ; plus tardivement, sauf dans le cas de tumeurs malignes, on voit survenir de la cachexie.

D'après l'énoncé de ces signes et de ces caractères généraux, vous pouvez comprendre que ces tumeurs ont été rarement diagnostiquées. On les a presque toujours prises pour des kystes de l'ovaire ou autres tumeurs de l'abdomen. La ponction aspiratrice et surtout la laparotomie exploratrice peuvent seules fournir, dans un certain nombre de cas, des renseignements réellement utiles.

Pronostic. — On peut dire que le pronostic de ces tumeurs

est très grave, je parle surtout de celles qui sont de nature solide. Si elles sont abandonnées à elles-mêmes, l'affaiblissement du malade augmente progressivement et entraîne fatalement la mort dans un espace de temps relativement court. La compression des organes voisins est une cause fréquente de la mort. Cette terminaison a eu lieu dans un cas par apnée. Dans d'autres, apparurent des accidents dus à l'étranglement intestinal qui était le résultat de la compression de l'intestin par un lobe de la tumeur.

Enfin, il ne faut pas oublier que la présence du tissu myxomateux permet de craindre la généralisation de la tumeur dans des organes voisins ou éloignés.

L'opération elle-même ne donne que des chances de survie très minimes, si nous en jugeons par les faits publiés; puisque, sur 8 cas d'ablation, la mort a eu lieu 6 fois. Tantôt l'opération reste incomplète; la mort est alors une conséquence fatale de cette ablation inachevée. Tantôt elle peut être achevée, mais au prix de tels désordres, de telles difficultés, que les suites en sont terribles.

Les chances de péritonite traumatique et de septicémie, après ces déchirures étendues du mésentère qui nécessitent de nombreuses ligatures perdues, sont considérables.

Chez mon malade, il y eut une inflammation adhésive et généralisée de toute la cavité abdominale, avec entérite grave.

Le choc traumatique et l'épuisement nerveux, succédant à une opération aussi longue et aussi compliquée, chez les malades déjà affaiblis et émaciés par la présence de cette tumeur dans l'abdomen, ont été aussi la cause de la terminaison fatale. Celle-ci est survenue dans plusieurs observations, quelques heures après l'opération.

Enfin on peut accuser, dans les cas où les accidents primitifs ont été conjurés, la difficulté de la nutrition et de l'absorption intestinale, surtout la diarrhée qui est un des principaux signes de cette inactivité de l'intestin.

Ces phénomènes sont facilement expliqués par la destruction d'un grand nombre de vaisseaux lymphatiques et sanguins du mésentère, voies d'absorption ordinaires des matériaux de la digestion intestinale.

Deux observations de guérison ont été signalées. Encore faut-il remarquer que ici, les conditions anatomiques étaient des plus favorables, puisque la tumeur n'envoyait pas de prolongements et que l'intestin n'était pas adhérent. Dans ces cas heureux, le mésentère n'avait pas été dilacéré pendant l'opération autant qu'il l'avait été dans la plupart des autres observations, et il est probable que l'intestin n'avait pas été aussi gêné dans ses fonctions.

Traitement. — Les tumeurs du mésentère menaçant la vie par leur volume, leur extension graduelle et surtout par la compression qu'elles exercent sur les organes contenus dans l'abdomen, doivent être traitées chirurgicalement, car tout traitement médical est inutile.

Nous allons voir que ce traitement diffère suivant qu'il s'agit d'une tumeur kystique ou d'une tumeur solide.

Traitement des kystes du mésentère. — Les kystes du mésentère sont susceptibles de guérir après une simple évacuation du contenu.

La ponction capillaire, pratiquée sur la partie la plus saillante et la plus accessible de la tumeur, est une opération ordinairement simple et qui a donné deux fois une guérison complète, du moins il n'y eut pas de récidive immédiate.

On pourrait se demander si certains de ces kystes n'ont pas la propriété de se conduire comme les kystes para-ovariens dont nous avons parlé plus haut et qui ne se remplissent quelquefois que plusieurs mois ou plusieurs années après l'évacuation totale. C'est en suivant les malades pendant plusieurs années qu'on pourra avoir des notions exactes sur ce sujet.

Je vous conseillerai donc de commencer par faire une ponction évacuatrice et, si aucun accident ne se produit, d'attendre que le kyste se reproduise.

Rappelez-vous cependant que cette ponction, ordinairement innocente, peut devenir grave si le trocart traverse un des vaisseaux du mésentère et provoque ainsi un épanchement de sang dans le péritoine. Cet accident a déjà été signalé. Dans ce cas, il serait nécessaire de faire une laparotomie immédiate pour aller à la recherche du vaisseau blessé et profiter de cette ouverture abdominale pour opérer le kyste. Je vous conseille, pour éviter autant que possible cet accident, de vous servir toujours d'une aiguille capillaire.

Lorsque, à la suite de la ponction évacuatrice, la reproduction du liquide a lieu, il n'y a plus d'hésitation possible, vous devez pratiquer une opération plus complète, que nous allons étudier ensemble.

L'opération la plus radicale consiste dans l'ablation de la tumeur après la laparotomie. Par une incision abdominale assez longue, vous ouvrez le péritoine. C'est après avoir pénétré dans la séreuse que vous trouvez le feuillet profond ou viscéral qui recouvre le kyste ; ce feuillet profond étant largement ouvert, vous essayez de décortiquer le kyste, de le séparer des parties voisines et finalement de l'enlever dans sa totalité.

Cette opération peut être facile et donner d'excellents résultats, mais dans quelques cas, elle peut être tellement difficile que la décortication complète ne peut être terminée, ou bien elle laisse après elle des désordres tellement étendus que la vie du malade est compromise. Aussi préfère-t-on dans ces conditions ouvrir largement le kyste et le drainer avec soin, ce qui donne ordinairement un résultat excellent.

En présence de ces deux éventualités qui sont faciles à comprendre et qui tiennent aux connexions variables que peuvent présenter ces kystes avec l'intestin, les gros vaisseaux et les autres organes délicats contenus dans l'abdomen, nous pourrions nous demander quelle est la meilleure de ces deux méthodes de traitement. Les faits publiés jusqu'à ce jour, ne nous permettent pas de juger quelle est l'opportunité relative de ces deux opérations et nous ne trouvons aucun document capable de nous éclairer. D'après Augagneur, sur quatre kystes traités par l'ouverture et le drainage, il y eut deux guérisons, une mort et une récidive ; mais par contre, sur huit cas traités par l'ablation nous trouvons quatre morts et quatre guérisons. J'ajouterai que nous connaissons deux nouveaux cas de guérison par la ponction. L'un chez une malade dont M. Coppens, chef de clinique à la faculté de Lille, a rapporté l'histoire (*Bulletin Médical* 1888). L'autre, dont je vous ai donné l'observation au début de cette leçon.

Vous voyez que de ces faits on ne peut tirer aucune conclusion rigoureuse. Cependant permettez-moi de vous donner le conseil suivant : Lorsque, dans le cours de l'opération, vous avez ouvert le feuillet profond du mésentère, ce qui vous donne accès sur la paroi du kyste, rendez-vous compte aussitôt de la résistance des adhérences qui unissent la paroi du kyste et le péritoine. Si celles-ci sont molles et faciles à déchirer, essayez la décortication, qui pourra le plus souvent être terminée. Mais quand les adhérences sont résistantes, arrêtez-vous et sondez l'ouverture du kyste à la paroi abdominale. Un drainage bien installé d'après la méthode antiseptique, me semble préférable à une opération laborieuse, laissant de grands désordres dans le péritoine et menaçant de rester incomplète.

En résumé mes préférences pour le drainage sont beaucoup plus grandes que pour l'extirpation, à cause de la sécurité plus rigoureuse qu'il donne pour le résultat.

Traitement des tumeurs solides. — La statistique donne peu de renseignements précis sur le traitement des lipomes. Mais nous pouvons, par analogie avec ce qui se passe pour d'autres tumeurs abdominales, nous faire une opinion sur ce sujet.

Voici en effet quelle est la conduite que je vous conseille de tenir en pareil cas; elle est conforme à ce que j'ai fait pour le malade auquel j'ai enlevé un lipome.

Les tumeurs solides et en particulier les lipomes ne peuvent être traités que par la décortication et l'ablation radicale, en ayant soin de ne blesser ni l'intestin, ni les gros vaisseaux du mésentère. Si l'énucléation est facile le résultat pourra être heureux ; dans le cas contraire, l'ablation entraînant après elle des désordres considérables dans le péritoine et sur les organes voisins, la survie sera une exception.

En tout cas, je vous engage toujours à faire une incision exploratrice. Celle-ci vous donnera le moyen de reconnaître non seulement le siège exact, mais aussi la nature de la tumeur. Elle seule permettra de vous rendre compte des circonstances qui pourront se présenter, et de juger si une extirpation sera possible, impossible ou seulement difficile. Je crois que, en présence d'une tumeur volumineuse du ventre qui compromet rapidement la nutrition et la vie du malade, il ne faut pas hésiter à pratiquer cette exploration, qui est peu dangereuse quand on prend les précautions indispensables, mais qui devient très utile dans certaines circonstances, car elle seule permet de se rendre compte des véritables conditions opératoires.

BIBLIOGRAPHIE

Tillaux. — *Kyste du mésentère*. — *Bull. de l'académie de méd.*, 1880, p. 831.

Collet. — *Essai sur les kystes du mésentère*. — Thèse Paris, 1884.

Hemans. — *Tumeur myxo-lipomateuse du mésentère*. — Th. Lancet, 1883, t. I, p. 449.

Péan. — *Tumeurs de l'abdomen*, 1886, t. II.

Terrillon. — *Lipomes du mésentère. Arch. gén. de méd.*, 1886.

Augagneur. — *Tumeurs du mésentère*. — Thèse d'agrégation, Paris 1886.

Coppens. — *Kyste du mésentère*. — *Bulletin Médical*, 1888, p. 35.

NÉPHRECTOMIE ET NÉPHROTOMIE

Néphrectomie et néphrotomie; distinction entre les deux opérations. — Expériences sur les animaux. — Ablation des reins à la suite d'erreur de diagnostic. — Manuel opératoire. — Voie lombaire. — Décortication sous-capsulaire. — Ligature du pédicule. — Voie abdominale. — Indications. — Néphrotomie et néphro-lithotomie. — Néphrorrhaphie.

Les deux principales opérations que l'on pratique sur le rein sont la néphrectomie et la néphrotomie, opérations qui ont tout d'abord été confondues l'une avec l'autre, par abus de langage. Pendant longtemps en effet, on a désigné sous le titre de néphrotomie, non seulement l'opération qui consiste à inciser le rein, mais encore l'extirpation de cet organe. Aujourd'hui, dans le langage chirurgical, on réserve le mot *néphrotomie* pour l'incision du rein et l'on désigne l'ablation complète de cet organe sous le nom de *néphrectomie*. J'étudierai successivement ces deux opérations en commençant par la néphrectomie, et en me réservant de vous dire quelques mots des deux autres opérations que l'on pratique plus rarement, et qui sont la *néphro-lithotomie* et la *néphrorraphie*.

Les premiers chirurgiens qui ont pratiqué la néphrectomie devaient logiquement se préoccuper de savoir, si l'ablation d'un rein n'était pas capable de déterminer des accidents sérieux ou même mortels, en un mot si un seul rein pouvait suffire à la fonction urinaire. Or, les expériences de Zambeccarius sur les animaux, et les cas d'extirpation accidentelle du rein chez l'homme, au cours d'une opération abdominale, ont prouvé que la vie était compatible avec l'absence d'un rein. Ces résultats ont encouragé les chirurgiens dans la voie de la néphrectomie. Nous voyons donc que, pour cette opération, comme pour la splénectomie, les opérateurs, avant de pratiquer l'ablation du rein de propos délibéré, ont été guidés par les expériences pratiquées sur les animaux et par les faits d'extirpation accidentelle de ces organes (rein ou rate) suivis de guérison.

Ce premier point étant établi, une autre question se posait également. Que devient le rein du côté opposé après une néphrectomie ? Les autopsies pratiquées chez l'homme et les expériences faites sur les animaux ont encore montré que le rein laissé en place, s'il est sain, s'hypertrophie considérablement. Cette hypertrophie est même très rapide, puisque, au bout de quelques mois, l'organe peut présenter un volume double du volume normal; il en résulte que la quantité d'urine, d'abord diminuée à la suite de l'extirpation de l'un des deux reins, ne tarde pas à redevenir normale grâce à la suppléance du rein laissé en place.

Néphrectomie lombaire. — Vous voyez par ces préliminaires que nous sommes autorisés à tenter la néphrectomie dans certains cas déterminés, mais en nous assurant, autant que possible, de l'intégrité de l'autre organe.

Pour la pratiquer, deux voies s'offrent au chirurgien : la voie lombaire, la voie abdominale ou transpéritonéale. Je vous décrirai d'abord l'opération pratiquée par la voie lombaire, car c'est à elle qu'on a le plus souvent recours ; elle est aussi la plus rationnelle, la moins grave et constitue ordinairement l'opération de choix.

Vous comprendrez facilement cette préférence, quand vous verrez que le gros danger de la néphrectomie c'est l'ouverture du péritoine. Or, vous savez que le rein profondément caché dans l'abdomen, à côté de la colonne vertébrale, est recouvert en partie par le péritoine. Cette membrane, après avoir tapissé sa face antérieure, se réfléchit aussitôt sur les parties latérales, de sorte que la face postérieure de l'organe est privée du revêtement péritonéal et se trouve directement en rapport avec le tissu cellulo-graisseux qui la sépare de la paroi abdominale postérieure. Cette notion anatomique vous montre qu'on peut par cette région postérieure atteindre le rein et l'énucléer complètement sans léser le péritoine, ce qui est une condition très favorable.

Le manuel opératoire de la néphrectomie lombaire, assez facile en général, présente parfois de réelles difficultés dues à la nature et à l'ancienneté des lésions du rein qui rendent sa décortication très laborieuse.

Avant de commencer l'opération, il est nécessaire de connaître exactement les parties extérieures où doit porter l'incision primitive.

Sans entrer dans les détails d'anatomie que vous connaissez d'ailleurs, je vous signalerai seulement trois points de repère indispensables pour tomber directement et facilement sur le rein après avoir traversé les couches épaisses de la région lombaire. Vous devez chercher tout d'abord la masse sacro-lombaire, c'est là une chose essentielle, car le bord externe de cette masse, appliquée sur les parties latérales de la colonne rachidienne, représente le point de repère le plus exact et le plus utile. Ayez soin avant l'opération de marquer sur la peau la ligne qui correspond au bord de ce paquet de muscles sacro-lombaires, cette ligne ira de la crête iliaque au bord inférieur de la douzième côte. Entre ces deux limites osseuses, se trouve un espace dont l'étendue varie un peu suivant les sujets, et que le chirurgien doit traverser pour arriver sur le rein.

Ces différents points étant déterminés, comment doit-on pratiquer l'opération?

Le plus souvent vous ferez à la peau une incision verticale de 9 à 10 centimètres de longueur, en suivant le bord externe de la masse sacro-lombaire, d'après la ligne que je viens de vous indiquer et allant de la onzième côte jusqu'à la crête iliaque.

Si, en opérant sur un sujet gras ou très musclé, vous ne parveniez pas à délimiter nettement le bord externe de la masse lombaire, vous pourriez inciser suivant une ligne située à 6 centimètres et demi ou 7 centimètres en dehors des apophyses épineuses et parallèle à la colonne vertébrale.

Après avoir divisé la peau et le tissu cellulaire sous-cutané, vous tombez sur l'aponévrose d'enveloppe de la masse sacro-lombaire (M. S.) que vous incisez également; vous cherchez alors le bord externe de ce muscle, pour le rejeter en dehors. Au-dessous de ce bord se trouve l'aponévrose qui recouvre la face profonde du muscle. En allant plus profondément, il est facile de reconnaître le muscle carré des lombes (M. C.) que vous incisez également; on aperçoit alors son aponévrose antérieure qui n'est

autre que le feuillet antérieur de l'aponévrose du muscle transverse. Lorsque ces différentes parties sont sectionnées, les lèvres
de la plaie sont écartées avec soin et vous n'avez plus qu'à
couper ce feuillet aponévrotique pour arriver sur le tissu cellulo-
graisseux qui entoure le rein.

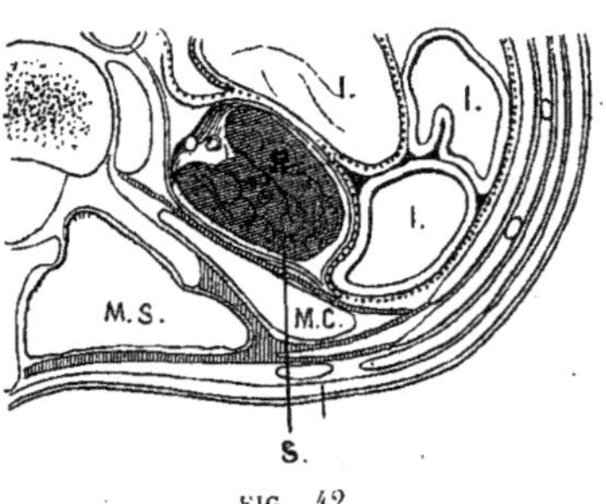

FIG. 42.

M. S. Masse sacro-lombaire. — M. C. Muscle carré des lombes. — 1. Intestin. —
R. Rein. — S. ligne opératoire.

Tel est le premier temps de l'opération tel qu'on le pratique
ordinairement. Mais, dans la plupart des cas, l'espace limité par le
douzième côte et la crête iliaque (espace costo-iliaque) est trop
étroit pour opérer librement, il est de toute nécessité d'agrandir
l'ouverture : vous devez, pour arriver à ce résultat, compléter
l'incision en lui donnant la forme d'un L, dont la branche horizontale suit la crête iliaque en se dirigeant en avant. Vous avez ainsi
un lambeau triangulaire.

Mais il existe un moyen préférable au précédent surtout chez
les sujets maigres, il consiste à faire à la place de l'incision que
je viens de vous indiquer, une incision oblique qui partant du
bord inférieur de la première côte en dehors de la masse sacro-
lombaire, descend obliquement pour atteindre le tiers antérieur
de la crête iliaque. Cette incision oblique qu'on peut faire assez
longue donne beaucoup de place pour les manœuvres plus profondes.

Enfin rappelez-vous que, dans quelques cas, à cause de la
situation élevée du rein, il a fallu réséquer la douzième côte.

Quelle que soit l'incision que l'on ait pratiquée, lorsque la peau et
les couches musculo-aponévrotiques ont été divisées, vous apercevez bientôt la graisse qui entoure le rein. Avec le doigt intro-

duit dans la plaie vous sentez très nettement cet organe, en ayant soin de le fixer par la main d'un aide qui appuie sur la paroi abdominale antérieure de l'abdomen, cette manœuvre a pour but d'empêcher le rein de fuir au-devant du doigt explorateur.

Alors commence la *décortication*. Ce temps est quelquefois assez facile lorsque le tissu graisseux péri-néphrétique est normal ; mais, lorsque cette atmosphère graisseuse est indurée et qu'il existe des adhérences avec le rein, l'isolement de ce dernier constitue le temps le plus difficile et le plus long de l'opération. Dans une des néphrectomies que j'ai pratiquées, je n'ai jamais pu arriver à décortiquer le rein et à le séparer de la graisse environnante ; je fis alors la décortication sous-capsulaire proposée par Ollier, c'est-à-dire que, après avoir incisé l'enveloppe du rein, j'ai extirpé l'organe par morceaux en le séparant de sa capsule propre. Cette décortication sous-capsulaire est le plus souvent d'une facilité extrême, cependant au niveau du hile l'isolement est en général plus laborieux. Dans un cas qui m'est personnel, en face des difficultés que j'éprouvais à faire la décortication au niveau du hile et à placer une ligature, je dus appliquer un clamp que je laissai à demeure pendant trente-six heures pour arrêter l'hémorrhagie. Cette pratique fut couronnée de succès, car la malade a fort bien guéri.

J'ajouterai encore un mot à propos de l'isolement du rein. Lorsque vous pratiquez cette décortication et que vous opérez dans une région aussi profonde, vous devez vous demander si le péritoine ne court pas des risques sérieux et s'il ne peut être perforé au cours de l'opération.

Cet accident est heureusement rare, à la condition toutefois de manœuvrer en se dirigeant du côté de la colonne vertébrale, et de rester bien exactement dans la région abdominale postérieure, en évitant de porter la main en avant dans la direction de l'ombilic.

Lorsque le rein se trouve entièrement détaché de sa capsule graisseuse, il est ordinairement facile de l'attirer au dehors et d'atteindre le hile qui seul le relie aux parties voisines, constituant ainsi un véritable pédicule.

Le dernier temps consiste à faire la ligature de ce pédicule, avant d'enlever l'organe dans sa totalité.

Vous savez que le pédicule est formé par le bassinet, conduit excréteur de l'urine qui occupe le centre; par des vaisseaux et des nerfs qui l'entourent presque à la façon d'un manchon. Comme le pédicule vasculaire de la rate, le pédicule rénal peut être lié en masse, ce qui est une méthode de nécessité, car elle n'assure pas toujours complètement l'hémostase, ou en plusieurs parties séparées, ce qui est de beaucoup préférable.

Vous liez tout d'abord l'uretère en le séparant des vaisseaux qui l'entourent. Ceux-ci sont ensuite divisés en deux faisceaux entre lesquels le chirurgien passe un fil double formant ainsi deux anses. Chacune des anses peut être liée isolément, en ayant soin de les entrecroiser comme les anneaux d'une chaîne.

Je dois ajouter que cette ligature idéale n'est pas toujours facile à pratiquer, il est même impossible dans certains cas de séparer les organes du hile. Aussi vous devrez vous contenter d'une ligature simple, fortement serrée, mais en ayant soin de laisser au delà du fil à ligature une épaisseur de tissu suffisante pour qu'il ne puisse glisser.

Enfin, un point que vous devez avoir toujours présent à la mémoire, c'est la possibilité de rencontrer des vaisseaux irréguliers, surtout des artères, qui vont directement vers la partie supérieure du rein sans passer par le hile, et qui nécessitent des ligatures spéciales.

Lorsque le pédicule est solidement lié, vous le sectionnez à une certaine distance de la ligature. Après vous être assurés qu'il ne laisse pas suinter une seule goutte de sang, vous l'abandonnez dans la plaie, au fond de laquelle il ne tarde pas à disparaître.

Je vous rappelle, à ce propos, la conduite de certains chirurgiens qui, craignant que l'urine ne reflue de la vessie dans l'uretère et ne détermine plus tard des accidents du côté de la plaie lombaire, ont proposé de suturer l'uretère à la paroi abdominale postérieure. C'est là une idée purement théorique et je dirai même inadmissible, puisque l'on sait que la disposition en bec de flûte de l'orifice de l'uretère dans la vessie empêche le reflux de l'urine vers ce conduit excréteur. Aussi je vous conseille de ne pas vous préoccuper de cette éventualité.

L'opération terminée, il ne reste plus qu'à placer un gros tube à drainage allant jusqu'au fond de la plaie, à suturer les parties molles et à panser antiseptiquement.

Ce drain ne doit pas rester longtemps en place. Chez deux de mes opérées, j'ai retiré le drain le troisième jour et j'ai obtenu une réunion par première intention ; c'est qu'en effet les parois de la plaie ont dans ce cas particulier une grande tendance à se rapprocher, grâce à la tension intra-abdominale qui exerce pour ainsi dire l'office d'une compression continue, douce et élastique. Nous avons déjà vu cette disposition favorable à la réunion, à propos des kystes hydatiques du foie traités par la fixation de la poche à la paroi. Ici la tension intra-abdominale repoussant la poche de dedans en dehors, tend à faire rapprocher les parois, faisant ainsi disparaître les parties déclives où pourraient séjourner les liquides et hâtant la cicatrisation.

En résumé, la néphrectomie lombaire est une opération relativement facile. Malheureusement, elle n'est pas applicable à tous les cas ; par exemple, lorsqu'on se trouve en présence d'un rein très volumineux, et c'est le cas des reins cancéreux, ou lorsque l'organe est trop éloigné de sa place ordinaire, ce qui existe pour les reins flottants ; on ne peut alors songer à pratiquer la néphrectomie par la voie lombaire. C'est à propos de ces cas que les chirurgiens ont eu recours à l'opération par la voie abdominale ou transpéritonéale.

Néphrectomie abdominale. — La néphrectomie par la voie abdominale présente une grande analogie avec l'ovariotomie. D'ailleurs les premières opérations pratiquées suivant cette méthode ont été entreprises dans l'idée qu'il s'agissait d'extirper une tumeur ovarienne ; c'est ainsi que Penslee, croyant avoir affaire à un kyste de l'ovaire, reconnut pendant l'opération que le kyste siégeait dans le rein et fit l'ablation de cet organe.

Vous suivrez donc les mêmes règles que je vous ai indiquées à propos de l'ovariotomie. Il est cependant certains points de détails sur lesquels je dois m'arrêter un instant. Je vous les ferai mieux comprendre, en vous décrivant l'extirpation du rein que j'ai pratiquée dernièrement devant vous par la voie abdominale.

Il s'agissait d'une femme qui portait, au niveau du rein gauche, une tumeur volumineuse s'accompagnant d'hématuries et de douleurs assez violentes, qui s'irradiaient même dans les régions voisines. La percussion révélait une zone de sonorité assez étendue au-devant de la tumeur, ce qui est un signe caractéristique des tumeurs du rein et qui s'explique facilement par la position normale du côlon repoussé en avant. Il y avait en outre chez ma malade des phénomènes très évidents d'occlusion intestinale, ceux-ci étaient dus à la compression du tube intestinal par le rein hypertrophié et menaçaient la vie. Il était donc indiqué d'intervenir le plus tôt possible.

Un point cependant m'embarrassait, c'était de savoir si l'autre rein était sain; j'eus bientôt la conviction que cet organe devait être normal, car la malade rendait de 1500 à 1600 grammes d'urine par vingt-quatre heures : il était logique de supposer que la plus grande partie de l'urine venait du rein du côté droit. Après m'être éclairé par tous les moyens mis en usage dans ces circonstances, je me décidai à pratiquer l'opération.

Je fis l'incision des parties molles à deux ou trois centimètres du bord externe du muscle droit de l'abdomen du côté correspondant à la tumeur; j'incisai ensuite le péritoine pariétal comme dans toute laparotomie, après avoir fait une hémostase parfaite. Je tombai immédiatement sur le bord interne du côlon transverse que je fis écarter en dehors, ce qui me permit de sentir facilement la tumeur. Il fallait, avant de procéder à l'extirpation du rein, ouvrir le deuxième feuillet péritonéal qui recouvre directement l'organe; j'éprouvai de grandes difficultés à accomplir cette ouverture à cause de l'adhérence de la séreuse au rein malade et des nombreux vaisseaux qui étaient développés à sa surface.

Ce deuxième feuillet péritonéal une fois incisé, je décortiquai le rein; j'appliquai sur le pédicule une ligature en masse dont je vous ai parlé à propos de la néphrectomie lombaire et j'enlevai la tumeur : c'était un sarcome du rein, très bosselé, et pesant un kilogramme.

Au lieu d'abandonner le pédicule dans la plaie et de refermer le péritoine, j'ai suivi une pratique conseillée par M. Terrier. Elle consiste à suturer à la plaie abdominale les bords de la séreuse péritonéale qui entoure le rein et qui a été ouverte pour permettre la décortication de cet organe. On obtient ainsi une plaie profonde et anfractueuse qui est séparée de la grande cavité péritonéale, mais largement ouverte au dehors. Il est facile de la drainer ou de la remplir de gaze à l'iodoforme afin d'entretenir ainsi un état d'asepsie parfait.

Permettez-moi d'insister sur cette plaie profonde succédant à l'ablation du rein et qui présente des inconvénients particuliers à la néphrectomie, pratiquée par la voie abdominale. Vous voyez, d'après ma description, qu'il existe à la place occupée par le rein, une cavité rétro-péritonéale en communication avec la grande cavité péritonéale elle-même ; de cette disposition résultent des chances d'infection qui expliquent la gravité si souvent signalée de la néphrectomie abdominale. Or, on a conseillé, pour obvier à cet inconvénient, de fermer la plaie du péritoine et de faire une contre-ouverture en arrière dans la région lombaire, de façon à faire communiquer l'espace en question avec l'extérieur, comme dans les cas de néphrectomie lombaire.

M. Terrier a montré les inconvénients de cette méthode et il a proposé de traiter cette cavité située derrière le péritoine comme s'il s'agissait d'un kyste intra-abdominal dont on n'a pu extirper complètement les parois, c'est-à-dire de suturer les lambeaux qui limitent cette cavité à la paroi abdominale antérieure et de pratiquer le drainage ; c'est cette variation dans le manuel opératoire que j'ai exécutée à la fin de mon opération, comme je vous l'ai indiqué.

J'ai eu l'occasion de pratiquer trois cas de néphrectomie par cette méthode ; une des observations trouvera sa place à propos des indications, car il s'agissait d'un rein déplacé, tuberculeux et suppuré.

La néphrectomie pratiquée par la voie abdominale est donc une opération plus dangereuse que la néphrectomie lombaire ; mais il ne faut pas oublier qu'elle peut rendre des services et qu'elle est même nécessaire dans certains cas déterminés où le volume et le déplacement antérieur de l'organe, rendent impraticable l'opération par la voie lombaire.

Indications de la néphrectomie. — Je pourrais vous donner de nombreux développements à propos des indications de la néphrectomie, mais, je me contenterai de vous signaler les affections pour lesquelles on pratique le plus souvent cette opération. Sortir de ces limites serait vouloir faire l'histoire complète des affections du rein.

Les principales indications de la néphrectomie sont les suppurations du rein ; qu'il s'agisse d'une pyélo-néphrite suppurée calculeuse ou de suppurations d'origine tuberculeuse.

Pour vous montrer combien la néphrectomie peut donner d'excellents résultats dans les cas de néphrite suppurée, même lorsque l'origine de cette suppuration est la tuberculose, je vais vous donner brièvement le résumé d'une observation que j'ai présentée le 9 octobre 1888 devant l'Académie de Médecine.

Une femme, âgée de 32 ans, souffrait depuis six ans de douleurs du côté droit. On s'était aperçu après quelques mois qu'elle avait un rein déplacé et flottant. Cet état dura quatre ans, avec des crises violentes, mais sans hématuries. Assez rapidement, la tumeur augmenta de volume, l'état général devint moins bon, la malade maigrit, et les douleurs augmentèrent.

Quand je vis la malade avec MM. Bonnet et Debove, je constatai au-dessous des côtes droites, une tumeur bosselée, douloureuse, assez rapprochée du bord du muscle droit; les signes généraux de la purulence étaient nets et, comme le rein n'était plus à sa place, je posai le diagnostic de : suppuration d'un rein déplacé. Je proposai la néphrectomie, l'autre rein paraissant être sain.

L'incision fut pratiquée sur le flanc, en dehors du muscle droit et verticale. Ayant ouvert le péritoine, je trouvai le côlon ascendant qui fut refoulé en dehors.

Le feuillet profond du péritoine, incisé sur la tumeur rénale, montra que le tissu graisseux péri-rénal était induré et ne pouvait être déchiré. Je fis alors une incision dans la capsule du rein et procédai à l'ablation sous-capsulaire d'après la méthode proposée par Ollier.

Deux abcès furent ouverts, et la presque totalité du rein enlevée par morceaux. Le pédicule étant difficile à faire au niveau du hile, je plaçai, sur le moignon de tissu qui restait, une longue pince, pour arrêter l'hémorrhagie ; elle resta en place 36 heures. La malade guérit rapidement sans avoir de fistule consécutive ; chose curieuse et inattendue, son état général s'améliora rapidement, elle a repris de l'embonpoint, la santé a reparu, elle a engraissé de 20 livres.

Cependant il s'agissait ici d'une tuberculisation du rein avec abcès. Le diagnostic a été confirmé par l'examen histologique pratiqué, dans le laboratoire du professeur Cornil, par M. Brault, qui a constaté la présence de bacilles caractéristiques dans les morceaux du rein enlevés.

D'autres fois la néphrectomie est pratiquée pour des calculs très volumineux déterminant des douleurs atroces sans suppuration, ou bien pour des tumeurs du rein soit bénignes : hydro-néphrose ou kystes, soit malignes telles que : sarcome et cancer.

Je vous dirai seulement quelques mots de l'intervention dans les cas de sarcome. La néphrectomie pratiquée de bonne heure dans cette forme de tumeur a donné souvent de beaux résultats. Je vous rappelle la malade que j'ai opérée devant vous par la voie abdominale et qui a guéri dans d'excellentes conditions. Quand, au contraire, l'intervention est tardive et que le néoplasme primitivement développé dans le rein a envahi les ganglions voisins, l'opération est désastreuse ou même elle devient impossible à cause des adhérences.

Mais il est un point important à signaler : chez les enfants la néphrectomie est presque absolument contre-indiquée dans les cas de sarcome, car chez eux la marche du néoplasme est extrêmement rapide et la récidive foudroyante.

Enfin, le rein flottant douloureux et provoquant des accidents graves constitue encore une des indications de la néphrectomie.

Je n'insisterai cependant pas sur cette question du rein flottant. En effet, la néphrectomie n'est pas encore acceptée par tous les chirurgiens ; quelques-uns semblent lui préférer une opération moins radicale dont nous parlerons plus loin : *la néphrorraphie*. Cependant la néphrectomie pratiquée dans ces circonstances a souvent réussi à soulager les malades et à les guérir complètement.

Quant aux résultats de la néphrectomie appliquée au traitement des fistules traumatiques ou pathologiques des uretères, ils sont encourageants. Le professeur Le Fort, le premier en France, pratiqua cette opération sur un individu atteint d'une plaie traumatique de l'uretère. J. Bœckel (de Strasbourg) eut aussi l'occasion d'enlever un rein pour une blessure chirurgicale de l'uretère. Enlevant un utérus cancéreux par la voie vaginale, il blessa l'uretère au niveau de son passage dans l'épaisseur du ligament large et créa ainsi une fistule urétérale; plus tard il extirpa le rein pour remédier à la fistule urinaire et sa tentative fut couronnée de succès.

Vous voyez par ces quelques exemples combien la néphrectomie, pratiquée d'après des indications précises, peut donner de bons résultats.

Cependant comme elle est ordinairement considérée, comme une opération grave, on lui a souvent substitué une opération plus inoffensive et qui est souvent aussi utile lorsqu'elle est pratiquée dans certaines circonstances nettement déterminées, c'est la *néphrotomie*.

Néphrotomie. — Cette opération, ainsi que son nom l'indique, consiste à inciser le rein dans le but d'ouvrir une collection purulente ou d'enlever un calcul occupant le bassinet. Telles sont ses indications principales.

Cependant cette indication n'est pas exclusive, puisqu'elle a été aussi pratiquée dans certains cas de cancer du rein. L'incision de l'organe avait pour but, en sectionnant la capsule de cet organe, de diminuer la tension intra-rénale. D'après plusieurs exemples authentiques, cette opération aurait suffi pour soulager les malades et faire disparaître une anurie qui était menaçante. J'ai pratiqué une opération de ce genre chez un homme atteint d'un cancer volumineux du rein, et j'ai obtenu un soulagement immédiat, qui malheureusement n'a pas duré.

N'ayant pas l'intention d'insister sur d'autres indications de cette opération, je vais vous dire en quelques mots quel est le manuel opératoire de la néphrotomie. Il est des plus simples. Le premier temps consiste à atteindre le rein comme dans la néphrectomie. Je n'ai pas besoin de revenir sur les détails que je vous ai donnés précédemment. Lorsque vous êtes au contact de l'organe, vous y plongez une aiguille fine d'un appareil aspirateur afin de pouvoir découvrir le siège de l'abcès ou du calcul. Cette précaution est indispensable le plus souvent, et nécessite quelquefois plusieurs introductions de l'aiguille avant d'arriver à un résultat bien net.

Lorsque vous avez ainsi constaté le foyer du mal, vous devez vous conduire différemment suivant les cas.

S'agit-il d'un abcès, vous l'ouvrez largement en vous guidant sur le trocart qui est laissé en place; après avoir nettoyé avec soin la cavité, vous drainez la plaie.

Se trouve-t-on en présence d'un ou plusieurs calculs, il est nécessaire d'inciser largement la substance rénale avec le bistouri ou le thermo-cautère et de procéder à leur extraction. Quelquefois le chirurgien est obligé de diviser certains calculs pour pouvoir les extraire plus facilement; l'opération prend alors le nom de : *néphro-lithotomie.*

Néphrorraphie. — Je vous rappelle, en terminant ce qui a trait aux opérations pratiquées sur le rein, que sous le nom de : *néphrorraphie*, Hahn (de Berlin) a décrit et fait, en 1881, une opération spéciale, celle-ci consiste, dans le cas du rein flottant, à aborder l'organe par la région lombaire et à fixer son bord convexe aux lèvres de la plaie abdominale à l'aide de plusieurs points de suture. Cette opération a été répétée avec des succès divers par Kuster, Esmarch, etc., à l'étranger; elle a été pratiquée dernièrement en France par M. Bouilly et par M. le professeur Guyon.

Malgré son apparition récente, elle a déjà été souvent employée avec succès. Mais la description de cette opération et la discussion de ses indications me ferait sortir du cadre de cette leçon, nous l'étudierons prochainement.

BIBLIOGRAPHIE

TARRES (Melchior). — *Des calculs du rein et de la néphrotomie.* — Thèse Paris, 1878.

LE FORT. — *Blessure de l'uretère par instrument tranchant. Fistules urinaires. Néphrectomie. Mort.* — *Bullet. de l'Acad. de méd.*, 1880.

BOULEY. — *Néphrectomie.* — Thèse Paris 1880.

HAHN. — *Rein droit mobile douloureux.* — *Néphrorraphie.* — *Guérison.* — Centralblat für. chir., 1881, n° 29.

SPADARO. — *La néphrectomie en Italie.* — *Gaz. degli Ospitali*, 18 février, 1882.

QUÉNU. — *Revue critique. De la néphrectomie.* — *Arch. gén. de méd.* Décembre 1882.

MAUNOURY. — *Notes sur les indications opératoires dans la déchirure traumatique sous-cutanée du rein.* — Congrès français de chirurgie. Paris, 1885, p. 259, et *Revue des sciences médicales*, t. XXVII, p. 301, 1886.

LE DENTU. — *Technique de la néphrectomie. Revue de chirurgie*, 1886, p. 558.

BRODEUR. — *De l'intervention chirurgicale dans les affections du rein.* — Thèse Paris, 1886.

TERRIER. — *Remarques sur un nouveau procédé de néphrectomie transpéritonéale.* — *Bull. de la Soc. de chir.*, 1887, p. 175.

Congrès français de chirurgie, 1886, p. 128 à 201 (Discussion M.M. Trélat, Le Dentu, Ollier).

GUILLET. — *Des tumeurs malignes du rein.* — Thèse Paris, 1888.

TERRILLON. — *Néphrectomie abdominale pour un rein ectopié tuberculeux.* — *Guérison.* Observation lue devant l'Académie de médecine, 9 octobre 1888.

TRAITEMENT CHIRURGICAL DE LA PÉRITONITE

Cette leçon sera consacrée au traitement chirurgical des péritonites. Ce sujet vous semblera d'autant plus instructif que ce mode d'intervention date à peine de quelques années, et qu'il n'est encore pratiqué qu'avec une grande réserve ; celle-ci, j'en suis persuadé, disparaîtra dans un avenir prochain.

Je n'ai pas besoin de vous rappeler que la péritonite n'est pas une maladie unique ; elle est au contraire remarquable par ses variétés. Il existe des péritonites aiguës et chroniques ; elles sont localisées ou généralisées ; enfin elles varient suivant les causes qui l'ont provoquée, telles que : le traumatisme ; la perforation ou inflammation d'un organe intra-péritonéal ; la septicémie puerpérale ; la tuberculose, etc.

Vous ne serez donc pas étonnés si les indications et même les procédés opératoires sont différents suivant la forme et la cause de cette inflammation. Aussi, avant d'entreprendre la description du traitement chirurgical appliqué à cet accident, me permettrez-vous de passer rapidement en revue les différents aspects cliniques sous lesquels cette affection peut se présenter, afin de pouvoir vous enseigner comment il faut intervenir.

Péritonite traumatique. — Parlons d'abord de la péritonite traumatique qui est pour nous la plus intéressante. Celle-ci peut survenir dans deux conditions distinctes : tantôt elle existe sans blessure de la paroi abdominale : tantôt elle succède à une plaie de cette paroi.

Dans le premier cas : à la suite d'un choc violent portant sur l'abdomen ou d'une chute, un des organes profonds s'est déchiré et rompu. Que ce soit la vessie, la vésicule biliaire, la rate, ou le plus souvent l'intestin; il en est résulté un épanchement de sang ou de liquide dans la cavité péritonéale. Quelques heures après, éclatent tous les signes d'une péritonite aiguë ou suraiguë.

C'est dans ces circonstances que les chirurgiens n'ont pas craint d'ouvrir le ventre, d'enlever le liquide épanché et de réparer la lésion (rupture ou déchirure) qui a donné naissance à l'épanchement. Plusieurs fois leur audace a été récompensée par le succès.

Mais une question plus difficile à résoudre se pose en pareil cas :

A quelle époque après l'accident primitif, devons-nous intervenir chirurgicalement? En principe et je ne saurais trop insister devant vous sur ce précepte, il faut intervenir le plus rapidement possible, dès qu'apparaissent les premiers signes évidents de la perforation, c'est-à-dire ceux de la péritonite.

Vous m'objecterez peut-être que l'on a quelquefois obtenu des guérisons même dans les cas où l'intervention n'avait pu être que tardive et qui paraissaient par cela même tout à fait désespérés. Je vous répondrai que ces faits n'infirment nullement la règle générale que je viens de vous indiquer, car vous ne connaîtrez jamais le nombre incalculable de morts qui ont dû survenir par le fait du retard trop prolongé de l'intervention.

Dans la seconde variété de péritonite traumatique, il y a plaie abdominale, plaie produite par un projectile, un instrument tranchant, ou piquant, etc. Le péritoine peut être simplement ouvert ou bien avec lui l'un des organes contenus dans la cavité péritonéale a été également perforé. Dans ce cas encore, s'il survient le moindre signe de péritonite, la règle pour tous les chirurgiens est d'intervenir.

Dans une discussion récente qui a eu lieu devant la Société de chirurgie, en 1887, vous trouverez qu'on a beaucoup varié sur le moment opportun de l'intervention.

La question se posait ainsi : en présence d'une plaie pénétrante de l'abdomen, quelle doit être la conduite du chirurgien? Faut-il pratiquer la laparotomie immédiatement, même en l'absence de tout phénomène de péritonite, ou, au contraire, doit-on attendre l'éclosion des accidents ?

La discussion fut vive, car les membres de la Société étaient partagé, en deux camps ; les uns interventionnistes, voulaient pratiquer la laparotomie d'emblée ; tandis que les autres préconisaient l'expectation, mais une expectation armée, c'est-à-dire que, tout en rejetant la laparotomie immédiate, ils se déclaraient prêts à intervenir au moindre signe d'inflammation péritonéale.

Je ne puis vous exposer dans cette leçon tous les arguments qui ont été mis en avant par les défenseurs de ces deux théories. Pour ma part, je me range volontiers à l'opinion de ceux qui conseillent une expectation raisonnée. Je crois que le chirurgien doit, au début, veiller attentivement sur son malade en se tenant prêt à intervenir, dès que le péritoine aura donné le moindre signal d'alarme. En effet, rappelez-vous ce précepte, qui pour moi a la plus grande importance : la première et la plus puissante indication de la laparotomie, c'est l'apparition des premiers signes d'une péritonite aiguë. Quelques-uns vous diront que, lorsque la péritonite a apparu, le salut du malade est impossible et qu'une opération est inutile. Je vous le répète encore, cela est faux : si l'action est rapide et prompte.

Péritonite par perforation spontanée. — Une seconde forme de péritonite justiciable du traitement chirurgical, c'est la péritonite par perforation spontanée. Malheureusement, dans ces circonstances, le chirurgien est presque toujours appelé trop tard, alors que le malade se trouve dans les plus mauvaises conditions opératoires. Cependant c'est dans les perforations spontanées c'est-à-dire lorsqu'un malade souffrant depuis quelque temps d'une affection de l'abdomen, est pris brusquement de phénomènes de péritonite, c'est dans ces cas, dis-je, qu'il serait utile d'intervenir immédiatement.

Le plus souvent la perforation est consécutive à une typhlite, à une pérityphlite, à des ulcérations de l'intestin ou de l'appendice iléo-cœcal. Elle peut siéger aussi sur l'estomac, car vous savez que la perforation est un des modes de terminaison de certaines affections de cet organe, tel que l'*ulcère rond*.

Plusieurs fois déjà, en présence d'une pareille complication, on n'a pas hésité à ouvrir le ventre, à le nettoyer, à aller à la recherche de la perforation et à l'obturer aussitôt avec des sutures. Cette intervention hardie a été suivie de succès.

La rupture d'un kyste de l'ovaire ou de toute autre tumeur

kystique de l'abdomen commande également une laparotomie immédiate.

A ce propos, je vous citerai le fait suivant que j'ai eu l'occasion d'observer il y a deux ans. Je fus appelé auprès d'une malade soignée depuis longtemps pour une tumeur ovarienne. Le matin même, cette malade était tombée dans un escalier; quelques heures à peine après l'accident, avaient éclaté tous les signes d'une péritonite suraiguë. Quand je la vis à huit heures du soir, elle avait le ventre extrêmement ballonné et douloureux, les vomissements étaient incoercibles, le pouls à 140° et la température dépassait 40 degrés. Je me trouvais donc là en présence d'une péritonite consécutive à la rupture d'un kyste ovarien, je proposai l'opération immédiate qui fut acceptée.

J'entrepris l'opération à 11 heures du soir, c'est-à-dire environ quinze heures après le début des accidents. Après avoir ouvert l'abdomen, je pus enlever rapidement le kyste qui s'était rompu, je nettoyai soigneusement le péritoine où s'étaient déjà formées quelques adhérences et la surface des intestins déjà rouge et tomateuse.

Le lendemain matin, tout phénomène inquiétant avait disparu, la température était retombée à 37°. La malade guérit.

Je pourrais vous citer un cas semblable que j'ai opéré il y a quelques semaines avec M. le Dr Richardière, et dans lequel cette intervention hâtive a été suivie de succès.

Ce ne sont pas là les seules causes de la péritonite par perforation. Vous pouvez avoir affaire à un abcès situé dans le bassin, à une grossesse extra-utérine développée dans la cavité péritonéale et qui se rompe brusquement dans cette séreuse.

La rupture d'une grossesse utérine n'est pas rare. Je peux vous rappeler une observation qui est intéressante à cause des circonstances dans lesquelles s'est produit l'accident et de l'erreur qui aurait pu en résulter, au point de vue de la médecine légale.

Il y a un an environ, une jeune femme connue dans le monde des théâtres, fut prise pendant son repas d'une douleur abdominale subite et atroce, bientôt suivie de vomissements, de ballonnement de l'abdomen, en un mot de tous les signes d'une péritonite suraiguë. La malade ne tarda pas à tomber dans le collapsus et mourut le soir même. Etant donné l'ensemble des circonstances au milieu desquelles s'était produit l'accident, on pouvait songer à un empoisonnement et la justice ordonna les recherches nécessaires. L'autopsie fut faite et on trouva un kyste fœtal rompu spontanément dans le péritoine.

Je crois pouvoir affirmer que si un chirurgien audacieux avait assisté au début des accidents, il aurait très probablement sauvé la malade par une laparotomie faite rapidement.

Péritonite par propagation. — Après la péritonite par perforation, nous trouvons la péritonite par propagation.

Vous savez dans quelles conditions survient cette forme d'inflammation du péritoine. Supposez, par exemple, une anse intestinale étranglée; la séreuse qui l'entoure s'enflamme et cette inflammation se propage assez facilement au reste du péritoine ; aux phénomènes d'obstruction déjà existant, s'ajoutent des symptômes de péritonite.

Je vous citerai encore, comme exemple de péritonite par propagation, les pelvi-péritonites, qui sont presque toujours, je dirai même toujours, des péritonites secondaires. Je me suis déjà suffisamment expliqué sur ce point lorsque je vous ai exposé l'histoire anatomo-pathologique des salpingites. Vous vous souvenez que j'ai particulièrement insisté sur la marche de l'inflammation des organes génitaux internes de la femme, en vous montrant que, partie de la muqueuse utérine, elle se propageait d'abord à la trompe, pour déborder ensuite sur l'ovaire et le péritoine voisin et constituer ainsi la pelvi-péritonite. Cette théorie a été depuis longtemps défendue en France par Bernutz et ses élèves.

Dans le cas où l'inflammation est violente, une intervention immédiate est commandée pour sauver la malade; il est regrettable qu'elle soit pas plus fréquemment employée. Dans les autres cas moins graves, l'intervention, pour n'être pas immédiate, n'en est pas moins indiquée plus tard, pour enlever les organes malades et pour préserver la patiente des poussées consécutives de péritonite, qui la menacent à tout moment.

J'ajouterai d'ailleurs que ces péritonites par propagation ont de la tendance à se localiser, grâce aux propriétés plastiques du péritoine qui provoquent la formation rapide d'adhérences protectrices; cette localisation rend le traitement chirurgical plus précis, plus simple et moins dangereux.

Mais ce ne sont pas seulement les péritonites par épanchement ou par propagation qui sont justiciables de l'intervention du chirurgien; les péritonites plastiques qui se produisent dans les cas où la cause n'est pas très septique et qui sont simplement caractérisées par de fausses membranes agglutinant les anses intestinales, sont aussi améliorées par l'opération. Elles ont été guéries un grand nombre de fois par la laparotomie, suivie de l'ablation ou de la dissociation des fausses membranes et aussi de la désunion des anses intestinales agglutinées; le tout terminé par un nettoyage ou un lavage du péritoine.

Péritonites tuberculeuses. — Enfin il existe des cas authentiques et nombreux de péritonites tuberculeuses avec adhérences et où même avec épanchement plus ou moins puriforme, qui ont été guéries après l'ouverture de l'abdomen et le nettoyage du péritoine.

Il faut ici tenir compte de la forme de la péritonite : en effet la forme miliaire, véritable granulie péritonéale, est au-dessus des ressources de l'art chirurgical. Vous ne pourrez songer à attaquer par la laparotomie que les péritonites tuberculeuses à forme ascitique et les péritonites avec épanchement puriforme ou séro-purulent. C'est cette forme que nous avons surtout en vue, c'est elle que les chirurgiens sciemment ou par erreur ont quelquefois traitée, c'est elle enfin qui peut, dans certaines circonstances, présenter des indications opératoires spéciales.

Les résultats de ces interventions sont assez encourageants, puisque dans sa thèse d'agrégation, Truc ne rapporte que deux cas de mort, pour onze opérations de ce genre suivies de succès.

Péritonite puerpérale. — En terminant cette énumération des diverses formes de péritonites, je vous signalerai une des plus redoutables, la péritonite puerpérale.

Ici il faut distinguer avec soin deux variétés très différentes, en se replaçant surtout au point de vue du résultat que donne chez elles le traitement chirurgical. L'une est caractérisée cliniquement par une élévation considérable de la température, le facies terreux, le ventre très ballonné et la marche très rapide. L'inflammation péritonéale n'est alors, pour ainsi dire, qu'un épiphénomène, qu'une manifestation secondaire d'un empoisonnement général, venant de la cavité utérine. Contre cette variété l'ouverture et le nettoyage du péritoine seront souvent impuissants, car la cause de l'infection est déjà généralisée et est devenue insaisissable. Ceci vous explique l'insuccès des tentatives faites dernièrement à la Maternité par mon collègue et ami M. le docteur Bouilly et par d'autres chirurgiens.

Dans une autre variété, au contraire, l'infection est localisée au péritoine, l'empoisonnement n'est pas encore général et dans ces conditions on a obtenu des succès car on se trouve en présence d'une affection locale, justiciable des moyens chirurgicaux.

Conclusions. — Vous voyez, par cette esquisse rapide des principales indications de l'intervention chirurgicale sur le péritoine enflammé, que cette opération audacieuse peut être heureusement tentée dans un grand nombre de cas de péritonites, quelles que soient leur nature et leur étiologie.

Il va sans dire que toutes les variétés ne sont pas également favorables et que toutes ne réclament pas au même titre une intervention hâtive. En effet, si celle-ci est formellement indiquée lorsque le chirurgien se trouve en présence d'une collection purulente ou d'une péritonite aiguë accompagnée d'une lésion viscérale (plaie de l'intestin, de la vessie, etc.), il n'en est pas de même lorsqu'il s'agit d'une péritonite plastique ou tuberculeuse, ici l'indication n'est pas aussi urgente.

Rappelez-vous également que l'ouverture du péritoine est devenue aujourd'hui une opération des plus bénignes, et alors même que vous seriez forcés de vous contenter d'une simple laparotomie exploratrice, vous aurez fait bien peu de mal à votre malade. Mais vous aurez acquis la certitude que vous ne pouvez traiter ou supprimer la cause de son mal et vous pourrez ainsi éviter quelque médication intempestive.

D'ailleurs, je pourrais vous signaler ce fait prouvé par l'expérience et que la lecture des observations publiées vous démontrera nettement : toutes les fois que le chirurgien a pratiqué une laparotomie exploratrice dans le cas de péritonite aiguë franche, le malade en a retiré un certain bénéfice, même quand celui-ci n'est que passager.

Il est même des cas plus instructifs encore, ce sont ceux dans lesquels le chirurgien se reproche de n'être pas intervenu ou d'être intervenu trop tard, lorsque les lésions, trouvées à l'autopsie ou au cours de l'opération tardive, montrent qu'elles auraient pu être facilement attaquées par la laparotomie hâtive.

Je ne puis m'empêcher de vous rappeler à ce propos, le cas de cette femme, dont je vous ai déjà raconté l'histoire dans une de mes leçons. Quelque temps après une fausse couche, cette malade présenta des signes manifestes d'une pyosalpingite; par le toucher vaginal on sentait sur l'un des côtés de l'utérus une poche énorme et distendue, qui n'était autre que la trompe dilatée et remplie de pus.

Tel était l'état dans lequel je la trouvai chez elle, lorsque je fus appelé en consultation par son médecin, le Dr Lecoconnier. Je conseillai de conduire cette malade à la Salpêtrière, seul endroit où je pus l'opérer. Pendant le trajet de son domicile à l'hôpital, par le fait probablement de secousses violentes, elle fut prise brusquement des signes d'une péritonite suraiguë. Lorsqu'elle arriva dans la salle, elle était en pleine péritonite et l'intervention était urgente. Malheureusement, pour des raisons spéciales, l'opération ne put être faite qu'après 36 heures.

Après avoir pratiqué la laparotomie, je constatai que la poche purulente s'était rompue dans la cavité péritonéale. Je fis l'ablation de cette poche rompue, je nettoyai le péritoine avec une grande quantité d'eau et j'établis un drainage.

La température, qui le matin était de 40°, tomba le soir à 37°5. Le lendemain, l'amélioration continua. Malheureusement dans la journée, environ 36 heures après l'opération, la malade fut reprise des signes de péritonite et mourut au bout de 8 heures.

A l'autopsie, nous avons trouvé de petits recoins de la cavité péritonéale qui n'avaient pu être nettoyés et qui, encore remplis de pus, avaient été le point de départ d'une nouvelle poussée péritonéale qui s'était étendue jusque sous le diaphragme. Cette observation montre nettement que mon intervention avait procuré à la malade un certain soulagement. La guérison sans nul doute aurait été obtenue, si le nettoyage du péritoine avait pu être complet et parfait et surtout si l'opération avait été faite plus hâtivement, c'est-à-dire avant la propagation de l'inflammation à une grande distance.

Manuel opératoire. — Je viens, messieurs, d'étudier avec

vous les indications fournies par la péritonite et les conditions dans lesquelles vous devez intervenir. Il me reste à vous parler du manuel opératoire.

Je vous dirai d'abord que tout chirurgien, tout médecin même, devrait avoir chez lui, sous la main pour ainsi dire, tout l'arsenal nécessaire pour faire une laparotomie. Combien de malades n'a-t-on pas laissé mourir, combien de fois a-t-on hésité et attendu qu'il fût trop tard pour intervenir, uniquement parce qu'on n'avait pas à sa portée les instruments et le matériel convenables pour une intervention de ce genre.

Pourtant rien n'est plus simple que l'instrumentation nécessaire pour une laparotomie. Quand tout à l'heure je parlais d'arsenal, je me servais d'un mot impropre ; que faut-il, en effet : un bistouri, quelques pinces à forci-pressure, des aiguilles à sutures. Tous ces instruments seront plongés pendant quelques minutes dans l'eau bouillante, au moment de l'opération. Ayez aussi du cordonnet de soie conservé dans un liquide antiseptique ou soumis à l'ébullition et des éponges préparées d'après la méthode que je vous ai déjà indiquée. Si les éponges vous manquent, employez une substance que je trouve encore préférable. Ce sont des morceaux de *tissu éponge*, de différentes grandeurs, parfaitement ourlés, que vous aurez fait bouillir pendant une demi-heure environ et que vous conserverez imbibés d'eau phéniquée dans un bocal bien bouché. Ces éponges végétales, dont l'antisepsie est des plus simples, peuvent être continuellement à votre disposition et vous rendront les plus grands services. Elles peuvent comme vous voyez être préparées en quelques instants.

Voilà à peu près tout ce qui est nécessaire pour ces interventions que certains médecins croient encore si compliquées.

Ces préliminaires bien établis, voyons quelle est la façon de procéder à l'opération.

Une première précaution à prendre et sur laquelle je ne saurais trop insister c'est le nettoyage parfait de la paroi abdominale. Vous savez comment il doit se faire ; la peau doit être rasée, puis savonnée avec soin et arrosée avec l'éther, puis avec une solution de sublimé.

L'incision, à moins d'indication formelle de péritonite localisée et occupant très nettement un siège spécial, sera pratiquée sur la ligne blanche, c'est-à-dire sur la ligne médiane.

Un autre précepte, que je vous recommande spécialement, consiste à prendre toutes les précautions nécessaires afin d'éviter, en incisant la paroi abdominale, d'ouvrir en même temps l'intestir ou la vessie souvent agglutinés et collés au péritoine pariétal. Mais, si cet accident arrivait, ne croyez pas votre opération trop compromise, car le mal est facile à réparer ; quelques points de suture avec de la soie antiseptique fine, vous mettront facilement à l'abri des complications.

Vous passez ensuite à l'inspection des organes de l'abdomen et vous recherchez avec soin la cause de la péritonite.

Malheureusement, il m'est impossible d'insister sur tous les détails de ce mode d'intervention, cela nous entraînerait dans des considérations trop longues et trop complexes. Qu'il me suffise de vous indiquer les traits principaux et les préceptes indispensables.

Vous aurez à faire : soit une ablation, dans le cas de tumeur, de kyste enflammé ou rompu, de poche purulente : soit une suture, s'il s'agit de perforation, d'ulcération. Ici vous aurez soin d'adosser les bords de l'orifice séreuse contre séreuse (suture de Lambert); cette pratique est encore plus nécessaire lorsque vous aurez fait une résection d'intestin ou encore lorsque la perforation est multiple ou trop étendue.

Quelquefois votre intervention ne peut pas être radicale, par exemple, lorsqu'il s'agit d'une poche purulente impossible à décortiquer dans sa totalité. Vous enlevez alors la plus grande étendue possible des parois et vous soudez le bord de la cavité à la paroi abdominale. Après un nettoyage parfait, il sera utile de drainer.

Quelle que soit d'ailleurs la cause de la péritonite et la façon dont vous l'aurez traitée, il est nécessaire dans tous les cas de procéder au nettoyage minutieux de la cavité péritonéale au moyen du lavage avec de l'eau filtrée et bouillie, ce qui constitue la méthode la plus sûre.

Ce nettoyage, vous le ferez avec des éponges absolument aseptiques et au moyen du laveur, que vous me voyez employer dans les opérations abdominales. Mais cet instrument n'est pas indispensable et vous pouvez verser l'eau directement dans la cavité péritonéale avec un récipient quelconque. Comme liquide vous n'emploierez que l'eau bouillie et vous rejetterez les substances antiseptiques telles que l'acide phénique et le sublimé, qui, d'après moi, ont causé de nombreux accidents. En effet quel but vous proposez-vous? C'est d'abord d'enlever les détritus : pus, sang, liquides épanchés, fausses membranes : ensuite de ne pas infecter par cette manœuvre la cavité péritonéale. Or, pour arriver à ce résultat l'eau bouillie suffit.

Si vous aviez la prétention de détruire les microbes dont la paroi des abcès est infiltrée, ce n'est pas par le contact transitoire de liquides faiblement antiseptiques que vous parviendriez à ce résultat ; il vous faudrait user de liquides antiseptiques très concentrés et par conséquent nuisibles pour votre malade. En effet sous peine d'empoisonner vos opérés, il vous est interdit de vous servir de liquides concentrés, tels qu'une solution phéniquée au vingtième ou autres solutions très concentrées.

D'ailleurs, le drainage vient compléter l'effet du nettoyage, car le vrai danger après l'intervention ne réside pas tant dans la sécrétion du pus ou d'autres liquides que dans la rétention de ces [matières qui peuvent devenir septiques ou se diffuser dans le péritoine.

Drainage. — Le drainage est donc le complément indispensable de votre intervention. Les tubes dont vous vous servirez seront en caoutchouc (les tubes de verre qu'on a préconisés autrefois ne sont pas assez souples), de gros calibre et à parois épaisses, afin que leur lumière reste constamment béante.

Ces tubes à drainage seront disposés en nombre variable; ordinairement j'en place deux au fond de la plaie ; mais vous pouvez en mettre trois ou quatre, dans différentes directions si cela est nécessaire, afin d'assurer aux liquides un écoulement parfait.

Enfin, vous aurez soin que ces tubes soient percés de nombreux trous latéraux, surtout vers leur partie inférieure ou profonde.

Un autre et excellent moyen de drainage consiste dans l'emploi de mèches de gaze iodoformée dont vous remplissez une plaie profonde, en ayant soin de la mettre en contact avec toutes les infractuosités de cette dernière. Ces mèches de gaze iodoformée offrent le double avantage d'être parfaitement antiseptiques et de laisser facilement les liquides s'écouler par capillarité.

Que vous ayez employé des mèches de gaze iodoformée ou des tubes de caoutchouc, sachez que la cavité que vous drainez se comblera très rapidement, grâce à la pression des gaz intestinaux;

aussi devez-vous raccourcir rapidement les drains et diminuer après quelques jours la quantité de gaze.

Tels sont les détails principaux et lès plus essentiels que je puisse vous donner sur le drainage des poches purulentes ou des péritonites enkystées. Rappelez-vous que, dans presque tous les cas où vous aurez ouvert le péritoine pour une péritonite aiguë, surtout quand elle est de nature septique, la précaution la plus importante de toutes consistera à drainer largement la région péri tonéale que vous aurez lavée et nettoyée. Dans ce cas, le drainage sera pour ainsi dire provisoire et servira à favoriser l'écoulement des liquides qui suintent dans les premiers jours aux dépens des adhérences que vous aurez déchirées et des décortications que vous aurez faites. Vous pourrez supprimer les drains après 36 ou 48 heures, ou bien les laisser en place pendant 5 ou 8 jours. Cependant il est difficile d'indiquer des règles spéciales pour la durée du séjour des drains : l'état général de la malade, la notion exacte de la température et surtout la quantité et la qualité des liquides qui sortiront par les tubes, serviront de guide et indiqueront s'il faut les laisser séjourner plus ou moins longtemps. Je vous avouerai en terminant, que le séjour un peu prolongé serait à mon avis moins nuisible que leur extraction trop rapide, mais il sera nécessaire d'avoir la précaution de préserver l'orifice de la plaie du contact des germes extérieurs, par un pansement antiseptique parfaitement et fréquemment renouvelé.

Conclusion. — En résumé, je crois que le traitement chirurgical des péritonites est une méthode thérapeutique pleine d'avenir et beaucoup de malades, qui jusqu'ici mouraient sans secours, lui devront leur guérison.

On peut déjà juger de la valeur de cette opération en consultant la pratique de certains chirurgiens. C'est ainsi que sur 8 cas de péritonite aiguë de toute espèce, traités par la laparotomie, L. Tait a obtenu six succès; encore faut-il ajouter que, dans les deux cas de mort, le chirurgien anglais était intervenu trop tardivement. Je pourrais vous citer d'autres statistiques à l'appui de cette heureuse intervention.

Je me déclare donc tout à fait partisan de la laparotomie dans le traitement des péritonites et je vous conseille particulièrement d'intervenir de bonne heure. En effet si les interventions précoces peuvent le plus souvent sauver les malades, même dans des cas très graves qui semblent désespérés, les opérations tardives au contraire, présentent beaucoup moins de chances de réussite.

N'oubliez pas que la laparotomie est applicable aux différentes formes de péritonite ; dans les formes enkystées il suffit d'évacuer le liquide et de désinfecter la poche. Quant aux formes diffuses, si la cause est reconnue et si on peut la supprimer, il faut agir rapidement contre elle. S'agit-il au contraire d'une péritonite diffuse de cause inconnue, vous devez faire une laparotomie exploratrice et vous conduire ensuite suivant les indications fournies par l'état des parties.

Permettez-moi, en terminant, de vous répéter (ce que je vous ai dit déjà plus d'une fois) combien l'éducation médicale laisse encore à désirer, au point de vue de la chirurgie abdominale. Ne voyons-nous pas venir à nous des malades atteintes depuis de longues années d'une tumeur kystique de l'ovaire et ayant subi maintes et maintes ponctions. Les médecins qui pratiquent un traitement semblable, donnent à leur malade une illusion qui les encourage à attendre une époque tardive, où l'opération n'est plus praticable dans de bonnes conditions. Cependant l'ovariotomie hâtive est de l'avis de tous les chirurgiens une opération bénigne.

Ces tergiversations et cette crainte des résultats opératoires, sont encore plus regrettables lorsqu'il s'agit de l'intervention dans le cas de péritonite aiguë, car c'est dans ces circonstances spéciales qu'il faut agir promptement et hâtivement. Malheureusement nous verrons encore pendant longtemps les médecins s'abstenir et laisser mourir des malades, qu'une intervention faite en temps utile aurait probablement sauvées.

BIBLIOGRAPHIE

NETTER. — *De l'application de la pratique des ovariotomistes à la péritonite puerpérale.* — Rev. méd. de l'Est, 1875, p. 87.

REIBEL. — *Observation de péritonite aiguë, idiopathique et diffuse, très prochainement mortelle, arrêtée et guérie par une opération chirurgicale. Gaz. méd.* Strasbourg, 1er janv. 1883, n° 1, p. 1.

DUPAQUIER. — *Traitement de la péritonite par la laparotomie.* Thèse de Paris, 1885, n° 223.

HEYDENREICH. — *Du traitement de certaines péritonites par la laparotomie.* — *Semaine médicale,* 1885, p. 247.

Bouilly. — *Deux observations inédites de péritonite puerpérale.* — In thèse de Truc, 1886.

Caselli. — *Laparotomie pour péritonite purulente.* — Troisième réunion de la Soc. italienne de chir., séance du 21 avril 1886, et *Sem. médic.*, 1886, page 179.

Truc. — *Traitement chirurgical de la péritonite.* — Thèse d'agrégation Paris 1886.

Albin. — *Sur le traitement chirurgical de la péritonite.* — *Allg. Wiener med. Zeitung, mars* 1887.

Lawson-Tait. — *Traitement de la péritonite aiguë par la laparotomie.* — *Bull. méd.* 20 mai 1888.

CURE RADICALE DES HERNIES

Signification de l'expression : cure radicale. — Cure radicale dans les hernies étranglées et non étranglées. — Indications. — Manuel opératoire. — Procédé classique pour les hernies inguinales. — Modifications diverses pour l'obturation de l'orifice herniaire : suture des piliers : Résection incomplète et bouchons épiploïques : Capitonnage. — Opération pour les hernies inguinales congénitales; simples et avec ectopie testiculaire. — Difficulté de la dissection totale du sac. — Opération pour les hernies crurales, ombilicales et para-ombilicales.

Vous m'avez vu pratiquer dernièrement, sur un malade atteint d'une double hernie inguinale, une opération dont les chirurgiens se sont beaucoup occupés dans ces derniers temps, je veux parler de l'opération désignée sous le nom de : *cure radicale des hernies*.

Avant d'étudier les procédés opératoires applicables à la cure des hernies, voyons d'abord ce qu'on entend par l'expression de : *cure radicale*? Sous ce nom on désigne une opération qui consiste à faire disparaître les hernies par des procédés sanglants.

Je dois vous dire, avant d'aller plus loin, que cette expression n'est pas tout à fait exacte puisque, ainsi que nous le verrons dans le courant de cette leçon, la guérison n'est pas toujours complète, le malade étant obligé de porter un bandage même après l'opération; mieux vaudrait donc dire *cure chirurgicale* que *cure radicale*. Néanmoins cette dernière dénomination est pour ainsi dire consacrée par l'usage et comme il ne s'agit en définitive que d'une querelle de mots, il est permis de la conserver, à la condition toutefois de bien vous rappeler ce qu'elle peut exprimer.

La cure radicale se pratique dans deux circonstances absolument différentes : tantôt, en effet, elle n'est que le complément d'une kélotomie appliquée à un étranglement herniaire et comme cette dernière, elle est pratiquée d'urgence; d'autres fois au contraire, la cure radicale est faite de propos délibéré, dans le but de faire disparaître une infirmité ou de prévenir l'éclosion prochaine des accidents de l'étranglement herniaire. Dans le premier cas, sauf certaines conditions tout à fait spéciales, la cure radicale doit toujours être tentée; les chirurgiens sont tous d'accord sur ce point. Dans le second, l'indication est discutable; c'est ce point spécial que nous allons examiner.

Indications. — La cure radicale proprement dite, c'est-à-dire celle qui est pratiquée de propos délibéré et en l'absence de tout phénomène d'étranglement, n'est pas encore admise comme une opération nécessaire ni même justifiée. Tandis que certains chirurgiens quelque peu timorés, reculent devant l'opération et lui préfèrent le bandage ; d'autres plus entreprenants veulent que l'on opère sinon toutes, du moins la plupart des hernies. Ces derniers se basent sur ce principe facile à défendre : que l'individu porteur d'une telle affection se trouve constamment exposé aux accidents terribles de l'étranglement, sans compter la gêne et les douleurs qu'occasionne souvent la hernie.

Nous aurons à choisir entre ces deux camps et nous demander quelle conduite il faudra suivre en présence d'une hernie. Examinons donc ensemble, quels sont les cas où l'opération est réellement indiquée, ou plutôt quelles sont les hernies pour lesquelles le chirurgien peut et doit tenter la cure radicale.

La réponse est très simple ; je puis vous donner sur ce sujet et sans hésiter mon opinion personnelle. Les hernies qu'on doit opérer, en dehors de l'étranglement, sont celles qui, par leur disposition, sont capables d'entraîner à un moment donné des accidents graves, pouvant amener la mort du malade. Elles présentent plusieurs variétés : 1° les hernies irréductibles, adhérentes aux parties voisines, qui exposent constamment les malades aux sérieuses complications de l'inflammation herniaire, de l'engouement et de l'étranglement; 2° les hernies réductibles, mais difficiles à maintenir, pour lesquelles le bandage n'est qu'un moyen illusoire et même dangereux, car il augmente les chances d'accident ; 3° les hernies réductibles mais douloureuses, qui ne peuvent supporter aucune pression et pour lesquels il ne peut être question de l'emploi d'un bandage ; 4° enfin, les hernies congénitales avec ectopie testiculaire : ces hernies en effet, par le fait même de la position anormale du testicule, rendent presque impossible tout moyen de contention. Rappelez-vous en outre que ces hernies congénitales avec ectopie sont souvent très douloureuses, et qu'elles deviennent facilement irréductibles ou incoercibles. Leur étranglement est grave. On peut enfin observer à leur niveau, non seulement l'étranglement de l'intestin, mais encore l'étranglement testiculaire avec toutes ses conséquences.

En résumé, pour me servir de la phrase de M. le professeur Trélat, je vous dirai : la cure radicale doit être appliquée aux hernies qui ne sont ni complètement, ni facilement, ni constamment réductibles.

Manuel opératoire. — Les indications de la cure radicale étant ainsi posées, voyons quel en est le manuel opératoire et parmi les nombreux procédés qui ont été proposés par les différents chirurgiens, quel est celui auquel vous devez donner la préférence. Je prendrai pour type de cette description la cure radicale appliquée à la hernie inguinale, car elle est la plus fréquente et constitue l'opération classique. Nous étudierons ensuite les modifications de ce manuel opératoire suivant les hernies des autres régions.

Pour vous décrire l'opération classique, je me contenterai de vous rappeler ce que vous m'avez vu faire l'autre jour, sur le malade que j'ai opéré devant vous.

J'ai d'abord incisé la peau et rien que la peau ; c'est là le premier temps, qui est très simple, mais pour lequel deux points essentiels sont à retenir : l'incision doit être faite suivant le plus grand diamètre de la tumeur et la partie inférieure de cette incision disposée vers le point le plus déclive, de façon à faciliter l'écoulement des liquides.

La peau incisée, j'ai procédé au deuxième temps, qui consiste dans la dissection des divers plans cellulo-fibreux de la région jusqu'au sac herniaire. Ce deuxième temps est assez délicat, car il s'agit d'arriver jusqu'au sac et de le reconnaître avant de l'ouvrir, sans cela on s'expose, s'il est ouvert sans précautions, à blesser l'intestin qui souvent lui adhère. Or la recherche du sac n'est pas toujours chose facile, qu'il s'agisse de la cure radicale ou de la kélotomie dans le cas d'étranglement. C'est pour cela que vous m'avez vu faire une dissection lente et minutieuse, incisant prudemment les divers feuillets qui me séparaient du sac, jusqu'à ce que j'eusse bien reconnu sa paroi.

C'est alors seulement que j'ai pratiqué l'incision du sac, ce qui constitue le troisième temps de l'opération. Dans l'intérieur de sa cavité se trouvait un gros morceau d'épiploon et plusieurs anses intestinales. L'épiploon après avoir été lié avec deux ligatures en chaîne, fut réséqué et refoulé dans l'abdomen. J'avais eu soin avant de le rentrer, de m'assurer que l'hémostase était parfaite sur la surface de la section. L'orifice de sortie du côté de l'abdomen étant ainsi débarrassé du cordon épiploïque, l'intestin devenu libre fut également réduit dans la cavité abdominale.

Me trouvant ainsi en présence d'un sac ouvert et vide, il me restait à faire le temps le plus important, celui qui constitue réellement la cure radicale, c'est-à-dire la dissection du sac et sa résection aussi haut que possible. J'ai, en effet, détaché le sac des parties voisines en me servant des doigts, de la pince à disséquer et même des ciseaux, mais en ayant soin de suivre exactement sa paroi et de n'enlever avec lui aucun autre tissu. Ainsi détaché des parties voisines et surtout de l'anneau fibreux qui constitue l'orifice abdominal de la hernie, il fut saisi solidement. C'est alors que j'ai exercé sur lui une traction énergique pour faire sortir de la cavité abdominale une assez grande étendue du péritoine.

J'insiste particulièrement sur ce détail, car si vous avez soin de bien séparer le péritoine au niveau des anneaux fibreux, de le mobiliser complètement et d'exercer sur lui une traction assez forte, cela vous permettra de placer très haut la ligature qui doit assurer l'hémostase après la résection du sac. De cette manœuvre dépend en effet le succès de l'opération. Le chirurgien doit s'efforcer de placer sa ligature le plus près possible de l'abdomen, de façon que le péritoine ne forme pas après l'opération un cul-de-sac, véritable amorce pour une nouvelle hernie.

Lorsque je jugeai la dissection du sac suffisamment avancée, je plaçai une ligature sur sa partie supérieure, celle qui correspond à l'anneau fibreux de la paroi abdominale. Pour cela, je vous conseille d'avoir recours à la ligature dite *en chaîne*, que je vous recommande particulièrement dans ce cas (fig. 43). Cette double ligature ne peut ni glisser, ni se déplacer : condition de la plus

haute importance, car après la résection du sac, le moignon péritonéal est abandonné dans la cavité abdominale. J'ai déjà eu l'occasion de vous parler plusieurs fois de ces ligatures en chaîne
à propos de l'ovariotomie et de la salpingotomie. Vous savez en

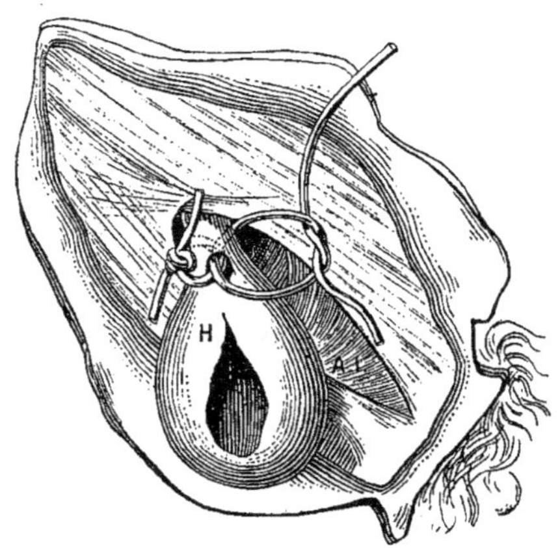

Fig. 43.

H. Sac herniaire ; — A. I. Anneau inguinal.

quoi elles consistent : un double fil de catgut est passé à travers
la partie la plus étroite du sac, là où doit porter la constriction,
au moyen d'une aiguille mousse ; ceci fait, vous sectionnez l'anse
du fil et vous vous trouvez en possession de deux fils que vous
nouez séparément après les avoir entrecroisés. Si le collet du sac
qui doit former le pédicule est étroit, deux fils suffisent ; s'il
est plus large vous en placez trois, quatre ou même plus, suivant
les besoins.

Après m'être assuré que les ligatures étaient bien serrées
et que la constriction était suffisante sur le pédicule du sac herniaire, pour empêcher toute hémorrhagie, j'ai réséqué la portion
du sac située au-dessous des ligatures ; aussitôt, le moignon a
disparu au fond de la plaie jusque dans la cavité abdominale.

Il ne me restait plus pour terminer l'opération qu'à réunir les
parties molles. Vous vous souvenez que nous avions sous les yeux
une plaie anfractueuse et déchiquetée, celle-ci était le résultat
de la longue dissection que j'avais dû pratiquer pour arriver sur
le sac et pour détacher celui-ci des parties voisines.

J'eus donc soin d'établir un drainage qui avait pour but de s'opposer à l'accumulation des liquides. Afin d'assurer l'écoulement de la sérosité, vous m'avez vu mettre deux tubes, l'un à la partie supérieure et l'autre à la partie inférieure de la plaie. Enfin, pour terminer l'opération, j'ai suturé exactement les bords de la peau avec du crin de Florence.

Après avoir ainsi pratiqué la cure radicale d'un côté, j'ai fait la même opération du côté opposé, ne craignant pas d'opérer des deux côtés en même temps, malgré l'opinion de certains chirurgiens qui préfèrent, dans les cas de hernies doubles, n'opérer la deuxième qu'après la guérison de la première. Pour ma part, je suis persuadé qu'avec l'antiseptie parfaite, on ne doit avoir aucune crainte et que le traumatisme n'est pas plus grave en faisant les deux opérations dans la même séance.

Les suites de l'opération vous ont montré que j'avais raison, car notre malade n'a pas eu de fièvre, son état général a toujours été excellent et les deux plaies ont marché rapidement vers la guérison.

Je désire en terminant, attirer spécialement votre attention sur le pansement qui doit servir à protéger la plaie. Outre l'application très exacte de gaze iodoformée que j'emploie pour toutes mes opérations, j'insiste sur la compression de la région; cette compression méthodique est ici une des conditions essentielles de la guérison et du succès. En effet, les tissus déchiquetés ne se réunissent bien que grâce à un pansement compressif qui les rapproche et les maintient exactement accolés. Pour arriver à ce résultat, une large éponge est appliquée par-dessus les compresses de gaze iodoformée; grâce à sa souplesse elle permet d'exercer sur la plaie une pression douce et continue. La racine du membre sera matelassée avec de la ouate et le tout fortement maintenu au moyen d'un bandage en spica.

Telle est, messieurs, l'opération classique de la cure radicale pour la hernie inguinale. Le but recherché par le chirurgien est d'opposer une barrière à l'intestin qui tend à sortir par l'anneau fibreux de la paroi abdominale déjà distendu et élargi par le passage de la hernie. Ce but est obtenu en réséquant le péritoine aussi haut que possible, de façon que, après la cicatrisation, l'intestin vienne butter contre une paroi lisse et tendue, formée par la cicatrice péritonéale. Celle-ci ne doit présenter à ce niveau aucun cul-de-sac; la moindre dépression constituerait une prédisposition constante pour la récidive de la hernie.

Cependant on a fait un reproche à cette méthode. Si, disent ses détracteurs, l'orifice qui livre passage à la hernie est très large, cette opération n'est d'aucune utilité, l'intestin aura constamment de la tendance à repousser le péritoine à travers l'orifice, et une nouvelle hernie ne tardera pas à se produire. Ils ajoutent que le vrai soutien, le véritable obstacle à la sortie de l'intestin, n'est pas constitué par le péritoine, membrane mince et élastique sans résistance, mais il est au contraire formé par les plans fibreux résistants de la paroi abdominale.

Partant de cette opinion assez juste, car des récidives ont été assez souvent observées, certains chirurgiens ont donc cherché à obvier à cet inconvénient et ont proposé diverses méthodes, non seulement pour consolider la cicatrice péritonéale, mais surtout pour obturer l'anneau fibreux et remédier à la faiblesse de la paroi abdominale à ce niveau. Je vais les passer en revue sommairement.

La première idée qui vient à l'esprit, pour obtenir ce résultat, c'est d'aviver et de suturer l'orifice de sortie qui existe au niveau des plans fibreux de l'abdomen; cette pratique paraît tellement simple et logique qu'on pourrait se demander pourquoi elle n'est pas mise à exécution dans tous les cas. Malheureusement vous vous rappelerez que cette idée est purement théorique et que son application est très difficile, sinon impossible.

La réunion des bords de l'orifice fibreux, par lequel est sortie la hernie, est ordinairement impossible car il ne faut pas oublier que le rapprochement de ces parties fibreuses ne peut se faire assez exactement pour obtenir un accolement parfait et durable les bords de cet anneau ayant toujours une tendance à s'écarter et à désunir la suture la mieux appliquée. Des débridements latéraux seraient indispensables, mais ils ne peuvent être préconisés dans les régions où siègent ordinairement les hernies.

Quelques chirurgiens ont proposé, au lieu de faire la résection complète du sac, de le couper à trois ou quatre centimètres de l'anneau fibreux et de boucher celui-ci avec le débris du sac. Avec ces débris ils forment un véritable bouchon, qu'ils ont soin de fixer à cette place par plusieurs sutures perdues. D'autres ont fermé l'orifice par un autre artifice; ils ont constitué avec l'épiploon un véritable opercule qui est pelotonné et fixé dans l'anneau fibreux, au lieu d'être rentré dans l'abdomen.

Enfin il existe un procédé excellent, à mon avis, qui rend de grands services dans certaines variétés de hernies, notamment celles pour lesquelles la dissection du sac est difficile à cause de la présence du cordon, je veux parler du *capitonnage* proposé par Julliard (de Genève). J'ai indiqué quelles étaient mes préférences pour ce procédé appliqué aux hernies inguinales congénitales, dans une communication faite à la Société de chirurgie. (Séance du 9 novembre 1887, p. 653).

Permettez-moi de vous donner les détails les plus indispensables pour faire ce complément de l'opération de la cure radicale. Vous commencez l'opération, comme s'il s'agissait d'extirper le sac. Lorsque celui-ci est détaché des parties voisines et qu'il est suffisamment attiré au dehors, on le transperce dans un grand nombre de points, au niveau desquels on pratique une suture isolée, il en résulte un véritable capitonnage de toutes les parties du sac qu'on veut utiliser. Les surfaces séreuses de la cavité sont ainsi adossées et intimement unies sur une grande étendue et très solidement, jusqu'au-dessous du collet. Vous faites la résection de la partie du sac qui est situé au delà des capitons. Dans ces conditions vous laissez dans la plaie un cylindre membraneux épais, formé par la partie du sac ainsi traitée et qui joue en avant de l'anneau fibreux abdominal l'office d'un bouchon et en même temps d'une colonne de soutien. Le manchon ainsi disposé prend, par le fait de la cicatrisation, des adhérences solides avec les parties voisines.

Ce procédé présente en outre l'avantage de ne pas exiger une dissection du sac aussi complète que le procédé classique avec résection totale, ce qui simplifie d'autant le manuel opératoire.

Choix de la méthode. — Après avoir esquissé devant vous ces différents procédés employés pour assurer la cure radicale et empêcher autant que possible la récidive, voyons quelle est la méthode qui nous semble préférable. Je ne saurais me prononcer d'une façon définitive sur la valeur de ces différents procédés, car, vous le voyez, les opinions des chirurgiens sont très variables, tandis que pour quelques-uns, pour M. Lucas-Championnière en particulier, c'est le péritoine qui doit jouer le rôle principal contre la récidive, pour d'autres au contraire c'est sur l'anneau qu'il faut agir.

Il est donc nécessaire d'attendre les résultats ultérieurs. En comparant la proportion des récidives suivant les procédés employés, on sera amené à adopter exclusivement une seule et unique méthode.

Je vous ai suffisamment fait comprendre le but de l'opération qui consiste, je le répète à dessein, à établir un soutien, un point d'appui, destiné à supporter l'effort des viscères. Que l'on agisse sur le péritoine ou sur l'anneau, cela importe peu, pourvu qu'on arrive à remplir les conditions que je viens de vous indiquer : obturation la plus complète de l'anneau fibreux.

Mais je ne vous ai parlé jusqu'à présent que de la hernie inguinale simple ; il me reste à vous indiquer les modifications du manuel opératoire, suivant certaines variétés et certains sièges de la hernie.

Opération pour la hernie inguinale congénitale. — Nous nous occuperons d'abord de la hernie inguinale congénitale et surtout de la hernie inguinale avec ectopie testiculaire, sur lesquelles je veux vous donner quelques indications spéciales.

Je vous citerai comme exemple de cure radicale pour une hernie inguinale congénitale, l'observation d'un malade que j'ai opéré ici même, il y a quatre ans environ. C'était un employé de la Salpêtrière, âgé de trente-deux ans, porteur d'une volumineuse entéro-épiplocèle d'origine congénitale, du côté droit. Depuis l'apparition de sa hernie vers l'âge de dix-huit ans, ce malade avait porté un bandage pour maintenir les parties qui avaient une tendance à sortir. L'ayant abandonné pendant quelques mois, il ne tarda pas à s'apercevoir que sa hernie était devenue presque irréductible, douloureuse et très gênante. C'est alors qu'il vint me demander de le débarrasser de cette infirmité qui depuis plusieurs semaines l'empêchait de travailler.

L'opération fut pratiquée le 1ᵉʳ janvier 1884. Je constatai, après avoir ouvert le sac, que celui-ci se continuait avec la vaginale ; dans son intérieur se trouvaient, non seulement un immense morceau d'épiploon, mais aussi deux anses intestinales, qui descendaient jusqu'au fond du sac, en avant du testicule et du cordon. Ces organes étaient en contact direct avec l'intestin.

Chez ce malade l'opération classique n'était pas praticable, car le péritoine et la vaginale se continuant directement l'un avec l'autre, coiffaient pour ainsi dire le cordon. Celui-ci faisait saillie dans l'intérieur de la séreuse en la repoussant en avant. Pour enlever complètement le sac, il aurait donc fallu enlever le testicule avec le cordon, car la dissection aurait été ou impossible, ou au moins très difficile, et j'aurais couru le risque de blesser le canal défférent, accident qui s'est présenté déja plusieurs fois.

Aussi je me décidai à employer un moyen détourné, qui me permettait non seulement de conserver intacts le testicule et ses annexes, mais d'obturer complètement l'anneau fibreux donnant passage à la hernie, c'est le capitonnage d'une partie du sac, dont je vous ai parlé à propos du manuel opératoire.

Après avoir disséqué le sac sur ses parties latérales, sans intéresser la partie postérieure, de crainte de blesser le cordon et après avoir conduit cette dissection à partir de l'anneau inguinal jusqu'à trois ou quatre centimètres au-dessous de lui, c'est-à-dire sur toute la partie du sac qui correspond au commencement du conduit vagino-péritonéal, j'ai capitonné au moyen de trois plans de sutures cette partie ainsi disséquée. J'avais ainsi établi une forte colonne de soutien laquelle, j'en suis persuadé, a été suffisante pour fermer l'anneau et soutenir la cicatrice, mais en ayant soin de laisser le testicule bien isolé et entouré d'une portion du sac, qui lui constituait une tunique vaginale propre.

Le huitième jour la plaie était guérie. Quelque temps après le malade quittait nos salles, muni d'un bandage approprié ; quoiqu'il mène une vie très active et très fatigante, il n'a pas constaté jusqu'à aujourd'hui, quatre ans après l'opération, le moindre indice de récidive.

Dans le fait que je viens de vous rapporter brièvement, le testicule était à sa place au fond des bourses. Mais je suis d'avis d'appliquer aussi ce procédé du capitonnage à la hernie inguinale accompagnée d'ectopie testiculaire. En effet, s'il est vrai, ainsi que M. Richelot l'a soutenu dernièrement devant la Société de chirurgie, que la dissection intégrale des sacs inguinaux soit toujours possible même dans ces cas, je crois qu'il y a là une certaine exagération. Cette dissection est presque toujours très difficile et très pénible, elle expose à la blessure du canal déférent et au sacrifice du testicule. Je crois donc qu'il est préférable de substituer à la résection totale, le capitonnage. Cette dernière opération est beaucoup plus facile, n'expose pas à la blessure du cordon et a donné d'excellents résultats sur les quatre malades que j'ai opérés par ce procédé.

C'est ici le lieu de se demander ce qui doit être fait du testicule en ectopie. La question me semble aujourd'hui bien résolue ; pour ma part, lorsque le testicule est retenu à l'anneau ou s'y engage par moments, je suis d'avis de le supprimer, ce testicule en ectopie n'ayant aucune valeur sexuelle et constituant une source de douleurs. Dans tous les autres cas, qu'il s'agisse de hernie ordinaire ou congénitale, s'il n'y a pas d'ectopie, le chirurgien doit éviter à tout prix la lésion de l'organe, et c'est en grande partie pour cette raison que je préfère le capitonnage à la résection du sac pour les hernies congénitales.

Hernies crurales. — J'arrive enfin à la cure radicale appliquée au traitement des hernies crurales et ombilicales.

Des premières je ne vous dirai qu'un mot, car vous aurez plus rarement l'occasion de faire la cure radicale de la hernie crurale et cela pour plusieurs raisons. La principale est que cette variété de hernie est surtout fréquente chez la femme, or celle-ci, par son genre de vie et par la nature même de ses occupations, se trouve moins exposée aux accidents des hernies et peut se contenter d'un bandage. D'ailleurs, l'opération de la hernie crurale est beaucoup plus simple que celle de la hernie inguinale ; la dissection est rendue plus facile par l'absence du cordon, par la disposition même de l'anneau crural permettant d'attirer facilement le péritoine au dehors. Le chirurgien ne devra, en définitive, s'occuper que du voisinage des vaisseaux fémoraux, voisinage dangereux mais facile à éviter.

Hernies ombilicales. — Quant aux hernies ombilicales, elles réclament un procédé spécial qui est fort simple. Ces hernies caractérisées par leur irrégularité, par la minceur et l'adhérence du sac, ne sont pas justiciables du procédé classique de dissection.

Permettez-moi, à ce propos, de vous rappeler l'histoire d'une femme que j'ai opérée à la Salpêtrière, au mois de juin de cette année.

Depuis quelques années, elle se plaignait de troubles gastriques, consistant en tiraillements d'estomac marqués surtout après les repas, et en vomissements presque continuels. Le médecin, qui la saignait pour une maladie d'estomac, avait épuisé chez elle toutes les ressources de la thérapeutique médicale, sans arriver à la soulager. On s'aperçut enfin que la cause de ces troubles gastriques était due à la présence d'une petite hernie ombilicale, qui avait augmenté progressivement et était devenue irréductible.

Lorsque j'examinai la malade, je constatai au niveau de la région ombilicale, à 2 ou 3 centimètres de l'ombilic, l'existence d'une petite tumeur dure, du volume d'une petite cerise. Je diagnostiquai la présence d'une hernie *para-ombilicale épiploïque* et je conclus que cette hernie était la cause des phénomènes présentés par la malade et de l'insuccès du traitement médical.

L'opération fut proposée à la malade qui l'accepta aussitôt. J'incisai la peau, après avoir dénudé et reconnu le sac, je pus l'ouvrir. Aussitôt apparut un petit morceau d'épiploon formant une petite masse arrondie, qui se continuait par un pédicule très serré à travers un anneau fibreux étroit jusque dans l'abdomen. J'ouvris le sac et après avoir débridé l'orifice herniaire et réséqué l'épiploon préalablement lié avec un catgut, je le réduisis dans l'abdomen. A lui seul, il formait la hernie. J'enlevai ensuite avec les ciseaux une certaine étendue du sac. La paroi abdominale fut suturée comme s'il s'était agi d'une laparotomie, c'est-à-dire, en saisissant de chaque côté toute l'épaisseur de la paroi y compris le péritoine, dans l'anse de la suture. La malade fut promptement rétablie de l'opération et à partir de ce moment, elle n'éprouva plus de douleurs.

Nous avions affaire ici à une de ces hernies para-ombilicales si fréquentes, et souvent si douloureuses.

S'agit-il, au contraire, d'une hernie ombilicale vraie? la conduite à tenir est la même. On résèque la portion extérieure du sac, en le disséquant autant que possible jusqu'à l'anneau, mais là il devient tellement adhérent qu'il est impossible de le détacher; la suture de la paroi abdominale se fait comme précédemment.

Cette année même, j'ai fait une opération de ce genre, chez une femme de 37 ans, qui portait une hernie ombilicale extrêmement volumineuse et très irrégulière, puisqu'elle présentait quatre diverticules dirigés en divers sens. Le sac avec ses diverticules étant largement ouverts, je constatai que l'épiploon sorti depuis longtemps, adhérait presque partout à la surface séreuse, ce qui rendait la dissection difficile. Cette particularité a été souvent notée dans les grosses hernies ombilicales et complique beaucoup l'opération ; cependant elle ne semble pas influer sur le résultat si l'opération est faite avec soin.

Lorsque l'épiploon fut réduit entièrement après résection et ligature, j'eus soin d'enlever le bord dè l'anneau ombilical en pratiquant ainsi un véritable avivement, avant de procéder à la suture. En effet la conservation de l'anneau a pour inconvénient de rendre la suture du péritoine difficile, de permettre moins sûrement la réunion par première intention. Au contraire, en réséquant circulairement une faible partie du bord de l'anneau, on a une plaie nette, dont les bords se rapprochent facilement. C'est cette conduite qui a été conseillée pour l'ablation des tumeurs de l'ombilic dont le pédicule adhère à l'anneau ; c'est celle qui est suivie par Kœberlé dans le cours d'une ovariotomie, lorsque l'incision de la paroi passe à travers l'ombilic : c'est aussi celle que je vous conseille d'adopter en pareil cas.

Conclusion. — La conclusion à tirer de cette leçon c'est que la cure radicale donne des résultats merveilleux, car elle supprime à la fois, une infirmité et les accidents douloureux de certaines hernies ; elle prévient en outre d'une façon efficace les phénomènes d'étranglement auxquels sont exposés les hernieux. J'ajouterai que, entre les mains d'un opérateur soigneux, elle me semble exempte de tout danger.

Mais, sachez-le bien, quelque réussie que soit l'opération, le port consécutif d'un bandage est une précaution indispensable. Soutenir la région de la hernie même après l'opération, telle est la garantie du succès. Je connais sans doute des malades guéris définitivement après la cure radicale sans avoir avec persistance porté un bandage, mais ce sont là des exceptions. En principe prescrivez-le toujours pour empêcher des récidives, insistez sur la nécessité de son emploi, surtout chez les gens du peuple qui, par leur position sociale, sont sans cesse exposés aux efforts. La forme du bandage et de la pelote qui sert à protéger l'anneau, importe peu, mais il faut que cette dernière soit assèz large, assez résistante et qu'elle s'applique exaçtement sur la région.

BIBLIOGRAPHIE

Czerny. — *Etude sur la cure radicale des hernies.* — Wiener medischin wochens-chrift, 1877, n⁰ˢ 21 et 24.

Reverdin. — *Des opérations modernes de cure radicale des hernies.* — *Revue méd. de la Suisse Romande,* 1881, p. 44 et 171.

Czerny. — *De la suture profonde du collet du sac dans la cure radicale des hernies inguinales.* — Centralb. für chir. 1883, p. 49.

Segond. — *Cure radicale des hernies.* — Thèse d'agrégation 1883.

Terrier. — *De la cure radicale des hernies épigastriques et ad-ombilicales non étranglées.* — Congrès français de chirurgie, 1886, p. 583.

Bonnet. — *De la cure radicale des hernies épigastriques.* — Th., Paris, 1887.

J. Lucas-Championnière. — *Cure radicale des hernies.* — Paris, 1887.

Société de chirurgie — 1887 : *Discussion sur la cure radicale des hernies congénitales,* Richelot, Trélat, Terrier, Terrillon, Segond, Lucas-Championnière, etc.

Fage. — *Des résultats éloignés de la cure radicale des hernies épigastriques.* — Th., Paris, 1888.

TABLE DES MATIÈRES

I

MALADIE DES ORGANES GÉNITAUX
EXTERNES DE LA FEMME

II

MALADIE DES ORGANES GÉNITAUX
INTERNES DE LA FEMME

III

AFFECTIONS CHIRURGICALES DE L'ABDOMEN

ÉVREUX IMPRIMERIE DE CHARLES HÉRISSEY

BIBLIOTHEQUE NATIONALE DE FRANCE
3 7531 01149909 3

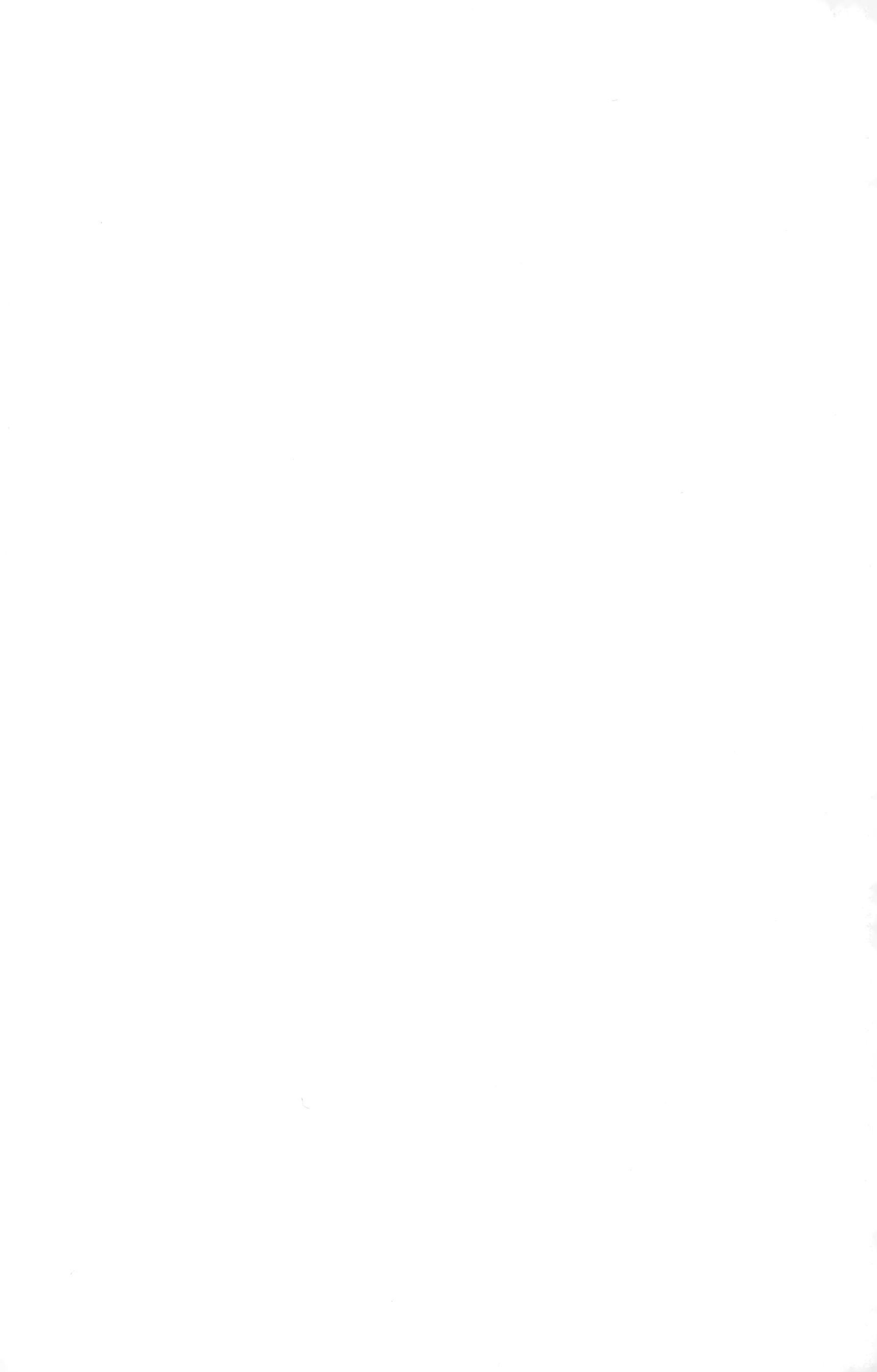